Santé publique et démocratie

Questions contemporaines

Chômage, exclusion, globalisation… Jamais les « questions contemporaines » n'ont été aussi nombreuses et aussi complexes à appréhender. Le pari de la collection « Questions contemporaines » est d'offrir un espace de réflexion et de débat à tous ceux, chercheurs, militants ou praticiens, qui osent penser autrement, exprimer des idées neuves et ouvrir de nouvelles pistes à la réflexion collective.

Dernières parutions

Jean-Michel TRON, *De l'usage de l'État par l'Occident*, 2026.
Pascal GAUDET, *Kant et le mystère de la vocation, Phénoménologie de la liberté*, 206.
Daniel DUCHER, *Déchets, rejets et pollutions, Comprendre pour agir,* 2026.
André PRONE, *Communisme en acte, Travail désaliéné et Contre-culture politique*, 2025.
Steven Bruno NGANGA, *L'équilibre des invisibles. Ce que le monde doit à ceux qu'il ignore*, 2025.
Jean-Marc ESNAULT, *Transition. Le mot qui voulait tout changer*, 2025.
Gilbert DALGALIAN, *Un nouveau monde au forceps, Essai sur les violences du présent et les futurs à inventer*, 2025.
Michel VIEILLEFOSSE, *Climat : comprendre sans simplifier*, 2025.
Samuel MAYOL et Gérard DURAND, *République et immigration. Les défis de l'intégration en France,* 2025.
Louise FINES, *Fractures et luttes contemporaines, Essai sur l'imaginaire*, 2025.
Nicolas GAVET, *La violence à travers le temps : du glaive à la bombe*, 2025.
Jacques LANGLOIS, *Qu'est-ce que le système capitaliste néolibéral ?,* 2025.
Maxime NECHTSCHEIN, *La décroissance est-elle possible ? Entre les lois de l'Univers et le rêve politique*, 2025.
Paul-Henri TROLLÉ, *Le vain pouvoir*, 2025.

William Dab

Santé publique et démocratie

L'Harmattan

Du même auteur :

Les fondamentaux de l'épidémiologie, Presses de l'EHESP 2021
La santé et le travail, Arnaud Franel 2021
Santé et environnement, Que sais-je, n°3771 PUF 2020
Agir face aux risques sanitaires, PUF 2013

5-7, rue de l'École Polytechnique - 75005 Paris
www.editions-harmattan.fr
ISBN : 978-2-336-59346-3
EAN : 9782336593463
Dépôt légal : janvier 2026

Pour Alexandre et Sophie

Ce livre est dédié à toutes celles et à tous ceux avec qui j'ai travaillé à construire une santé publique humaniste et efficace.

« La souffrance est privée et la santé est publique. »
Paul Ricœur (1913-2005)

Sommaire

Présentation

La santé publique vise à protéger la santé par des actions conçues et déployées au niveau populationnel. Cette approche a joué un rôle historique majeur dans l'amélioration de la santé dans le monde. Aujourd'hui, elle est menacée par la poussée de l'individualisme, du communautarisme, la remise en question des acquis de la science et, de façon générale, par l'affaiblissement de la « chose publique ». La santé publique est l'affaire de tous, pas seulement des spécialistes. Elle doit donc être comprise par un large public et c'est à celui-là que s'adresse ce livre. L'action de santé publique est indispensable en complément des soins individuels. Ce livre défend une conception humaniste et démocratique de la santé publique, alors qu'elle a été trop longtemps considérée comme d'essence réglementaire, autoritaire et technocratique.

Les liens entre la santé publique et la démocratie vont dans les deux sens. La santé est une condition de la démocratie et celle-ci est une condition de la préservation de la santé. La qualité des régimes politiques est un déterminant de la santé, cela n'est pas suffisamment connu.

Le premier chapitre fournit les bases qui permettent de comprendre la notion de santé publique. Le deuxième est consacré à la santé et à ses déterminants. Le chapitre trois décrit les grandes problématiques actuelles de la santé publique. Le chapitre quatre expose les principes d'action de la santé publique. Le chapitre cinq traite des principaux outils de santé publique. Les institutions et les acteurs de santé publique sont présentés dans le chapitre six. Le chapitre sept présente quelques grandes figures actuelles et passées de la santé publique. Le chapitre huit fait des propositions pour sauver la santé publique menacée et explique les enjeux démocratiques qui sont liés.

Chaque chapitre se compose de notices qui peuvent être lues de façon indépendante. Elles ne suivent pas nécessairement un ordre logique. De ce fait, elles comportent des redondances. Les termes en gras renvoient aux autres notices pertinentes sur le sujet.

Ce livre est un essai à visée pédagogique sans qu'il soit de facture académique, même si les arguments avancés sont justifiés scientifiquement. Fondamentalement, il vise à permettre à chacun de devenir un acteur éclairé de santé publique. Ce n'est pas un manuel, ni un traité, ni un livre de recettes. Il nous faut bien sûr des professionnels de santé publique et nous en manquons. Mais ceux-ci ont besoin d'une implication active de la population concernée pour que leurs actions soient couronnées de succès. Le but de ce livre est de faciliter cette implication à partir de mes expériences d'enseignant, de chercheur, de praticien et de décideur en santé publique.

Un fil conducteur : la démocratie

Il existe plusieurs formes de démocratie. Mais tous les régimes démocratiques, républiques, royautés, régimes présidentiels, parlementaires ou mixtes – comme le nôtre – partagent des caractéristiques fondamentales : la souveraineté du peuple, les libertés individuelles, la liberté d'expression, la justice, les contre-pouvoirs et l'autonomie.

Tout au long de ce livre, je montre que ces traits ont à voir avec la santé. Dans les sociétés complexes, la souveraineté s'exerce par l'intermédiaire de représentants élus. Cela n'exclut pas que les citoyens s'impliquent individuellement ou collectivement dans les grands choix de société.

Du point de vue de la santé publique, la démocratie a un avantage considérable sur les régimes autoritaires ou totalitaires : elle crée un sentiment et un espace de sécurité sans lequel la liberté n'existe pas. Sécurité juridique, sécurité politique liée à la séparation des pouvoirs. Sécurité sociale, pas au sens habituel, mais au sens de la liberté de s'associer pour défendre ses intérêts et ses opinions dans le cadre de la loi. Et aussi un contrôle de la violence arbitraire.

Cette sécurité permet l'émancipation et l'initiative individuelle. Elle favorise l'estime de soi qui est un facteur puissamment protecteur de la santé mentale. Elle permet des choix individuels et une certaine prise de risque consenti.

Si la santé est vécue individuellement, elle résulte aussi de choix collectifs. Encore faudrait-il que ces choix soient explicites, ce qui serait logique en régime démocratique.

En France, quand on dépense 100 € pour la santé, seuls 3 € vont aux actions de santé publique. Or, ce choix fondamental ne résulte d'aucune décision explicite ni d'aucun débat parlementaire ou autre. Ce déni démocratique a des traductions concrètes. Quand la démocratie est faible, la santé publique est faible.

L'ambition de ce livre est d'aider à renforcer l'une et l'autre. Il y a une crise de la démocratie, comme il y a une crise de la santé publique. Les deux sont liées et il y a urgence à sortir de ces crises. C'est possible.

CHAPITRE 1

La santé publique plus que jamais menacée, plus que jamais nécessaire

La santé publique est en crise. Crise d'efficacité, crise de moyens, crise de vision, crise de valeurs, crise de représentation. Depuis la pandémie de covid-19, elle est sur le devant de la scène, mais elle reste mal comprise. Ce n'est pas qu'une question abstraite. Cette incompréhension a des traductions concrètes sur l'état de santé de la population. Malgré les progrès de la médecine, celui-ci stagne.

Bien sûr, la France est un des pays qui offre à sa population un état de santé qui est globalement l'un des meilleurs du monde. Cela est indéniable. Mais ce constat, pour rassurant qu'il soit, masque des réalités choquantes. Pourquoi avons-nous près de 200 000 décès par covid-19 entre 2020 et 2024, dont beaucoup pouvaient être évités ? Pourquoi les inégalités de santé selon les régions, les catégories sociales et les professions sont-elles parmi les plus fortes en Europe ? Pourquoi le taux de mortalité infantile remonte-t-il depuis quelques années ? Pourquoi la prévention est-elle si mal financée et organisée ? Pourquoi les risques environnementaux augmentent-ils ? Pourquoi n'arrivons-nous pas à maîtriser l'épidémie d'obésité ?

Nos médecins et, de façon générale, les professionnels de santé sont bien formés et compétents. Nos dépenses d'assurance maladie sont parmi les plus importantes du monde. Alors, où est le problème ? Pourquoi la santé en France n'est-elle pas aussi bonne qu'elle le pourrait ?

Répondre à ces questions n'est pas une affaire de spécialistes. Ce n'est pas non plus une question d'institutions, de normes, de lois, ni même de budgets. Les solutions sont organisationnelles. Autrement dit, c'est le déficit de santé publique qui explique que le système de santé est sous-performant. Ce déficit est fondamentalement un déficit démocratique.

Tout système de santé repose sur deux piliers. Le premier, c'est l'approche individuelle de la santé qu'incarne notamment la médecine. Le second, c'est l'approche populationnelle et en première approche, c'est ce qui définit la santé publique.

Cette approche populationnelle est évidemment politique au sens des principes qui organisent la vie en société. Nous verrons plus loin pourquoi la démocratie a besoin de santé publique et pourquoi l'inverse est aussi vrai. Elle est aussi scientifique. L'amélioration de la santé est impossible si on ne tient pas compte des connaissances qui permettent de comprendre l'origine des maladies et d'offrir des solutions efficaces.

Le fil conducteur de ce livre est que les connaissances scientifiques doivent être mobilisées dans un cadre démocratique pour être véritablement utiles pour protéger la santé. Cela demande une implication démocratique de tous. Que chacune et chacun, au niveau individuel et collectif, devienne un acteur de santé, tel est le sens de la santé publique. Sans une implication active de la population, les actions de santé publique ne sont pas pleinement efficaces. Il est très important que les citoyens s'investissent pour la santé, pour leur propre santé, bien sûr, mais aussi pour la santé collective, c'est-à-dire la santé publique.

Ce livre veut faciliter cette implication en permettant à tout un chacun de réfléchir, d'agir et d'avoir la capacité de devenir un acteur de sa santé et de celle de ses proches. Ce n'est pas un projet académique ni un cours de santé publique et, pour cette raison, il comporte peu de références bibliographiques. Il vise à donner les clés d'accès pour que les citoyens, les associations, les organismes professionnels, les élus, les journalistes, les assureurs, les administrations de l'État et des collectivités développent une culture de santé publique. Ce sont des acteurs de santé publique sans qu'ils le sachent explicitement. En lisant ce livre, ils deviendront des acteurs conscients et impliqués. Ils comprendront les raisons de la crise de la santé publique qui a des fondements historiques, la nature des nouvelles menaces sur la santé et les bases du raisonnement pour agir efficacement en santé publique.

Dès lors que la santé publique est inscrite dans le fonctionnement de la société, elle n'est ni neutre ni unique. Il n'y a pas de doctrine universelle de santé publique. Il n'y a pas un seul modèle de santé publique. Les projets de santé publique sont dépendants des valeurs qui fondent la vie commune. De ce point de vue, la santé publique éclaire la démocratie et inversement.

1.1. Qu'est-ce que la santé publique ?

Commençons par souligner ce qu'elle n'est pas. Très souvent, on la confond avec la médecine, la prévention, l'intervention de l'État, le financement des soins ou la politique de santé. La santé publique a à voir avec tout cela, mais elle est plus que cela. Ce n'est ni une discipline, ni une science, ni une norme. C'est un ensemble de pratiques fondées sur des données scientifiques, mais aussi sur une éthique, des valeurs, une vision de la place de la santé dans la société. Ces pratiques ont comme caractéristique fondamentale d'être conçues et mises en œuvre au niveau de groupes d'individus.

Parce que le champ de la santé publique n'est pas correctement compris, parce que des conceptions erronées ou parcellaires obèrent son efficacité, la santé publique est faible dans notre pays. Cette faiblesse, nous allons le voir, s'explique de bien des façons, mais c'est avant tout une faiblesse démocratique.

La santé est publique parce qu'elle concerne la population

Pourquoi accoler les mots santé et publique ? La santé n'est-elle pas avant tout une question d'ordre privée ? Pourquoi devrait-elle être publique ? Ce livre propose des réponses à cette question avec l'idée que, si la santé est certes de nature privée, elle est aussi sociale, environnementale et politique.

Il y a les libertés publiques, les pouvoirs publics, la puissance publique, les services publics, la fonction publique, la sécurité publique, les transports publics, et même les ennemis et les dangers publics, etc. Dans ces notions, le terme de public renvoie à l'idée que l'organisation de la société est au service du public, c'est-à-dire de l'intérêt général. Ce terme vient signifier que l'État et la loi garantissent aux citoyens des droits, des protections, des dispositifs qui dépassent les seuls intérêts particuliers.

C'est l'intervention de l'État dans ces domaines qui le légitime. Cela a commencé par assurer la défense et le maintien de l'ordre : il faut un État pour avoir une armée et une police fortes. Puis, l'État en vient à unifier la monnaie et les règles de droit sur son territoire. Et à partir du XIXe siècle, il fait une promesse de protection et de sécurité sociales. Si nous renonçons à une part de notre liberté en nous soumettant à un pouvoir étatique, et si nous acceptons d'être moins riches en payant des taxes et des impôts, c'est parce qu'en échange, l'État nous protège de menaces que l'on ne peut pas combattre individuellement et qui exigent un effort collectif organisé.

Cette conception de ce qui est « public » est un legs de la Révolution française. L'organisation de la société, sa gouvernance, ne doivent plus être au service exclusif d'une classe privilégiée, la noblesse aristocratique, mais au service de tous, de la collectivité dans son ensemble, c'est-à-dire du public, de ce que Jean-Jacques Rousseau (1712-1778) appelait la « volonté générale ». C'est le sens fondamental de la Déclaration des droits de l'homme et du citoyen de 1789, qui sera accompagnée par l'abolition des privilèges et du fait que la souveraineté nationale procède du peuple et non plus du pouvoir divin du roi.

Dans le domaine de la santé, cette conception qui assimile le terme « public » à l'intervention de l'État a créé nombre de malentendus qui expliquent qu'en France, la santé publique a longtemps eu du mal à se construire de façon efficace. Car ni les médecins ni les citoyens n'expriment a priori le besoin que l'État vienne se mêler de la santé.

Au demeurant, l'État ne s'est pas doté d'une administration solide de santé publique. Ce secteur a longtemps souffert d'un manque de légitimité et d'expertise qu'une succession de crises sanitaires (transmission transfusionnelle du sida, contamination de l'hormone de croissance, amiante, Médiator, pour ne citer que celles qui ont fait le plus de victimes) a révélée. En réaction, la situation n'a commencé à s'améliorer qu'au début du XXIe siècle. Il faut des crises, des défaites de la santé publique, pour que la société française en comprenne le besoin. Ce n'est pas nouveau. Ce n'est qu'en 1920 qu'un ministère de la santé a été créé dans le contexte de la pandémie de grippe dite espagnole. Auparavant, les questions de santé publique relevaient du ministère de l'Intérieur, pas de quoi rendre ce domaine populaire ! Il faut d'ailleurs se rappeler que c'est au travers du ministère du Commerce créé en 1812 que l'État s'est d'abord intéressé aux questions de santé. La santé de la population était une variable d'ajustement pour le commerce et l'industrie. Longtemps, l'État sanitaire était un nain juxtaposant des procédures étanches qui ont empêché l'émergence d'une approche globale de la santé publique. Aujourd'hui encore, on peut le comparer à « l'armée mexicaine » qui comptait beaucoup d'officiers et peu de soldats.

Pourquoi et en quoi est-ce différent dans beaucoup d'autres pays ? C'est parce que dans ceux-là, le mot public signifie population. En anglais, *public health*, ce n'est pas l'intervention de l'État dans la santé, c'est la dimension populationnelle de la santé.

Dès lors, la question est de savoir pourquoi nous avons besoin de cette dimension. Après tout, si nous avions partout des médecins compétents et en nombre suffisant, des hôpitaux performants, des laboratoires d'analyse biologique ou radiologique facilement accessibles, des médicaments efficaces, et une assurance maladie qui permet à chacun d'être soigné indépendamment de sa fortune, que faudrait-il de plus ?

Les quatre raisons d'être de la santé publique

Il y a quatre raisons qui justifient que la santé demande une action visant les individus, mais aussi les groupes, ce qui suppose de l'analyser sur le plan populationnel.

La première raison est que la santé est à la fois un bien privé et un bien commun. C'est un besoin partagé, un droit garanti par notre Constitution. C'est aussi l'idée que la santé de tout un chacun dépend en grande partie de celle des autres. C'est un lien incontournable. Si l'autonomie est une conquête de la démocratie, elle n'implique pas que nous soyons chacun indépendants les uns des autres. La démocratie est précisément ce qui nous permet d'être autonomes sans nier que nous sommes interdépendants.

D'une part, en raison des phénomènes de contagion des microbes, la récente pandémie de covid-19 les a dramatiquement montrés. Mais, un mal pour un bien, elle a aussi fait progresser la notion de santé publique chez les décideurs, les journalistes et l'opinion. La pandémie a mis sur le devant de la scène la notion de santé publique, mais si celle-ci est devenue populaire, elle reste confuse et mal comprise.

D'autre part, la santé des uns et des autres est liée parce que nos comportements, notre façon de protéger ou d'altérer l'environnement, la façon d'instruire nos enfants, d'organiser le travail, de nous nourrir, de nous droguer, de participer à la vie publique, n'ont pas que des conséquences pour nos proches, mais aussi pour des groupes bien plus larges.

La deuxième raison d'être de la santé publique est précisément la lutte contre les épidémies. Au XVe siècle, les épidémies de peste ont conduit des États, notamment la République de Venise, à instaurer des mesures de quarantaine. Ce fut une véritable révolution au sens copernicien du terme. La maladie n'était plus une punition de Dieu qui appelait la confession, la prière ou la pénitence, c'était la manifestation d'un environnement malsain contre lequel l'Homme pouvait agir. En isolant les cas suspectés d'être contagieux, on protégeait le groupe, la maladie n'était plus une affaire strictement personnelle qui appelait des solutions individuelles. On ne peut pas s'en protéger seul, il faut une organisation dédiée. En clair, soit, tout le monde est protégé, soit, personne ne l'est vraiment, riches ou pauvres, citadins ou paysans, jeunes ou vieux. À l'origine, la santé publique, via la « police sanitaire », est donc liberticide, puisqu'elle isole de force certaines personnes au nom de la protection du plus grand nombre. Au départ, la santé publique, c'est la police, un outil de l'État. De là à faire l'équation santé publique égale État, il n'y avait qu'un pas. La tension entre la sécurité sanitaire et les libertés individuelles est une constante de la santé publique. Une tension délicate à gérer en régime démocratique, les confinements successifs pour combattre l'épidémie de covid-19 nous l'ayant bien montrée. Et même dans des régimes autoritaires, la contrainte de la population au nom de la santé a des limites sociales et économiques. L'abandon brutal de la politique dite de « zéro covid » par le pouvoir chinois à la fin de 2022 en donne un exemple frappant.

À l'origine de la santé publique, il y a donc le pouvoir de l'État, de sa police et de sa justice. D'où l'idée prévalente que la santé publique, c'est l'affaire de l'État, ce qui est une erreur que ce livre va analyser.

La troisième raison qui fonde la santé publique découle des découvertes épidémiologiques qui ont prouvé que le risque de maladie ne dépend pas tant de la médecine que de l'environnement, de la nutrition, de nos comportements, du fonctionnement social et de nos caractéristiques biologiques. Deux exemples suffisent à illustrer ce point. Ainsi, sur le plan mondial, la qualité de l'eau de boisson est un des principaux déterminants de la santé : pas d'eau potable, pas de santé. La question n'est pas d'avoir des hôpitaux et des médicaments, elle est que sans eau potable, la mortalité infantile atteint un niveau catastrophique. Dans les pays développés, chacun ne vérifie pas la qualité de l'eau avant de la boire. Nous savons en ouvrant le robinet que l'eau distribuée est potable, qu'il y a une organisation collective qui nous le garantit.

L'autre exemple est celui de nos comportements vis-à-vis des drogues, et pas seulement les drogues illicites. Le tabac et l'alcool sont associés à 20 % des causes de décès dans de nombreux pays, dont le nôtre.

La médecine joue certes un rôle important pour le maintien de la santé, mais la production de l'eau potable est un travail d'ingénieur. Et nos conduites addictives sont moins influencées par les médecins que par nos histoires personnelles, la pression publicitaire et les normes sociales.

Au travers de ces deux exemples, on comprend que la santé est influencée par d'autres facteurs que les soins médicaux. Il ne suffit pas d'avoir une bonne médecine pour que la population jouisse d'une bonne santé, même si, évidemment, c'est une impérieuse nécessité.

Enfin, le quatrième élément fondateur de la santé publique est le financement des soins. L'assurance maladie n'est pas mobilisée au cas par cas. La solidarité nationale ne prend pas en charge l'hospitalisation ou les dépenses de soins de monsieur ou madame X parce qu'il ou elle a telle ou telle qualité. Elle est mobilisée sur la base de règles qui sont populationnelles, qui s'appliquent à tous sans distinction et qui sont construites (en partie, du moins) sur des considérations de santé publique.

La santé publique : une analyse et une gestion des risques à l'échelle de la population

Le savoir médical permet de répondre au cas par cas aux demandes des patients. Comment ce savoir se construit-il ? D'abord, par l'observation médicale fondée sur l'examen clinique et les examens complémentaires, biologiques ou radiologiques. Mais cela ne suffit pas.

De nombreuses causes de maladie ne peuvent pas être identifiées au niveau individuel. Ainsi, face à un patient qui souffre d'une crise d'asthme, le médecin ne peut pas savoir si le facteur déclenchant est de nature génétique, environnementale, alimentaire, biologique, psychologique, médicamenteuse, ou d'une combinaison de ces facteurs. C'est en comparant des groupes exposés ou non à tel ou tel facteur que l'on identifie, par exemple, que la pollution atmosphérique, certains aliments, le stress, certains médicaments augmentent le risque de crise d'asthme. Cela est le travail de l'épidémiologie.

Parfois, les maladies ont une cause unique. L'exposition au plomb provoque le saturnisme. L'amiante est la seule cause connue du cancer de la plèvre, l'enveloppe du poumon. Le virus SARS-CoV-2 est responsable de la maladie covid-19. C'est un modèle déterministe, unifactoriel, que l'on peut qualifier de pasteurien.

Mais, le plus souvent, les maladies, en particulier les maladies chroniques, sont plurifactorielles et la causalité n'est pas aussi simple. L'hypertension artérielle n'est pas la seule cause d'infarctus du myocarde ou d'accident vasculaire cérébral. L'épidémiologie montre clairement que, quand la tension artérielle est trop élevée, le risque de développer ces maladies augmente. Certaines personnes qui n'ont jamais fumé ont un cancer du poumon, certains grands fumeurs n'en ont pas. Fumer ne provoque pas des maladies à tous les coups, mais cela augmente fortement la probabilité d'être malade et de perdre des années de vie. Pour ce type de maladie, le modèle unifactoriel ne fonctionne pas. Il faut mobiliser un modèle probabiliste, c'est-à-dire fondé sur la notion de risque. Ce modèle ne peut se construire que sur la base d'une analyse populationnelle.

La santé publique et la médecine n'ont pas les mêmes principes

Ainsi, les seules actions médicales concernant les personnes ne suffisent pas à garantir que la santé de la population est aussi bonne que ce que les connaissances scientifiques et les moyens disponibles le permettent. Santé privée et santé publique ne s'opposent pas, ce sont deux piliers complémentaires qui permettent de construire la santé d'un pays. Contrairement à ce qu'on lit souvent, il n'y a pas d'un côté les soins individuels (la médecine, pour faire court) et de l'autre côté la prévention qui serait l'apanage de la santé publique. Prévenir les maladies, les médecins le font pour ceux qui viennent les consulter. La santé publique le fait aussi, mais avec des principes différents.

Les principes qui organisent la médecine sont bien connus. Le médecin a une obligation de moyens et non de résultat. Il jouit d'un monopole professionnel très surveillé. Il agit parce qu'une personne le lui demande explicitement (le médecin n'a pas le droit de faire de la publicité pour attirer les patients).

Les principes qui fondent la santé publique sont différents. Le fait fondamental est que ce ne sont pas les citoyens qui sollicitent les actions de santé publique. Il y a des institutions publiques, des collectivités, des fondations, des associations, des entreprises, des assureurs qui mettent en œuvre des actions ou des programmes de santé qui ne découlent pas de besoins explicitement exprimés. Dès lors, on ne peut pas se contenter d'une obligation de moyens. Quand ces entités publiques ou privées prennent ce genre d'initiative, elles doivent s'assurer qu'elles vont faire plus de bien que de mal. Autrement dit, elles ont une obligation de résultat.

Par ailleurs, personne n'a le monopole professionnel de la santé publique. L'action de santé publique est toujours pluridisciplinaire. En France, on pose souvent l'équation « santé = médecins ». Assurément, le médecin est une ressource incontournable. La longueur des études médicales, la diversité et la complexité des savoirs des médecins justifient qu'ils soient bien souvent les leaders des interventions de santé publique. Mais nombre de professions, parfois éloignées du monde de la santé, y jouent des rôles majeurs, comme les ingénieurs, les logisticiens, les informaticiens, les statisticiens, les mathématiciens, les économistes, etc. Même si la santé est un droit constitutionnel, même si la loi affirme que la protection et l'amélioration de la santé sont une responsabilité de l'État, celui-ci n'a pas le monopole de la santé publique. Parce que la santé publique a longtemps été perçue comme telle, elle n'a pas été en mesure de jouer pleinement son rôle. Car, nous le verrons, de nombreux acteurs autres qu'étatiques, publics (les collectivités) ou privés (les entreprises, les associations, les assureurs, les médias...) sont des acteurs de santé publique à part entière.

Si la posture de la médecine est par nature réactive, celle de la santé publique est proactive. Quand on décide de mettre en œuvre un programme national de dépistage systématique du cancer du sein chez les femmes, qu'elles aient ou non des symptômes, cela ne résulte pas d'un besoin clairement exprimé. C'est la conséquence du fait que, sur le plan scientifique, il est démontré que cette pratique améliore la durée et la qualité de vie des femmes. L'autorité de santé publique, en l'occurrence le ministère de la Santé, décide d'offrir gratuitement ce service et de l'organiser parce que les décideurs sont convaincus qu'il est faisable et utile. Bien sûr, le médecin peut proposer une mammographie de dépistage à ses patientes, c'est de la très bonne médecine. Mais il ne peut le faire que pour les femmes qui le consultent. Par principe, la santé publique va aller au-devant de toutes les femmes qu'elles consultent régulièrement un médecin ou pas.

Ainsi, la santé publique n'est ni une science ni une discipline. Il en existe de nombreuses définitions. Pour rester simple, il suffit de dire que c'est un ensemble de pratiques conçues et mises en œuvre au niveau populationnel dans le but de protéger et d'améliorer la santé.

Cette notion a donc une double acception. D'une part, la santé publique, c'est l'état de santé de la population. D'autre part, la santé publique, c'est la façon dont une société s'organise pour améliorer la santé de ses membres. Dans les deux acceptions, la santé publique s'appuie sur de nombreux savoirs scientifiques. Elle relève du fait que la santé est un bien commun qui demande des actions non seulement réactives, mais aussi proactives, au niveau des personnes, mais aussi au niveau de groupes de personnes. Pour cela, il faut des valeurs partagées, des principes éthiques, une organisation dédiée, des professionnels compétents dans les organismes d'expertise et sur le terrain.

Tout système de santé repose donc sur ces deux piliers qui correspondent à la double nature de la santé, qui est un fait individuel autant qu'un fait social. Le premier représente les soins individuels. Le second, une démarche organisée au niveau populationnel. Ces deux piliers sont très inégaux. En France, chaque fois que l'on dépense 100 € pour la santé, environ 97 € vont au premier pilier et 3 € au second. Soyons clairs, ce ne sera jamais 50 / 50. Mais 90 / 10, ce serait raisonnable compte tenu des menaces croissantes dans le monde actuel. Cela mériterait, à tout le moins, un débat au Parlement. Il n'a jamais été organisé.

1.2. Qui sont les acteurs de la santé publique ?

Je reviendrai en détail sur cette question dans le chapitre 6. Mais il me paraît important de souligner d'emblée une difficulté : une des grandes raisons du flou qui entoure la notion de santé publique est que l'approche populationnelle de la santé met en jeu de nombreux acteurs qui ont chacun leurs outils, leur culture, leur organisation et leurs intérêts, lesquels peuvent être divergents. Quasiment tout ce qui permet à une société de fonctionner a un impact sur la santé de la population.

Ici, il y a donc une source de confusion. Car si certains acteurs jouent un rôle professionnel évident en santé publique (les médecins, les chercheurs, certains services de l'État, les assureurs...), la plupart des acteurs n'en sont pas pleinement conscients, un peu comme monsieur Jourdain faisait de la prose.

Un maire qui fait un plan de circulation ou qui végétalise la ville ne réalise pas qu'il prend une décision de santé publique parce que ce plan va entraîner des conséquences sur l'exposition à la pollution automobile, la lutte contre le changement climatique et la pratique de l'activité physique.

Les entreprises prennent des décisions de santé publique, pas seulement sur le plan de la santé au travail, qui est leur responsabilité. L'énergie qu'elles mobilisent, les déchets qu'elles produisent, les produits qu'elles fabriquent ont des impacts sanitaires à court ou long terme. Les architectes et les urbanistes qui façonnent les villes n'ont pas toujours conscience des implications sanitaires de leurs choix. Les enseignants, quelle que soit leur spécialité, transmettent des connaissances, mais aussi une capacité à faire des choix de vie qui peuvent entraîner des conséquences importantes sur la santé. Il en est de même des journalistes et des influenceurs sur les réseaux sociaux. D'ailleurs, je tiens les journalistes comme les acteurs de santé publique les plus influents actuellement. C'est grâce à eux que de nombreux problèmes de santé publique sont devenus visibles, forçant les autorités publiques à s'en saisir.

On a besoin d'une approche globale et systémique en santé publique non pas pour contrôler ces acteurs, ce que font les dictatures, mais pour qu'ils comprennent leur rôle, leur complémentarité, leur synergie et qu'ils deviennent consciemment des « producteurs de santé ». On voit ainsi que la question dépasse de loin le rôle du ministère de la Santé, même si celui-ci devrait jouer un rôle central, nous y reviendrons.

1.3. Qu'est-ce qui menace la santé publique ?

La première chose qui menace la santé publique est justement le fait qu'elle est éclatée entre une multitude d'acteurs peu ou mal coordonnés. Il n'y aura pas d'amélioration tangible de la santé de la population tant qu'il en sera ainsi. Si la plupart de ces acteurs continuent de penser que la santé publique est uniquement l'affaire de l'État, on ne progressera pas.

D'ailleurs, autre menace majeure, les entités publiques en charge de la santé sont peu dotées en compétences de santé publique. C'est le cas du ministère de la Santé, des Agences régionales de Santé, des services sanitaires et sociaux des grandes villes et des départements.

Il y a d'autres menaces qui sont autant de défis. La santé publique est menacée par la poussée de l'individualisme qui isole, du communautarisme qui divise, du transhumanisme qui assimile le corps à une machine, du complotisme qui diffuse des rumeurs toxiques amplifiées par les réseaux sociaux, et, de façon générale, par l'affaiblissement de la « chose publique » que facilite un libéralisme effréné.

Il y a un discours ambiant qui dramatise les enjeux financiers. Le pays dépenserait trop pour sa santé. On nous rabâche qu'il faut maîtriser les dépenses de soins, responsabiliser les citoyens et dépister les fraudeurs. Certes, mais personne ne pose vraiment la question de savoir à quoi sert cet argent et si on ne pourrait pas avoir de meilleurs résultats avec le même budget. Les budgets de l'État et de la Sécurité sociale sont débattus de façon comptable, sans référence à des objectifs avec une sorte de déni démocratique qui masque les véritables enjeux.

La France est l'un des pays les plus riches du monde. Mais 10 millions de personnes vivent en dessous du seuil de pauvreté, dont 3 millions dans l'extrême pauvreté. Cela a des conséquences majeures pour leur santé tant sur le plan individuel que collectif. Les sciences sociales montrent clairement que les sentiments d'exclusion d'impuissance et de vulnérabilité, de même que la frustration favorisent les idées complotistes.

La santé publique est en danger parce que ce qui menace la santé a changé de nature avec l'émergence de nouveaux risques systémiques climatiques, épidémiques et sociaux face auxquels les réponses sont sous-dimensionnées.

Ce qui influence la santé est complexe, nous y reviendrons, ce qui pose la question du niveau d'éducation permettant de comprendre cette complexité. D'un côté, la science nous apprend que les problèmes de santé sont multifactoriels. D'un autre côté, une mauvaise éducation et des lobbys incitent à privilégier des explications simplistes. Il est montré que ces facteurs déterminent, par exemple, les taux de couverture vaccinale.

La santé publique est en danger, car elle souffre d'un déficit d'image pour les raisons historiques exposées plus haut et aussi parce que ses succès sont moins spectaculaires et médiatisables que ceux des technologies médicales. D'ailleurs, dans le débat public, il n'y a que des échecs de santé publique. Quand un plan pour atténuer les impacts sanitaires des canicules sauve des milliers de personnes, elles ne viennent pas vous dire merci. Quand le déficit de santé publique produit des malades et des morts, ce ne sont pas seulement des entités statistiques, il y a des vies derrière les chiffres et si un lien peut être établi entre le décès d'une personne et une défaillance décisionnelle, le juge décidera en conséquence. En revanche, quand le chirurgien réussit une opération délicate ou quand le médecin soulage une crise d'asthme, il en aura la reconnaissance immédiate, ce qui est tout à fait mérité. Richelieu ne disait rien d'autre : « Il n'y a rien de si cachés que les effets de la prudence, vu qu'ils consistent principalement à éviter les maux en les prévenant, ce qui fait que souvent on n'estime pas beaucoup les services de ce genre, lesquels sont néanmoins les plus grands qui se puissent rendre ».

Comme nous le reverrons, la démocratie est une condition fondamentale pour préserver la santé. Mais après des décennies d'optimisme justifiées par la progression des régimes démocratiques, un phénomène inverse est à l'œuvre sur tous les continents.

Enfin, reconnaissons un paradoxe : les déterminants de la santé sont très nombreux. Certains peuvent être influencés par le ministère de la Santé, mais, en réalité, la plupart des facteurs de santé relèvent des politiques d'autres départements ministériels, voire des acteurs non étatiques, comme nous l'avons vu. Il y a là un nœud organisationnel qui est en soi une menace.

Ainsi, la santé publique est en danger. Il faut la sauver. Nous verrons comment en conclusion de ce livre. Mais déjà, la première condition est que la santé publique soit comprise par large public pour qu'elle soit conçue et pratiquée de façon démocratique.

CHAPITRE 2

La santé et ses déterminants

Après une présentation de la notion de santé, ce chapitre explore ce que sont les grands déterminants de l'état de santé de la population. Il pose les bases du raisonnement populationnel sans aborder à ce stade la démocratie comme déterminant de la santé. De même, je ne traite pas ici la grande question des déterminants sociaux de la santé qui demanderaient au moins un livre à eux tous seuls. Mais ils seront largement évoqués dans le chapitre trois.

2.1. La santé, une valeur cardinale

La santé fait partie de ces notions abstraites et polysémiques, comme l'intelligence ou le bonheur, dont chacun a une représentation personnelle. La racine *sanitas* en latin renvoie à ce qui est sain. En grec ancien, la santé se dit *Hygíeia* qui a donné hygiène en français. Comment définir la santé ?

La première définition qu'en donne l'Académie française est : « état de fonctionnement normal, satisfaisant d'un organisme humain ou animal. » C'est une vision mécaniste : si tout fonctionne bien dans le corps, la santé est bonne. Cela rejoint la fameuse définition de René Leriche, un chirurgien français (1879-1955), pour qui « la santé, c'est la vie dans le silence des organes ». De même, François Broussais (1772-1838), un autre médecin français, considère que « il y a identité du normal et du pathologique, aux variations quantitatives près. » Ces définitions reflètent une vision médicale de la santé.

De façon plus dynamique, le philosophe français Georges Canguilhem (1904-1995) écrira : « être en bonne santé c'est pouvoir tomber malade et s'en relever, c'est un luxe biologique. » Dans son œuvre majeure, « Essai sur quelques problèmes concernant le normal et le pathologique », qui est sa thèse de médecine publiée en 1943 alors qu'il était résistant, il complètera en insistant sur le fait « qu'en matière de normes biologiques, c'est toujours à l'individu qu'il faut se référer. »

De nos jours, la plupart des définitions de la santé font référence à la notion de bien-être. C'est le cas de la définition bien connue qu'en donne dans sa charte constitutive l'Organisation mondiale de la santé (OMS) : « La santé est un état de complet bien-être physique, mental et social, et ne consiste pas seulement en une absence de maladie ou d'infirmité. » En 1948, cette vision était triplement audacieuse.

D'abord, elle nous dit que la santé est un état qui dépasse l'absence de maladie. Ensuite et par conséquent, elle ouvre le champ de la santé psychologique qui renvoie au vécu, à notre capacité d'entrer en relation avec autrui. Enfin, elle introduit la notion de bien-être social, c'est-à-dire la capacité à jouer un rôle dans la société. La santé est ainsi un équilibre entre les dimensions physiques, mentales, émotionnelles, sociales et spirituelles d'une personne.

Même si cette définition est ambitieuse et holistique, je trouve que le terme d'état est un peu réducteur. Car la santé n'est jamais statique, c'est continuum fluctuant entre la mort, une maladie grave et un bien-être parfait.

Ainsi définie, la santé est une utopie, un idéal. On peut rarement se dire que l'on se sent si bien que l'on ne voit pas comment on pourrait se sentir mieux. L'amour peut procurer ce sentiment. C'est pourquoi je dis souvent que la santé est amour.

Une telle définition nous dit que le besoin de santé est infini. Cela a une conséquence que les responsables publics perçoivent mal. En effet, plus l'état de santé s'améliore et plus l'exigence de santé croît. Par exemple, la mortalité infantile qui correspond au taux de décès au cours de la première année de vie a longtemps été de 25 % en Europe. Cela implique que toutes les familles avaient perdu au moins un enfant en bas âge. C'était normal, habituel. Aujourd'hui, en France, ce taux est entre 3 et 4 pour mille. La perte d'un enfant est devenue exceptionnelle et, lorsque cela survient, cela est vécu comme une grande injustice. Les familles touchées vont chercher une explication, un responsable, voire un coupable. La remontée récente du taux de mortalité infantile, même si elle n'est pas énorme, suscite d'ailleurs une indignation.

C'est une discussion que j'ai souvent eue avec mes collègues de la direction de la Sécurité sociale au sein du ministère chargé de la Santé. Légitimement, ils cherchent à maîtriser les dépenses de soins médicaux et comme l'état de santé de la population française est globalement bon, ils se disent qu'il est temps d'arrêter la croissance de ces dépenses qui représentent environ 10 % du produit intérieur brut alors que cette proportion était de 2,5 % en 1950. Ce qui signifie que les dépenses de soins ont augmenté plus rapidement que la richesse nationale. La question était légitime, mais la réponse était gravement erronée : pour limiter les dépenses de santé, il fallait limiter le nombre de médecins, ce qui met aujourd'hui notre système de soins au bord du précipice.

Il est vrai que l'attente sociale est infinie contrairement aux ressources. La santé est une valeur cardinale pour les citoyens et toute atteinte suscite une indignation. Alexis de Tocqueville (1805-1859), déjà, l'avait bien compris quand il écrivait « Plus on réduit le risque, plus ce qu'il en reste paraît insupportable à la population. »

La santé est un attribut personnel. Mais alors, que signifie la santé de la population ? Est-ce simplement la somme des santés individuelles ? D'un côté, c'est bien ainsi que l'on construit les indicateurs de santé qui permettent d'analyser les facteurs favorables ou défavorables à la santé, ce qu'on désigne en santé publique comme des déterminants. D'un autre côté, la santé d'une communauté ou d'un pays a une dimension politique, sociale, culturelle, symbolique, spirituelle, environnementale qui n'est pas captée par les outils de mesure de la santé. De même que la vitalité démocratique ne se voit pas dans des sondages d'opinion.

La santé est une permission d'espérer pour paraphraser ce que Vladimir Jankélévitch (1903-1985) disait de la liberté. Et la santé publique, c'est le lien social, la confiance, le ciment sans lequel la vie en société est un cauchemar. C'est cette vision que le lecteur trouvera dans cet ouvrage.

2.2. Les grands déterminants de la santé de la population

Dans notre culture, c'est de la médecine dont dépend la santé. Elle joue évidemment un rôle important, mais pas autant qu'on le croie souvent. Car, de la conception à la mort, la vie et la santé résultent des interactions entre l'homme et son milieu. L'**épidémiologie**[1] nous apprend que quatre types de facteurs influencent la santé : les caractéristiques biologiques et génétiques, les comportements personnels, l'environnement au sens large (ce qui inclut une dimension sociale) et la performance du système de soins. La démocratie est aussi un déterminant, nous le reverrons.

Certains de ces déterminants sont modifiables (comportements, environnement) et d'autres ne le sont pas (nos gènes, encore que les nouvelles thérapies géniques créent des perspectives à la fois encourageantes et inquiétantes). Certains peuvent être contrôlés par les personnes (le fait de fumer ou non) et d'autres résultent d'actions collectives (la production d'eau potable, un des tout premiers déterminants de la santé sur le plan international, ne peut pas résulter d'un choix individuel). On croit souvent à tort qu'il suffit de disposer de médecins, d'hôpitaux et de médicaments en quantité et en qualité suffisantes pour obtenir le meilleur état de santé possible. Pour importantes qu'elles soient, ces ressources ne suffisent pas. Il faut un regard de santé publique pour s'en apercevoir et ce regard permet aujourd'hui de mieux cerner l'importance de l'environnement, du travail (et du chômage), de l'alimentation, du cadre de vie, du statut social et de l'éducation comme facteur de la santé. De plus, comme nous le reverrons, la qualité des régimes politiques, en particulier leur maturité démocratique, leur politique sociale et sanitaire, influence la santé de la population.

Le schéma ci-dessus fournit une vision générale des déterminants de la santé et des outils dont la santé publique dispose pour améliorer la santé.

---

[1] Les termes en gras renvoient à d'autres notices de ce livre.

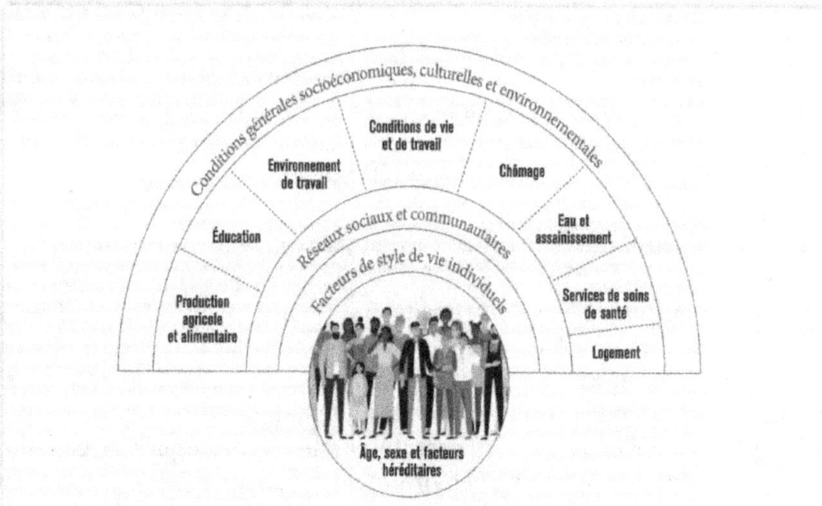

Figure 1. **Représentation synthétique des déterminants sociaux de la santé (modèle en arc-en-ciel)** Dahlgren G, Whitehead M. (1991).

L'importance respective des différents déterminants dépend des indicateurs de santé considérés. De façon générale, le déterminant le plus fort est les comportements, puis par importance décroissante les facteurs sociaux, incluant les conditions de travail et les facteurs d'environnement général, les facteurs biologiques et génétiques et les soins médicaux.

Nous allons maintenant zoomer sur quelques déterminants particulièrement importants.

La démographie, l'impossible régulation du principal déterminant de la santé

Dans démographie, il y a *demos* comme dans épidémiologie et démocratie. D'ailleurs, dans son application descriptive, on peut considérer que l'épidémiologie n'est rien d'autre qu'une démographie de la santé. Pourquoi la démographie a-t-elle à voir avec la santé publique ?

Il y a 12 000 ans environ, il n'y avait pas plus de 2 millions d'humains sur Terre. Nous sommes aujourd'hui presque 8 milliards, grâce ou à cause de l'invention de l'agriculture pendant le néolithique et la fin de la période glaciaire. On parle d'une population de 11 milliards à la fin de ce siècle, une croissance principalement localisée dans les pays du sud. Trois phénomènes se conjuguent : la natalité, la baisse de la mortalité infantile et l'allongement de la durée de la vie, notamment grâce à la médecine.

Cette explosion démographique a eu des effets favorables, notamment culturels. Mais elle impose une recherche permanente de technologies pour accroître la production d'aliments, elle provoque des guerres de territoires et des comportements d'agressivité ainsi que des inégalités sociales et une pauvreté croissantes. En réalité, l'être humain a perdu le contrôle de la planète.

Certains se réjouiront : un marché en expansion, c'est bon pour le commerce, la croissance et le profit. Ils ont tort. Les risques d'une telle explosion démographique sont bien supérieurs aux bénéfices allégués, indépendamment des aspects géopolitiques et migratoires sur lesquels je suis incompétent.

Ce n'est pas la Terre qu'il faut sauver. Elle s'en sortira, quelle que soit la façon dont les humains la maltraitent à l'heure de l'anthropocène. Mais l'espèce humaine, elle, est menacée.

D'abord, la densité de la population est le principal facteur de diffusion des épidémies de maladies infectieuses. La croissance démographique se localisera surtout dans les villes, créant des mégapoles dans lesquelles la contagion sera difficile à maîtriser. Ensuite, l'allongement de la durée de la vie va créer des besoins d'aides médicales et sociales, notamment de financement des retraites, auxquels les systèmes de protection sociale vont avoir bien du mal à répondre. Les plus de 65 ans s'apprêtent à être plus nombreux que les moins de 15 ans en Europe, ce qui devrait conduire à mettre l'accent sur le vieillissement en bonne santé, donc une santé publique efficace. Compte tenu du mode de financement des retraites en France, des tensions intergénérationnelles sont à prévoir. Enfin, pour l'environnement, la biodiversité, le climat, les grands équilibres écologiques, les ressources naturelles, cette pression démographique est intenable.

Les politiques natalistes ont mauvaise presse. Les puissances européennes les ont utilisées pour des finalités militaires. Inversement, la posture chinoise a bridé les désirs personnels pour éviter de faire face à des besoins auxquels ce pays ne pouvait pas répondre. L'individualisme croissant s'opposera à un contrôle autoritaire des naissances. L'éducation, notamment pour les femmes des pays du sud, est un levier logique. Il me semblerait nécessaire que, sous l'égide des Nations Unies, un dispositif équivalent au Groupe d'experts intergouvernemental sur l'évolution du climat soit créé pour éclairer les responsables tant sur les causes que sur les effets de la surpopulation. Et pour réfléchir à l'efficacité, à l'acceptabilité et à la faisabilité des outils envisageables pour la maîtriser.

On peut toujours compter sur les guerres et les épidémies pour réguler le nombre d'êtres humains. Au XXIe siècle, on pourrait espérer trouver des solutions plus intelligentes.

L'activité physique, le traitement universel

« *Sitting is the new smoking* », un slogan anglais que l'on peut traduire en français par : « rester assis, c'est comme fumer », autrement dit, la sédentarité, est un risque majeur. De fait, les dernières évaluations épidémiologiques montrent que le fardeau sanitaire de la sédentarité est du même ordre de grandeur que celui du tabac.

Déjà, Hippocrate l'avait compris. De 1934 à 1936, le ministère de la Santé était intitulé ministère de la Santé et de l'Éducation physique. Mais le rôle fondamental de protection de la santé de l'activité physique n'a été redécouvert que récemment. L'évolution des conditions de travail et de transport dans les pays riches nous a sédentarisés et l'épidémiologie a montré que c'était un facteur de mauvaise santé associé au risque de nombreuses maladies chroniques.

L'activité physique, ce n'est pas seulement le sport. Tout simplement, c'est bouger. Trente minutes de marche, de vélo, d'exercices musculaires, cela fait déjà une différence. Quels sont les bénéfices de l'activité physique régulière ? Sur quoi agit-elle ?

D'abord sur la santé cardiaque : amélioration de la circulation sanguine, baisse la pression artérielle, diminution des graisses dans le sang. En augmentant le métabolisme basal, en brûlant des calories, ce qui, en complément d'une alimentation équilibrée, permet le maintien d'un poids idéal, on épargne son cœur et on réduit le risque de diabète.

Ensuite sur les os et les articulations avec un effet démontré sur la solidité osseuse et les troubles musculosquelettiques. Enfin, sur la santé mentale, avec une réduction du stress et de l'anxiété, une amélioration de la qualité du sommeil.

Bien d'autres effets positifs sont montrés : renforcement de l'immunité, diminution du risque de certains cancers et meilleur pronostic pour les malades du cancer, meilleure espérance de vie. Bref, c'est la panacée.

L'Organisation mondiale de la Santé (OMS) a recommandé 10 000 pas par jour. C'est un objectif ambitieux, peut-être trop, ce qui peut produire du découragement. Une autre recommandation plus réaliste est de faire 2 h 30 d'activité physique modérée par semaine pour un adulte en bonne santé. Chacun a intérêt à trouver le niveau d'activité qui lui convient, c'est-à-dire celui qui le maintient en forme, qui lui permet de stabiliser son poids et qui ne le fatigue pas excessivement. Marche, jogging, escaliers, vélo, salle de sport, natation, etc., il n'y a pas de modèle unique. Cependant, pour les enfants et les adolescents, la recommandation de l'OMS de consacrer en moyenne soixante minutes par jour à une activité physique d'intensité modérée à soutenue, principalement d'endurance, tout au long de la semaine est particulièrement importante, alors que près de 80 % d'entre eux ne la respectent pas.

Attention au télétravail que l'épidémie de covid-19 a fait décoller. S'il apporte du temps libéré, un meilleur équilibre entre les vies professionnelles et personnelles et aussi des bénéfices écologiques, il favorise la sédentarité et les repas rapides. Il faut pouvoir l'entrecouper de périodes de mouvements, quels qu'ils soient.

Une pratique sportive intense et prolongée n'a pas d'intérêt, voire comporte des dangers pour la santé quand on n'est pas un athlète.

En santé publique, dès qu'il s'agit de modifier des comportements dans un sens favorable à la santé, les préconisations individuelles sont utiles, mais insuffisantes. Le contexte social et environnemental doit nécessairement être inclus dans la stratégie d'intervention.

En milieu urbain, les installations de plein air accessibles facilement, gratuitement, et sûres sont un bon investissement. Pas seulement des stades, mais aussi des gymnases ou des aires aménagées, éloignées des lieux de pollution atmosphérique pour pratiquer de la gymnastique. Il en est de même pour les pistes cyclables protégées de la circulation automobile. Le vélo à assistance électrique entraîne moins de dépense énergétique, mais pas autant qu'on pourrait le croire. Il peut inciter à faire du vélo plus souvent et plus longtemps si bien qu'en fin de compte, c'est un choix gagnant. Un travail dirigé par le professeur Kevin Jean au sein de notre équipe du Conservatoire national des Arts et Métiers a estimé qu'en moyenne, pour chaque kilomètre de vélo parcouru, il y avait une économie d'un euro de dépenses de santé, un avantage qui s'ajoute à celui sur la pollution atmosphérique locale et globale.

Depuis 2017, les médecins peuvent prescrire une activité physique pour les patients atteints d'une affection de longue durée. Cela donne à l'activité physique la légitimité d'un traitement, ce qui peut être motivant et contribue à l'éducation à la santé. Mais on n'en est pas encore à prendre en charge cette activité par l'assurance maladie, alors qu'elle est plus bénéfique que bien des médicaments remboursés.

Les données récentes montrent que la tendance s'inverse et que les niveaux d'activité physique repartent à la hausse. Quand les actions de santé publique sont bien conçues, ça marche !

Agents biologiques, des batailles gagnées, mais pas la guerre

On a cru un peu vite que l'on avait gagné la guerre contre les microbes. Connaissances apportées par la recherche scientifique (épidémiologie, biologie, immunologie), en particulier avec les découvertes de Pasteur et de Koch, amélioration de l'hygiène et de la qualité des milieux, vaccins efficaces avec des effets indésirables limités, antibiotiques : tout au long du XXe siècle, l'importance des maladies infectieuses n'a cessé de régresser. L'éradication de la variole en 1980 est venue couronner ce siècle triomphant. L'attention s'est peu à peu déplacée vers les maladies chroniques qui sont désormais dominantes dans les pays les plus riches. La question de santé publique qui se pose est de savoir si les microbes sont encore une menace qu'il faut considérer comme prioritaire.

En 1976, il y avait bien eu une alerte avec la découverte d'une nouvelle bactérie responsable de la légionellose. Les épidémiologistes américains ont rapidement cerné le problème, les microbiologistes ont isolé la bactérie, des antibiotiques étaient efficaces. Le risque de mortalité est non négligeable (environ 15 %), mais il concerne surtout les personnes fragiles chez qui le diagnostic est porté trop tard. On a compris que la bactérie se développait dans des conduites d'eau stagnante autour de 35°C et les hygiénistes ont trouvé les outils pour les désinfecter. La voie d'exposition n'est pas la voie orale, mais la voie aérienne quand de l'eau contaminée est vaporisée, par exemple par des douches ou des tours aéroréfrigérants. Bref, l'alliance de la médecine, de la biologie, de l'épidémiologie et de l'hygiène était gagnante. L'optimisme pouvait perdurer.

Et puis, au tournant entre les XXe et XXIe siècles, ce ne sont plus des alertes ponctuelles qui sont survenues, mais des épidémies, des pandémies et des endémies de maladies infectieuses : le sida, qui débute un an après que l'éradication de la variole a été confirmée, la maladie de la vache folle, le syndrome respiratoire aigu sévère (le sras), le réveil de la tuberculose, les antibiotiques qui sont entrés en résistance, la grippe aviaire, le virus de la grippe A H1N1 en 2009, Ebola, la maladie du West Nile, de nouvelles souches pathogènes d'*Escherichia Coli*, le paludisme impossible à éradiquer, la dengue, le Chikungunya. Malgré le spectre du bioterrorisme avec les attaques à l'anthrax en 2001 aux États-Unis, malgré la multiplication des épidémies animales, malgré les effets attendus des modifications du climat sur les risques infectieux, cette avalanche de nouvelles menaces n'a guère entraîné une forte mobilisation. Bill Gates et bien d'autres, médecins, chercheurs, organisations internationales, ont tiré la sonnette d'alarme, mais sans succès. En fait, tout s'est passé comme si, après la pandémie grippale de 2009-2010, qui a été beaucoup moins grave que prévu au départ, il y avait eu un phénomène de fatigue, de lassitude. On ne peut pas vivre en permanence sur le qui-vive. Jusqu'à ce que le Sars-CoV-2, un coronavirus de la même famille que le virus du sras, qui a causé la pandémie de covid-19, provoque une catastrophe mondiale.

On a en mémoire l'aphorisme gaullien, mais ici, il faut le prendre à l'envers : une bataille avait été gagnée, mais on n'a pas réalisé suffisamment vite que la guerre n'était pas terminée.

En réalité, nous avons eu beaucoup de chances, trop de chances, sans doute, pour que l'on se mobilise sérieusement. Le sida n'est pas vaincu, mais il se soigne. La grippe aviaire est peu transmissible à l'homme. Le virus Ebola donne des foyers épidémiques qui ne sont pas faciles à maîtriser, mais on peut y arriver avec de l'organisation, des moyens humains, un vaccin et un accompagnement éducatif. La maladie de la vache folle a été quasi éradiquée de même que le sras. Elle a touché beaucoup moins de personnes que ce que les prédictions initiales avaient annoncé. La pandémie grippale de 2009 est restée de gravité modérée. On peut guérir l'hépatite C. Un traitement est disponible contre le virus respiratoire syncytial. Le bioterrorisme ne s'est pas (encore) manifesté de façon tangible. Ainsi, notre perception des risques s'est émoussée jusqu'au covid-19. Et même là, dans le chaos créé par le SARS-CoV-2, des vaccins sont venus en un temps record limiter considérablement l'ampleur de l'impact sur la mortalité.

L'hygiène et les antibiotiques nous ont faussement rassurés. La menace reste là et l'évolution de nos modes de vie et de notre environnement l'a renforcée.

Les agents infectieux existent depuis bien plus longtemps que l'espèce humaine : bactéries, virus, parasites, levures, champignons avec leurs caractéristiques propres qui en font des êtres vivants à part entière. Les virus et les prions sont-ils du domaine du vivant ? Cette question n'est pas réglée, mais son importance est secondaire pour la santé publique dès lors qu'on réalise que nos modes de vie leur ouvrent de formidables opportunités de reproduction et que nous sommes moins armés contre les virus que contre les bactéries. La distinction vivant ou non fausse la réalité, qui est celle d'un continuum du vivant sous différentes formes qui collaborent, s'ignorent ou se détruisent. Les microbes n'ont qu'un seul but : se reproduire, c'est la base de la vie.

Longtemps, on a cru que les microbes étaient transmis par l'air, par les miasmes. Malaria, le mauvais air, est l'autre nom du paludisme (de *palus*, en latin, qui signifie marais). **John Snow** a ébranlé cette certitude, je vais y revenir. D'autres l'avaient fait avant lui, mais par hypothèse plus que par observation. Dès qu'ils ont pu avoir des outils performants pour analyser ce qui n'est pas visible à l'œil nu, les scientifiques ont démontré le rôle de l'eau, des aliments, des sols, des insectes, du contact avec les animaux ou les matières souillés dans la transmission des microbes. La théorie de la génération spontanée a été balayée.

Microbe, qui vient du grec *mikrobios*, ce qui est vivant et petit. Tous les microbes ne sont pas dangereux. Certains jouent un rôle favorable pour les humains. En particulier, les bactéries dans l'intestin qui sont aussi nombreuses que les cellules de l'organisme. Ils sont sur la peau, les muqueuses, le tube digestif, les organes génitaux externes. Pourquoi certains menacent-ils la santé ? C'est une question complexe et non encore complètement résolue. C'est comme un équilibre qui se rompt, une cohabitation qui tourne à l'affrontement. Une meilleure connaissance des mécanismes conduisant à perturber le fonctionnement du corps humain nous permettra d'anticiper la virulence des agents biologiques, mais ce n'est pas encore le cas.

Avec les progrès de la microbiologie sont arrivés les moyens de la prévention de la contagion : c'est l'hygiène, l'asepsie, l'antisepsie, un énorme tournant dans l'histoire de l'humanité. C'est l'hygiène de l'eau avec les égouts et l'assainissement qui, dans la deuxième partie du XIXe siècle, va permettre le décollage de l'espérance de vie qui stagnait depuis des décennies. On n'y prête plus guère attention, mais tous les jours, nous pratiquons des dizaines de mesures d'hygiène, à commencer par le lavage du corps, des mains, des dents, de la vaisselle, des sols, des produits agricoles, la cuisson des aliments et la collecte des déchets. Lorsque cela se justifie, le port du préservatif est nécessaire pour se protéger des microbes transmis par voie sexuelle. La lutte contre les moustiques par des mesures individuelles (moustiquaires, répulsifs cutanés) ou collectives (éradication des eaux stagnantes) est nécessaire et pas seulement dans les pays tropicaux. Les vaccins peuvent offrir une bonne protection. Ils sont en nombre limité et pour la grippe, en particulier, leur efficacité est inégale selon les années. Ils ne doivent donc pas créer une illusion qui conduirait à baisser la garde. L'hygiène reste la base de la lutte contre les microbes.

Aussi, pour les virus présents dans l'air, le port du masque offre une protection qui n'est pas parfaite, mais qui peut suffire à contrôler une épidémie. L'histoire est intéressante : pendant longtemps, la preuve que les masques diminuaient le risque n'était pas acquise. Cela a provoqué une erreur de raisonnement que l'on a payé au prix fort au début de l'épidémie de covid. On a confondu l'absence de preuve d'efficacité avec la preuve d'inefficacité. Il va falloir se résoudre à porter plus souvent un masque, un geste que les populations asiatiques font couramment. Elles ont retenu les leçons de l'épidémie de sras de 2003.

Au-delà de l'hygiène individuelle, de nombreux dispositifs de sécurité sanitaire diminuent la charge infectieuse des aliments, des rejets industriels, des vecteurs, comme les moustiques, de l'air, encore que l'épidémie de covid-19 a révélé une insuffisante attention portée à la qualité de l'air intérieur. Et la surveillance épidémiologique a fait d'importants progrès qui ont amélioré sa sensibilité.

Les progrès des biotechnologies et de la bio-informatique laissent aussi entrevoir bien des avancées. Certains pensent qu'à la fin de siècle le risque infectieux sera définitivement éradiqué. Je suis moins optimiste pour cinq raisons.

La première, c'est que, chaque fois que l'on a cru avoir gagné la guerre, il y a eu des évolutions qui ont tout remis en cause. On ne peut pas raisonner comme si le monde des microbes était stable. Chaque fois qu'on le modifie par les médicaments ou les vaccins, on déclenche une pression de sélection et des réactions de nature darwinienne. Dès lors, toute prédiction définitive est hasardeuse. Je me souviens qu'au début de l'épidémie de sida, on entendait qu'un vaccin serait mis au point dans deux à cinq ans et nous ne l'avons toujours pas quarante ans après. Inversement, peu de gens croyaient qu'un vaccin contre le covid-19 serait mis au point aussi rapidement et avec un tel niveau d'efficacité. Mais, malgré ces vaccins remarquables, malgré une couverture vaccinale importante, de nouvelles vagues de covid surviennent parce que le virus mute et produit des variants. Donc, l'humilité s'impose. Les virus ont une capacité de reproduction rapide aux dépens des cellules qu'ils pénètrent et leur plasticité est remarquable. Au cours des quatre-vingts dernières années, plus de cent cinquante nouvelles maladies virales ont été identifiées. Les agents transmissibles non conventionnels, comme le prion, peuvent nous réserver de mauvaises surprises. Le prion est une protéine cellulaire qui prend une forme anormale. Elle s'accumule dans le cerveau, ce qui produit une maladie neurodégénérative mortelle.

La deuxième raison est notre nature insouciante. Qui ne voit pas que nous sommes en train d'oublier les premières années de la pandémie de covid-19 qui a pourtant fortement perturbé notre vie ? Les citoyens veulent oublier et nos responsables passent à autre chose.

La troisième raison renforce la deuxième : c'est le court-termisme, la difficulté qu'a l'humain à prendre en considération les risques à moyen et long terme. L'évolution nous a donné des armes efficaces pour parer aux dangers immédiats, ce qui a contribué à notre succès en tant qu'espèce. Faire des efforts maintenant pour un bénéfice lointain et incertain est, d'une certaine façon, inhumain.

La quatrième raison est liée à nos modes de vie : la croissance démographique, l'urbanisation et la déforestation qui l'accompagne, l'intensification des échanges internationaux, les pratiques d'élevage intensif, les modifications du climat sont autant de facteurs qui augmentent le risque de contagion. Et si la pauvreté, les inégalités et les guerres se poursuivent, ce seront de puissants facteurs d'amplification du risque.

La dernière raison est la faiblesse de la recherche-développement pour mettre au point de nouveaux agents infectieux. Pour les épisodes infectieux de courte durée, attaquer un microbe avec un antibiotique unique aboutit rapidement à une antibiorésistance. Il faut disposer de plusieurs antibiotiques avec des mécanismes d'action différents pour limiter le phénomène de résistance. Mais la durée de traitement de ces épisodes est trop courte pour que les firmes pharmaceutiques aient un retour sur investissement positif. Cela fait longtemps qu'une nouvelle classe d'antibiotiques n'a pas été mise sur le marché.

En revanche, pour les maladies infectieuses chroniques, comme le sida et, dans une moindre mesure, la tuberculose, l'investissement en recherche était suffisamment prometteur et cela a permis d'aboutir à des multithérapies qui limitent les risques de résistance. Il reste que le traitement des maladies chroniques non infectieuses est autrement plus rémunérateur.

Les microbes étaient là avant nous. Ils seront là après nous. Ils sont plus nombreux que nous. Je pense qu'il faut cesser de se bercer d'illusions en parlant d'éradication. Qu'on le veuille ou non, nous allons cohabiter avec eux. Il faut le faire prudemment en créant des synergies entre les approches biologiques et les approches populationnelles, comme le recommande Samuel Alizon dans son excellent livre[1]. Face au péril infectieux, chacun a sa part de responsabilités. Chacun doit agir en appliquant rigoureusement les règles d'hygiène de base. Les autorités publiques doivent apporter leur appui en ce sens, soutenir la recherche et renforcer la sécurité sanitaire. Ce combat doit être mené à l'échelle planétaire dans une optique « **Une seule santé** ». Les microbes ne connaissent pas les frontières. Il ne faut être ni optimiste ni pessimiste. Seulement vigilant.

---

[1] Alizon S. *Évolution, écologie et pandémies*. Seuil, 2020.

Agents chimiques, un océan d'incertitudes

Quand on parle de substances chimiques, il s'agit de molécules comme l'oxygène ou d'un assemblage de molécules ayant des propriétés définies. L'eau (H_2O) est une substance chimique. Pour la santé publique, ce sont les produits chimiques manufacturés qui interrogent. Ils constituent l'un des défis les plus complexes qui se posent à la santé publique. Pourquoi en est-il ainsi ?

Parce que nous sommes en permanence en contact avec des milliers de produits chimiques. Parce qu'étant tous exposés, même une faible augmentation du risque individuel peut provoquer un nombre important de troubles de santé dans la population. Parce que le profil de toxicité de la plupart des produits chimiques n'est connu que de façon lacunaire. Parce que les projets pour une meilleure régulation de la sécurité chimique sont toujours contrecarrés au nom des enjeux économiques, de la concurrence internationale et de la préservation des emplois, tous enjeux qui ne sont pas non plus étrangers à la santé publique. Parce que certains groupes, comme les travailleurs, les femmes enceintes, les enfants, les riverains des zones agricoles sont particulièrement exposés aux pesticides et que cela est préoccupant soit en raison des niveaux d'exposition, soit en raison de leur vulnérabilité biologique. Parce que l'extraction et la transformation des matières premières nécessaires à leur fabrication génèrent des pollutions toxiques à l'échelle locale comme planétaire.

Être exposé à ces produits comporte des avantages et des dangers. Les médicaments et de nombreux produits utilisés à des fins hygiéniques, par exemple, rentrent dans la première catégorie. Qu'en est-il des dangers ? La réponse se trouve dans un océan d'incertitudes. Le fait marquant est que la rapidité avec laquelle de nouveaux produits chimiques sont mis sur le marché dépasse de loin la capacité de la science à en apprécier les impacts humains et environnementaux.

Qu'on en juge : depuis 1950, la production mondiale de substances et de produits chimiques a crû de façon exponentielle. Le nombre de produits commercialisés n'est pas connu avec précision. Il y aurait environ 50 000 produits chimiques fabriqués de façon industrielle. Il en apparaît de nouveaux tous les jours.

Ces produits se diffusent dans l'organisme humain par l'air, l'eau, les aliments, les produits de consommation, notamment cosmétiques, les sols et les surfaces. Ils peuvent modifier le fonctionnement des systèmes physiologiques et, en retour, ces systèmes vont les modifier, les stocker ou les éliminer.

Depuis Paracelse (1493-1541), un Suisse auquel on prête de nombreux métiers de l'alchimie à l'astronomie en passant par la médecine, on a considéré que le niveau de risque était lié de façon plus ou moins proportionnelle au niveau de la dose reçue. L'adage de Paracelse est l'un des plus cités dans la littérature scientifique : « *Alle Ding sind Gift und nichts ohne Gift ; allein die*

Dosis macht daß ein Ding kein Gift ist. » Je le cite en allemand parce qu'il est souvent mal cité en français. La traduction littérale est « toute chose est poison et rien n'est poison ; seule la dose fait que quelque chose n'est pas poison ». Le plus souvent, on dit en français : seule la dose fait le poison. Il y a là une petite nuance, mais qui a son importance : on peut très bien tuer un humain avec de l'eau pure en lui en injectant rapidement quelques litres par voie intraveineuse ! C'est la dose qui fait que l'eau pure n'est pas un poison.

Les dangers liés à de fortes expositions à des agents chimiques ont été assez faciles à maîtriser. D'abord, la médecine et la toxicologie (la science des poisons) pouvaient les détecter relativement facilement parce qu'ils survenaient très peu de temps après l'exposition et que leurs effets étaient évidents. Ensuite, il suffisait d'une volonté des responsables publics ou privés pour arriver à prévenir ces expositions. Enfin, cela ne coûtait pas très cher et ne perturbait pas les impératifs de la production industrielle.

Deux accidents sont venus bousculer cette vision rassurante. Le 10 juillet 1976, un nuage toxique contenant de la dioxine s'échappe d'un réacteur de l'usine chimique Icmesa à Seveso, dans la banlieue de Milan. Sept communes sont touchées, près de 400 hectares sont contaminés. Les feuilles des arbres jaunissent, les enfants sont atteints de chloracné, une affection de la peau, et des milliers d'animaux domestiques meurent. Le groupe Hoffmann-Laroche, propriétaire d'Icmesa, ne communique l'émission de dioxine aux autorités que le 19 juillet, si bien que la population continue à vivre dans un milieu contaminé jusqu'au 23 juillet. Et là, énorme inquiétude : on n'a pas à l'époque d'étude de toxicité chez les êtres humains, mais la dioxine est connue pour son fort pouvoir cancérigène chez les rongeurs.

Sur le moment, les effets de l'exposition à la dioxine sont soignés et il y a peu de séquelles. Il n'y a pas de décès qui lui sont attribués. Pendant longtemps, il fut dit que la seule victime de l'accident a été Paolo Paoletti, le directeur de production d'Icmesa, assassiné par un groupe terroriste en 1980.

Mais la population exprime sa peur pour la possibilité d'effets retardés. Confrontées à cela, les autorités prennent la décision d'évacuer la population. Malgré tout, une première controverse porte sur la question d'autoriser les femmes enceintes exposées à avorter, ce qui est interdit en Italie à cette époque. Contre l'avis de l'Église catholique, le ministre de la Santé va autoriser l'avortement pour raison thérapeutique. Ensuite, une deuxième controverse concerne la possibilité d'un excès de cancer chez les humains. Rien ne permet de répondre à cette question en 1976. Une étude épidémiologique est décidée au sein des habitants de Seveso. En 2008, elle montre que les risques de certains cancers sont élevés chez les personnes les plus exposées à la dioxine. D'autres études iront dans le même sens. La dioxine sera reconnue comme cancérigène certain chez l'homme par différentes agences de sécurité sanitaire, dont le Centre international de recherche sur le Cancer au sein de l'Organisation mondiale de la santé.

Par ailleurs, l'enquête judiciaire a révélé qu'il n'existait aucun plan d'urgence dans cette usine. La même défaillance avait déjà été notée lors de l'incendie de la raffinerie de Feyzin dans la vallée du Rhône qui, en 1966, avait fait 18 morts et 84 blessés. Cela va amener à la promulgation d'une série de directives européennes dites « Seveso » pour renforcer la sécurité industrielle.

Le deuxième accident marquant est celui qui est survenu à Bhopal, en Inde, en décembre 1984. Plus de 40 tonnes de gaz d'isocyanate de méthyle sont libérées dans l'atmosphère par une usine du groupe américain Union Carbide fabricant des pesticides. Environ 3 000 personnes meurent sur le coup par asphyxie. À moyen et long termes, on estime que plus de 20 000 personnes exposées vont mourir et que 500 000 seront malades. Cette usine était déficitaire et des réductions de coûts ont été faites qui ont dégradé les procédures de maintenance. Une erreur d'un opérateur mal informé, un système d'alerte en panne et c'est la catastrophe.

Union Carbide sera condamné à verser 470 millions de dollars en 1989. Son dirigeant ne sera jamais jugé. Ce groupe sera racheté par Dow Chemical en 1999. Cette catastrophe laisse l'impression d'une irresponsabilité organisée et la méfiance vis-à-vis de l'industrie chimique en général commence à monter.

Perturbateurs endocriniens, pesticides (glyphosate, etc.), trichloréthylène, esters de glycol, PCB, dioxines, résidus médicamenteux dans les eaux, chlordécone, PFAS (per- and polyfluoroalkyl substances) : la liste est longue des inquiétudes à fort retentissement médiatique qui créent une pression décisionnelle forte sur les pouvoirs publics parfois conduits à réagir dans l'urgence.

Schématiquement, deux courants de pensée s'opposent. Pour les uns, l'espérance de vie croît régulièrement, les normes et les contrôles sont de plus en plus sévères, jamais une société n'a accordé autant d'attention à la santé et à la sécurité, REACh est la réglementation européenne la plus rigoureuse du monde. De surcroît, la chimie française reste forte face à une concurrence de plus en plus vigoureuse, il n'y a pas d'innovation sans prise de risque et l'excès de précaution ne peut que la pénaliser.

Pour les autres, les cancers et d'autres maladies chroniques sont en augmentation et plus la science avance et plus elle montre l'implication de nombre de produits chimiques dans la survenue de ces maladies. Les tests préalables à la mise sur le marché de ces produits renseignent sur les effets à court terme, mais pas sur les effets à long terme. Les mélanges complexes à faibles concentrations créent des risques difficiles à détecter, les contrôles de qualité réalisés par les producteurs eux-mêmes, la plupart du temps, sont insuffisants. Les valeurs limites d'exposition ne sont pas suffisamment protectrices. Les agences de sécurité sanitaire sont sous l'influence des lobbys. Elles ne peuvent même pas répondre à la question de savoir si le niveau global d'exposition de la population aux agents chimiques est ou non en augmentation. Le principe de précaution est un slogan sans effectivité. Bref, il y a un « péril chimique ».

Premier constat : comme d'habitude, derrière ces positions, il y a des conceptions différentes de ce qu'est un risque. Ce choc de définitions est rarement explicité dans le débat public.

Deuxième constat : il n'existe pas de cartographie des risques chimiques régulièrement actualisée qui pourrait informer la population et guider les décisions de santé publique. C'est un problème général en sécurité sanitaire. Cela est d'autant plus incompréhensible que les outils pour faire une telle cartographie sont disponibles. C'est donc une question de volonté politique.

Prenons l'exemple du glyphosate, un herbicide. Depuis 2015, l'Organisation mondiale de la Santé considère qu'il est probablement cancérigène pour les humains. D'autres agences ne concluent pas en ce sens. Comment raisonner cette question du point de vue de la santé publique ? Ce n'est pas d'une grande complexité. Si on se rappelle la distinction entre danger et risque, faisons l'hypothèse que le danger existe, c'est-à-dire que la relation observée dans certaines études est causale. C'est l'hypothèse la plus favorable pour la santé publique, mais on n'oubliera pas que c'est une hypothèse. Regardons les publications scientifiques : elles nous renseignent sur la relation entre le niveau d'exposition et le risque de cancer. Elles permettent de modéliser l'exposition de la population. À partir de là, il est possible d'estimer le risque de cancer dans la population comme je l'explique en détail dans un précédent livre[1].

J'ai fait l'exercice, mais mon résultat est sans valeur, donc je ne le publierai pas. Il est sans valeur parce que j'ai travaillé tout seul. Or, l'évaluation quantitative des risques sanitaires procède d'un travail d'expertise collective et pluridisciplinaire. Pourquoi aucune autorité de santé publique n'a-t-elle commandé une telle étude, ni au niveau national ni au niveau européen ? Je ne le sais pas. Dès lors, que se passe-t-il ? L'affrontement est purement idéologique. C'est opinion contre opinion. Les éléments scientifiques passent au deuxième plan. On entre dans les procès d'intention.

Personne n'est gagnant dans une telle situation : ni la population inquiète, ni les industriels accusés de mille manœuvres dilatoires, ni les pouvoirs publics qui perdent la confiance des citoyens.

Si on veut gérer le risque chimique de façon responsable, il va falloir sortir de conceptions rassurantes, mais erronées. Ainsi, la notion de seuil de danger vacille. Au sujet du bisphénol A, l'Agence française de sécurité sanitaire considère la possibilité d'effets sanitaires pour des doses bien plus faibles que ce que l'on a considéré jusqu'à présent. Pour cette agence, il peut y avoir globalement une relation dose-risque proportionnelle, mais des fenêtres de

---

[1] Dab W. *Santé et environnement.* 2020, Que sais-je n° 3771. Presses universitaires de France / Humensis.

sensibilité particulières avec une vulnérabilité plus grande, par exemple pour le fœtus.

Il va aussi falloir que l'État soit plus réactif et moins dogmatique que ce qu'il a été sur le dossier du chlordécone, un pesticide utilisé dans les bananeraies aux Antilles françaises à partir de 1973. Ce produit a été utilisé massivement même après que sa toxicité a été démontrée. Toutes les erreurs de gestion ont été commises sur ce dossier, véritable chronique d'un empoisonnement annoncé : ignorance des données scientifiques (qui ont conduit à interdire ce produit dès 1976 aux États-Unis, alors qu'il sera utilisé aux Antilles françaises jusqu'en 1993, même si l'Organisation mondiale de la Santé le classe comme cancérigène possible en 1979) ; mélange des genres et conflits d'intérêts, le ministère de l'Agriculture défendant les intérêts des producteurs tout en étant responsable des autorisations de mise sur le marché et en théorie de la sécurité alimentaire ; absence de traçabilité des décisions (de 1972 à 1989, les archives du ministère de l'Agriculture sur ce dossier ont disparu) ; responsabilités diluées entre les services chargés de l'agriculture, de la protection des consommateurs, de la santé et de l'environnement ; absence d'anticipation des conséquences à moyen et long terme sur l'environnement et la santé, alors que dans l'état actuel des connaissances, les sols et les sédiments marins resteront contaminés pendant plusieurs siècles ; manque de moyens pour évaluer les expositions de la population et les risques sanitaires. Une situation que le président de la République a qualifiée de « scandale environnemental ».

Comme directeur général de la santé, je ne pouvais qu'intervenir marginalement sur ce dossier pour lequel ma seule compétence légale concernait l'eau potable. Puis, comme président du comité scientifique international chargé de faire des recommandations sur les mesures de veille sanitaire à mettre en œuvre, je me suis heurté à une inertie politique qui m'a conduit à lancer une alerte dans les médias. Et finalement, une impasse judiciaire, il n'y aura ni responsable ni coupable.

Dans les zones les plus contaminées, jusqu'à 18 % des enfants de 3 à 5 ans sont exposées à des doses qui dépassent les valeurs recommandées. C'est une situation sans équivalent. Serait-elle survenue sur le territoire métropolitain que cela aurait provoqué une crise majeure. Des générations d'Antillais vont donc devoir vivre avec ce perturbateur endocrinien et ce cancérigène probable. Si on ne sait pas encore dépolluer les sols, l'eau et les sédiments, il est possible de prévenir les risques en maîtrisant les niveaux d'exposition, sachant que la voie alimentaire est dominante. Pour cela, l'engagement de l'État est indispensable : dosages sanguins systématiques ; dispositifs de surveillance épidémiologique ; approche cartographique des sols pollués qui doit être rendue accessible en toute transparence assortie de règles sur le type de cultures qui peuvent être faites sans capter le chlordécone.

Mais une approche purement réglementaire, scientifique et technique ne suffira pas. En particulier parce que, quand on touche à l'alimentation traditionnelle de la population, alors que sa courbe de l'obésité est ascendante, on peut aggraver cette tendance. Dans ce domaine comme dans d'autres, il convient de penser en termes de risques et de bénéfices. Ceci ne peut se faire qu'en associant étroitement les personnes exposées à la définition des stratégies d'intervention. La population oscille entre fatalité et indignation, entre découragement et colère. Il est nécessaire d'innover, d'expérimenter des voies nouvelles de débat, de délibération et de décision. Ce n'est pas qu'une affaire d'éducation et de communication. C'est une affaire de coopération et de confiance, ce qui, dans ces départements d'outre-mer, pose des problèmes particulièrement ardus, on l'a encore vu pour la vaccination contre le covid-19.

Il y a un parallélisme entre le dossier du chlordécone et celui du Médiator qui montre qu'on ne peut pas le considérer comme un dysfonctionnement ponctuel. Les similitudes sont frappantes : données scientifiques négligées ; alertes non prises en compte ; lenteurs des décisions ; propos rassurants qui ne reposent pas sur des faits, mais sur des opinions ; chantages économiques ; régulateur défaillant ; risque juridique minime.

Il faut bien voir que le chlordécone est la partie immergée de l'iceberg des pesticides. Ainsi, la manière dont les risques sanitaires des pesticides sont gérés dans notre pays et sur le plan international est révélatrice de la faiblesse de la sécurité sanitaire de l'environnement et du travail.

L'effort scientifique de l'évaluation des risques sanitaires est-il à la hauteur des enjeux ? Non, mais néanmoins, on sait beaucoup de choses. Les données scientifiques sont-elles prises suffisamment en compte en termes de prévention et de précaution ? Non, je ne le crois pas. Le dispositif de gestion des risques est-il adapté à la complexité des problèmes à affronter ? Je réponds, à nouveau, non.

Sur les dangers des pesticides, on sait beaucoup de choses, mais de nombreuses incertitudes persistent. Un fait est frappant : la plupart des nouveaux résultats scientifiques sont des mauvaises nouvelles. Plus les études épidémiologiques s'améliorent, avec, notamment, une meilleure précision des estimations des niveaux d'exposition et plus les risques augmentent. Il peut bien sûr y avoir un biais de publication. Ce biais est lié au fait qu'une étude montrant une relation entre un facteur et une maladie a plus de chances d'être publiée qu'une étude dite négative, c'est-à-dire qui ne montre pas un tel lien. Cependant, sur un enjeu de cette ampleur, je ne pense pas que les rédacteurs en chef des revues scientifiques négligeront les études négatives. Par ailleurs, je rappelle que l'épidémiologie est un outil qui manque de sensibilité. Dans les études d'observation, de nombreux biais ont comme conséquence de masquer l'existence d'une relation pourtant réelle.

Malgré cette difficulté, il est notable que la réglementation prévoie que trois groupes de maladies sont reconnus comme des maladies professionnelles chez les travailleurs exposés aux pesticides : la maladie de Parkinson, les cancers du sang et le cancer de la prostate.

Dans la mesure où une association entre l'exposition aux pesticides et plusieurs problèmes de santé est retrouvée de façon régulière, avec de surcroît une fréquente relation dose – risque, je considère qu'il faut renverser la charge de la preuve. Autrement dit, du point de vue du décideur de santé publique, je considère que ce n'est plus à ceux qui pensent que l'association est réelle d'en apporter la démonstration. C'est au contraire à ceux qui en doutent qu'il revient maintenant d'apporter des arguments en sens contraire.

Compte tenu du fait qu'il existe des centaines de substances d'usage courant, je ne pense pas qu'il soit nécessaire et je considère même qu'il serait nuisible à la santé publique d'exiger que la causalité soit démontrée pour chacune de ces substances. Dans l'état actuel de la science, le sujet doit être traité dans sa globalité, sinon, on se condamne à l'impuissance. C'est ce que recommande l'Institut national de la Santé et de la Recherche médicale dans une expertise collective publiée en 2021.

En fait, tout cela est d'une grande logique. Ces substances sont mises sur le marché précisément parce que l'on recherche une action biologique nuisible sur les espèces animales ou végétales. Il n'est donc pas étonnant que cette action se manifeste aussi chez l'humain. Dans une situation comme celle-là, s'il y a un doute, c'est à l'espèce humaine qu'il doit bénéficier et non au produit.

Le chlordécone et beaucoup de pesticides, ce sont de vieux produits, mal évalués et mal gérés. Mais qu'en est-il des nouveaux produits ? Quand on parle des risques des nouvelles technologies, les nanotechnologies sont assurément un cas d'école. Il s'agit de la capacité de manipuler la matière à l'échelle atomique. Le préfixe nano (10^{-9}) correspond à un milliardième de mètre. Il est désormais possible de fabriquer des nanomatériaux de façon industrielle, par exemple des nanotubes de carbone, du graphène (une couche d'atomes de carbone), des nanoparticules d'argent ou de dioxyde de titane. À cette échelle, ces matériaux possèdent des propriétés particulières. Ils sont non seulement plus légers, mais aussi plus résistants et plus réactifs. Ils sont d'ores et déjà présents dans de nombreux objets courants, comme les produits cosmétiques, les pneumatiques, les ciments, les emballages alimentaires, les vêtements, etc.

Les nanoparticules posent évidemment des questions de sécurité sanitaire parce que leur taille leur permet de franchir les barrières biologiques. Le développement rapide de ce marché va conduire à une exposition humaine accrue. C'est la seule certitude que l'on ait, car, pour le reste, nous faisons face à plus de questions que de réponses. Quelques études toxicologiques montrent qu'elles peuvent induire des processus pathologiques. À ce stade, c'est un signal plus qu'une preuve. En réalité, il s'agit d'un domaine où l'incertitude est maximale et c'est en cela qu'il s'agit d'un cas d'école. La mise sur le marché se fait à un rythme tel que les capacités d'évaluation des risques ne peuvent pas suivre. Ce développement se fait sans garde-fous.

La question posée est celle de concilier le développement industriel et la sécurité sanitaire. D'emblée, il faut souligner deux faits structurants. Le premier est qu'on ne dispose pas d'appareils permettant de mesurer les concentrations de nanoparticules dans l'air, les eaux, les aliments, etc. Cela signifie que l'outil normatif est inopérant. Le second est que l'interdiction de fabriquer ou de mettre sur le marché des nanomatériaux n'est pas envisageable pour deux raisons principales que sont la mondialisation des échanges des biens et l'absence d'un appareil de contrôle efficient. La France a rendu obligatoire depuis 2013 pour les fabricants, distributeurs ou importateurs, la déclaration des usages de substances à l'état nanoparticulaire ainsi que les quantités annuelles produites, importées et distribuées sur le territoire français. C'est déjà un premier pas. Comment aller plus loin ?

De nombreuses initiatives ont été prises ces dernières années pour favoriser le dialogue et la participation des citoyens aux décisions. Par exemple, le Nanoforum du Conservatoire national des Arts et Métiers et le débat national organisé par la Commission nationale du Débat public. Le premier s'est toujours bien déroulé, mais il concernait un cercle restreint de personnes désireuses de dialoguer plutôt que s'affronter. Le second a été plusieurs fois perturbé par des groupes protestataires pour qui ce débat n'était qu'un prétexte pour manipuler l'opinion.

L'implication citoyenne sur ce sujet est essentielle du point de vue de la santé publique pour une raison principale ; il ne sera pas possible de prendre des décisions générales. Les nanotechnologies concernent un nombre considérable d'applications. Certaines sont désirables et méritent que des risques soient pris pour les développer. On pense aux médicaments et aux produits de santé ou aux applications énergétiques. D'autres applications semblent plus futiles : a-t-on vraiment besoin de chaussettes incorporant des nanoparticules d'argent, ce qui leur évite de sentir mauvais ? Mais précisément, qui peut décider ce qui vaut la peine et ce qu'il vaut mieux éviter ? Il n'y a pas de raison que cette question soit traitée uniquement dans le cadre du triangle habituel producteurs – scientifiques – décideurs publics. Il faut la penser dans un cadre démocratique élargi.

Il arrivera nécessairement un événement (un accident industriel, une contamination indésirable, un cluster, etc.) qui révèlera au grand public les enjeux et les dangers inhérents à la manipulation de la matière (ce n'est pas pour rien que les détracteurs parlent « d'objets atomiquement modifiés »). Ce jour-là, soit il existera un socle de confiance et il sera possible de faire face lucidement et collectivement à un tel épisode. Sinon, on se retrouvera dans un impossible débat, comme cela est le cas sur le dossier du gaz de schiste ou des organismes génétiquement modifiés. Certains se réjouiront de ce blocage. Mais de blocage en blocage, que construisons-nous de sensé pour le futur ?

C'est la même problématique en ce qui concerne les PFAS. Il n'y a pas de bénéfice attendu de ces produits. Leur intérêt est relatif à la commodité qu'ils apportent par leur pouvoir déperlant, leur résistance chimique, leur résistance à des températures extrêmes et leurs propriétés de surfactant. Plusieurs PFAS sont des perturbateurs endocriniens, des cancérigènes certains et des toxiques pour la reproduction. On parle de polluants éternels, car ils sont extrêmement persistants, avec une demi-vie qui peut atteindre plusieurs décennies. De ce fait, de nombreux compartiments de l'environnement et les aliments sont contaminés. C'est l'exemple d'un développement industriel non maîtrisé.

Les perturbateurs endocriniens soulèvent le même type de considération. Il s'agit d'un vaste ensemble de substances chimiques susceptibles de modifier l'action des hormones. Seules ou combinées, elles sont soupçonnées avec un niveau de preuve variable de jouer un rôle dans la survenue de maladies chroniques les plus fréquentes, comme certains cancers, l'obésité, le diabète, les maladies cardiovasculaires et les troubles de la fertilité. Le niveau d'exposition de la population à ces substances est peu connu, mais elles sont présentes dans un nombre important de produits de consommation courante, comme les cosmétiques, les plastiques, les peintures, les textiles, les détergents, les poêles antiadhésives, etc.

Sur le plan toxicologique, ces substances ont un profil d'action particulier qui ne répond pas à l'adage de Paracelse que j'ai évoqué plus haut. Leurs effets peuvent être plus forts à faibles doses qu'à de fortes doses. En effet, il y a dans le développement de l'organisme humain des fenêtres de vulnérabilité particulière, notamment au cours des premiers mois de la vie. À ces moments, de petites doses peuvent être toxiques quant à d'autres moments, des doses plus fortes ne le sont pas. Autrement dit, aucun seuil d'exposition ne peut être considéré comme sûr de façon permanente.

Sans nul doute, il s'agit d'un problème potentiellement important, mais sur lequel l'action à mener est difficile à définir en raison du nombre de produits concernés qui ne peuvent pas être tous interdits ou substitués et des incertitudes sur les niveaux de dose produisant des effets toxiques.

La question principale du point de vue de la protection de la santé est celle de la gestion et du contrôle des risques. On a ici mis en place un dispositif qui n'est pas sans rappeler celui qui existe dans le domaine du médicament et qui présente les mêmes faiblesses.

D'abord, ce dispositif est complexe, fait d'une addition de directives européennes qui crée une forte complexité et qui ne favorise pas la transparence. Ce dispositif n'a pas été conçu pour une gestion globale et intégrée des expositions humaines aux produits chimiques, et cela, quelle que soit leur nature et quelle que soit la voie d'exposition. Autrement dit, avec cette organisation, il n'y a pas de possibilité d'une véritable politique du risque chimique tout comme en matière de médicament, il n'y a pas de politique possible en raison d'un découpage décisionnel qui a été fait sur une logique économique plutôt que sur une logique sanitaire.

En sécurité sanitaire, le raisonnement confrontant les risques et les bénéfices est la règle. On n'utilise pas les pesticides par plaisir, mais par nécessité, c'est comme pour les médicaments. Il fait partie de la problématique de santé publique le fait qu'il faut nous mettre en situation de nourrir 8 milliards d'êtres humains – bientôt peut-être 10 milliards – et qu'on ne le fera pas avec les seuls outils naturels. On peut donc accepter de prendre des risques, je ne suis un partisan ni du risque nul ni des décisions binaires. Cependant, il y a des conditions pour que cette prise de risque se fasse lucidement. La principale d'entre elles est la **confiance**. Quand la population a confiance, qu'elle a le sentiment que les connaissances scientifiques sont correctement mobilisées, que les impacts sont sérieusement surveillés, que les conflits d'intérêts et les rapports de force sont sainement gérés, que l'information est délivrée de façon honnête et transparente, alors, dans sa grande majorité faite de gens raisonnables, elle comprend qu'il peut y avoir des inconvénients et qu'il faut les assumer. C'est le cas pour le nucléaire civil.

En matière de risques chimiques, ces conditions ne sont pas réunies. La situation dans laquelle il est difficile de se passer d'un outil dans lequel la population n'a pas confiance est explosive et favorise l'irrationalité. Si on réduit le questionnement au fait d'être pour ou contre, on est dans une impasse.

Une autre façon de préparer et de suivre les décisions doit être construite. La question centrale, qui est celle du niveau de preuve scientifique justifiant une action de précaution n'est pas débattue. En santé publique, la gouvernance démocratique de l'incertitude est indispensable. L'impact bénéfique ou néfaste des agents chimiques en est une illustration.

Alimentation, nutrition : une épidémie industrielle de maladies chroniques

L'alimentation est ce que nous mangeons. La nutrition désigne les effets biologiques de ce que nous mangeons. Pourquoi est-ce si important pour la santé publique ?

C'est parce que la manière dont on se nourrit est l'un des plus importants déterminants de la santé. C'est une évidence, les écrits hippocratiques en faisaient déjà état. En santé publique, il y a deux facettes à considérer sur ce dossier. D'une part, l'alimentation nous apporte l'énergie nécessaire au maintien de la vie, sachant que notre organisme a peu de réserves. Avec l'assainissement, les vaccins et l'eau potable, c'est la sécurité alimentaire qui a permis le décollage de l'espérance de vie à partir du XIXe siècle.

D'autre part, la qualité des aliments peut être favorable ou défavorable pour la santé. Favorable, quand ils apportent des nutriments qui permettent une croissance harmonieuse des enfants, qui limitent le vieillissement des cellules, qui favorisent le fonctionnement de l'immunité ou celui des intestins. Défavorable quand ils contiennent trop de sucre, de graisse et de sel, des polluants chimiques ou microbiens.

Il y a une autre dimension à considérer, une dimension culturelle : manger est une source de plaisir et de lien social. C'est une caractéristique identitaire qui influe sur notre santé mentale.

Selon l'Organisation mondiale de la Santé (OMS), près de 40% des adultes dans le monde sont en surpoids, 13 % sont obèses, un nombre qui a triplé depuis 1975. En France, nous sommes autour de 20 %. L'obésité diminue l'espérance de vie et l'estime de soi. Elle est associée à de nombreuses maladies (cardiaques, neurologiques, pulmonaires, rhumatismales). La sous-alimentation existe aussi, mais elle a tendance à régresser tandis que le surpoids progresse dans la plupart des pays.

Tout est une question d'équilibre et il faut se méfier des régimes qui promettent un amaigrissement en induisant souvent des carences et dont l'effet n'est pas durable. Chacun doit se rappeler qu'il est plus facile de prendre du poids que d'en perdre. Il est plus facile de perdre les quelques kilos dus aux réveillons de fin d'année que d'en perdre vingt. La première règle est de ne pas prendre de poids et ce n'est pas difficile, à une condition : se peser régulièrement. Là, comme partout dans le domaine de la santé, on ne peut contrôler ou améliorer que ce que l'on mesure.

De même, je considère que les médicaments ne sont pas une solution valable pour réguler le poids. D'une part, parce que plusieurs de ces médicaments ont provoqué des épidémies de maladies graves, notamment ceux proposés par le laboratoire Servier comme le trop célèbre Mediator. D'autre part, parce que les médicaments ont pour cible principale la satiété, la sensation de faim. C'est une vision simpliste du problème. Quand on mange plus que ce dont notre organisme a besoin, ce n'est pas tant parce qu'on a faim ; c'est parce qu'un ensemble de facteurs se combinent qui peuvent être physiologiques, génétiques, psychologiques, sociaux et environnementaux. Si l'obésité est épidémique, ce n'est pas parce que nous avons plus faim qu'avant. Si les moins riches sont les plus gros, dire que la raison en est qu'ils ont plus faim est absurde. L'obésité est un marqueur des inégalités sociales de santé. Il en est de même pour l'activité physique dont le niveau conditionne la dépense énergétique. Elle dépend bien sûr de la volonté des personnes, mais aussi de la qualité de l'environnement urbain qui peut encourager ou décourager les pratiques sportives.

La solution médicamenteuse a une autre limite. Si des médicaments agissent sur les voies métaboliques de la fabrication et du stockage des graisses dans l'organisme, quelle conséquence cela peut-il avoir sur les habitudes alimentaires ? Si ces traitements fonctionnent comme une « autorisation » à manger de façon néfaste, que gagnera-t-on en fin de compte ? Certains médicaments peuvent faire perdre du poids. C'est le cas des nouveaux médicaments qui agissent sur les voies hormonales, notamment celle du glucagon (les GLP-1) qui sont plus intéressants pour le contrôle du diabète que pour la perte de poids. Mais ce n'est pas ce critère d'efficacité qui compte le plus. Ce qu'il faut savoir, c'est si ces produits diminuent la mortalité et les complications graves du surpoids. La maîtrise de l'épidémie de surpoids et d'obésité – un marché de 1 milliard de personnes qui suscitent évidemment des convoitises – ne peut pas être uniquement médicamenteuse, même si ces nouveaux médicaments sont prometteurs (encore qu'ils soient chers et que leurs effets indésirables à long terme sont inconnus). Alors, quoi ?

Laissons de côté les conditions médicales qui induisent une suralimentation, qui existent, mais qui sont rares. Laissons de côté l'anorexie et la boulimie, qui sont des maladies en tant que telles. Elles sont fréquentes, mais ce n'est pas ce qui explique l'épidémie d'obésité. Pour favoriser une alimentation équilibrée, il faut à la fois agir au niveau individuel et au niveau populationnel. La régulation de notre poids est gouvernée par nos gènes et le cerveau qui reçoit des signaux externes (pollutions, stress, qualité du sommeil, certains médicaments, milieu socio-économique) et internes (hormones, notamment l'insuline, qui régule le taux de sucre dans le sang). La prise de poids est un phénomène complexe et multifactoriel qui conduit à consommer de façon consciente ou inconsciente plus d'énergie que ce dont nous avons besoin. Plusieurs travaux montrent que l'homme est programmé pour dépenser 2 500 calories par jour, 2 300 pour les femmes. Augmenter la dépense calorique ne fera pas perdre du poids, sauf chez les athlètes qui suivent un régime qui peut les amener à dépenser 10 000 calories par jour. Si on dépense 3 000 calories, l'organisme va changer la répartition énergétique en privilégiant les organes essentiels (cerveau, cœur), mais il prélèvera peu sur les réserves. Aucune restriction calorique n'est tenable dans la durée.

Ainsi, sur le plan individuel, il faut prendre en compte plusieurs phénomènes explicatifs. Parfois, manger est une manière de faire face à l'anxiété, au stress, à l'ennui et à d'autres émotions désagréables. Parfois, manger est une véritable addiction, certains types d'aliments, en particulier ceux riches en sucre, en graisse et en sel, peuvent déclencher des réponses cérébrales similaires à celles observées dans les dépendances aux drogues. Les conséquences d'un surpoids sont fréquentes et graves. Le diabète, les problèmes cardiovasculaires et les troubles musculosquelettiques sont sur le devant de la scène. Il ne faut pas négliger les conséquences psychologiques, en particulier la perte de l'estime de soi, qui est trop souvent aggravée par des attitudes moralisatrices. Les professionnels de santé impliqués dans la prise en charge des personnes souhaitant perdre du poids devraient éviter une posture culpabilisante qui n'est ni efficace ni humainement acceptable. Maigrir demande certes une dose de volonté, mais, comme elle doit s'inscrire dans la durée, il faut l'accompagner avec bienveillance. Les facteurs qui favorisent le surpoids et ses complications doivent être expliqués en s'adaptant à la situation de chacune et de chacun en faisant bien la part de ce qui revient aux comportements individuels et de ce qui est induit par les contraintes quotidiennes.

Un mot sur la question du cholestérol sanguin, un autre facteur qui correspond à un vaste marché pour les médicaments. C'est un marqueur de risque cardiovasculaire, mais on en a trop fait une cible privilégiée. D'une part, il faut savoir que la source principale du cholestérol dans l'organisme humain est interne. Le rôle de l'alimentation est secondaire. Il n'est pas utile de s'imposer un régime strict. Il n'est pas démontré que les médicaments qui font baisser le taux sanguin de cholestérol diminuent le risque d'accidents cardiovasculaires quand ce taux est modérément élevé. En revanche, il est montré qu'après un tel accident, si ce taux est élevé, il y a un bénéfice à le faire diminuer. Il ne faut pas faire du cholestérol une obsession. Ce n'est pas un facteur majeur pour la prévention.

Il y a aussi une dimension populationnelle à considérer ce qui implique les conditions de travail et de vie, lesquelles ne sont pas contrôlables individuellement. Il faut les présenter non pas pour exonérer les personnes en surpoids de la nécessité de modifier leurs habitudes de vie et d'alimentation, mais pour pouvoir intégrer ces facteurs dans le processus de prise en charge. De savoir que le surpoids n'est pas que la conséquence d'erreurs personnelles change la nature du combat à mener et ses motivations. Culpabiliser les personnes en surpoids est trop facile. Cela permet de gommer la responsabilité des acteurs économiques, le rôle de l'environnement, celui des conditions de travail, tout ce qui façonne nos comportements au-delà de la volonté individuelle.

Comme le rappelait tristement mon regretté maître le professeur Marian Apfelbaum, « il n'y avait pas d'obèses dans les camps de concentration ». L'environnement, notamment notre exposition à certains agents chimiques, comme les perturbateurs endocriniens, est un facteur d'obésité. De même que les conditions de travail et l'environnement urbain.

Comment se fait-il que les aliments riches en calories et peu nutritifs, comme les aliments transformés, les fastfoods ou les encas, soient moins chers que des aliments ayant une bonne qualité nutritionnelle ? Pourquoi ces aliments sont-ils chargés en fructose ? Pourquoi ces aliments nuisibles font-ils l'objet d'une pression publicitaire si forte ? Pourquoi les temps consacrés aux repas se réduisent-ils alors que l'on sait que la mastication lente ralentit l'absorption des aliments ?

Pour nourrir 7 milliards d'humains, il a fallu que l'alimentation s'industrialise. Cela a apporté des bénéfices pour la disponibilité alimentaire et de sécurité microbienne. Mais cela a aussi apporté des inconvénients dont les conséquences sont massives sous la forme d'une pandémie de maladies chroniques, cardiaques, métaboliques (diabète), articulaires, avec un point commun : l'obésité. La production de masse s'est accompagnée d'une transformation des aliments qui leur a fait perdre des qualités nutritionnelles. Car cette transformation a surtout consisté à créer des addictions aux sucres et au sel, à enrichir le contenu calorique, à incorporer des additifs sans intérêt nutritionnel, mais qui exhaussent le goût et allonge la durée de conservation, à remplacer le glucose par du fructose qui n'a aucun intérêt métabolique et qui induit par réaction un stockage de graisses inutiles par le foie. Tout cela s'est fait au motif d'une baisse des prix de vente avec l'argument qu'on allait aider les plus pauvres à manger à leur faim. Ce faisant, on les a rendus malades. On peut dire que les aliments transformés et surtout ultra-transformés ont créé une épidémie industrielle de maladies chroniques. En rejeter la faute sur les personnes obèses, c'est transformer les victimes en coupables. C'est une imposture.

C'est pour répondre à ces défis dans toutes ses dimensions que la France s'est dotée depuis 1999 d'un plan national nutrition santé. La paternité en revient au Professeur Serge Hercberg. Nutritionniste, épidémiologiste, praticien de santé publique, il a su convaincre avec énergie et talent les gouvernements respectifs que seul un effort pluridisciplinaire, plurifactoriel et durable pouvait renforcer des habitudes alimentaires saines et diminuer les habitudes néfastes. Cela n'a pas été sans mal, car les enjeux économiques de la malbouffe et de l'alcool sont considérables. C'est un puissant lobby, très influent au sein du ministère de l'Agriculture, mais aussi parfois au sommet de l'État ainsi qu'il le relate dans son livre[1].

Ce plan a permis de limiter la progression de l'obésité en France, mais il aurait pu être plus efficace s'il avait été mieux soutenu au niveau politique. Le professeur Hercberg n'est ni un militant ni un ayatollah de la nutrition. Ce qui est remarquable, c'est que toutes ses propositions ont été argumentées scientifiquement et débattues dans diverses commissions et sociétés savantes. Par exemple, le message « au moins cinq fruits et légumes chaque jour » a été testé avant d'être diffusé.

Il en est de même avec le Nutri-Score, le logo à cinq couleurs figurant sur les emballages des aliments pour informer le consommateur et l'aider à le faire choisir les aliments les plus favorables à la santé. Il vise aussi à ce que, sous la pression des consommateurs, les industriels améliorent la qualité des aliments afin de gagner des parts de marché.

Donc, le Nutri-Score n'est pas une machine de guerre contre l'industrie agroalimentaire ni contre le marché publicitaire. C'est une machine de guerre contre l'industrie et la publicité qui rendent malades les gens, voire qui les tuent. Les quelque quatre cents industriels français qui ont accepté volontairement d'apposer ce logo sur leurs produits ont fait un choix intelligent, y compris du strict point de vue commercial.

Depuis sa création en 2014, que n'a-t-on pas entendu au sujet du Nutri-Score ? Qu'il allait détruire notre alimentation traditionnelle et les produits du terroir ; que c'est un complot français pour nuire à la gastronomie italienne ; que le tourisme en France va s'effondrer ; que les plus pauvres seront stigmatisés ; que l'importation de cacao va diminuer, d'où un afflux de migrants en Europe !

Tout cela est de la pure propagande. Lorsque la santé de centaines de millions de personnes est en jeu, lorsque les coûts de prise en charge des maladies chroniques liées à une mauvaise alimentation augmentent, il y a une certaine urgence à aider nos choix quand on fait nos courses.

---

[1] Hercberg S. *Mange et tais-toi*. humenSciences, 2022.

Or, le Nutri-Score n'est pas issu d'une intuition. Il prend en compte les nutriments favorables à la santé, comme les fibres et les graisses insaturées que l'on trouve dans l'huile d'olive et les nutriments néfastes, comme le sel ou le sucre. Il n'est certes pas parfait et ses auteurs reconnaissent qu'on peut l'améliorer. Il est évident qu'une seule couleur ne résume qu'imparfaitement les qualités nutritionnelles. Mais quelle est l'alternative ? Fournir des informations détaillées sur le contenu des aliments sur chaque emballage ? Ce n'est pas réaliste. Le Nutri-Score n'interdit rien. La couleur rouge ne signifie pas qu'il faut éviter un aliment, mais qu'il faut y réfléchir en termes d'équilibre. Les études ont montré que c'est ainsi qu'il est compris par une majorité de consommateurs.

Plus de 80 % des études sur l'efficacité de ce logo ont conclu à un effet favorable pour la santé des consommateurs. Une étude récente publiée dans une revue scientifique a révélé que les études défavorables au Nutri-Score avaient 21 fois plus de chances d'avoir des auteurs ayant des liens d'intérêt avec l'industrie alimentaire. De tous les logos proposés, c'est celui qui s'est révélé le plus facile à comprendre. L'Organisation de coopération et de développement économiques, pas vraiment une instance de militants de la santé publique, a calculé que pour un euro investi dans l'information nutritionnelle des consommateurs, le retour sur investissement sera de 2,1 €. Selon cette organisation, la généralisation du Nutri-Score en France ferait gagner 12 années de vie pour chaque 100 000 personnes entre 2021 et 2050. Les économies sur le coût des soins médicaux ont aussi été calculées.

Imposer ce logo dans l'Union européenne est sur l'agenda de la Commission européenne. Nous verrons jusqu'à quel point les considérations de santé publique l'emportent et si les dirigeants européens seront suffisamment intelligents pour les concilier avec les intérêts bien compris de l'industrie.

En santé publique et tout particulièrement dans le domaine de l'alimentation, un raisonnement en tout ou rien doit être évité. Ainsi l'alcool est un cancérigène certain chez l'homme, selon le Centre international de recherche sur le Cancer au sein de l'Organisation mondiale de la Santé. Faut-il arrêter de boire de l'alcool ? De même, cette agence internationale indique que les viandes rouges sont « probablement cancérigènes pour l'homme » et les viandes transformées après salaison, maturation ou fermentation sont « cancérigènes certains pour l'homme »[1]. Cet avis a été rendu sur la base de quelque 800 études publiées. Faut-il arrêter de manger de la viande et des charcuteries ? Cette manière de raisonner est simpliste.

Quand un produit de consommation courante est reconnu porteur d'un danger pour la santé, cela provoque souvent des réactions inappropriées. D'un côté, une inquiétude excessive qui peut conduire à arrêter totalement sa

---

[1] En revanche, les fruits, les légumes et les fibres ont un rôle protecteur pour les cancers et d'autres maladies chroniques.

consommation. D'un autre côté, un déni qui est porté par les intérêts économiques menacés.

Si la viande rouge est cancérigène, ce n'est pas de la faute des éleveurs. Ce n'est pas comme s'ils ajoutaient volontairement des additifs cancérigènes à leurs produits pour augmenter leur profit. Par ailleurs, le classement de l'Organisation mondiale de la santé ne correspond pas à une échelle de risque, mais à une échelle classant le niveau de preuve scientifique disponible sur l'existence d'un danger. « Probablement cancérigène » signifie ainsi qu'il existe des arguments forts plaidant en faveur d'un rôle de la consommation de viandes rouges dans la survenue de cancers chez l'Homme, mais qu'on ne peut pas conclure de façon certaine au lien de causalité.

Pour passer d'un jugement scientifique à des recommandations pratiques, il faut revenir aux bases de l'épidémiologie et du concept de risque. Le tabac est dangereux :100 % des fumeurs vont-ils mourir des conséquences du tabac. Non. La viande rouge est vraisemblablement dangereuse : tous ceux qui en mangent (dont moi) développeront-ils un cancer (on parle ici de cancers digestifs et de la prostate) ? Non, bien évidemment. La fréquence avec laquelle le danger se réalise, c'est le risque. Ainsi, les fumeurs multiplient leur risque de cancer par 5 à 20 (cela varie avec la quantité fumée et les organes). Pour la viande transformée, l'estimation est une multiplication du risque de cancer par environ 1,2 pour chaque portion de 50 grammes. Si on consomme 100 grammes, cela multiplie donc le risque par 1,4, etc. Il faut consommer 250 grammes par jour pour doubler le risque de cancer, ce qui reste un excès de risque que l'on peut qualifier de modéré.

Donc, première règle : ne pas s'affoler quand une substance est reconnue dangereuse et s'intéresser au niveau du risque. Deuxième règle : quand une affirmation de danger est faite, se poser la question de savoir si cela provient d'une étude ou d'une synthèse d'études. Conclure à partir d'une seule étude est une erreur.

Un autre élément fondamental à garder en tête est que le cancer est une maladie plurifactorielle. Un cancer se développe sous l'action conjuguée de facteurs génétiques, biologiques, comportementaux et environnementaux. Il est difficile avec les connaissances actuelles de faire la part exacte de la contribution de ces différents facteurs. Mais on ne peut plus raisonner selon un modèle pasteurien qui associe une maladie à un facteur et un facteur à une maladie.

Ces considérants étant rappelés, la question principale pour le public est celle des conséquences pratiques à tirer de cette situation. Ni le tabac, ni l'alcool, ni la charcuterie, ni l'automobile ou toutes les autres sources de dangers pour la santé ne sont interdits. L'interdiction signe en général un échec de la gestion des risques, comme l'illustre le cas de l'amiante.

L'interdiction qui peut parfois se justifier ne procure pas toujours une réelle protection de la population. Car il n'est pas toujours assuré que les produits qui vont se substituer à ceux qui sont interdits seront eux-mêmes dénués de toxicité.

Alors, faut-il interdire de manger de la viande dans les lieux publics ? Faut-il la surtaxer ? Ou rendre obligatoire son emballage dans un papier marqué d'une tête de mort et portant la mention « la viande tue » ?

De telles mesures seraient stupides. En matière de sécurité sanitaire, il faut non seulement tenir compte du caractère dangereux d'une exposition, mais raisonner en fonction du niveau de risque. Soulignons à nouveau que tous les mangeurs de viande ne développeront pas un cancer et que les végétariens ne sont pas non plus à l'abri de cette maladie. Quelles sont les questions que le consommateur devrait se poser pour guider ses choix ?

Une première série de questions est relative au risque de cancer encouru par tout un chacun. Trois expositions sont connues pour induire au niveau individuel des risques importants : le tabac, l'alcool et les expositions professionnelles aux produits chimiques. Un autre facteur important, mais qui n'est pas quantifié pour tous les cancers, est l'histoire familiale de cancer. En somme, le risque de cancer dépend pour chacun d'une part, des niveaux d'exposition aux agents cancérigènes et d'autre part, du patrimoine génétique.

Une seconde série des questions concerne la quantité de viande ingérée quotidiennement. Les experts ont calculé que 150 grammes de charcuterie consommés quotidiennement se traduisent par un risque accru de 60 %. Et cette augmentation ne concerne qu'un seul organe : le côlon. En clair, cela signifie par exemple qu'au lieu d'avoir un risque annuel de cancer colorectal de 1 pour 10 000, on aura un risque de 1,6 pour 10 000, autrement dit six cas en excès pour 100 000 personnes. En épidémiologie, une telle augmentation du risque de base peut être qualifiée de faible.

Par ailleurs, deux faits doivent être gardés à l'esprit : tous organes confondus, le risque moyen de développer un cancer au cours de sa vie est d'environ 33 % pour les hommes et 25 % chez les femmes. Et manger de la viande comporte des bénéfices nutritionnels.

Il faut donc prendre cette information que la viande est cancérigène avec raison. Ce n'est pas un agent puissamment cancérigène. Aucune décision rationnelle de prévention des risques ne peut être prise sans disposer d'un ordre de grandeur des risques en fonction de son niveau de consommation. Dans le cas présent, compte tenu d'un excès de risque individuel qui n'est pas important et, compte tenu aussi que cette exposition est volontaire, il n'est pas justifié que les pouvoirs publics prennent des mesures d'interdiction ni que les personnes décident de bannir la viande rouge et les charcuteries de leurs menus. Ainsi l'Agence nationale de sécurité sanitaire recommande une consommation hebdomadaire de viande et de charcuterie de 500g et de veiller à consommer des aliments riches en fibres, des fruits et des légumes. Du bon sens, en somme et dans le cas d'espèce, cela suffit.

C'est à chacun ainsi informé de choisir entre le plaisir que procure la consommation de viande et le besoin ressenti de diminuer son risque de cancer. C'est aux pouvoirs publics de promouvoir une éducation à la santé fondée sur des preuves scientifiques et des niveaux de risque explicités, d'inciter à fournir une alimentation équilibrée dans les lieux de restauration collective, de veiller à ce que la publicité et les taxes ne favorisent pas les aliments néfastes, de réguler le rôle des lobbys et de s'assurer que nous ne sommes pas exposés à des perturbateurs endocriniens.

Alors, l'alimentation restera une source de vie et de plaisir.

Il faudra aussi pour cela que les autorités soient plus performantes pour contrôler les industriels. On se souvient de la découverte en 2012 de l'incorporation frauduleuse de viande de cheval dans des plats congelés étiquetés « viande de bœuf ». La défaillance d'un seul acteur peut, du fait de l'industrialisation de la fabrication des aliments et de la mondialisation des circuits de distribution, provoquer l'exposition de millions de personnes. Or, la chaîne des intervenants est d'une grande complexité. Il y a un groupe français dont l'usine est au Luxembourg ; il sous-traite une commande à un trader hollandais, lequel se fournit en viande en Roumanie par un intermédiaire chypriote. Un marché aussi fragmenté fabrique de l'irresponsabilité illimitée faute d'une organisation de production intégrée ayant un responsable clairement identifié.

La sécurité alimentaire a fait d'immenses progrès grâce à son industrialisation. Mais il faut réaliser qu'elle est fragile. Les contrôles restent insuffisants pour la garantir. Cette industrialisation a aussi créé une épidémie de maladies chroniques. C'est l'un des plus grands problèmes de santé publique du XXIe siècle.

Environnement et exposome, la condition de la survie de l'espèce humaine

Combien de fois n'ai-je entendu : « on parle des atteintes à la santé du fait des pollutions environnementales, mais l'espérance de vie augmente, alors toutes ces alertes, c'est excessif ». Il est exact que l'espérance de vie a augmenté régulièrement depuis des décennies avec des accidents comme celui créé par l'épidémie de covid-19. Pour autant, il faut se garder d'en tirer des conclusions hâtives.

En réalité, l'espérance de vie est influencée par de nombreux facteurs de nature différente : médicaux, génétiques, comportementaux, alimentaires, sociaux et environnementaux. Il faut bien comprendre que l'espérance de vie reflète les conditions de vie du passé et que cela ne dit rien de son évolution future. Au début du XXe siècle, l'accroissement de l'espérance de vie est avant tout dû à l'effondrement de la mortalité infantile avec une espérance de vie qui gagne environ 25 ans. La médecine n'est responsable que de deux de ces années. Dans la seconde moitié de ce siècle, le gain d'espérance de vie est d'environ 8 ans, la moitié étant attribuable à la médecine. Les autres facteurs sont environnementaux et comportementaux (les deux étant liés), nutritionnels et économiques.

Question fréquente : quelles sont les maladies liées à l'environnement ? Réponse : toutes, sauf celles qui sont 100 % génétiques, des maladies qui sont rares. Pour le reste, 70 ans d'épidémiologie moderne ont montré que l'environnement est un déterminant important de l'état de santé. C'est évident pour les agents infectieux puisque les microbes font partie de l'environnement. C'est vrai aussi pour les agents physiques, comme le bruit, le froid et la chaleur, et les agents chimiques. Et c'est vrai encore pour l'environnement social, professionnel, culturel, éducatif, les conditions de travail et la nutrition.

Le débat public voit s'affronter deux camps : les alarmistes et les optimistes. Sans être un grand admirateur des radicaux-socialistes de la IIIe République, je pense que les deux ont raison. Les alarmistes énumèrent les grandes catastrophes environnementales, le fardeau sanitaire de la pollution atmosphérique, les risques climatiques. C'est indéniable. Les optimistes font valoir que des enseignements ont été tirés des grands épisodes de pollution dont la fréquence diminue, que l'espérance de vie augmente, je l'ai signalé dès l'introduction, et que, dans l'eau, l'air et les sols, les teneurs en polluants sont moindres aujourd'hui que par le passé. C'est indéniable aussi. Ils considèrent que les technologies vont permettre de résoudre les désordres environnementaux. Ça, c'est moins sûr.

Ces deux postures ont leur part de vérité, mais ceux qui les portent ne réalisent pas qu'ils mélangent trois problèmes de nature différente. Il faut les distinguer, car ils n'ont ni les mêmes causes ni les mêmes solutions.

Il y a les problèmes « classiques » dus aux pollutions locales. Ici, des progrès notables ont été obtenus, notamment dans les pays riches, les optimistes ont raison. Cependant, il y a des maillons faibles dans le dispositif. Les installations polluantes les plus dangereuses sont encadrées par les directives européennes dites Seveso. Il y en a 500 000 en France. Pour les contrôler, l'administration dispose de 1 600 inspecteurs. C'est la porte ouverte à la stratégie du « pas vu, pas pris ».

Ensuite, il y a la question des expositions répétées à de faibles doses de polluants, notamment des agents chimiques, qui se manifestent par des maladies chroniques, comme les cancers ou les maladies cardiopulmonaires. Comme ces maladies sont multifactorielles, le rôle de l'environnement est noyé et n'est pas visible à l'œil nu. Les optimistes disent : rien à voir. Les alarmistes ont raison, mais, comme ces risques sont en grande partie invisibles, ils ne sont pas perçus comme tels ni par l'opinion ni par les responsables publics.

Enfin, il y a les problèmes « émergents » qui correspondent à des risques nouveaux liés à la mondialisation de l'économie, à l'urbanisation, aux échanges internationaux et à l'industrialisation de nouvelles technologies qui se répandent à grande vitesse dans différents secteurs. C'est l'ère de l'anthropocène avec ses nouveaux risques infectieux, les perturbations du climat et de la biodiversité et plusieurs équilibres moins médiatisés que les gaz à effet de serre, mais très importants, comme le cycle du phosphore ou le pH des océans. Ces problèmes sont globaux, ils induisent un fardeau de maladies qui va augmenter et menacent l'espèce humaine. On commence à les observer, mais ce sont surtout des modèles de prédiction qui les signalent avec une inévitable marge d'incertitudes. Ce qui ouvre le débat sur la précaution, à savoir à qui le doute doit profiter : à l'économie ou à la santé ?

La santé publique est concernée par ces trois types de situation. En théorie, parce qu'en pratique, la politique publique de santé environnementale est illisible avec peu de moyens. J'ai dirigé la rédaction du premier Plan national en santé-environnement (PNSE) publié en 2004. Son seul mérite était d'être le premier, car, rétrospectivement, je ne le trouve pas bon. Il ne traitait que des acteurs étatiques, ni des Collectivités, ni des organisations syndicales, ni des associations, ni des entreprises, ni des assureurs. Mais il a permis une première prise de conscience politique d'une réalité épidémiologique qui montre solidement que les facteurs d'environnement représentent environ 15 % du fardeau des maladies dans les pays développés. Trois autres PNSE ont suivi. Ils ont été sévèrement évalués par diverses instances ministérielles et interministérielles qui ont unanimement considéré que cette politique n'était pas performante.

Sont pointés une discordance entre les objectifs et les moyens, une réduction des effectifs dans la fonction publique sans ajustement des missions, une présence trop faible sur le terrain et une insuffisance de crédits d'intervention.

La publication en 2024 du PNSE4 ne permet pas de corriger ces faiblesses. On peut même dire qu'il les aggrave. C'est une addition des préoccupations des différents départements ministériels, sans hiérarchie des risques et sans réelles priorités. Qu'on en juge : trente-sept plans sectoriels, vingt actions non hiérarchisées et non budgétées, des indicateurs de pilotage qui reflètent les moyens plus que les résultats, une déclinaison régionale sans dotation budgétaire. Il n'y a pas de diagnostic de départ ni d'objectifs définis. Pas plus que les précédents, l'impact du PNSE 4 ne pourra pas être véritablement évalué.

C'est le même constat qu'en **sécurité sanitaire** : il y a des institutions, mais pas de politique. Une telle politique serait moins dictée par les événements et plus orientée par des réflexions stratégiques, moins réactive et plus proactive. Pour cela, il faut disposer d'une cartographie des risques, d'une doctrine (notamment sur le contenu opérationnel à donner au principe de précaution), d'un partage clair des responsabilités, des procédures, des moyens dédiés et des démarches d'évaluation. Ce n'est rien d'autre que du management de base de tout projet ayant un certain niveau de complexité et impliquant de nombreuses parties prenantes.

Cette politique doit être fondée sur la science, mais deux remarques s'imposent. D'une part, la plupart des travaux de recherche visent à identifier des facteurs de risques. C'est évidemment important, mais tout aussi important pour les décideurs est de mesurer l'efficacité des solutions. Cette question est insuffisamment explorée, donc on y va au « doigt mouillé ». Cependant, plusieurs études d'envergure montrent que pour 1 dollar investi par le secteur public ou privé, c'est dans le domaine de l'environnement qu'il procure le meilleur rendement.

D'autre part, il y a un écart croissant entre la capacité scientifique d'évaluer les risques sanitaires de l'environnement et la rapidité avec laquelle de nouveaux agents exposent de larges populations. Prenons l'exemple des radiofréquences. Aucune technologie ne s'est diffusée aussi vite dans l'histoire de l'Humanité. Il y a 6 milliards d'utilisateurs de téléphone portable. On a une vision à peu près claire et rassurante pour la bande 3G. Les études sur la 4G sont en cours. Mais la 5G est déjà là avec une gamme de fréquences proche des micro-ondes, celles qui sont dans nos cuisines, c'est-à-dire qu'il est certain qu'un effet biologique, le réchauffement tissulaire, existe. Imaginons que, pour cette fréquence, il y ait un excès de 1 cancer du cerveau pour 100 000 utilisateurs. Ce risque individuel est considéré comme faible, mais, sur le plan populationnel, nous aurions une épidémie de cancers du cerveau (50 000 cas). Je le répète, c'est un scénario hypothétique.

Donc, on va avoir besoin de nouvelles approches scientifiques pour réduire l'écart entre les nouvelles expositions et l'évaluation de leurs risques. L'émergence de la notion d'exposome est un espoir en ce sens. Il s'agit d'intégrer plusieurs outils, notamment l'épidémiologie, la génétique et l'épigénétique, la biologie moléculaire, la bio-informatique et le traitement des données massives pour reconstituer l'ensemble des expositions depuis la naissance, voire depuis la conception. Le génome désigne l'ensemble du patrimoine génétique. Par analogie, l'exposome désigne l'ensemble de nos expositions environnementales. Utopique ? Je ne le crois pas. Je suis persuadé que les chercheurs arriveront à identifier dans les cellules des marqueurs qui seront comme des archives reflétant les niveaux d'exposition à différents polluants ou familles de polluants. Mais il ne faut pas se cacher que nous sommes encore dans l'enfance de l'art.

Il faut en revenir à **Hippocrate**. Les humains ont deux grands ennemis. D'une part, eux-mêmes, la santé publique ne peut pas grand-chose pour cela. D'autre part l'environnement, qui a rendu possible la vie sur Terre, mais qui peut également la supprimer. La santé publique trouve là une de ses plus fortes raisons d'être.

Génétique et épigénétique : un nouveau modèle de santé publique

Petite leçon d'humilité : notre génome, c'est 22 000 gènes. Nous en partageons 98 % avec les chimpanzés et 60 % avec les mouches. Si la génétique intéresse la santé publique, ce n'est pas tant qu'il existe des maladies génétiques, comme la mucoviscidose ou l'hémophilie. C'est d'abord parce qu'une partie de notre santé en dépend. Le patrimoine génétique est un des grands déterminants de l'état de santé de la population. On a longtemps cru que notre patrimoine génétique était intangible. Mais ce n'est plus vrai. On peut modifier les gènes, on a des thérapies géniques et, plus important pour la santé publique, la notion d'épigénétique a bouleversé notre conception des relations entre l'environnement et le génome. Comment ?

On sait aujourd'hui que le génome n'est pas le chef d'orchestre omnipotent que l'on a longtemps considéré comme tel. Car les polluants de l'environnement peuvent « marquer » les gènes. Soit au niveau de l'ADN lui-même, soit au niveau cellulaire en modifiant leur activité, la manière dont les gènes s'expriment et font travailler la cellule. D'où l'expression épigénétique, littéralement « sur les gènes » (*épi* veut dire « sur » en grec ancien). L'ADN est comme une partition musicale. L'épigenèse, c'est ce qu'en font les musiciens. Et le phénotype, c'est le résultat biologique, les caractéristiques individuelles observables chez les individus. De fait, en y réfléchissant, cela n'est guère étonnant. Toutes nos cellules ont le même génome, mais elles travaillent différemment et n'ont ni la même forme ni les mêmes activités. Il y a donc évidemment des mécanismes qui façonnent la manière dont les gènes s'expriment ou non. Un peu comme si chaque gène avait un bouton « marche – arrêt » et un variateur d'intensité et de couleur.

Plus surprenant : contrairement au dogme de la non-transmissibilité des caractères acquis, un sujet qui a opposé Charles Darwin (1809-1882) et Jean-Baptiste de Lamarck (1744-1829), on sait désormais que des caractéristiques épigénétiques sont transmissibles aux enfants. On peut en partie réconcilier ces savants.

L'exemple le plus connu pour illustrer ce fait est celui de la famine hollandaise pendant la Deuxième Guerre mondiale, qui a modifié la physiologie de la génération suivante. Il peut aussi s'agir de médicaments, d'agents chimiques, ou d'expositions psychologiquement traumatiques, comme cela a été observé chez les survivants de l'holocauste, qui ont transmis certains épigènes à leur progéniture. Le cas du Distilbène est édifiant du point de vue des défaillances de la gestion des risques des médicaments, mais aussi du point de vue de l'épigénétique. Ce médicament censé prévenir des complications de la grossesse s'est révélé toxique pour les mères et les enfants jusqu'à la deuxième génération. En plus, il n'était pas efficace dans cette indication. Autrement dit, la manière dont l'environnement modifie une génération d'humains peut aussi modifier les générations suivantes.

De plus, quand ces modifications environnementales surviennent pendant la grossesse ou au tout début de la vie, elles augmentent le risque de maladies chroniques à l'âge adulte. Parmi les facteurs environnementaux en cause, il y a des agents chimiques, mais aussi des facteurs psychologiques consécutifs au stress ou à la violence. Ces facteurs ne modifient pas l'ADN, mais des processus moléculaires initiés par le code génétique. Ces processus sont comme la mémoire des agressions environnementales. L'épigénétique ouvre des perspectives pour la prévention personnalisée ou la médecine de précision, qui ne sont pas encore concrètes, mais qui se réaliseront. Il est bien possible qu'il y ait là un modèle complètement différent pour la santé publique. Avec plus d'interventions ciblées et moins d'actions de masse.

L'autre sujet pour lequel la génétique concerne la santé publique sont les capacités que nous avons de modifier les gènes. Cela ouvre à la fois des perspectives d'espoir et des inquiétudes fortes. Les motifs d'espoir commencent à se concrétiser. Le prix Nobel de chimie de 2020 a été attribué à Emmanuèle Charpentier et Jennifer Doudna pour leurs travaux de mise au point d'un ciseau moléculaire qui permet de faire du traitement de texte (copier, couper, coller) avec nos gènes. Une technologie dont le nom scientifique est imprononçable : CRISPR-Cas9. La génétique n'est plus seulement une science d'observation. C'est comme passer du microscope au vaccin. Les conséquences attendues en médecine (c'est déjà le cas pour le traitement de la drépanocytose, une maladie qui joue sur l'oxygène dans le sang), en élevage et en agriculture sont gigantesques.

Les motifs d'inquiétude vont avec. Ils sont eugéniques avec la perspective de personnes génétiquement modifiées ou d'embryons sélectionnés. Ils sont épidémiques et de biosécurité avec la possibilité de modifier des microbes pour changer leur contagiosité ou leur virulence, avec une diffusion qui peut être accidentelle ou volontaire. La violence qui caractérise actuellement les relations internationales, comme la puissance de certains groupes terroristes, fait craindre le pire.

Il faut imaginer un dictateur fou possédant ce type de technologie. L'histoire n'en manque pas. L'avenir non plus. On peut penser à une agence internationale de biosécurité analogue à l'Agence internationale de l'Énergie atomique. Mais cela supposerait un ordre mondial stable et ce n'est plus le cas.

Macrodéterminants

Les déterminants évoqués ci-dessus peuvent être qualifiés de classiques au sens où ce sont des facteurs qui influencent directement la santé des humains. Il y a une autre manière de présenter la situation en remontant l'arbre des causes. On fait alors émerger des déterminants politiques, sociaux et économiques, comme les déterminants commerciaux et industriels.

Les déterminants commerciaux sont clairement liés à des groupes, souvent transnationaux, qui ont d'énormes moyens pour influencer les comportements de consommation. Sont particulièrement impliquées les entreprises du **tabac**, de l'**alcool**, de l'**alimentation** et des produits de santé.

Les déterminants industriels recoupent en partie les déterminants commerciaux, mais s'en distinguent par leur capacité à créer des environnements toxiques pour les travailleurs ou la population générale. Comme nous le reverrons, les compagnies industrielles produisant des objets courants, consommatrices d'énergie et de substances chimiques, jouent un rôle majeur en matière de **pollution atmosphérique**, de **changement climatique** et d'accidents de toute sorte (automobiles ou domestiques).

Ces macrodéterminants représentent une difficulté pour s'en protéger. Les réglementations nationales sont insuffisantes, les rapports de force sont très déséquilibrés, les dirigeants concernés jouissent d'une certaine impunité. Les coûts générés par ces activités sont externalisés et assumés par des budgets publics. À part l'**Organisation mondiale de la Santé**, bien faible, et quelques autres organisations internationales, les **acteurs** de santé publique sont avant tout des acteurs locaux ou nationaux et peu transnationaux.

Cela ne veut pas dire que les **entreprises** sont par nature une source de danger pour la santé. Mais, à tout le moins, il y a une réflexion spécifique à mener en termes de **stratégie d'intervention**.

Un autre macrodéterminant est l'urbanisme et l'aménagement du territoire. On ne réalise pas suffisamment que la planification des équipements, des entreprises, de la circulation routière, des transports publics ou encore la place donnée aux espaces verts a une influence importante sur la santé et les inégalités sociales de santé. Ces enjeux seront croissants avec les changements climatiques attendus.

En ce sens, les élus municipaux, départementaux et régionaux sont des acteurs de santé publique, ce qu'ils ignorent trop souvent. Des choix aussi importants devraient s'appuyer sur des consultations citoyennes, ce qui n'est pas toujours le cas, loin de là.

CHAPITRE 3

Les grandes problématiques de la santé publique

Quand on analyse la santé au niveau des populations, les problèmes sont rarement simples et le choix des solutions non plus. C'est pourquoi je préfère parler de problématiques plutôt que de problèmes.

Dans ce chapitre, on pourrait inclure au moins une centaine de sujets. Pour comprendre le mode de raisonnement en santé publique, un échantillon peut suffire en distinguant les problématiques générales, quelques pathologies, les environnements, les populations, la sécurité sanitaire, les comportements et les soins médicaux.

3.1. Les problématiques générales

Les problématiques générales sont transversales. Elles traversent l'ensemble du champ de la santé publique en formant une toile et des enjeux de fond.

Anthropocène : le suicide de l'humanité

Pour paraphraser Karl Marx (1818-1883) et Friedrich Engels (1820-1895), un spectre hante le monde : le spectre de l'anthropocène. Quels en sont les enjeux pour la santé publique ?

Pour la première fois, l'influence de l'homme sur la nature est telle qu'elle est quasiment devenue une force géologique capable d'imprégner la terre de façon indélébile et irréversible. L'anthropocène désigne ainsi « l'ère de l'homme »[1], le suffixe –cène provenant du grec ancien *kainos* qui signifie nouveau ou neuf. Cette appellation signifie donc que ne sont plus des caractéristiques géologiques et climatiques qui définissent l'histoire de la Terre, mais l'action de l'humain qui est devenue tellement puissante qu'elle devient le déterminant majeur de l'évolution de la planète.

Qu'on en juge : l'action humaine provoque le changement climatique, une perte de la biodiversité, une extinction de certaines espèces, une altération des écosystèmes et une explosion démographique qui ne fait qu'amplifier toutes ces conséquences.

Tout cela a évidemment à voir avec la santé de la population. La révolution industrielle, les découvertes biologiques, les progrès de l'hygiène et de la médecine, les vaccins, l'assainissement, la sécurité alimentaire ont entraîné un doublement de l'espérance de vie en un siècle (75 ans dans le monde en 2019). Un progrès inégalement réparti, mais dont bénéficient des milliards d'êtres

---

[1] Magny M. *L'anthropocène*. Que sais-je ? n°4209, Humensis, 2021.

humains. La question est de savoir si ce progrès continu tout au long du XXe siècle ne va pas s'inverser au point que, dans une logique suicidaire, l'espèce humaine serait en train de signer sa disparition.

Parce que ce progrès s'est traduit par une explosion de la **démographie**. Depuis l'émergence d'*Homo sapiens*, il y a environ 200 000 ans, on estime qu'il y a eu 117 milliards de naissances d'humains sur Terre. En 1900, il y avait 2 milliards d'humains. Nous sommes à 8 milliards en 2024 et 11 milliards sont annoncés à la fin du 21e siècle. La planète peut-elle abriter une telle masse humaine ?

Indépendamment du niveau d'agressivité lié à une telle densité, les scientifiques ont identifié des limites planétaires, des seuils critiques qui, s'ils étaient dépassés, conduiraient à des bouleversements majeurs des conditions de vie. Certaines de ces limites sont bien connues et sont sur le devant de la scène médiatique : elles concernent le **climat**, la biodiversité, les ressources en eau. D'autres limites sont moins bien perçues, mais tout aussi problématiques : cycles de l'azote et du phosphore, acidification des océans, concentration des particules dans l'atmosphère, ozone stratosphérique. Ces limites sont sur le point d'être franchies et cela crée une période de grande incertitude pour notre avenir.

Certes, l'espèce humaine a toujours dû et toujours su s'adapter aux modifications de son environnement. *Homo sapiens* a montré des capacités d'adaptation remarquables qui ont permis son succès sur la Terre. Mais la rapidité des changements actuels est telle qu'on peut douter que les équilibres nécessaires à la vie soient préservés. Outre les conséquences des perturbations du climat qui sont bien documentées, on entrevoit des crises sanitaires, alimentaires, sociales, migratoires, économiques et politiques.

On peut penser que ces constats relèvent d'un catastrophisme qui a été plusieurs fois annoncé au cours de notre histoire sans que ces prédictions se réalisent. Fournir des efforts immédiats, renoncer à certains aspects de notre confort, pour un bénéfice hypothétique et lointain ne va pas de soi. Les forces économiques, morales, populistes et nationalistes qui s'opposent à l'adoption des mesures nécessaires pour ne pas franchir de façon irréversible ces limites sont considérables. Il y a donc fort à parier que les avantages à court terme l'emportent sur des considérations relatives au long terme.

Où est l'espoir ? Il réside d'abord dans l'élan que la jeunesse pourra provoquer pour diminuer la pression consumériste et productiviste et faire que l'économie soit au service de l'écologie et de la santé et non l'inverse. Certains mettent en garde contre une écoanxiété qui créerait des peurs injustifiées. Ces peurs existent, elles sont décrites. Elles peuvent susciter la crainte d'un avenir sans espoir, ce qui, chez les enfants en particulier, peut retentir sur leur **santé mentale**. Chez les jeunes adultes, elle peut faire renoncer à des projets de faire des enfants. Mais un certain degré de préoccupation est nécessaire pour parer aux dangers de l'anthropocène. Toute préoccupation ne constitue pas une anxiété. Si la peur est paralysante, elle est nuisible. Si elle incite à la mobilisation, elle est utile.

On peut aussi espérer que la protection de l'environnement soit imposée par la justice. Dans la mesure où ces enjeux sont mondiaux, la création d'une Cour de justice internationale pour la santé et l'environnement est une solution. Les atteintes systémiques à la santé et à l'environnement devraient être considérées comme des crimes contre l'humanité.

Pour le reste, ce sont des espoirs négatifs. La prise de conscience sera due au fait que nous allons nous retrouver le dos au mur face à des atteintes majeures à la santé et à la multiplication des situations catastrophiques. Sera-t-il alors encore temps d'inverser ce cours funeste ?

Je pense que les enjeux de santé publique seront déterminants pour répondre à cette question. Lorsque les atteintes à la santé induites par l'anthropocène se manifesteront de façon tangible, la pression pour agir pourra contrebalancer les forces négationnistes. Chacun pourra alors constater concrètement les conséquences de notre imprévoyance. Car, ce ne sont pas des considérations perçues comme abstraites sur les équilibres physicochimiques, écologiques ou biologiques qui peuvent mobiliser les opinions et motiver les responsables politiques.

Que ce spectre se réalise ou non, ce qui est sûr, c'est qu'il faut renforcer nos capacités d'actions en santé publique. Même si le pire ne se produit pas, ce sera un investissement rentable. La conférence citoyenne pour le climat avait ouvert des pistes intéressantes montrant qu'un débat démocratique éclairé permet de trouver des solutions faisables et acceptables. Qu'elle n'ait pas été suivie d'effet est un déni démocratique.

Une seule santé (One health) : un espoir à construire

D'apparition récente – encore qu'elle soit présente dans les écrits d'**Hippocrate** –, le concept « Une seule santé » (*One health* en anglais) vise à favoriser l'intégration de la santé humaine dans le système Terre avec ses dimensions animales et végétales, le tout partageant les mêmes caractéristiques écologiques. Est-ce utopique ?

Les pandémies de sras et de **covid-19** nous ont fait brutalement prendre conscience de l'interdépendance des trois santés, humaines, animales et environnementales. Les trois quarts des maladies infectieuses émergentes sont liés au contact entre les humains et les animaux. Dès lors, adopter une approche intégrée, systémique et unifiée de la santé semble logique. Toute la question est de savoir comment rendre opérationnelle l'approche « Une seule santé ».

Un premier élément est de mettre en place une couverture maladie universelle mondiale. Le manque d'accès aux soins quand on est pauvre et sans assurance maladie est évidemment une condition qui va favoriser la diffusion d'agents infectieux difficilement contrôlable. L'égoïsme national ne peut que se retourner contre lui.

En recherche, c'est une petite musique que l'on entend : la transdisciplinarité. Sauf que la réputation, le financement et les carrières de chercheurs répondent avant tout à une logique d'hyperspécialisation.

En action de santé publique, l'**Organisation mondiale de la Santé** (OMS) et d'autres organisations internationales promeuvent cette approche, mais les États membres accueillent cela au mieux avec politesse, le plus souvent avec indifférence. Soyons clairs, le seul bon sens ne suffira pas à vaincre les réticences des États et des grands acteurs économiques. Comme la lutte contre le réchauffement climatique, l'approche « Une seule santé » est le combat humain contre l'égoïsme et la loi du plus fort. En cela, elle rejoint des aspirations humaines profondes, mais il faut aussi réfléchir aux autres moteurs qui lui permettront d'être adoptée.

Premier moteur : une des principales caractéristiques des risques de la modernité est leur diffusion mondiale. Pendant longtemps, les risques s'exprimaient là où ils étaient produits. C'étaient des phénomènes locaux à l'exception des grandes épidémies. Avec la mondialisation des activités et l'intensité des échanges internationaux, les risques peuvent désormais se réaliser loin de leur lieu de production. La nouvelle forme du prion et la pandémie de covid-19 en sont des exemples frappants. Si chaque pays considère que la santé de ses ressortissants relève uniquement de sa propre responsabilité, comment croire que cela permet une protection efficace dans un contexte de menaces diffuses et difficilement contrôlables aux frontières ? C'est comme la lutte contre le réchauffement climatique, l'antibiorésistance, la sécurité alimentaire ou les maladies transmises par les moustiques, sans un effort mondial concerté, ces menaces sont incontrôlables.

Face à la mondialisation des risques, il existe un ensemble d'organisations internationales. La plupart d'entre elles émettent des recommandations sans pouvoir de décision. C'est le cas de l'OMS, de l'Organisation mondiale de la Santé animale (OIE), de la Convention internationale pour la Protection des Végétaux (CIPV), de l'Organisation des Nations unies pour l'Alimentation et l'Agriculture (FAO) laquelle gère conjointement avec l'OMS le Codex alimentarius qui définit des normes alimentaires. L'Organisation mondiale du Commerce (OMC) est, elle, dotée d'un pouvoir de sanctions en cas d'entraves injustifiées à la libre circulation des biens et des services. Faut-il croire alors que la santé est une priorité secondaire ? C'est un constat qui s'impose actuellement, mais crise grave après crise grave, le besoin d'une gouvernance mondiale des risques finira par être reconnu. Toutes ces organisations internationales entretiennent des liens de collaboration, notamment au travers d'un groupe d'experts, le *One Health High-Level Expert Panel* dont on attend qu'il formalise ces liens autour d'un programme commun[1].

Deuxième moteur : la recherche. Même s'il y a une logique d'hyperspécialisation évoquée plus haut, une logique transdisciplinaire se construit avec de grands consortiums internationaux dont les outils numériques favorisent l'émergence et le fonctionnement. Le Groupe d'experts intergouvernemental sur l'évolution du climat (GIEC) a ouvert une telle voie. Les connaissances sur les interactions entre les santés humaines, animales et végétales vont s'accumuler. On peut en attendre une pression d'action accrue.

Troisième moteur : la **justice**. Jusqu'à présent, seuls les êtres humains ont des droits et des devoirs. La nature et les animaux n'ont pas de droits et les humains peuvent les utiliser selon leurs besoins, avec néanmoins quelques limites. Des lois nationales et internationales encadrent la protection des animaux et de la nature. Mais si on admet l'unicité du système Terre, cette asymétrie pourrait être en partie corrigée. Le bien-être animal fait l'objet d'une attention croissante. Et certains pays envisagent que des fleuves ou des forêts pourraient se faire représenter en justice si leur vie est menacée. La voie est ouverte en ce sens.

Un quatrième moteur pourrait être de faire de l'approche « Une seule santé » un bien public mondial. Enfin, un cinquième moteur est la formation. En santé publique, tous les changements souhaités ont été obtenus parce qu'une masse critique de professionnels compétents a pu être constituée.

Les obstacles aux actions de santé publique sont nombreux et puissants. La santé publique s'est toujours construite en réaction à des problèmes plutôt que de façon proactive. L'approche « Une seule santé » permet de penser à un décloisonnement scientifique, juridique et international dont le besoin finira par être reconnu.

Au vu de l'organisation actuelle des sociétés humaines, on peut penser qu'il s'agit d'une utopie. Mais, comme l'a écrit **Jacques Attali**, « Il n'y a pas de grande réalisation qui n'ait été d'abord utopie. » La démocratie n'est-elle pas une utopie ?

Biens communs mondiaux : une utopie nécessaire

Une de ces notions qui fonctionne comme un slogan. Comme si qualifier une ressource de bien commun mondial suffisait à pallier les inégalités de sa répartition. Doit-on considérer comme telle la santé d'une population ?

L'idée de base est bonne : il y a des biens qui devraient appartenir à l'ensemble de l'humanité sans exclusion et sans rivalité. C'est-à-dire que l'utilisation de ce bien par une personne n'empêche pas d'autres personnes d'en

---

[1] Fao, Unep, Oms et Dmsa. 2022. *One Health Joint Plan of Action (2022–2026). Working together for the health of humans, animals, plants and the environment*, Rome, 2022 : https://doi.org/10.4060/cc2289en

bénéficier en même temps parce que la consommation de ce bien ne réduit pas la quantité disponible pour les autres.

L'atmosphère, les océans, les phares, l'espace extra-atmosphérique et parfois la connaissance et l'information sont des exemples de biens communs mondiaux. Il y a beaucoup d'arguments pour qu'il en soit de même pour la **santé**. C'est un droit universel qui ne peut pas être réservé à un groupe spécifique. C'est un facteur de stabilité mondial et de sécurité. L'approche « **Une seule santé** » met en valeur les interactions et la nécessaire coopération entre l'humain, la nature et les animaux. Certains agents biologiques, chimiques ou physiques peuvent exposer simultanément des milliards de personnes et cela appelle une gestion mondialisée des risques.

D'un autre côté, les ressources en santé ne sont pas infinies, elles ne sont pas inépuisables, comme l'atmosphère et il est bien réel que la santé dans les pays riches peut se gagner aux dépens des pays les plus pauvres, par exemple quand les médecins de ces derniers pays décident d'émigrer, voire quand ils sont incités à le faire.

Bien commun ou bien public ? Discussion conceptuelle complexe. Personnellement, je préfère bien commun qui renvoie à une propriété partagée, à une ressource hors commerce et une gouvernance plurielle. Les **vaccins** sont-ils des biens communs ? Il me semble que oui parce que, pour de nombreux risques infectieux, il est illusoire de croire que seule une partie de la population peut être efficacement protégée. Certes, ces vaccins sont dans la plupart des cas des biens privés. Mais, bien souvent, ils ont été mis au point sur la base de travaux de recherche financés par des fonds publics et qu'ils ont été testés sur des personnes volontaires. C'est exactement ce qui s'est passé pour les deux vaccins à technologie ARN contre le **covid-19** de Pfizer et Moderna. Il ne s'agit pas de nier que ces firmes ont pris des risques, qu'elles ont investi des moyens et que sans leur puissance industrielle, le vaccin n'aurait pas été disponible. Mais le fait que ces vaccins soient sous statut de bien commun n'empêche pas que ces firmes aient un juste retour sur investissement. Ce qui est autre chose qu'ils en aient la propriété exclusive, qu'ils en fassent commerce et en aient le monopole de production.

En théorie, la gestion des biens communs mondiaux relève d'une gouvernance mondiale, mais les pays considèrent que la santé est une responsabilité nationale, ce qui explique que l'**Union européenne** n'a que des compétences partielles dans ce domaine.

Il est vraisemblable que, dans un premier temps, les pandémies de maladies infectieuses seront le moteur de cette évolution. Leur gestion pays par pays fait perdre de l'efficacité, ce qu'a bien montré la pandémie de covid-19. Les coûts de ces pandémies sont faramineux et d'une certaine façon, soit tout le monde est protégé, soit personne ne l'est vraiment. Ce qui illustre l'idée que l'individualisme n'est pas la solution. L'autonomie permise par la démocratie n'empêche pas, au contraire, de reconnaître que notre interdépendance est salutaire.

Comme le note le professeur Michel Kazatchkine, membre du Panel indépendant d'évaluation de la réponse mondiale à la pandémie de covid-19 mis sur pied par l'**Organisation mondiale de la Santé** : « La pandémie de Covid peut sans doute être considérée comme un échec de nos systèmes nationaux et de l'écosystème international à livrer des biens communs mondiaux indispensables, qu'il s'agisse de la surveillance et de la détection précoce des menaces sanitaires, des traitements et des vaccins, des mesures sociales pour lutter contre les inégalités et les vulnérabilités ou de la gouvernance de la santé mondiale[1]. »

Dans un deuxième temps, ce traité pourra couvrir d'autres secteurs de la **sécurité sanitaire,** comme le risque chimique. Le troisième temps sera celui d'une assurance maladie universelle pour offrir à tous un accès aux soins et à la prévention.

Le chemin vers une santé publique mondiale sera long. Il faudra malheureusement des catastrophes ou des situations d'inégalités scandaleuses pour que les peuples l'exigent. Pas de planète en santé sans êtres humains en santé. La réciproque est tout aussi vraie.

Développement durable : vraie question, mauvais slogan

L'expression est à la mode. Mais a-t-elle un intérêt pour la santé publique ? J'avoue que cette notion de « développement durable » m'a toujours agacé. La définition habituelle retenue par la conférence de Rio en 1992 est « un développement qui répond aux besoins du présent sans compromettre la capacité des générations futures de répondre aux leurs ».

On commence par admettre le développement, mais de quoi parle-t-on ? De croissance, de progrès, d'enrichissement, de développement humain, social, culturel, spirituel ? Le succès de la notion est aussi dû au fait qu'on peut l'interpréter comme « parfait, on continue comme avant, mais de façon durable ». Durable, qu'est-ce que cela signifie au juste ? Va-t-on discuter les questions relatives aux valeurs, à la répartition des richesses, au productivisme effréné ou seront-elles pudiquement évacuées.

Durable ou soutenable ? La doxa nous dit « équilibrer les aspects économiques, environnementaux et sociaux du développement ». C'est tout de même flou et cela ne dit rien sur qui juge de l'équilibre, dans quel contexte de rapport de forces dans la société et quelles procédures le construit ?

Admettons que ce soit le résultat classique du jeu de la diplomatie internationale. Reconnaissons que les Nations unies ont fait un effort d'opérationnalisation avec un ensemble de 17 objectifs de développement durable à l'horizon 2030. Beaucoup de ces indicateurs concernent la santé. Certains sont précis, mais d'autres sont des indicateurs de suivi sans objectifs.

---

[1] In Coulée F, Hirsch E, Pirard V, Raguin G. *Sciences et pandémies : quelle éthique pour demain ?* Erès, 2023.

Par exemple : « D'ici à 2030, mettre fin à l'épidémie de sida, à la tuberculose, au paludisme et aux maladies tropicales négligées et combattre l'hépatite, les maladies transmises par l'eau et autres maladies transmissibles ». Les indicateurs proposés sont des taux de fréquence de ces problèmes. Pour les trois premiers, l'objectif est zéro. Pour les trois suivants, il faut « combattre », il n'y a pas d'objectifs.

On peut se dire que c'est mieux que rien et on peut l'admettre. Un compromis mondial ne pouvait pas nommer les problèmes fondamentaux de notre système économique, tels que la surconsommation, la recherche du profit à court terme, le déséquilibre des revenus entre le capital et le travail, l'accès aux matières premières, les pollutions d'origine industrielle et agricole, et les inégalités structurelles.

On peut se dire aussi que c'est une mystification qui vise à faire croire que l'on agit sans que rien ne change. Cela fait penser à ce que dit Tancredi Falconeri à son oncle dans le roman *Le guépard* de Giuseppe Tomasi di Lampedusa (1896-1957) : « il faut que tout change pour que rien ne change ». Depuis 1992, on ne peut pas nommer ce que le développement durable a permis de faire progresser.

Il faut sans aucun doute préserver l'avenir de la planète et des espèces vivantes. Le développement durable a le mérite de poser le problème, mais c'est un slogan qui ne donne pas la solution.

Inégalités de santé : une défaite scandaleuse

Le mot égalité figure sur tous les bâtiments publics. L'acquis révolutionnaire était l'égalité devant la loi. Mais peu à peu, le terme s'est généralisé. La France a une passion pour l'égalité. Sauf que cette passion ne se traduit pas dans les faits. Comme souvent, nous mettons de l'avant de grands principes (fraternité, solidarité, **précaution**…), sans leur donner de traduction concrète. Ainsi, en matière d'éducation, la probabilité d'obtenir un diplôme de l'enseignement supérieur est fortement fonction du milieu social d'origine. C'est vrai dans tous les pays, mais parmi les pays européens, c'est en France que les écarts sont les plus grands. Qu'en est-il pour la santé ?

L'état de santé des Européens en emploi varie selon leur catégorie socio-économique. En France, à structure par âge et sexe comparable, les salariés les moins qualifiés et les ouvriers qualifiés sont en moins bonne santé que le reste de la population. C'est vrai pour tous les indicateurs de santé à commencer par l'espérance de vie. Ils sont plus nombreux à déclarer un état de santé dégradé et sont plus fréquemment concernés par des syndromes dépressifs, par un handicap, par le surpoids ou par l'obésité. Ils fument également davantage que les autres personnes en emploi plus qualifiées. La part de personnes se déclarant en mauvaise santé est voisine en Europe de l'Est et en Europe de l'Ouest, mais l'écart entre les deux groupes socio-économiques extrêmes est faible en Europe de l'Est (1,3 point), tandis qu'il atteint 2,5 points en Europe de l'Ouest. Pour la France, il s'établit à 3,1 points. Entre les 5 % des Français les plus riches et les 5 % les plus pauvres, il y a 12 années d'espérance de vie de différence. C'est considérable et choquant. Encore une fois, ce constat d'inégalités sociales en matière de santé au sein de la population active n'est pas spécifique à la France ; néanmoins, les écarts y sont souvent plus grands que dans les autres pays européens[1].

Malheureusement, les actions de **prévention**, telles qu'elles sont menées actuellement, aggravent les inégalités. Elle convient aux classes moyennes et supérieures, mais pas aux plus pauvres, aux migrants aux personnes en grande précarité. C'est vrai des messages d'éducation à la santé. C'est vrai aussi des programmes de dépistage qui sont moins suivis dans les quartiers à forte densité de personnes vulnérables.

Les principales explications des inégalités sociales de santé sont connues. Un moindre accès aux soins médicaux peut jouer, mais ce n'est pas le facteur le plus important. Le niveau de revenu joue aussi, bien sûr, mais pas autant qu'on peut le croire de prime abord. D'ailleurs, certains pays à faibles revenus, comme le Costa Rica, Cuba, le Vietnam ou le Chili offrent à leur population un bon état de santé général, tel que mesuré par l'espérance de vie, avec des écarts sociaux réduits.

On met souvent de l'avant le **tabac** et l'**alcool** et il est vrai que les personnes pauvres fument plus et boivent plus d'alcool. Mais pourquoi en est-il ainsi ? Il faut remonter plus loin dans l'arbre des causes. Ce sont les facteurs économiques (chômage), environnementaux et culturels qui dominent. La qualité des **environnements** de vie, du travail, du logement sont des déterminants forts. Dans mon livre[2], j'ai montré que la non-maîtrise des expositions aux produits cancérigènes en milieu de travail expliquait la surmortalité par cancer des hommes jeunes qui est particulièrement nette chez nous. Le racisme, les discriminations, les violences, tout ce qui affaiblit le statut social et la dignité aussi. L'échec scolaire qui frappe surtout les enfants de milieux défavorisés a un impact sanitaire insoupçonné. Quand les contraintes de la vie quotidienne sont trop fortes, seul le présent compte. On ne peut pas se projeter dans l'avenir. La notion de « capital santé » n'a strictement aucun sens. On est moins réceptif aux actions d'**éducation à la santé** qui ne sont pas conçues pour toucher les personnes les plus vulnérables. Les trafics et les délits de toutes sortes sont une tentation, les dealers savent jouer là-dessus. Tout le parcours de vie s'en trouve altéré. Il y a la pauvreté, il y a les vulnérabilités, il y a la précarité, mais l'horreur en France, c'est qu'il y a aussi la misère totale. Plus de 300 000 personnes sont sans abri.

Les inégalités de santé se creusent très tôt dans la vie. En classe de troisième, la proportion d'enfants obèses est le triple chez les enfants d'ouvriers que chez les enfants de cadres. Certains départements français ont

---

[1] INSEE. *France, portrait social*. 2023.

[2] Dab W. *La santé et le travail*. Arnaud Franel, 2021.

des indicateurs de santé qui les font comparer aux pays pauvres. C'est notamment le cas de la Seine-Saint-Denis qui a été le plus durement touché par le covid-19, qui compte aussi le plus de personnes diabétiques ou atteintes de maladies respiratoires chroniques.

Quand on sait que les mécanismes de l'épigénétique font que ces problèmes peuvent être transmis d'une génération à l'autre, il faut réaliser que c'est l'avenir du pays qui est en jeu.

Pour être véritablement efficace, la lutte contre les inégalités sanitaires demanderait une compréhension fine des causes. Mais nos systèmes d'information fournissent surtout des indications sur le rôle respectif des **facteurs de risque** pris un par un. En réalité, les risques pour la santé résultent d'une accumulation de facteurs de risque chez les mêmes personnes. Ce sont souvent ceux qui sont les plus pauvres qui se nourrissent le moins bien, qui ont de mauvaises conditions de travail, qui habitent dans les zones les plus polluées, qui fument et s'alcoolisent le plus, etc. Dès lors, on comprend pourquoi aucune mesure simple ne peut corriger cette situation. Le nombre de facteurs sur lesquels il faut jouer est important. Agir sur eux ne relève pas seulement des services du ministère de la Santé. D'une part, il faudrait intégrer cette préoccupation dans toutes les politiques publiques, c'est l'approche « la santé dans toutes les politiques ». D'autre part, il faudrait agir concrètement. Pour agir simultanément sur ces facteurs de risque, une organisation territoriale de la prévention est nécessaire, une forte présence de compétences de santé publique sur le terrain, et des interventions de santé publique bien construites dans les entreprises, les écoles, les lieux de soins.

L'ampleur des inégalités sociales de santé est un marqueur des faiblesses de la santé publique. C'est une faillite démocratique, une trahison de la promesse républicaine. En France, cela signe une défaite scandaleuse. On peut se dire qu'il faudrait une autre organisation économique et sociale pour les corriger. Peut-être, encore que je suis incapable de définir quelle serait la meilleure organisation de ce point de vue. Mais même dans le système imparfait dans lequel nous vivons, il y a des marges de progrès que l'on peut obtenir sans bouleversement ni rupture. À condition de promouvoir une démocratie active.

Violences et terrorisme : les traumatismes comme pandémie

Il n'y a guère de vie sans traumatisme physique ou psychologique. Des situations où on s'est senti menacé dans sa vie, son intégrité, sa dignité, son honneur. Dans ma vie que je considère comme relativement privilégiée, j'ai eu à me construire dans le souvenir de la Shoah qui m'a pris une grande part de ma famille et qui m'a inoculé un sentiment de vulnérabilité permanente. Le terrorisme est entré dans ma vie quand ma sœur, **Françoise Rudetzki**, a été grièvement blessée par une bombe. S'en est suivi un long combat médical[1] et social pour la reconnaissance des droits des victimes du terrorisme qui a servi de modèle pour toutes les victimes de violence.

Du point de vue de la santé publique, quel est le problème ? Il est toujours important de prendre le temps de définir un problème parce que c'est cela qui détermine en grande partie les solutions qui seront choisies. Le traumatisme, c'est une conséquence. Je considère que le problème racine c'est la violence. Toutes sortes de violence, l'attentat, le viol, l'inceste, le vol, les accidents de la route, du travail ou domestiques, le harcèlement au travail ou dans les réseaux sociaux, la discrimination, le racisme, l'émigration. Cette violence est plus ou moins grave, mais elle a toujours des conséquences psychologiques et somatiques. Pour la santé mentale, il y a toujours une dimension psychotraumatique.

La disparité des phénomènes de violence a camouflé leur importance comme déterminant de la santé. De prime abord, on ne voit pas ce qu'il y a de commun dans les différentes formes de violences. Mais lorsque l'on analyse ces événements sous l'angle de la santé publique, on s'aperçoit que c'est une des causes de mortalité prématurée, un facteur de risque des maladies mentales et organiques, des addictions et une menace majeure sur la cohésion sociale. Cette manière d'analyser le phénomène révèle une nouvelle hiérarchie. La violence au quotidien est devenue l'un des grands problèmes de santé publique au XXIe siècle. La progression des phénomènes de violence est un signal d'affaiblissement de la sécurité publique, comme le souligne le professeur Alain Bauer dans son récent livre[2].

La première fois que j'ai travaillé sur ce sujet, c'était pour réaliser une étude épidémiologique sur l'état de santé des victimes d'attentat que nous avons faite bénévolement avec mon ami **Lucien Abenhaim**. Ma sœur avait créé une association SOS-ATTENTATS et avait obtenu une loi instituant un Fonds d'indemnisation des victimes du terrorisme. Au moment où allaient se discuter les critères d'indemnisation, dans les années 1980, nous avons voulu décrire l'état de santé des victimes d'attentat. Sur le plan psychologique, nous faisions face à un profil de troubles qui concernait un tiers des victimes et que nous ne savions pas interpréter. J'en ai parlé avec le professeur Philippe Jeammet, chez qui j'avais été interne dans le service de psychiatrie dirigé par le professeur Hubert de Flavigny dans ce qui est aujourd'hui l'Institut mutualiste Montsouris. Il m'a conseillé d'aller voir le professeur Claude Barrois, chef du service de psychiatrie à l'hôpital du Val-de-Grâce. Je lui ai présenté nos résultats : « mon jeune ami, vous êtes en train de décrire la névrose traumatique qu'a étudiée notamment Sigmund Freud chez les combattants de la Première Guerre mondiale ». Cette étude a servi pour construire un barème pour l'indemnisation des préjudices corporels et

---

[1] Ce combat est décrit dans son livre *Triple peine*. Calmann-Lévy, 2004.

[2] Bauer A. *Tu ne tueras point*. Fayard, 2024.

psychologiques des victimes d'attentat. Elle a aussi inspiré le concept de cellule médico-psychologique d'urgence.

Quelques années après, avec les professeurs Lucien Abenhaim, Frédéric Rouillon et Louis-Rachid Salmi, nous avons réalisé une deuxième étude épidémiologique chez les victimes des attentats des années 1990. Cette fois, nous savions ce que nous cherchions. Nous avons utilisé des outils validés de mesure des psychotraumatismes, nous en avons décrit les caractéristiques, la fréquence et les facteurs de risque. Peu à peu, la notion de psychotraumatisme ou encore de syndrome de stress post-traumatique est entrée dans l'espace médical et public et on a réalisé que c'était un des problèmes de santé mentale les plus fréquents.

Nous avons trouvé que toutes choses égales par ailleurs, y compris la gravité des lésions initiales, les femmes avaient trois fois plus de risques que les hommes de développer un syndrome de stress post-traumatique. Une série de raisons peuvent expliquer ce fait : un différentiel de perception des risques, une dimension culturelle à reconnaître sa souffrance psychologique, les préjudices esthétiques plus douloureusement vécus chez les femmes.

Les violences et le terrorisme sont des maux systémiques, ce ne sont pas que des actes isolés. Il y a bien sûr des malades mentaux qui passent à l'acte ou des hommes violeurs ou féminicides pour qui exercer des rapports de domination est leur manière de vivre. Cela a toujours existé. Mais aujourd'hui, nous faisons face à des organisations violentes et fanatiques qui visent à affirmer leur pouvoir ou à ébranler le socle social, le ciment relationnel sans lesquels aucun pays ne peut vivre. De façon plus cachée, plus insidieuse, il y a aussi des rapports de force et de soumission qui s'exercent surtout sur les femmes dans différents milieux sociaux.

Il est intéressant d'analyser ces faits comme une véritable **épidémie**. Depuis le début du XXIe siècle, le nombre de victimes du terrorisme a été multiplié par au moins dix. Aucune région n'est épargnée. Il s'agit d'une peste globale, d'une pandémie en réalité, qui modifie en profondeur les organisations sociales et la vie des victimes blessées et ceci dans la durée. Car, si les médecins accomplissent des exploits chirurgicaux et de réanimation qui permettent de sauver des blessés à risque majeur de mortalité, les victimes se retrouvent trop souvent bien seules pour reconstruire leur vie.

Faire face à une pandémie, c'est se donner des outils d'alerte, d'investigation, de surveillance et de contrôle. Mais cette approche sécuritaire ne suffit pas. Il faut identifier les causes de ces phénomènes. Pour qu'une pandémie se propage, il faut des conditions sociales, économiques et politiques comme celles qui ont créé le **sida**, l'épidémie d'Ebola ou celle de la **vache folle**. Ainsi, pour maîtriser une pandémie, il faut des mesures d'hygiène et de soins médicaux, mais il faut aussi corriger les injustices, les **inégalités**, la pauvreté, le manque d'éducation, l'absence de perspectives offertes à des pans entiers de la jeunesse, les discriminations, les humiliations que notre système scolaire ne compense pas quand il ne les aggrave pas. Le déficit d'avenir crée le terreau dans lequel recrutent les organisations terroristes et violentes. Et ces organisations sont parfois financées par des pays avec qui nous entretenons des liens commerciaux et financiers dans une vision à courte vue qui sape nos valeurs et qui favorise les idéologies extrémistes. C'est d'ailleurs un des objectifs de ces organisations. Quand la promesse républicaine est trahie, ceux qui souffrent vont chercher des refuges identitaires que Pierre Rosanvallon a bien analysés[1].

Faire face à une pandémie, c'est aussi accompagner les victimes survivantes et leurs familles dans la durée et dans toutes les dimensions de ces vies bouleversées. La **résilience** n'est pas qu'une caractéristique personnelle. C'est aussi une question de solidarité pour les accompagner, pour que leur vie reprenne un sens matériel et spirituel. C'est une question de lien social qui est la meilleure défense pour nos sociétés, au-delà de la réponse militaire, policière et judiciaire. C'est la seule qui puisse vraiment redonner de l'espoir.

Albert Camus en 1947, dans son roman *La peste* avait tout dit : « le mal qui est dans le monde vient presque toujours de l'ignorance ». Et plus loin : « le vice le plus désespérant est celui de l'ignorance qui croit tout savoir et qui s'autorise alors à tuer ».

Quand la barbarie fait irruption dans notre vie, il ne faut jamais baisser les bras. Dix ans après la grande vague d'attentats de 2015, c'est un enseignement qu'il ne faut pas oublier.

Québec : un modèle stimulant

Dans les années 1980, j'ai découvert l'essence de la santé publique au Québec, comme mon ami, le docteur Laurent Chambaud, qui a dirigé l'École des Hautes Études en Santé publique. C'est grâce au professeur **Jean Rochon**, comme je l'ai raconté à son sujet. Bien que les modèles nationaux de santé publique ne soient guère généralisables, plusieurs caractéristiques du système québécois justifient d'y réfléchir dans le contexte français. Pourquoi et comment ?

Il faut d'abord souligner l'ampleur des ruptures qu'a connue le Québec dans les années 1960. Une période que les historiens qualifient de « révolution tranquille ». En quelques années, la société québécoise est sortie de l'emprise de la religion catholique, qui régnait notamment sur l'éducation et la santé. Dans ce dernier secteur, la commission Castonguay-Neveu, qui a eu une influence importante, y compris sur le plan international, a ouvert la voie à une assurance maladie universelle publique (sauf pour les médicaments) et à des services sanitaires et sociaux intégrés. Ces services sont financés par le budget de la province. En 1974, le ministre fédéral de la Santé, Marc Lalonde, a publié un rapport qui a fait date. C'est l'un des premiers rapports officiels qui expliquait que la médecine n'était qu'un des déterminants de la santé de

---

[1]Rosanvallon P. *Les épreuves de la vie*. Seuil, 2021.

la population. Au Canada, la santé est une responsabilité des provinces. Le niveau fédéral est plus un émetteur de doctrines qu'un gestionnaire.

Au Québec, on parle plus de santé communautaire que de santé publique. On peut y voir une influence anglo-saxonne. La notion de communauté y est plus reconnue qu'en France. Chez nous, notre tradition sociale et politique est empreinte d'égalitarisme, voire d'uniformisme, au nom de « l'intérêt général » promu par la Révolution. C'est ainsi que, par exemple, il est interdit en démographie comme en épidémiologie de recueillir des données personnelles faisant mention de l'origine ethnique. Comme si prendre en considération les particularités des communautés viendrait heurter une conception universaliste de l'action publique. Pourtant, ces particularités sont importantes pour définir des stratégies d'intervention pertinentes.

Une autre caractéristique de la santé publique québécoise est qu'elle est clairement organisée sur une base territoriale unique pour les soins médicaux, les programmes de prévention et les services sociaux. Il y a une médecine libérale au Québec comme chez nous, mais, dans chaque unité territoriale, il y a aussi des Centres locaux de services communautaires (CLSC) qui regroupent des intervenants pluriprofessionnels avec des médecins, des psychologues, des nutritionnistes, des travailleurs sociaux, etc. Chaque CLSC met en œuvre des programmes de prévention et coordonne les services pour les personnes dépendantes ou handicapées. Il y a un continuum entre les soins médicaux, la prévention et les services sociaux.

Au ministère de la Santé et des Services sociaux, il y a une direction de la santé publique qui compte un nombre d'agents équivalent à celui de la direction générale de la santé en France pour une population environ dix fois moindre.

La spécialité médicale de santé publique regroupe toutes les dimensions de la santé populationnelle, incluant la **santé au travail**, la **santé scolaire**, la protection maternelle et infantile, etc.

La loi qui régit la santé publique au Québec stipule que « Le ministre est d'office le conseiller du gouvernement sur toute question de santé publique. Il donne aux autres ministres tout avis qu'il estime opportun pour promouvoir la santé et adopter des politiques aptes à favoriser une amélioration de l'état de santé et de bien-être de la population. À ce titre, il doit être consulté lors de l'élaboration des mesures prévues par les lois et règlements qui pourraient avoir un impact significatif sur la santé de la population. » Ainsi, le Québec, depuis plusieurs décennies, est le pionnier de l'approche « santé dans toutes les politiques » qui débouche aujourd'hui sur la notion « d'une seule santé ».

Cette loi prévoit aussi que « les ministères, les organismes gouvernementaux et les municipalités locales doivent signaler au directeur de santé publique du territoire concerné ou au directeur national de santé publique les menaces à la santé de la population dont ils ont connaissance ou les situations qui leur donnent des motifs sérieux de croire que la santé de la population est menacée. »

Au niveau des régions sociosanitaires, le directeur de santé publique dispose de véritables pouvoirs de police. Par exemple, lorsqu'il est d'avis qu'il existe effectivement une menace réelle à la santé de la population, il peut : ordonner la fermeture d'un lieu ; ordonner la cessation d'une activité ; ordonner toute mesure qu'il estime nécessaire pour empêcher que ne s'aggrave une menace à la santé de la population ou l'éliminer. En France, ni le directeur général de la santé ni les directeurs généraux des agences régionales de santé ne disposent de tels pouvoirs.

Dans les années 1980, alors que j'étais un étudiant et que je travaillais sur ma thèse de maîtrise en épidémiologie, le ministère de la Santé m'a demandé un appui pour rédiger sa politique destinée aux **personnes handicapées**. J'étais particulièrement chargé de m'assurer que les dispositions prévues par la loi et les règlements étaient justifiées par les connaissances scientifiques du moment. J'ai alors découvert une pratique du dialogue et de la concertation (avec les professionnels, les scientifiques, les associations) qui m'a surprise par rapport aux habitudes françaises qui perdurent encore aujourd'hui. Au Québec, on négocie d'abord et on décide après. Sans une table de négociation, un projet de loi ne peut pas être présenté à l'Assemblée nationale. Et quand un ministre va devant l'Assemblée, il y a non seulement le texte de la loi proposée, mais aussi celui des décrets d'application quand il y en a.

La société québécoise n'est pas exempte d'inégalités ni de violence. Au fil du temps, il y a eu une certaine bureaucratisation dans le secteur de la santé et des problèmes d'accès aux soins médicaux de première ligne. Mais, dans mon expérience, c'est un modèle de démocratie par sa recherche permanente de consensus et la qualité des débats publics.

Les trois années que j'ai passées au Québec ont été déterminantes pour me forger les convictions de santé publique que j'ai cherché à défendre tout au long de mon parcours. Je suis resté en contact étroit avec mes professeurs et mes collègues, en particulier grâce à Hélène Valentini, qui était la responsable des relations internationales de l'Institut national de Santé publique du Québec.

3.2. Les grandes pathologies

Il y a quelque vingt mille maladies répertoriées. Ce qui est intéressant du point de vue de la santé publique, c'est de considérer les principaux modèles de pathologies organiques ou mentales. Elles sont toujours plurifactorielles, mais pour certaines, le rôle de l'environnement est dominant. Environnement physique, chimique et biologique, mais aussi environnement social et politique.

Maladies chroniques : le grand défi

Pendant des millénaires, ce qui menaçait la santé humaine, c'étaient les maladies infectieuses. Ces maladies n'ont pas disparu, le **covid-19**, le **sida**, la tuberculose, le paludisme et bien d'autres maladies d'origine virale, bactérienne ou parasitaire sont là pour nous le rappeler. D'autres pandémies surviendront. Et l'**antibiorésistance** est une énorme menace. Mais au XXIe siècle, nous faisons face à une pandémie de maladies chroniques. Quels sont les défis qu'elles posent ?

Il y a deux sortes de maladies chroniques. Les premières sont des pathologies bien caractérisées par la médecine dont les principales sont les cancers, les maladies cardiovasculaires, le diabète, les maladies respiratoires, les troubles musculosquelettiques et les maladies neurodégénératives[1]. Dans ces cas, la médecine propose des thérapeutiques spécifiques et efficaces. Ces maladies peuvent être évitées grâce à une **prévention** bien conduite.

Les secondes, ce sont des troubles qui ne s'inscrivent pas dans un cadre diagnostique bien défini. Par exemple, une peau sèche, une fatigue chronique, des douleurs fluctuantes, des jambes lourdes, des pertes de mémoire sans altération des fonctions intellectuelles, des troubles du sommeil, une toux chronique. Face à ces plaintes, les médecins sont souvent démunis et trop surchargés pour avoir le temps d'une écoute approfondie. Les examens complémentaires apportent rarement une explication. Ces symptômes ne mettent pas en jeu le pronostic vital, mais ils ont un retentissement important sur la qualité de vie. Dans ce type de problème, le traitement est purement symptomatique. La prévention n'a rien à offrir.

Le premier défi est lié à l'augmentation de ces maladies chroniques. Entre 2008 et 2019, le nombre de patients atteints d'une affection de longue durée (ALD) a augmenté de 38 % pour atteindre 11 millions de Français. Le diabète, les maladies cardiovasculaires et les cancers représentent le quart des dépenses annuelles de l'assurance maladie. Ces pathologies expliquaient 40 % de la hausse des dépenses de santé 2019. Cette augmentation est attribuable à plusieurs facteurs.

Le vieillissement de la population est évidemment un facteur important. Avec ce résultat paradoxal que la médecine augmente le nombre de malades. D'un côté, quand elle est efficace, ce qui se traduit par le fait que les malades vivent plus longtemps, ce qui mathématiquement accroît la taille de la population atteinte de maladies. D'un autre côté, quand elle provoque des effets indésirables (maladies iatrogéniques), avec des infections nosocomiales, des complications lors des investigations invasives, des erreurs de prescriptions, des effets indésirables des **médicaments**, des erreurs dc prise en charge par le **système de soins**.

---

[1] Zeitoun JD. *La grande extension. Histoire de la santé humaine*. Denoël, 2021.

L'âge n'est pas le seul facteur en cause. Notre mode de vie sédentaire, les évolutions de l'**alimentation**, les conditions de **travail**, les pollutions environnementales, les conduites addictives initient les processus conduisant à des pathologies chroniques comme le surpoids, l'hypertension artérielle, le stress, la perturbation des mécanismes physiologiques. Ces facteurs sont liés à nos comportements, mais aussi aux modes de production des produits industriels et agricoles. D'aucuns parlent d'une épidémie de maladies industrielles.

Deuxième défi : ces maladies chroniques sont le résultat d'un déficit de prévention qui est la parente pauvre dans le système de santé. Ce manque est d'autant plus pénalisant que, souvent, les personnes souffrent de plusieurs maladies chroniques en même temps, par exemple, un diabète, de l'arthrose et une insuffisance rénale.

Corrélativement, c'est le troisième défi, ces maladies chroniques qui demandent des soins prolongés provoquent une lourde charge financière pour l'assurance maladie. Les thérapies innovantes sont coûteuses. De plus en plus, elles visent des segments particuliers de personnes malades dans une démarche individualisée en fonction des caractéristiques des patients et de leurs maladies, ce qui fait que le coût de chaque patient traité est en augmentation. Il en est de même pour les nouvelles technologies de diagnostic. La prise en charge de ces malades est complexe et demande l'intervention de nombreux professionnels avec un système de soins qui n'est pas organisé pour une prise en charge cohérente et pluridisciplinaire.

Mais ce n'est pas tout. Les maladies chroniques organiques ou mentales génèrent de l'absence au travail, soit de façon prolongée, soit de façon courte, mais avec des épisodes fréquents. Cela retentit sur la productivité des entreprises et la performance de l'économie. L'allongement de la durée de vie professionnelle a pour conséquence qu'il y aura de plus en plus de travailleurs porteurs de maladies chroniques dans les entreprises. Peu d'entre elles ont réfléchi à cette question qui n'a pas vraiment été abordée lors de la réforme des retraites en 2023.

La médecine est de plus en plus efficace. Mais elle ne suffira pas à inverser la courbe des maladies chroniques. Elle permet de prolonger la vie et d'améliorer sa qualité quand les problèmes sont bien caractérisés. Elle soulage, diminue les complications, mais ne guérit pas toujours.

Le niveau de l'épidémie des maladies chroniques est avant tout le reflet de la performance de la santé publique qu'il s'agisse de la prévention organisée ou de la manière dont fonctionne le système de soins. Les connaissances scientifiques permettant de juguler cette épidémie sont là. Les principes d'une action de santé publique efficace sont là. Ce qui manque, c'est une volonté, une organisation rationnelle, des intervenants de terrain bien formés et un projet pour la santé qui sorte de la dictature de l'immédiat pour s'inscrire dans une vision à moyen et long terme.

Cancers : un homme sur trois, une femme sur quatre

Tout le monde a dans son entourage une personne qui a eu, qui a ou qui aura un cancer. Au-delà des aspects médicaux, quels sont les enjeux de santé publique de ces pathologies ?

Prototype de la **maladie chronique**, les cancers représentent un succès de la médecine et un échec de la prévention organisée. Succès, parce qu'on guérit près de deux cancers sur trois et beaucoup des malades cancéreux que l'on ne guérit pas voient leur durée et leur qualité de vie augmentées.

Échec parce qu'environ la moitié des cancers sont évitables, car dus à des facteurs modifiables. Ainsi, ces maladies illustrent le paradoxe français : excellence de la médecine, médiocrité de la santé publique. Le taux de survie à 5 ans pour de nombreux cancers est plus élevé en France que la moyenne européenne. Mais le **dépistage** des cancers du sein et du cancer colorectal est plus faible en France par rapport à la moyenne européenne.

En France, depuis 1990, le nombre de nouveaux malades atteints de cancer a doublé. Mais cela ne veut pas dire que le risque a doublé. Le vieillissement de la population et son accroissement expliquent la majeure partie de cette évolution. Le risque proprement dit a augmenté d'environ 1 % par an pour les femmes et de 0,3 % par an chez les hommes. Chez les femmes, l'augmentation des cancers du poumon en lien avec le **tabac** est préoccupante.

Les cancers les plus fréquents sont ceux qui touchent la prostate, le sein, le poumon et le côlon-rectum. Il y a environ 400 000 nouveaux cas chaque année et un peu moins de 200 000 décès pour cette cause. Dans le monde, les mêmes indicateurs représentent 20 millions et 10 millions par an. La probabilité d'avoir un cancer au cours de sa vie est de 33 % chez les hommes et de 25 % chez les femmes.

En médecine, j'ai constaté à quel point les cancérologues avaient, parmi les premiers, compris l'importance d'une approche collégiale, globale et pluridisciplinaire tant sur le plan diagnostic que thérapeutique, en incluant un accompagnement des malades dans la durée. Dans la plupart des situations, la conduite à tenir est codifiée et partagée par tous les services hospitaliers concernés, publics comme privés. Les cancérologues ont joué un rôle moteur pour promouvoir les essais comparatifs pour évaluer l'efficacité des traitements.

En **épidémiologie**, c'est pour étudier les cancers (et les maladies cardiovasculaires) qu'après la Deuxième Guerre mondiale, les chercheurs, principalement anglais et américains, ont mis au point les méthodes d'étude des maladies plurifactorielles. Il faut citer en tout premier lieu sir Richard Doll, qui a démontré que le **tabac** et l'**amiante** étaient des causes de cancer du poumon.

Il est regrettable que la santé publique ne soit pas à la hauteur de la médecine et de la recherche. Car environ 40 % des cancers sont en partie liés à nos modes de vie. Comportements, environnements, notamment professionnel, génétique, alimentation et surpoids certains virus, les rayonnements ionisants et ultraviolets, le radon, l'**activité physique** insuffisante interagissent pour perturber les mécanismes qui régulent la reproduction des cellules. Le tabagisme est de loin la première cause évitable de cancers (poumons, bouche, larynx, œsophage, estomac, côlon, pancréas, foie, vessie, utérus, ovaire, moelle osseuse). L'**alcool** joue un rôle dans environ 10 % des cancers (bouches, pharynx, œsophage, côlon, foie, sein). Au niveau populationnel, il n'y a pas de dose sans risque. Cela veut dire que chez certaines personnes, les caractéristiques génétiques font que l'acétaldéhyde produit par le foie à partir de l'éthanol (le nom chimique de l'alcool) peut exercer sa toxicité parce que les mécanismes de la détoxification sont insuffisants. Cela explique aussi la très forte synergie toxique entre l'alcool, le tabac et les polluants de l'**environnement**.

Les expositions professionnelles aux produits cancérigènes sont une autre cause évitable. La maîtrise des expositions sur le terrain est indigente. Chaque fois qu'un ingénieur en prévention des risques a soutenu son mémoire de fin d'étude sur ce sujet au Conservatoire national des Arts et Métiers, le jury en est sorti déprimé. Ce n'est pas une question de réglementation qui est la même partout dans l'**Union européenne**. C'est une question d'application sur le terrain. Avec des excès de taux de cancers bien visibles chez les hommes français, comme je l'ai montré dans mon livre sur la santé et le **travail**.[1]

Ces facteurs de risques ne sont pas répartis de façon homogène dans la population. Ils suivent un gradient social qui se traduit par de fortes inégalités. Il y a un mélange d'expositions plus fortes aux polluants et d'une plus faible compétence en littératie et en **éducation à la santé**.

Le Plan cancer voulu par le président Chirac en 2004 et poursuivi depuis avec la création de l'Institut national du Cancer a permis de progresser en matière de soins. Mais sur la prévention primaire (celles qui concernent les causes mentionnées ci-dessus) et la prévention secondaire, le **dépistage**, on n'y est pas. Pas par manque de moyens, mais pour deux raisons principales : un manque de préventeurs sur le terrain ; des **stratégies d'intervention** insuffisamment réfléchies.

Enfin, deux autres enjeux sont importants. Avec l'allongement de la durée de travail, de plus en plus de personnes vivant avec un cancer vont devoir travailler pour toucher une retraite à taux plein. Peu d'entreprises ont réfléchi aux implications de cette situation pour le maintien dans l'emploi, qui concerne aussi bien de nombreuses autres maladies chroniques.

Une autre conséquence concerne la capacité de contracter un emprunt bancaire. Des progrès importants ont été obtenus grâce à la convention « s'assurer et emprunter avec un risque aggravé de santé (AERAS) » dont j'ai présidé un moment le comité scientifique. Pour les personnes ayant eu un

---

[1] Dab W. *La santé et le travail*. Arnaud Franel, 2021.

cancer, il existe un droit à l'oubli après la fin du protocole thérapeutique selon un délai variable en fonction du type de cancer[1].

Pour terminer sur une note moins pessimiste, on soulignera le rôle majeur de l'**association** Ligue nationale contre le cancer, un modèle au sein du monde associatif qui allie des médecins, des chercheurs, des patients avec une présence ancrée sur le terrain. On réalise qu'avec cette énergie citoyenne, la santé publique a dans notre pays une ressource trop souvent gaspillée.

Santé mentale : surmonter le déni et le désordre organisationnel

Dans la foulée de la définition qu'elle donne de la santé, l'Organisation mondiale de la Santé définit la santé mentale comme « un état de bien-être qui permet à chacun de réaliser son potentiel, de faire face aux difficultés normales de la vie, de travailler avec succès et de manière productive et d'être en mesure d'apporter une contribution à la communauté ». La santé physique fait référence au fonctionnement des organes. La santé mentale, c'est ce qui nous permet d'être en relation harmonieuse avec soi et les autres, c'est la dimension psychologique de la santé. Ces deux dimensions ne sont pas étanches. Une maladie physique peut retentir sur le moral et une mauvaise santé mentale peut le faire sur les organes, comme le cœur, l'intestin ou le cerveau. Sachant que la distinction entre ce qui est normal et anormal est particulièrement difficile à faire, sachant que l'objet de ce qui doit être pris en charge n'est pas clairement défini (la maladie psychiatrique caractérisée, la souffrance psychologique, le mal être ?) quels sont les grands enjeux de la santé mentale ?

Premier point : les problèmes de santé mentale pris dans leur globalité ne sont pas rares. Au-delà des maladies psychiatriques proprement dites, comme la schizophrénie ou la bipolarité, qui touchent quelques pour cent de la population, on estime qu'à un instant donné, 15 % des adultes sont concernés : troubles anxiodépressifs, addictions, troubles de l'attention, psychotraumatismes, etc. Tous, nous sommes touchés, à un moment ou à un autre. Bien souvent, quand on ressent une souffrance mentale, on adopte une posture de déni, fréquemment, on se dit : « ce n'est rien, cela va passer » ; ou alors, on se sent coupable et on ne se sent pas à la hauteur. Se dire que notre santé mentale va mal, c'est comme un aveu de faiblesse. Surtout chez les hommes parce que domine une image de l'être fort et infaillible. Donc, on le dissimule et c'est un piège.

Deuxième point, plus sociétal : l'état du monde est caractérisé par une multiplication des menaces anxiogènes : pandémie de **covid-19**, guerres, inflation, précarité professionnelle, accroissement des inégalités, pression migratoire, problèmes écologiques qui menacent la possibilité d'une vie sur Terre, numérisation de la vie quotidienne et harcèlement via les médias sociaux, perte des solidarités, burnout professionnel, terrorisme et violences.

---

[1] https://www.aeras-infos.fr/sites/aeras/accueil.html

Tous ces événements créent une incertitude forte, donc une inquiétude que ceux qui sont déjà dans une situation de vulnérabilité ne peuvent plus absorber. Les données disponibles sur la santé mentale des enfants et des adolescents sont inquiétantes, en particulier avec une poussée des idées suicidaires en post covid-19.

L'intervention de santé publique en santé mentale se heurte à de nombreuses difficultés outre le déni mentionné ci-dessus. Difficultés de repérage au niveau individuel avec le problème majeur d'établir des diagnostics fiables ; formation des professionnels (pas que les médecins) ; accès aux soins ; mobilisation de tous les secteurs dans une approche « une seule santé » ; en particulier la prévention du stress et du burnout en milieu de travail.

Si en psychiatrie, les soins peuvent être, comme pour toute discipline médicale, dispensés en libéral ou non, depuis les années 1960, la psychiatrie publique a innové en étant organisée sur une base territoriale, les secteurs, d'environ 70 000 habitants, coordonnant les soins dans leurs diverses composantes (ville et hôpital) et aussi censés offrir des programmes de prévention. Ce mouvement a été promu par des psychiatres pionniers qui ont compris qu'il fallait sortir du tout asilaire.

Sur le papier, c'est rationnel et cela pourrait être un modèle pour tout le système de soins. Dans la réalité, il y a un terrible effet ciseau avec une certaine baisse du nombre de psychiatres et une forte augmentation de la demande de soins. Les centres médico-psychologiques, pivots du secteur, sont à bout de souffle. Plus de 1 000 postes de psychiatres sont vacants avec une importante inégalité entre secteurs. Cause ou conséquence, la consommation de médicaments psychotropes est élevée.

En France, on manque de compétences de terrain en santé publique et en santé mentale, mais on sait créer des structures. Ainsi, une équipe chargée d'un secteur se voit appliquer un projet régional de santé, un projet d'établissement, un projet médical partagé du groupement territorial de territoire, une convention constitutive de la communauté psychiatrique de territoire et un projet territorial de santé mentale. Ces dispositifs bureaucratiques, générateurs d'une réunionite chronique, ne concernent pas les mêmes périmètres géographiques. Si on voulait détruire l'attractivité de la psychiatrie publique, ce serait une stratégie efficace. Je n'ai aucune opposition de principe à ce qu'existe un exercice psychiatrique libéral, mais il faut bien voir qu'il est beaucoup plus difficile d'organiser une prise en charge globale, suivie, pluriprofessionnelle et articulée avec la situation sociale des patients dans ce cadre. Il faut bien voir aussi que les structures publiques se voient imposer des contraintes budgétaires quand l'assurance maladie rembourse automatiquement les consultations faites en secteur libéral.

Il en résulte un dysfonctionnement, le secteur public contraint devant prendre en charge les malades les plus graves et demandant des soins complexes, le secteur privé, moins contraint, prenant surtout en charge les troubles plus faciles à soigner.

Les déterminants positifs ou négatifs des problèmes de santé mentale sont multiples, comme le sont les déterminants de toutes les **maladies chroniques**. Avec un degré supplémentaire de complexité due à la difficulté d'avoir des critères fiables de diagnostic. Il y a une intrication de facteurs génétiques, éducationnels, comportementaux, nutritionnels et sociaux dont il est difficile de cerner l'importance respective. De surcroît, il y a de nombreuses approches thérapeutiques : psychothérapies de diverses natures, de la psychanalyse aux thérapies comportementales ; traitements médicamenteux. L'évaluation de l'efficacité de ces diverses options est lacunaire, en particulier parce que la méthode du double aveugle (ni le patient ni le médecin ne savent quel est le traitement administré) qui est la référence en matière de niveau de preuve est peu applicable ici. Il y aussi de forts conflits entre les différentes écoles de pensée.

Certains groupes de personnes sont particulièrement vulnérables sur le plan de la santé mentale : les personnes en prison, les migrants ayant eu un parcours traumatisant, les personnes en grande précarité vivant dans la rue, celles qui ont de graves difficultés financières, les personnes isolées, celles qui vivent dans des quartiers à haut niveau de violence, celles qui sont dépendantes de drogues, celles qui sont discriminées en raison de leur origine ethnique, de leur religion, de leurs préférences sexuelles, de leur handicap, celles qui sont victimes de violence, les jeunes avec un soutien familial peu présent. Cela fait beaucoup de monde. Les problèmes psychologiques sont à la fois une cause et une conséquence de ces situations.

L'absence de prise en charge ou une prise en charge non pertinente des problèmes des enfants est grave de conséquences pour tout le parcours de vie. L'école a un rôle clé à jouer, mais elle est mal équipée pour cela.

Globalement, la situation est inquiétante. Nous sommes dans un cercle vicieux. Les maux de notre société retentissent sur la santé mentale. Réciproquement, moins la santé mentale de la population est bonne et plus cela crée des problèmes sociaux. Bien que je sois réticent à créer de nouvelles structures, je me demande si la création d'un Institut national de la Santé mentale analogue à celui créé pour le cancer dans la loi de santé publique de 2004 à la demande du président Chirac ne serait pas une solution pour mieux organiser cette myriade de professionnels et d'établissements très difficile à appréhender par ceux qui ont besoin de soins. À tout le moins, cela mériterait une réflexion large et concertée.

Allergies et asthme : une épidémie négligée

Les allergies sous toutes leurs formes sont dans le haut du classement de la fréquence des maladies dans le monde ainsi que de leur retentissement sur la qualité de vie. Leurs quatre formes majeures sont l'asthme, les allergies alimentaires, la rhinite et l'eczéma. Si les courbes de tendance se poursuivent, on s'attend à 4 milliards de personnes atteintes en 2050 (40 % de la population mondiale). Pourtant, en France, la réponse du système de santé n'est pas à la hauteur du problème, tant en ce qui concerne les soins que la prévention. Pourquoi ?

L'asthme est une maladie inflammatoire des bronches. Elle provoque un rétrécissement de leur diamètre qui crée une gêne pour faire sortir l'air des poumons. La gravité est variable, pouvant aller d'une simple crise facile à contrôler jusqu'à une altération importante de la qualité de vie et la mort par asphyxie (500 000 décès dans le monde en 2019). Le plus souvent, c'est une allergie qui produit l'inflammation.

L'asthme et les allergies sont des problèmes que l'on peut qualifier de santé publique parce qu'ils sont épidémiques depuis 1970. Aussi, parce que plusieurs de leurs causes sont évitables par des actions collectives. Car, ces épidémies sont dues à des raisons forcément environnementales, la génétique ne pouvant pas expliquer une telle progression, même si une interaction entre les gènes et les facteurs d'environnement est vraisemblable. C'est de loin la plus fréquente des maladies chroniques chez l'enfant et c'est la première des maladies liées à l'**environnement**. Près de 10 % des enfants en souffrent et environ 4 millions de personnes dans l'ensemble du pays.

C'est un casse-tête épidémiologique parce que le nombre de facteurs de risque identifiés est important. Il existe un gradient nord-sud qui fait évoquer que, dans les habitations à meilleure isolation thermique (au nord), l'exposition aux produits allergisants est plus forte. Les études épidémiologiques ont pointé le **tabac** actif et passif, la **pollution atmosphérique** extérieure et intérieure, les pollens, l'air froid, les moisissures, les évolutions de l'**alimentation**, la socialisation plus précoce des enfants en collectivités, la prématurité, le milieu urbain, les moindres contacts avec les polluants agricoles, les infections respiratoires, les expositions professionnelles à des produits chimiques (coiffeurs, peintres, boulangers, personnels de nettoyage, travailleurs du bois, notamment), la présence d'animaux domestiques, l'obésité, le stress psychologique, certains médicaments et le changement climatique qui modifie la carte des pollens allergisants. Il existe un fort gradient social, les personnes à faible revenu ayant un risque doublé. Se mélangent ici un différentiel d'exposition aux polluants allergisants ou irritants et une moindre prise en charge médicale.

On a donc une série de facteurs de risque, mais on n'a pas d'explication globale pour cette épidémie, même si certains mécanismes biologiques sont identifiés. L'importance de ce phénomène, la menace qu'il représente sur la santé future des enfants devraient en faire une priorité absolue en santé environnementale. Je l'avais proposé lors du Grenelle de l'environnement en 2007, mais cela n'a pas été retenu. Cette priorité revêt deux aspects. D'une part, il faut comprendre les raisons de cette situation épidémique pour agir en prévention. D'autre part, il faut mieux prendre en charge les personnes asthmatiques. Or, la situation est préoccupante. Selon Santé publique France, près de 4 enfants asthmatiques sur 10 n'ont pas leur maladie contrôlée, alors que des thérapeutiques efficaces existent.

L'asthme est donc une maladie épidémique sous-diagnostiquée et sous-traitée. Il ne s'agit pas seulement de crises successives. C'est une maladie chronique qui demande une prise en charge régulière, un traitement de fond et une éducation thérapeutique pour les personnes malades savent adapter leur traitement. Dans un contexte de difficultés d'accès aux soins, l'importance et la gravité du problème justifieraient que, dans chaque département existe un centre de consultation pluridisciplinaire pour organiser une prise en charge durable et complète dans le cadre d'un parcours de soin organisé. Trop de patients ne consultent qu'aux urgences en cas de crise. La prise en charge ne se résume pas qu'aux médicaments, même si ceux-ci ont une grande efficacité. L'activité physique, les conseils d'hygiène et de psychologie, la diététique en font partie.

En 2025, il n'existe pas de carte accessible au public signalant les lieux où ces consultations existent.

3.3. Les environnements

Nous avons vu au chapitre 2.2 le rôle général de l'environnement comme déterminant de l'état de santé des populations. Il s'agit ici de faire des zooms sur des problématiques locales ou systémiques qui forment des prototypes des défis auxquels la santé publique est confrontée dans ces domaines.

Travail et santé : un investissement et non un coût improductif

Le travail, son contenu, la manière dont il est organisé, l'environnement dans lequel il s'exerce, le contrat qui l'encadre, est de toute évidence un déterminant fondamental de la santé. À ce titre, la santé au travail est un domaine spécialisé de la santé publique, une affirmation qui figure dans tous les livres de santé publique. Longtemps, ce ne fut pas le cas en France. Pourquoi ?

Chez nous, cette évidence a longtemps soulevé des oppositions tant chez les médecins du travail que chez les organisations syndicales pour une série de raisons historiques et corporatistes. Quand la France a dû créer en 1984 une spécialité médicale de santé publique dans le cadre d'une harmonisation qui devait permettre la libre circulation des médecins dans l'espace européen, il fallait organiser une filière d'internat dédiée. Le choix originel était pertinent : regrouper dans une même spécialité les pratiques médicales ayant une dimension populationnelle comme la médecine scolaire, la médecine préventive, l'hygiène médicale, la médecine sportive, la protection maternelle et infantile, et la médecine du travail, comme cela existe au Québec. Les médecins du travail n'ont eu de cesse de refuser ce choix et deux ans plus tard, ils ont obtenu la création d'une filière d'internat qui leur soit propre. Ils signaient alors leur arrêt de mort.

Regrouper la médecine populationnelle dans une même spécialité la rendait attractive. Elle permettait une diversification des carrières. Enfermer les médecins du travail dans un ghetto offrait d'autant moins d'intérêt qu'il s'agissait d'une pratique administrée fondée sur un examen médical systématique, sans plateau technique, sans droit de prescription et un encadrement réglementaire fort. La santé au travail en France est traditionnellement associée au triptyque réglementation-obligation-sanction, d'où un manque d'adhésion spontanée, tant de la part des employeurs que des salariés. Pour de jeunes médecins, issus des meilleurs bacheliers, formés à l'hôpital avec les techniques modernes, faire un tel choix n'avait pas de sens après douze ans d'études supérieures.

En France, on n'aime bien les oppositions de principe, mais dans la réalité, ce n'est pas cela qui compte. La santé publique, ce n'est pas que l'intervention de l'État dans le domaine de la santé. C'est une vision et une action fondées sur une analyse populationnelle. Si la santé au travail fait partie intégrante de la santé publique, cela n'a rien avoir à voir avec le ministère qui la gère, en l'occurrence, le ministère du Travail. Mais la santé au travail a une forte spécificité. C'est l'employeur qui en a la responsabilité première et entière.

La santé et la sécurité au travail forment en France un terrain dominé par les confrontations idéologiques. Cette situation est le fruit des erreurs d'un passé, celui d'une industrialisation qui faisait peu de cas de la santé de l'homme au travail, dont Simone Weil a traduit la cruauté dans des pages bouleversantes relatant son expérience ouvrière à l'usine Renault de Boulogne-Billancourt. Impossible alors d'évoquer ce que le travail peut avoir de positif dans une vie, le sentiment d'utilité qu'il apporte, l'estime de soi qu'il conforte, le réseau de solidarités qu'il procure. Quand le travail fait perdre sa dignité, quand il expose cyniquement, c'est-à-dire sans aucun dispositif de prévention, aux accidents ou aux agents dangereux, alors oui, le travail est l'ennemi de la santé quand ce n'est pas l'ennemi tout court.

Alors que la Convention interdit les syndicats – dénommés corporations et suspects d'aller contre « l'intérêt général » – en 1791, rien de s'oppose à une exploitation totale de ceux qui n'ont que leur force de travail pour vivre. Le médecin Louis-René Villermé (1782-1863) va décrire en 1840 l'état physique et moral des ouvriers employés dans les manufactures de coton, de laine et de soie, un témoignage terrifiant accompagné d'une analyse statistique qui fait de lui un des pères de la médecine du travail et de l'épidémiologie des risques professionnels. Il s'ensuit une première loi sur le travail des enfants qui interdit leur emploi avant… huit ans !

Les excès du capitalisme industriel étaient d'ailleurs tellement flagrants que le Traité de Versailles en 1919 a créé l'Organisation internationale du Travail, la seule organisation internationale qui a survécu à la disparition de la Société des Nations. Sa constitution promeut un « régime de travail réellement humain ».

La médecine du travail est en voie d'extinction, mais les problèmes de santé au travail, eux, restent importants. C'est dans ce domaine, dans l'équipe d'enseignants-chercheurs de Marcel Goldberg que je me suis initié à l'épidémiologie. Ma thèse de maîtrise d'épidémiologie faite à l'Université Laval à **Québec** (à l'époque, il n'y avait pas de formation en épidémiologie en France) sous la direction du professeur **Jean Rochon** concernait l'absence au travail. J'avais montré, ce qui a été confirmé depuis par plusieurs études, que la durée cumulée de l'absence au travail était un prédicteur de **maladies chroniques,** comme les maladies cardiovasculaires. À l'époque, la question était surtout de savoir si l'absence au travail était médicalement justifiée.

Cela fait plusieurs années que les indicateurs de santé et de sécurité au travail stagnent quand ils ne s'aggravent pas. De façon générale, l'actualité de la santé au travail est une chronique de la souffrance, du suicide, du stress ou du harcèlement. C'est une vision purement négative de la relation entre le travail et la santé qui prévaut. Vision renforcée par la catastrophe de l'**amiante** et des séries de suicides pour des raisons professionnelles qui ont donné lieu à des condamnations, comme pour France Télécom.

Cette vision dominante reflète le fait que notre dispositif est avant tout un dispositif de réparation et non de prévention. À quoi servent les cotisations des entreprises (15 milliards d'euros par an) ? Environ 80 % sont destinés à indemniser les accidents du travail et les maladies professionnelles, 15 % servent à indemniser les victimes de l'amiante. Il reste 5 % pour la prévention. Il n'est donc pas étonnant, mais il est déplorable que la courbe des accidents de travail soit stagnante depuis une quinzaine d'années.

Les enjeux des rapports entre le travail et la santé sont bien connus. Quand on me demande quelles sont les maladies liées au travail, je réponds : toutes sauf celles qui sont d'origine purement génétique, qui sont rares. Outre les accidents dominent les maladies cardiovasculaires, les troubles musculosquelettiques (TMS), les pathologies mentales et les **cancers**. Ce sont des maladies plurifactorielles liées à l'environnement et aux comportements, les deux n'étant pas indépendants. Mais depuis 1919, les maladies dites professionnelles relèvent de tableaux définissant des critères de reconnaissance de l'origine professionnelle d'une maladie. C'est un choix binaire oui / non qui répond à un schéma pasteurien : un facteur = une maladie. À l'époque, c'était le cas, le plomb provoque le saturnisme, les poussières de charbon, la silicose, etc. Ce n'est plus le cas aujourd'hui grâce aux progrès de la prévention. Ce dispositif n'a plus de bases scientifiques.

Le travail est associé à des maladies chroniques plurifactorielles parce qu'il expose à des agents physiques, comme le bruit, des agents chimiques comme des produits cancérigènes, des agents biologiques et une organisation qui crée des risques dits psychosociaux (RPS).

Les expositions aux cancérigènes, mutagènes et reprotoxiques sont imparfaitement maîtrisées. Ces produits sont largement utilisés et beaucoup d'entre eux n'ont fait l'objet que d'une évaluation succincte avant leur mise sur le marché. La gestion du risque repose pour l'essentiel sur la notion de valeur limite d'exposition professionnelle, les VLEP. En réalité, peu de VLEP sont disponibles, elles ne sont pas fondées, en général, sur des évaluations de risques sur le long terme et elles sont monosubstances, c'est-à-dire qu'elles ne tiennent pas compte des effets des mélanges complexes. Sur le terrain, la réglementation est mal appliquée et pas seulement dans les petites entreprises. Cela explique la surmortalité par cancer des hommes jeunes[1]. Les données de Santé publique France montrent que les expositions professionnelles aux cancérigènes sont associées à 25 000 cancers par an en France. En réalité, moins de 5 000 sont reconnus comme maladie professionnelle, surtout les cancers dus à l'amiante pour lesquels la causalité est plus facile à prouver, ce qui montre que la vision monofactorielle est dépassée.

Les TMS d'origine professionnelle (mais des causes extra-professionnelles existent aussi) représentent un ensemble de maladies qui sont parmi les plus fréquentes dans le monde. L'Organisation mondiale de la Santé estime que, chaque année, un humain sur quatre est touché. Ces troubles touchent les articulations, surtout celles du dos. Ils évoluent par poussées de fréquence et de gravité variables. Ils retentissent sur la qualité de vie comme sur la vigueur de l'économie. Dans notre laboratoire du Conservatoire national des Arts et Métiers, une doctorante talentueuse, Hanifa Bouziri, a modélisé l'évolution de la fréquence de ces troubles à l'horizon 2035. Sa thèse a été codirigée par Kevin Jean (aujourd'hui professeur à l'École normale supérieure) et moi-même. L'évolution du risque de TMS fait intervenir de nombreux facteurs : vieillissement, conditions de travail, sexe, comportements, efficacité des soins, environnement quotidien. L'intérêt de la modélisation est de pouvoir scénariser le rôle de ces différents facteurs. Dans la plupart des scénarios envisagés, il y a une augmentation attendue de ce risque.

La prévention des TMS demande une action pluriprofessionnelle inscrite dans la durée. Exactement ce que l'on ne constate pas dans la plupart des entreprises. Il est frappant de constater que chacun « bricole » dans son coin mettant en œuvre ici des exercices d'échauffement musculaire, là, une intervention d'un kinésithérapeute ou encore des journées d'information. Rien qui soit à la hauteur des problèmes et de leur complexité. L'Institut national de Recherche et de Sécurité (INRS) propose un programme TMS-Pro qui est bien conçu, mais qui demande des données, une rigueur et des moyens que peu d'entreprises mobilisent.

Si de nombreux risques ouvriers ont régressé, de nouveaux risques apparaissent, davantage liés à la pénibilité psychologique qu'à la pénibilité physique. C'est le champ des RPS dont le stress est le chef de file. Avec la

---

[1] J'explique cela plus en détail dans mon livre *La santé et le travail*, Arnaud Franel, 2021.

tertiarisation des activités, la dimension relationnelle, psychologique et organisationnelle du travail a émergé. Le sentiment de ne pas avoir les moyens corrects pour accomplir ses tâches (ce qui définit le stress), le fait d'avoir un travail sans intérêt, le manque de considération, de reconnaissance et d'autonomie, des relations désagréables avec ses collègues et la hiérarchie, une mauvaise ambiance, subir des violences, tout cela crée des risques pour la santé physique et psychologique (les suicides d'origine professionnelle n'en formant qu'un aspect marginal, mais choquant).

Le stress professionnel et sa forme extrême, le burnout, véritable épuisement dû à des attentes excessives, à l'obsession de la réussite, aux processus d'évaluation de la performance n'a pas que des conséquences psychologiques, comme la dépression, le suicide et une sorte de dépersonnalisation. Il induit aussi de nombreuses maladies organiques, cardiovasculaires et immunitaires, notamment.

D'autres enjeux émergent. Je pense au développement des nouvelles formes de travail qu'on connaît sous le terme d'ubérisation. Ces travailleurs, comme ceux qui sont sans papiers, nombreux dans le secteur du bâtiment et des travaux publics, sont souvent isolés, mal défendus, sans le soutien que procurent les collègues et à risque élevé d'accident. Je pense aussi au stress numérique parfois dénommé infobésité, avec des quantités d'informations reçues qui dépassent la capacité de traitement d'une personne et qui créent de véritables **addictions**. Le fait de devoir travailler de plus en plus vieux appelle des actions de **prévention**, notamment pour les millions d'employés qui sont porteurs de maladies chroniques et qui sont à risque élevé de désinsertion professionnelle. Peu d'entreprises ont pris la mesure de ce défi.

Ainsi, le besoin de prévention est considérable. Mais l'organisation de la prévention des risques professionnels et de la santé au travail est particulièrement complexe en France et sous-optimale. Une loi de santé publique promulguée en 1942 a cherché à unifier l'ensemble de l'action populationnelle en matière de prévention. C'était une bonne loi dans son principe. Mais elle est honnie, car elle a été utilisée pour sélectionner les jeunes Français pour le Service du Travail obligatoire. L'État s'est alors tellement déconsidéré que le Conseil national de la Résistance a fait le choix de confie la gestion de la Sécurité sociale et de la médecine du travail aux partenaires sociaux, ce qui était d'ailleurs pertinent en termes démocratiques.

La santé au travail repose donc sur deux piliers : le pilier étatique qui repose sur le ministère du Travail avec son Inspection du travail et le pilier dépendant de l'assurance maladie, gérée (en partie) par les partenaires sociaux. Il y a eu de fortes rivalités entre eux, mais ils sont dorénavant davantage dans un jeu de coopération. Cependant, il y a un enchevêtrement invraisemblable d'organismes au niveau national comme régional.

Depuis plus de quarante ans que je travaille dans ce domaine, je reste étonné du fait qu'il ne satisfait personne. Aucun acteur – organisations syndicales et patronales, chefs d'entreprise, médecins du travail, directeurs des ressources humaines, etc. – ne fait entendre sa voix pour défendre ce dispositif. Même si râler est un sport national, cela dit quelque chose des besoins non satisfaits.

Pour quelles raisons la prévention des risques professionnels a-t-elle de mauvais résultats ? La santé au travail ne manque ni de normes ni d'obligations : le Code du travail en comporte quelques 2 000. Les raisons sont ailleurs : principalement la confusion entre médecine et santé et la méconnaissance par les employeurs de leurs responsabilités. Le manque de moyens, je l'ai déjà signalé. Le manque de compétences sur le terrain, même si les intervenants en risques professionnels se déploient (nous en avons formé plus de mille au Conservatoire national des Arts et Métiers). Mais on peut déplorer qu'il n'existe pas d'école de santé au travail dans notre pays comme cela existe ailleurs. Et puis, il y a le poids des habitudes et le fatalisme qui va avec (« on a toujours fait comme cela »), une certaine invisibilité des risques. La prévention demande d'être organisée selon un mode projet permettant d'associer différents partenaires dans la durée. Il y a trop d'actions ponctuelles et pas suffisamment d'interventions durables. Pour cela, il y a une condition : disposer de données fiables. Ce n'est pas le cas. Les accidents de travail sont massivement sous-déclarés et quand ils le sont, ils ne sont pas correctement analysés. Malgré cela, les données européennes montrent qu'il y a deux fois plus d'accidents de travail en France qu'en moyenne européenne. Les données sur les maladies professionnelles signifient peu de choses pour les raisons évoquées ci-dessus. On ne dispose d'aucun bilan global sur les relations entre le travail et la santé.

L'écart entre les petites et moyennes entreprises, qui représentent 75 % des emplois en France et les grandes entreprises, sur les questions de santé au travail, est à prendre en compte. Les grandes entreprises sont mieux armées, elles ont des moyens pour traiter ces questions. Leur influence dépasse leur propre cadre, puisqu'elles touchent aussi leurs sous-traitants. Mais le cas des TPE-PME reste une vraie difficulté, il est encore compliqué de les toucher. À l'heure actuelle, quand une PME voit passer au cours du même mois la médecine du travail, la Caisse d'assurance retraite et de santé au travail, l'Inspection du travail, l'Agence régionale des conditions de travail, le chef d'entreprise n'y comprend rien.

En 2005, le premier plan santé-travail a été publié. C'était la première fois que l'État sortait d'une posture « la santé au travail, c'est la responsabilité des employeurs » pour proposer les axes d'une politique partagée. Préparé par la direction générale du travail dirigée à l'époque par Jean-Denis Combrexelle avec l'appui de la direction générale de la santé que je dirigeais alors, ce premier plan était une réponse à la condamnation de l'État par le Conseil d'État sur l'affaire de l'amiante. Aujourd'hui, nous en sommes au quatrième. Sur le plan des principes, ce plan est bien construit et clair. Mais il en reste au niveau des principes. Les compétences qualitatives et quantitatives nécessaires pour répondre aux besoins de prévention et les ressources à mobiliser ne sont pas précisées. Les actions à mener sont en général pertinentes, mais le plan n'indique pas qui a la responsabilité de les conduire.

Y a-t-il des motifs d'espoir ? Je le crois. D'abord, on réalise de plus en plus que le lien entre le travail et la santé s'est inversé. En 1945, un travailleur malade était considéré comme un travailleur inutile pour la reconstruction du pays. L'idée forte a été de placer des médecins au contact des entreprises. On demandait donc à la santé de créer de la force de travail. Aujourd'hui, on demande au travail de créer du bien-être et de la santé. Ce renversement a été progressif, il n'est pas toujours perçu, mais il est à l'œuvre.

Il est urgent en effet de changer de paradigme en faveur d'une approche positive du travail, alliant bien-être au travail et performance des entreprises, dans une culture fondée sur l'excellence et le dialogue. Il faut faire glisser le système de la seule obligation vers le triptyque intérêt-obligation-efficacité.

Ensuite, jusqu'à présent, les moteurs de la prévention étaient extérieurs aux entreprises : le médecin, le juge, l'inspecteur, le contrôleur, l'assureur, etc. Donc, la prévention était perçue comme une obligation, une contrainte déconnectée des réalités des entreprises. En réalité, la santé au travail est enfermée dans une triple vision médicale, juridique et technique. En 2008, à la demande des ministres du Travail et de l'Enseignement supérieur, j'ai mené une mission sur la formation en santé au travail des futurs ingénieurs et managers. Car la prévention, ce n'est pas juste une affaire de médecins ou d'experts. Elle se gagne ou se perd sur le terrain. Donc, les managers en sont des acteurs importants, mais ils n'en ont pas conscience. On leur enseigne surtout des outils de reporting pour contrôler de l'activité de leurs collaborateurs. La France est un pays de méfiance où on passe son temps à contrôler, à surveiller les autres. En 2012, le rapport de Louis Gallois sur la compétitivité de l'industrie française mettait d'ailleurs en avant que l'encadrement en France est plus dense qu'en Allemagne. L'idée que les managers sont des acteurs de prévention progresse.

D'autres évolutions favorables sont à l'œuvre. On note une convergence entre les mouvements en faveur de la responsabilité sociale des entreprises et l'exigence de qualité de vie au travail. Cette dernière est devenue un facteur d'attractivité des talents et de réputation, ce qui devient des éléments dans la chaîne des valeurs produites.

Enfin, alors que le discours ambiant sur le travail met surtout de l'avant les atteintes à la santé qu'il peut provoquer, il est temps de reconnaître que le travail comporte aussi des facteurs de protection sanitaire, ce que montre *a contrario* le fait que le chômage soit un facteur de risque de maladie et de mortalité. On pense souvent que les conséquences sanitaires du chômage sont avant tout psychologiques. Mais plusieurs études épidémiologiques ont montré que, dans les cinq ans qui suivent la survenue du chômage, le risque annuel de décès d'un homme chômeur était environ trois fois celui d'un actif occupé du même âge et deux fois pour les femmes chômeuses. Les causes de décès sont aussi des maladies organiques. L'appauvrissement, la réduction du niveau d'activité physique, l'augmentation de la consommation de tabac et d'alcool et une moindre consommation de fruits et de légumes sont des explications de ces excès de cancers et de maladies cardiovasculaires. Quelques équipes universitaires de médecine du travail émergent avec des praticiens ayant une solide compétence scientifique, comme le professeur Alexis Descatha à la faculté de médecine d'Angers, vont œuvrer à changer son image et à renforcer son attractivité.

Donc, la relation travail – santé n'est pas purement négative. Nos dispositifs, excessivement orientés vers la réparation et l'obligation de moyens, doivent être réorientés vers la prévention et l'obligation de résultat. Pour les employeurs, la santé au travail est surtout un monde de dépenses improductives, des cotisations opaques et un océan d'obligations réglementaires. Investir dans la santé n'est pas perçu comme un facteur de productivité ou un levier managérial. Or, de nombreuses études françaises et internationales montrent que c'est faux. Chaque euro investi en santé au travail peut en rapporter plusieurs à relativement court terme. La prévention bien faite rapporte et en termes sanitaires et en termes économiques.

La pandémie de **covid-19** a accéléré des évolutions préexistantes, notamment le télétravail, mais elle correspond aussi à une rupture sociétale. Cette pandémie meurtrière est associée à de nombreux autres facteurs anxiogènes amplifiés par les réseaux sociaux et les fake news : catastrophes naturelles, canicules, incendies, sécheresses, tornades, perturbations climatiques, perte de biodiversité, guerres, menace nucléaire, inflation, pénuries énergétiques. Tout ceci crée un climat anxiogène et de multiples incertitudes qui conduisent à reconsidérer les priorités de vie, ce qui se manifeste notamment par un nombre de démissions qui n'a jamais été aussi fort et un mouvement de fuite des grandes villes. De ce point de vue, les entreprises doivent aussi se comprendre comme des lieux de sécurisation sociale.

Dans un certain nombre de métiers, le télétravail a atteint un point de non-retour. Il comporte des avantages : gain de temps de transport ; meilleure articulation entre la vie professionnelle et la vie personnelle ; réduction des émissions de polluants. Mais il n'est pas sans inconvénient : perte du collectif de travail ; isolement ; sédentarité ; difficulté à se déconnecter avec parfois une véritable situation d'addiction. La question importante est que l'on ne peut pas encadrer le télétravail comme on le fait en présentiel. Les managers n'ont pas encore été formés pour s'adapter à cette nouvelle organisation du travail.

Fondamentalement, il existe deux grands territoires de santé publique : l'**école** et l'entreprise. La santé scolaire est en déshérence, la santé au travail se transforme et se modernise, mais les résultats ne sont pas encore à la hauteur des ressources, des moyens et des compétences. Les entreprises doivent être aidées pour investir le champ de la santé. Il est nécessaire de sortir de la vision monofactorielle de la maladie et d'adopter une vision globale de la santé au travail. Il faut la considérer comme un investissement et non une dépense improductive.

Climat : la plus grande menace pour l'humanité

La cause est entendue. Les négationnistes ont alimenté le doute, et sur la réalité du réchauffement climatique, et sur le fait que ce sont les activités humaines qui en sont le premier responsable. Ils continuent de le faire, ils ont réussi à gagner du temps, mais les faits sont incontestables : la concentration de CO_2 dans l'atmosphère n'a jamais été aussi élevée depuis 800 000 ans. Le changement climatique peut être considéré comme la plus grande des menaces globales existantes pour la santé publique. Pourquoi et que faire ?

Les conséquences sanitaires d'un réchauffement excessif sont bien cernées pour certaines d'entre elles : maladies infectieuses, notamment celles qui sont transmises par les moustiques ; canicules, inondations, sécheresses et tempêtes ; déplacements de population ; élévation du niveau des océans (150 millions de personnes vivent à moins d'un mètre au-dessus du niveau actuel) ; troubles psychologiques (anxiété, détresse psychologique) et sociaux. Il n'est pas sûr que tous les impacts potentiels aient été identifiés.

Toute la question est de savoir ce qu'il faudrait faire pour limiter les impacts attendus. C'est loin d'être facile. Pour la première fois de son histoire, l'humanité, à l'échelle globale, fait face à une nouvelle situation décisionnelle. Jusqu'à présent, c'étaient les succès ou les erreurs du passé qui venaient justifier et légitimer les décisions engageant les populations. Avec la question climatique, c'est le futur modélisé qui est convoqué pour que les décideurs prennent des décisions aujourd'hui au nom des risques et des bénéfices qui ne seront ni immédiats ni certains. Il y a une inversion des rapports au temps. Ce qui est passé est tangible. Le futur, lui, est plus ou moins indéterminé. Comment en faire un principe d'action ?

C'est une situation qu'Isaac Asimov (1920-1992) avait envisagée dans sa trilogie *Fondation*[1], dans laquelle un groupe de « psychohistoriens » s'organise pour éviter l'effondrement de l'humanité que les modèles prévoyaient à l'échelle de quelques milliers d'années. Dans ce chef-d'œuvre fondateur – c'est le cas de le dire – de la science-fiction, ce qu'il y avait de remarquable, c'est que l'avenir n'était pas prédit de façon déterministe, mais probabiliste et que, dès lors, différents scénarios étaient possibles et envisagés.

Quand on s'intéresse aux risques de la modernité, c'est-à-dire pour reprendre la formule simple et forte d'**Ulrich Beck** « ce qui n'est pas encore survenu, mais qui pourrait survenir et qui motive l'action », la question du climat est un cas d'école.

Il y a de quoi être pessimiste dans cette conjoncture. Demander des efforts maintenant, impliquant parfois de renoncer à certains des éléments de confort

[1] Asimov I. *Trilogie de la Fondation.* Pocket, 1998.

qui sont considérés comme des acquis intangibles, au nom d'un bénéfice éventuel et lointain, va se heurter à des obstacles importants. Il va falloir dépasser l'ignorance (« c'est quoi tout ce foin pour 1,5 °C dans 30 ans ! »), le scepticisme (« on verra bien »), l'optimisme (« on trouvera des solutions techniques »), le fatalisme (« même si les émissions de gaz à effet de serre étaient de zéro dès maintenant, le climat changera ») ; l'égoïsme (« à mon niveau, ce que je peux faire, c'est epsilon au regard de l'ampleur du problème, alors autant ne rien changer), la défausse (« la Chine est responsable des deux tiers de l'augmentation des émissions de CO_2 depuis 2 000 »), le nationalisme (« l'Occident a créé le problème, c'est maintenant le tour des pays tenus à l'écart du développement jusqu'à présent d'en profiter »), le court-termisme (« ce n'est pas un bénéfice dans 30 ans qui me fera réélire demain »), le fatalisme (« de toute façon, c'est trop tard »).

L'humain est un animal qui vise avant tout la satisfaction, écrivait Michel Crozier[1], une satisfaction immédiate. Cela a fait son succès comme espèce, mais cela pourrait bien le perdre. Les dirigeants politiques sont évalués par l'électorat tous les quatre ou cinq ans dans les régimes démocratiques. Les régimes dictatoriaux n'ont pas ce souci, mais leur satisfaction est de rattraper la puissance occidentale. Les dirigeants d'entreprises sont, eux, évalués quasiment en permanence par les indicateurs boursiers. Difficile de construire une stratégie sur le moyen ou long terme dans ce contexte.

Un autre obstacle est que le nombre d'acteurs à mobiliser est considérable. Leur puissance, leur contribution aux émissions de gaz à effet de serre, l'étendue de leurs responsabilités sont variables. La limitation des émissions des gaz à effet de serre vient heurter des intérêts économiques puissants. Seule une mobilisation internationale et intersectorielle peut réussir, mais les pays du nord et du sud, comme les différents secteurs économiques, ont des intérêts divergents. Au nom de quoi demander aux pays du sud de renoncer à leur développement ? Or, celui-ci demande actuellement de recourir encore un certain temps aux énergies fossiles.

Autre question : est-il juste de mobiliser des ressources pour contrer ce qui est, en l'état actuel, des hypothèses ? Ne vaudrait-il pas mieux les utiliser pour soigner les malades d'aujourd'hui ? Aucun débat n'a été organisé pour répondre à ces questions complexes. Comment trouver l'équilibre entre la lutte contre les dangers actuels et les dangers futurs, qui sont des risques ?

À part la science et la raison qui ne sont pas des facteurs puissants d'influence des **décisions** politiques, quels sont les motifs d'espérer ?

Le premier est la place particulière de la valeur santé. Plus les impacts sanitaires seront tangibles, plus la pression d'action sera forte. L'approche politico-économico-énergétique qui prévaut a peu de chance de déboucher sur des décisions efficaces, tant les intérêts sur ces plans sont divergents. Sur les

---

[1] Crozier M. Friedberg E. *L'acteur et le système. Les contraintes de l'action collective.* Seuil, 2014.

questions de survie de l'espèce humaine, un consensus pourrait être plus facilement obtenu. Mais il est bien possible que, quand les impacts seront avérés, il soit trop tard pour les prévenir.

L'accord de Paris obtenu par la COP21 en 2015 ne répond pas à cette question. On note cependant que, la protection de la santé face aux menaces climatiques est inscrite au cœur de l'accord qui reconnaît « l'intérêt social, économique et environnemental des mesures d'atténuation volontaires et leurs retombées bénéfiques sur l'adaptation, la santé et le développement durable ». De ce point de vue, on peut considérer que l'Accord de Paris est le plus grand accord de santé publique de tous les temps.

Certes, qu'il s'agisse des plafonds d'émission de gaz à effet de serre ou du prix du carbone, les engagements restent encore flous. Mais la communauté internationale s'est placée sous une obligation de résultat : celui de maintenir l'augmentation de la température à « bien moins de 2°C ». Cet engagement unanime qui est juridiquement contraignant (quoique non assorti de sanctions) s'accompagne d'un dispositif transparent pour mesurer la contribution de chaque pays à l'atteinte de cet objectif. Une hausse ne dépassant pas 1,5°C implique une réduction de 70 % des émissions de gaz à effet de serre d'ici la deuxième moitié du siècle.

Une telle volonté va à l'encontre d'une stratégie fondée sur la notion d'adaptation, qui est une notion ambiguë et quelque peu fataliste. En clair : « laissons le climat changer et organisons-nous pour que l'impact du changement soit limité ». Une conséquence de cette stratégie est de renoncer à toute action globale et coordonnée. C'est à chacun à son niveau de trouver la parade en fonction de la réalité de la menace et de ses ressources. Aucun changement structurel n'est nécessaire ni de renoncer au productivisme ni de modifier l'organisation économique et énergétique. Après tout, il suffit d'évacuer les populations menacées par la hausse du niveau des mers et le problème sera résolu. Je caricature à dessein, mais c'est cela dont le mot d'ordre d'adaptation est porteur. Il y a une question éthique à menacer la vie des générations futures en leur préconisant de « s'adapter ». Mais sur le plan politique, cette stratégie « douce » est bien sûr tentante. Des mesures d'adaptation, c'est-à-dire de prévention, sont bien sûr indiquées. Mais elles ne peuvent pas suffire pour faire face efficacement à la menace.

De façon intéressante, l'accord de Paris souligne que les actions de réduction des émissions carbonées induiront dans tous les cas de figure des bénéfices sanitaires tangibles. Peut-être y-a-t-il là une piste stratégique : ne rien contraindre au nom d'un bénéfice qui dépasse l'horizon d'une génération, mais justifier les mesures par des diminutions des risques qui, comme ceux de la pollution atmosphérique ou d'un aménagement du territoire favorable à l'activité physique, procureront des améliorations relativement rapidement. La révolte des « Gilets jaunes » a montré que, si on ne réfléchit pas en amont à l'acceptabilité des mesures proposées, on peut créer des situations insurrectionnelles.

Une **stratégie d'intervention** justifiée par des cobénéfices a plus de chances d'être acceptée qu'une stratégie contraignante, y compris sur le plan fiscal. En réalité, lutter contre les maladies actuelles et prévenir les risques du futur ne sont pas antinomique. On pourrait imaginer une stratégie du « zéro regret » privilégiant les investissements qui seront bénéfiques de toute façon, réchauffement climatique ou pas.

Comme pour l'approche « **Une seule santé** », le recours à la **justice** peut aussi être un levier qu'il s'agisse d'obtenir une répartition juste des bénéfices et des obligations, de la prise en compte de l'ensemble des intérêts en jeu dans les processus décisionnels ou d'obtenir des responsables qu'ils indemnisent les territoires ou les personnes lésées.

En renouvelant l'argumentaire pour les décideurs et les populations, on garderait le but fondamental d'arrêter de faire comme si la planète était exclusivement au service des humains, tout en mettant en marche une dynamique concrète.

Pendant longtemps, le climat a été une préoccupation première dans les sociétés, tant il était déterminant pour la puissance des pays, notamment en raison de son rôle sur la production des aliments. À partir du XIXe siècle, les innovations technologiques ont permis de s'affranchir des caprices du climat. Le sujet est passé au deuxième plan. On a cru un peu vite que les fluctuations climatiques étaient des épiphénomènes. À l'heure de l'**anthropocène**, les conséquences systémiques des modifications en cours nous forcent à changer de regard et à agir, faute de quoi nous retrouverons un état d'insécurité dont on s'est imprudemment dit que l'humain en était sorti.

Canicules : la faiblesse de la santé publique révélée

Mon pire souvenir des années que j'ai passées au ministère de la Santé. Il se trouve que je suis le premier à avoir émis un signal d'alerte en août 2003, la Commission d'enquête de l'Assemblée nationale m'en a donné acte.

Je n'en tire aucune gloire parce que, si je savais comme tous les épidémiologistes que les chaleurs extrêmes sont un facteur de risque, je n'ai à aucun moment imaginé que cet épisode ferait 19 000 morts en France, 35 000 en Europe. Où en est-on aujourd'hui, alors que le réchauffement climatique va augmenter la fréquence des épisodes caniculaires ?

Je reviens sur la crise de 2003, pour faire comprendre les enjeux de la prévention des impacts sanitaires des canicules. La veille de mon départ en vacances, le 6 août 2003, alors que j'étais conseiller technique du ministre de la Santé, **Jean-François Mattei**, la **direction générale de la santé** (DGS) m'a informé de l'arrivée d'un épisode de chaleur et de pollution atmosphérique. Elle me propose de faire un communiqué de presse centré sur les mesures de prévention à adopter en cas de pic de pollution. J'ai donné l'autorisation de le publier en indiquant par écrit que l'information devait également comporter des conseils pour prévenir les risques de la grande chaleur. À vrai dire, mon principal souci à l'époque était qu'il y avait une épidémie de légionellose à Montpellier. Mais on a su a posteriori que, lorsque j'ai quitté Paris, le 7 août, il y avait déjà 4 000 décès en excès...

Les jours qui ont suivi ont été d'une grande confusion que j'ai découverte à mon retour à Paris, le 19 août, quand le ministre m'a demandé d'interrompre mes vacances et aussi dans les rapports parlementaires ainsi que dans le livre[1] de **Lucien Abenhaim**. Absence d'informations sur les décès quotidiens, faute d'un système d'information, instruction donnée aux Sapeurs-pompiers de Paris de ne pas mentionner une mortalité anormale, alors que, logiquement, ce sont eux qui les premiers l'ont constatée, difficultés de coordination entre la DGS et la direction de l'hospitalisation et de l'organisation des soins. Si bien que ce sont les journalistes, notamment Marc Payet, au *Parisien* qui vont mener les enquêtes sur le terrain.

Au sommet de l'État, le mot d'ordre était de ne pas inquiéter les Français en vacances. D'où un décalage entre la réalité et le contenu des messages délivrés par les autorités. Face à une énorme pression médiatique, le ministre Mattei se défend en indiquant dans une interview à la radio que la DGS ne lui a pas communiqué les informations sur l'ampleur du problème. Injustement mis en cause, Lucien Abenhaim, le directeur général de la santé, démissionne.

À mon retour à Paris, le ministre m'a demandé de prendre la responsabilité de la DGS. C'était un cas de conscience compte tenu des liens amicaux que j'ai avec **Lucien Abenhaim**. Après une certaine hésitation, j'ai accepté, avec deux idées en tête. D'une part, ne pas laisser Lucien Abenhaim et la DGS être les boucs émissaires d'une défaillance qui était systémique. D'autre part, mettre en chantier des plans de réponse aux situations d'urgence de sécurité sanitaire dont le ministère était dépourvu. C'est ainsi que je fus nommé en Conseil des ministres directeur général de la santé le 21 août 2003.

J'ai alors reçu une lettre de mission qui me chargeait de préparer des plans de réponses aux situations d'urgences sanitaires, notamment celles d'origine météorologique (pics de chaleur, vagues de froid, inondations, tempêtes, etc.). La préparation du plan canicule a permis de montrer les deux principales erreurs commises lors du terrible épisode de 2003. La première était d'avoir considéré qu'il s'agissait d'un problème d'insuffisances de moyens aux urgences hospitalières. Il y avait là une erreur d'analyse de signal : en réalité, les trois quarts des décès étaient survenus au domicile. La canicule n'est pas un risque qu'il faut prendre depuis l'hôpital. Quand les malades, souvent âgés et porteurs de maladies chroniques, arrivent à l'hôpital, c'est trop tard. Il faut pouvoir agir en amont, car le délai entre la chaleur et le décès est bref.

La seconde erreur était que l'essentiel de la vive controverse pendant tout le mois d'août 2003 avait porté sur les estimations divergentes du nombre de décès. En fait, tout le monde avait tort. Même les plus alarmistes étaient bien en dessous de la réalité. Mais la vraie question n'était pas celle du nombre de

---

[1] Abenhaim L. *Canicules*. Fayard, 2003.

décès, aussi élevé soit-il. Quand bien même aurait-on disposé de données épidémiologiques fiables, rien n'était prévu pour coordonner les très nombreux services et professionnels qu'il faut mobiliser pour éviter que les personnes ne meurent de coup de chaleur ou de déshydratation à leur domicile. L'élaboration du plan canicule a bien montré la complexité de l'organisation à mettre en place et a permis de comprendre que celle-ci ne pouvait pas s'improviser. Ainsi, pour que les personnes vulnérables puissent se faire connaître volontairement dans leur mairie pour être surveillées et accompagnées en cas de canicule, il a fallu un article de loi pour autoriser la création d'un tel fichier.

Or, les sources de vulnérabilité sont nombreuses. S'agissant des canicules, des mesures de prévention s'imposent pour les personnes âgées à domicile comme en institution, les personnes malades du cœur, des poumons, des vaisseaux, du cerveau (démences), des reins, ou encore les malades du diabète. On sait aussi que la consommation d'alcool et les médicaments psychotropes sont des facteurs aggravants. Il ne s'agit pas de quelques milliers de personnes, mais de dizaines de millions !

Par ailleurs, l'Institut de Veille sanitaire, aujourd'hui Santé publique France, a considérablement renforcé ses outils de surveillance de la santé en temps réel. L'ensemble de ces dispositifs a montré son efficacité lors des épisodes de canicule suivants. Ainsi, quand une nouvelle canicule est survenue en juillet 2006, le nombre de décès excédentaires attendus était de 6 500. Le nombre de décès observés a été de l'ordre de 2 000. Cette année-là, le plan canicule a donc sauvé environ 4 500 vies. Même si ce n'est pas parfait, c'est appréciable. Mais les efforts de prévention doivent être poursuivis.

En réalité, ce que ce drame a révélé, c'est la faiblesse de l'organisation de la santé publique dans notre pays. C'est ce que devait corriger la **loi relative à la politique de santé publique** qui, après bien des vicissitudes, a été promulguée en 2004.

Dans son discours de présentation du projet devant l'Assemblée nationale en octobre 2003, le ministre **Mattei** disait : « Les dispositions de ce projet de loi doivent contribuer à éviter que de tels drames se reproduisent. En effet, si l'ensemble des conséquences de cette canicule [...] pouvait difficilement être anticipé, il n'en reste pas moins que notre système de santé publique souffre de faiblesses structurelles profondes, sur lesquelles je n'ai pas cessé d'appeler l'attention depuis que je suis ministre et, auparavant, sur ces bancs, comme parlementaire. Ma première analyse de ces événements dramatiques est qu'ils ont brutalement mis en lumière, en quelques jours, la plupart de ces faiblesses. »

Il faut des défaites de santé publique, comme il faut des défaites militaires, pour que le pays se ressaisisse. L'anticipation, la proactivité ne sont pas les points forts de notre gouvernance. Tant qu'il en sera ainsi, nos résultats ne seront pas à la hauteur des compétences et des moyens dont nous disposons.

Ainsi, non seulement les canicules préfigurent les risques systémiques de l'**anthropocène**, mais elles révèlent aussi les forces et les faiblesses de notre organisation face aux risques.

Pollution atmosphérique : risque individuel faible, mais populationnel fort

J'ai consacré une bonne partie de mes travaux de recherche à l'étude des effets de la pollution atmosphérique sur la santé. Au départ, cela s'est fait à mon corps défendant. Je participais en 1986 avec madame **Ruth Ferry** qui dirigeait l'Observatoire régional de la santé d'Île-de-France, que je venais d'intégrer à une réunion au Conseil régional au cours de laquelle nous avons reçu la commande d'étudier l'impact de la pollution atmosphérique externe sur la santé des Franciliens. Les élus étaient sollicités pour subventionner Airparif, l'organisme chargé de surveiller la qualité de l'air dans la région. Pour les élus, une telle subvention ne se justifiait que si la pollution atmosphérique était un facteur de risque pour la santé.

En sortant du Conseil régional, je me souviens d'avoir dit à madame Ferry : « c'est quand même dommage, la première étude épidémiologique que je vais faire à ORS ne va rien donner ». Au Québec, mon professeur de santé environnementale nous avait enseigné que la pollution atmosphérique n'était plus un problème de santé publique. Consciencieusement, j'ai fait une revue de la littérature. Toutes les études épidémiologiques utilisant un protocole classique étaient négatives. Mais des épidémiologistes américains avaient utilisé une nouvelle approche issue des sciences économiques. Elle consistait à mettre en relation des séries temporelles d'indicateurs de pollution avec des séries temporelles de mortalité journalière. Et ces études montraient qu'il existait une relation entre les deux séries. Quand la pollution augmentait, la mortalité augmentait avec quelques jours de décalage. C'est cette approche que j'ai retenue pour réaliser l'étude « Erpurs » pour Évaluation des Risques de la Pollution urbaine sur la Santé. Les résultats étaient analogues à ceux de nos collègues américains. Airparif avait gagné sa subvention.

Je n'en étais pas conscient à l'époque, mais les risques sanitaires de la pollution atmosphérique forment un bon cas d'école pour comprendre les enjeux actuels de la relation entre la santé et l'**environnement** et les risques de la modernité.

Il faut d'abord rappeler les progrès obtenus. Les niveaux de concentration des principaux polluants mesurés n'ont rien à voir avec ce qu'ils étaient il y 60 ans : ils ont été divisés par 100 ou par 1 000. Il s'ensuit que les risques sanitaires ne sont plus tant ceux créés par les pics de pollution (notion devenue abusive) que par les expositions prolongées à de faibles doses de multiples polluants. Or, il est plus facile de se mobiliser contre un ennemi visible (situation accidentelle avec de grands épisodes de pollution) que contre un ennemi insidieux (la pollution chronique) qui distille ses victimes au compte-gouttes. De très nombreux risques atmosphériques, alimentaires ou hydriques entrent aujourd'hui dans cette dernière catégorie.

Ensuite, autre caractéristique qui joue sur la **perception des risques**. Au niveau individuel, lorsque les niveaux de pollution augmentent, les risques (principalement cardiaques et pulmonaires) s'accroissent faiblement, de quelques pour cent. C'est pour cela que, lors de la publication des résultats de l'étude Erpurs qui ont eu un grand retentissement médiatique, les pneumologues étaient sceptiques. « J'attends qu'on me donne le nom des malades » disaient certains, témoignant d'une totale inculture épidémiologique. Ils ne voyaient pas cela dans leur service. Évidemment, sur quelques dizaines ou même de centaines de patients, les risques étaient indétectables. Mais la population étudiée dans l'étude Erpurs était de 7 millions de Franciliens. Ce faible risque individuel se traduisait par des milliers de décès et des dizaines de milliers d'hospitalisations par an. Cela montre qu'en santé publique, il faut prendre en compte le risque individuel et le risque populationnel.

Enfin, ces résultats ont été confirmés depuis par des centaines d'études dans toutes les parties du monde. Le fait que cette relation était causale et n'était pas une simple coïncidence a été confirmé quelques années après lorsque j'étais délégué général de l'Association pour la Prévention de la Pollution atmosphérique. J'ai réuni un groupe de médecins, de toxicologues, de statisticiens et d'épidémiologistes. Nous avons conclu à la causalité et l'article qui en donnait les raisons a été accepté dans une revue scientifique américaine. L'Organisation mondiale de la Santé (OMS) a conclu dans le même sens en soulignant que neuf personnes sur dix dans le monde respirent un air qui met en danger la santé.

Depuis ces travaux des années 1990 et du début du XXIe siècle, la problématique de la pollution atmosphérique s'est enrichie d'une triple façon. D'abord, en distinguant mieux les effets à court terme et les effets à long terme. Ensuite, on a commencé à s'intéresser à la pollution à l'intérieur des locaux. Enfin, il y a un lien entre la qualité de l'air et le réchauffement climatique.

Les études de type Erpurs s'intéressaient aux complications à court terme pour des personnes (en général déjà fragilisées) quand le niveau des polluants augmente. Mais il y a un autre aspect qui est lié au fait d'être exposé quotidiennement ou presque à des polluants de l'atmosphère. On sait aujourd'hui que, même pour de faibles doses, même quand les valeurs recommandées pour les seuils d'alerte ne sont pas dépassées, cela a des impacts à long terme pour augmenter les risques de maladies chroniques, comme l'asthme, les maladies des artères coronaires du cœur ou certains cancers. La pollution atmosphérique doit être considérée comme contributive à de nombreuses complications de maladies chroniques. Ceci est rarement pris en compte et il en résulte une sous-estimation de l'impact sanitaire réel de la pollution atmosphérique. Il s'ensuit que le fardeau sanitaire lié à la pollution atmosphérique est plus lié à la pollution de fond qu'aux épisodes temporaires d'augmentation des concentrations de polluants.

L'OMS estime que le fardeau sanitaire de la pollution atmosphérique est de 7 millions de décès par an dans le monde. Elle pointe que la pollution intérieure aux locaux a une responsabilité plus grande que la pollution extérieure. Les pays en développement, tout particulièrement en Asie, sont plus touchés que les pays développés. La quantité de polluants reçus par la voie atmosphérique et donc le risque sanitaire dépend de la concentration de ces polluants, mais aussi du temps que nous passons dans les différents environnements : milieu extérieur, milieu de transport, mais aussi environnements intérieurs : habitat, établissements recevant du public, milieu de travail. Or, nous passons 80 % de notre temps à l'intérieur. Donc, c'est là que nous sommes le plus en contact avec les polluants de l'air avec parfois des concentrations qui peuvent être supérieures à celles de l'air extérieur. Les polluants intérieurs sont en partie les mêmes que les polluants extérieurs, car les frontières ne sont pas étanches. Mais il y a aussi des polluants spécifiques liés aux combustions (cuisines, cheminées, tabac, bougies), aux matériaux d'ameublement, aux peintures, aux produits ménagers, aux animaux de compagnie. Les modes de chauffage, de ventilation et de climatisation jouent beaucoup sur les niveaux de concentration des polluants.

Le cadre réglementaire applicable n'est pas le même dans les deux compartiments, de même que les solutions. La ventilation des locaux est un enjeu aussi important que l'assainissement de l'eau au XIXe siècle, le professeur Antoine Flahault a raison de le rappeler sans cesse. C'est d'autant plus important que nous connaissons une épidémie d'**allergies** et que le rôle de la transmission aéroportée du SARS-CoV-2 dans la pandémie de **covid-19** est désormais bien établi. L'action sur les polluants intérieurs doit tenir compte d'un ensemble d'enjeux connexes, notamment la performance énergétique des bâtiments. Plus ils seront isolés et plus l'air intérieur peut être pollué. Il faut donc un cadre stratégique d'action pour faire la balance entre les gains énergétiques et les risques sanitaires.

Sur les liens entre le climat et la pollution de l'air que l'on respire, le point commun est que les combustions des énergies fossiles émettent des polluants respirés, mais aussi des gaz à effet de serre. Elles ont donc un impact local et global. Cela dans les deux sens : les polluants de l'air peuvent modifier l'effet de serre et celui-ci peut influencer la concentration des polluants respirés. En ce sens, les bénéfices de la lutte contre les émissions de gaz à effet de serre ne concernent pas seulement un horizon lointain.

Quelques précisions sont nécessaires sur l'estimation des risques de la pollution atmosphérique, notamment sur la mortalité. Par exemple, on l'a vu, l'OMS affirme que la pollution est responsable de 7 millions de décès annuels dans le monde. Santé publique France estime que le Diesel tue 42 000 personnes chaque année en France. Cette manière de présenter l'impact de la pollution atmosphérique n'est pas tout à fait correcte. Il vaudrait mieux présenter des données de perte d'espérance de vie, mais ce serait moins spectaculaire qu'un nombre de décès. La pollution atmosphérique est toujours une préoccupation pour la santé de la population, mais autant être rigoureux.

D'abord, les maladies associées à une exposition aux polluants de l'air, notamment les particules fines, résultent d'une combinaison de plusieurs autres expositions au premier rang desquels le tabagisme, bien évidemment. Les estimations épidémiologiques en tiennent compte, mais la pollution atmosphérique ne peut pas être présentée comme une cause unique. Ensuite et par conséquent, quand un médecin remplit le certificat de décès qui mentionne obligatoirement sa cause médicale, il ne va pas inscrire « cancer du poumon dû aux particules fines » ou « insuffisance cardiaque due à une exposition prolongée aux fumées de Diesel ». Il n'existe aucun moyen médical de distinguer au niveau individuel un cancer du poumon provoqué par le tabac d'un cancer du poumon induit par des particules d'origine automobile (voire d'une combinaison des deux expositions). Autrement dit, la mortalité due à ces polluants n'est pas comptée cas par cas. C'est le produit d'un calcul statistique qui découle de l'observation épidémiologique des maladies dans les populations.

Ensuite, pour faire ce calcul, on tient compte schématiquement de quatre paramètres : le niveau moyen des polluants avec l'excès de risque de mortalité (à court et long terme) qui lui est associé ; la durée de l'exposition ; la fréquence des maladies concernées ; la taille de la population exposée aux polluants. Un même excès de risque n'a pas le même impact selon que la maladie en cause est fréquente ou rare. La taille de la population exposée est un facteur important pour estimer le risque populationnel. Or, en milieu urbain, la totalité de la population est exposée.

L'automobile n'est pas la seule source de particules fines. Elle représente environ un quart des particules émises et le Diesel en est la source principale. Encore une fois, il faut bien comprendre que ces particules constituent un des facteurs de risques des maladies respiratoires et cardiaques, et non leur cause unique. Il serait en fait plus correct d'écrire que la pollution atmosphérique contribue ou est associée à certaines causes de mortalité.

Enfin, la vraie question de santé publique est de savoir si la réduction de la pollution atmosphérique réduirait la mortalité. Pas autant que ce que les estimations ci-dessus le laissent supposer, mais tout de même de façon claire. Si l'épidémiologie est souvent porteuse de mauvaises nouvelles, cela finit par donner le sentiment que la qualité de l'environnement ne fait que se dégrader. Or, en matière de qualité de l'air, c'est l'inverse qui est constaté, nous l'avons dit. Dès lors, on devrait observer une amélioration de l'état de santé. Et c'est bien le cas. Aux États-Unis, la réduction de la pollution atmosphérique a permis de gagner 0,4 an d'espérance de vie, soit environ 15 % du gain total de l'espérance de vie dans ce pays au cours des vingt dernières années. Une étude en Californie a montré que les gains obtenus par les mesures antipollution drastiques mises en œuvre se sont traduits par une amélioration de la santé pulmonaire de jeunes enfants. Entre 1994 et 2011, les principaux polluants d'origine automobile ont vu leur concentration décroître d'environ 50 %. Parallèlement, chez plus de 2 000 enfants suivis individuellement au cours du temps, les principaux indicateurs de la fonction pulmonaire se sont améliorés chez les garçons comme chez les filles, chez les asthmatiques comme chez les non-asthmatiques. C'est un résultat très important, car une altération de la fonction pulmonaire dans le jeune âge est prédictive de maladies respiratoires et cardiaques graves à l'âge adulte.

Dans l'esprit de beaucoup de personnes, quand tout est dangereux, alors rien ne l'est vraiment et « il faut bien mourir de quelque chose ». Il est donc important de montrer que les efforts de prévention sont payants et mesurables.

Un autre élément intéressant en termes de **stratégie d'intervention** est que le pollueur automobiliste est aussi le plus pollué, il est à la fois victime et coupable. Il n'y a donc pas le méchant pollueur d'un côté et l'innocente victime de l'autre.

Pour diminuer la pollution d'origine automobile en ville, on recommande l'usage des transports alternatifs, comme le vélo. Mais faire un effort physique dans des villes polluées, est-ce une bonne idée ? Plus on fait d'efforts, plus le volume d'air inspiré est important, plus la quantité de polluants inhalés augmente et donc les risques aussi. De surcroît, il existe un risque d'accident. D'un autre côté, faire de l'exercice comporte des bénéfices pour le cœur et la prévention de l'obésité. Comment faire un bilan global ?

Les outils de **modélisation** mathématique permettent de le faire. Ils montrent que, globalement, les gains excèdent les pertes et la pratique du vélo a plus d'avantages que d'inconvénients.

Enfin, ce type de risques met en difficulté les pouvoirs publics dans leur capacité à gérer des questions de sécurité sanitaire éminemment transverses, plurisectorielles et interministérielles. Les responsabilités en matière de risque sanitaire sont tellement fragmentées que la gouvernance des politiques relevant de ce domaine est un casse-tête qui n'a pas fait encore l'objet d'une véritable réflexion organisationnelle. Hormis le niveau européen, ce ne sont pas moins d'une vingtaine de services et d'opérateurs étatiques qui sont impliqués dans la gestion de la pollution atmosphérique. L'évaluation des risques sanitaires est un exercice vain si elle ne s'accompagne d'une véritable politique cohérente dont l'État est dépourvu.

Par exemple, le Diesel n'est pas un carburant intrinsèquement plus dangereux que l'essence. Mais alors qu'il émet plus de particules fines, il a longtemps bénéficié d'un avantage fiscal qui a orienté les trois quarts des acheteurs français vers cette motorisation. Ce faisant, il a créé une surexposition des populations urbaines aux particules fines. Dès 1997, cette situation a été signalée au Premier ministre par la Société française de santé publique dont j'étais le vice-président et le professeur Denis Zmirou, le président, ainsi que par les présidents du Conseil national de l'Ordre des Médecins et de l'Association pour la Prévention de la Pollution atmosphérique. Nous écrivions alors : « À notre avis, il n'est pas raisonnable, dans l'état actuel des technologies, de continuer d'inciter les particuliers à s'équiper en véhicules automobiles utilisant le gazole. L'article 25 de la loi sur l'air et l'utilisation rationnelle de l'énergie, qui concerne la fiscalité des combustibles fossiles, prévoit les critères devant être pris en compte dans les décisions relatives à la fiscalité des carburants. La santé est l'un de ces critères. » Lionel Jospin, Premier ministre, avait alors annoncé un rattrapage fiscal par rapport à l'essence, mais Laurent Fabius y a mis fin en 2000 et le gouvernement de Jean-Pierre Raffarin n'a pas rouvert le dossier.

Les ministères porteurs étaient à l'époque ceux de l'industrie et de l'écologie dans un dispositif dans lequel la santé occupe une place marginale. En faisant du Diesel une question avant tout fiscale, le pouvoir de décision revenait de fait au ministre du Budget. Ceci montre une caractéristique générale de la déficience de l'État français : sa difficulté à organiser un processus de décisions intégrant un ensemble d'acteurs et d'enjeux potentiellement conflictuels et produisant des argumentaires explicites fondés sur une expertise pluraliste.

Faute d'avoir inscrit cette question dans une vision à moyen terme et d'avoir imaginé des compromis négociés, avoir tout misé sur le Diesel a empêché les constructeurs automobiles d'explorer des voies plus innovantes et n'a pas permis d'utiliser au mieux les capacités de raffinage existantes.

Le temps de la prévention est long. Celui de la politique est court, de plus en plus court même. C'est dans ce hiatus que les risques de la modernité peuvent prospérer.

Amiante : une catastrophe entièrement évitable

Mon père est mort d'un mésothéliome, un cancer dont l'amiante est la seule cause connue, comme sa mère. Dans son atelier de tailleur, il y avait des tissus amiantés sur lesquels il posait son fer chaud. Ce n'est pas seulement pour cette raison que j'ai créé au Conservatoire national des Arts et Métiers une formation sur la gestion des risques de l'amiante. C'est la plus grande catastrophe de santé au travail de l'après-guerre, une lamentable défaite de la santé publique.

Toutes les erreurs de gestion des risques ont été commises. Le drame de l'amiante a signé un échec collectif assourdissant. À la base, ce matériau n'est pas manufacturé, c'est une fibre naturelle. Excellent isolant et relativement bon marché, il a sauvé des vies, un « matériau-miracle », disait-on. Or, c'est un toxique tellement puissant que les médecins des chantiers navals l'ont identifié dès le début du XXe siècle comme une source de cancers et de fibrose pulmonaire. La démonstration épidémiologique a permis en complément de la médecine d'évaluer le risque dans la population. C'est sir Richard Doll, le chercheur britannique, qui a aussi montré que le tabac est cancérigène, qui a fait l'étude de référence dans les années 1950. Ses observations ont été obtenues grâce à des méthodes originales. L'exposition prolongée à l'amiante multiplie les risques de cancers du poumon et de la plèvre, entre autres, par 15 à 30. Il méritait deux prix Nobel de médecine, l'un pour la révélation de la toxicité du tabac, l'autre pour avoir identifié les dangers de l'amiante. Les outils de mesure de la concentration des fibres d'amiante dans l'air étaient disponibles dans les années 1970, période des premières mesures de restriction de l'usage de l'amiante (1976 pour la France).

Il y avait donc toutes les connaissances et les outils pour gérer le risque, sans même avoir à interdire l'amiante. Sa toxicité est connue, la relation entre les niveaux d'exposition et les risques aussi (comme souvent, certains ont affirmé que l'amiante n'était dangereux qu'à forte dose, ce qui est faux). On sait où l'amiante a été utilisé. On sait mesurer sa concentration dans l'air. On a des équipements de protection collective et individuelle efficaces. Il n'est pas si fréquent que le niveau d'incertitudes soit faible et les outils de prévention disponibles.

L'interdiction ne peut pas être le seul principe de gestion des risques. Je suis toujours réticent à utiliser cette arme, car il vaut mieux gérer sérieusement un risque connu, plutôt que de créer des dangers incertains avec de nouveaux matériaux. Or, il y a des applications qui demandent impérativement une protection contre le feu. S'ils ne sont pas isolés, les freins d'un avion qui atterrit vont provoquer un incendie, de même pour un TGV.

Mais on était dans la culture de l'époque, une totale incompréhension des principes d'actions populationnelles, avec une approche individuelle dominante, une médecine du travail qui n'était pas présente dans le quotidien des entreprises, peu ou pas d'hygiène industrielle, pas de pluricompétences. À la décharge des médecins du travail, il faut dire que la majorité des cancers dus à l'amiante survenait après le départ à la retraite et personne n'avait pensé à prolonger le suivi médical après la cessation d'activité. Par l'approche au cas par cas, on passait à côté de la notion de prévention programmée.

On met de l'avant les collusions et les conflits d'intérêts pour expliquer les retards de la prévention des dangers de l'amiante. Cette explication ne m'a jamais convaincu. Il est possible que des employeurs et leurs représentants, notamment dans le secteur du bâtiment, aient fait pression pour nier ou relativiser les risques. J'ai sous les yeux une reproduction d'une publicité parue en 1976 : elle affirme que l'amiante pourrait être dangereux, comme le CO_2 et le sel de mer ! Il fallait oser… Michel Audiard (1920-1985) aurait ciselé une de ses répliques cultes à ce sujet.

Et alors ? Le problème racine est que le gestionnaire public se soit laissé rouler dans la farine, qu'il ait laissé des intérêts privés distordre la vérité scientifique sans réagir.

Pourquoi ? Directeur général de la santé, j'en discutais avec mon excellent collègue de la direction générale du travail, Jean-Denis Combrexelle. Il m'expliquait que c'était la responsabilité des employeurs et pas celle de l'État. Dès lors que des valeurs réglementaires d'exposition étaient promulguées, il avait rempli sa mission. Je lui disais que je trouvais regrettable que les risques du travail ne soient pas inclus dans le dispositif de sécurité sanitaire.

En 1996, une expertise collective de l'Institut national de la santé et de la recherche médicale dirigée par **Marcel Goldberg** et Denis Hemon a révélé l'ampleur de la catastrophe : 100 000 décès cumulés attendus. Politiquement, c'était devenu intenable. Les usages de l'amiante ont été interdits.

Puis, le juge s'est fâché. D'une part, le Conseil d'État a condamné l'État pour « carence fautive en matière de prévention des risques ». Conséquence : l'État devra indemniser les victimes de l'amiante. Triste compensation. D'autre part, la Cour de cassation va élargir la notion de faute inexcusable de l'employeur quand celui-ci aurait « dû avoir conscience du danger ». Les dangers de l'amiante étaient de notoriété publique, les employeurs avaient la responsabilité de s'en informer. Ainsi, la quasi-totalité des procès sur ce dossier a qualifié d'inexcusable la faute de l'employeur, ce qui implique une indemnisation des préjudices qui n'est pas forfaitaire, mais basée sur une expertise analysant tous les chefs de préjudice. La Cour ira encore plus loin. Le seul fait d'avoir été exposé à l'amiante créé un préjudice d'anxiété, même si on n'est pas malade.

En revanche, sur le plan pénal, jusque-là, les juges ont conclu à un non-lieu. Comme d'habitude en santé publique, il n'y a ni responsable ni coupable. Il y a seulement des victimes. La **justice** n'est pas armée pour défendre la santé publique.

Finalement, le gouvernement a décidé de créer une agence d'expertise en santé au travail en s'appuyant sur l'Agence française de sécurité sanitaire de l'environnement et en lui ajoutant un T pour faire AFSSET, aujourd'hui intégrée dans l'Agence nationale de sécurité sanitaire. Ce choix était logique, car si les expositions des travailleurs sont généralement plus fortes que dans l'environnement général, on peut avoir des maladies dues à l'amiante parmi les riverains d'anciens sites industriels.

L'ironie tragique de cette histoire, c'est qu'étymologiquement, l'amiante vient du grec *amiantos* qui signifie incorruptible…

3.4. Les populations

La santé est publique parce qu'elle travaille au niveau des populations. Une population, ce n'est pas qu'un agrégat d'individus. C'est un groupe humain avec ses caractéristiques, sa culture, son organisation, son territoire. Il y a donc plusieurs façons de définir les populations auxquelles les actions de santé publique s'adressent. Ce chapitre donne un aperçu des différentes manières dont la santé publique appréhende les populations.

École : la santé scolaire en grande déshérence

Il y a deux territoires « naturels » de santé publique : l'école et l'**entreprise**. Pourquoi ? Parce qu'il s'agit de populations bien définies, faciles à rejoindre, formant une communauté d'intérêts et de risques. Dans ces territoires bien délimités, on peut mettre en œuvre à la fois des services individuels et des actions populationnelles. Les deux vont mal.

La **santé au travail** sort résolument d'un modèle purement médical. Les entreprises sont de plus en plus nombreuses à reconnaître que la santé est un facteur de performance. C'est encore loin d'être généralisé, mais cela progresse.

En revanche, la santé scolaire est en totale déconfiture et c'est grave pour l'avenir des enfants et celui du pays. Et cela n'a rien à voir avec le fait que sa tutelle est le ministère de l'Éducation nationale et non le ministère de la Santé.

En quelques années, le Comité économique, social et environnemental, la Cour des comptes et l'Assemblée nationale ont produit des rapports sur ce sujet. Passons sur le gaspillage des ressources, les mêmes personnes ayant été auditionnées par les trois instances. Je traite ailleurs de l'inorganisation de l'expertise en santé publique. En France, la santé publique a peu de moyens, mais elle produit des rapports.

Les constats sont évidents. Il faut être en bonne santé pour apprendre. L'école est le creuset des **inégalités** sociales et cela vaut pour la réussite scolaire comme pour la santé. Il y a un triple besoin d'éducation à la santé, de **dépistage** quand il est indiqué et d'insertion des enfants malades ou handicapés.

Déjà, il n'y a pas de vision globale des problèmes de santé chez les enfants. Il n'y a que des études ponctuelles. Beaucoup de signes indiquent que la **santé mentale** est chez eux une source première de préoccupation. Notre modèle pédagogique repose avant tout sur la compétition individuelle plus que sur la collaboration. Les enfants sont comme un miroir des difficultés que vivent au quotidien des millions de parents, dont certains se réfugient dans le communautarisme. Ils sont aussi confrontés aux incertitudes qui menacent leur avenir, écologiques, sanitaires, économiques et sociales, au harcèlement, notamment numérique. Plusieurs études indiquent que l'épidémie de **covid-19** a produit un surcroît de troubles du comportement, de stress, de pensées suicidaires, de dépression et d'anxiété.

Face à cela, on met de l'avant un budget annuel non négligeable : 1,3 milliard d'euros qui correspondent à la masse salariale des quelque 900 médecins, 8 000 infirmières, 3 000 assistants sociaux et 7 000 psychologues qui œuvrent en théorie pour la santé des enfants scolarisés. C'est la caricature du mal général dont souffre la santé publique : des moyens presque entièrement alloués aux actions individuelles, très peu sur les programmes de prévention conçus au niveau populationnel.

Résultat : le rapport du député Robin Reda indique que « huit enfants sur dix n'ont jamais vu un médecin scolaire à l'école primaire et quatre enfants sur dix n'ont pas de bilan de santé à l'entrée au collège. La non-réalisation des bilans médicaux et infirmiers pourtant obligatoires est le marqueur le plus significatif de cette performance dégradée. Pour le reste, même si on ne doute pas de l'implication quotidienne des professionnels de santé à l'école avec des missions qui sont, dans les établissements scolaires plus qu'ailleurs, intimement liées au profil des élèves, au climat scolaire et à la situation particulière des territoires, on ne peut que regretter l'absence d'indicateurs et de statistiques sur cette politique publique. »

On en est encore à croire qu'en augmentant le salaire des professionnels du soin, on va augmenter l'attractivité. S'agissant des médecins, il n'y a aucune chance que cela fonctionne. Un tiers des postes de médecins sont vacants et ce n'est pas pour des raisons salariales, mais du fait d'un modèle de pratique désuet. Comme en santé au travail, il faut réserver les médecins pour ce qui requiert leur compétence diagnostique et thérapeutique et les placer là où ils ont des outils modernes de médecine. Et déployer sur le terrain des intervenants de santé publique (ou de santé scolaire, si l'on veut), proches des enseignants et des élèves, formés pour repérer des signaux d'alerte, connaître les ressources disponibles et animer sur le plan sanitaire avec la communauté éducative avec évidemment les enseignants, les infirmiers et les psychologues. Les rectorats doivent être dotés de spécialistes en santé publique pour mettre en place un suivi épidémiologique, identifier les priorités, concevoir des outils de prévention qui seront mis à disposition des intervenants sur le terrain. Un lien avec les Agences régionales de Santé relève du bon sens.

Les constats sont consensuels. Les impacts de la non-prévention sont considérables. Tout le monde se désole, ce qui n'est pas le levier le plus efficace pour progresser.

J'ai un peu honte d'écrire cela, car il suffit de lire des manuels de santé publique en français ou en anglais pour trouver ces idées qui n'ont vraiment rien d'original. C'est de la pratique de santé publique de base. C'est dire à quel point le chemin sera long, alors même qu'il y a une relative urgence.

Enfants : ne pas obérer l'avenir

S'agissant des enfants, il y a le fiasco de la santé à l'école, mais avant l'école, il se passe des choses importantes pour la **santé** et le développement des êtres humains. Quel est le rôle d'une approche de santé publique pour favoriser une croissance harmonieuse, tant sur le plan physique que psychologique ?

Le Fonds des Nations-Unies pour l'Enfance (UNICEF) a promu l'approche « 1 000 premiers jours »[1]. Pourquoi l'UNICEF et pas l'Organisation mondiale de la Santé est une question secondaire. Les trois premières années de la vie (incluant la gestation) sont fascinantes, ce pour quoi elles nous émeuvent tant. Une incroyable transformation dans une totale dépendance. Si cela fonctionne pour une grande proportion d'enfants, c'est que le désir (ou le programme **génétique** ?) de reproduction est un besoin primordial de l'espèce.

À cet âge, tous les facteurs de risque évoqués dans ce livre prennent une importance particulière, tant le fœtus, l'embryon, le nourrisson, le jeune enfant sont vulnérables. Ce qui se passe à cet âge est un déterminant important de la santé à l'âge adulte. L'absence de l'allaitement maternel, le refus des vaccins, l'habitude précoce de consommer du sucre, les expositions aux polluants de l'**environnement**, tous ces facteurs ont des conséquences pour toute la vie.

En 1945, 10 % des enfants mouraient avant un an. Dans les années 2010, un minimum a été atteint avec 0,35 %. Donc, on peut agir. Mais depuis quelques années, ce taux augmente pour atteindre plus de 0,4 %. Ce n'est pas dramatique, mais c'est une alerte. Ce n'est pas qu'une question de qualité des soins obstétricaux et pédiatriques. C'est aussi un indicateur de santé publique qui intègre les facteurs de risque, notamment environnementaux et socio-économiques, donc l'efficacité de la prévention. Sur cet indicateur, la France était au 8e rang mondial en 2000, nous sommes désormais au 30e rang. Par exemple, notre taux de mortalité infantile est le double de celui de la Finlande.

Pour pouvoir s'améliorer, il faudrait connaître les facteurs de risque expliquant la remontée de ce taux ainsi que leur contribution respective. D'ailleurs, quand on analyse finement les données, on constate que c'est la hausse de la mortalité au cours du premier mois de la vie qui explique l'essentiel de l'augmentation récente de la mortalité infantile.

Classiquement, on évoque avant tout les facteurs médicaux, sans prendre en compte les facteurs environnementaux, professionnels et sociaux. Le risque de mortalité infantile est clairement lié au niveau de pauvreté. L'âge de la mère n'est pas en cause, mais, faute d'un registre national, les données disponibles sont parcellaires et ne permettent pas de bâtir un programme de prévention fondé sur des preuves. Le rôle de l'obésité a été évoqué, celui de la prématurité aussi, mais on ne dispose pas d'une cartographie complète du problème. Le risque de mortalité infantile est plus élevé chez les garçons que chez les filles, mais on ne sait pas pourquoi.

Une intervention de santé publique pour le jeune âge est éminemment transectorielle. Elle doit répondre à la fois à l'approche « santé dans toutes les politiques » et à l'approche « **une seule santé** ». La préservation de la santé des parents et des enfants implique des actions sur la médecine, l'obstétrique au premier chef, mais aussi sur les conditions de **travail**, la **nutrition**,

---

[1] https://www.santepubliquefrance.fr/la-sante-a-tout-age/la-sante-a-tout-age/les-1000-premiers-jours

l'environnement, l'urbanisme, les conduites addictives, la promotion de la santé, sans oublier les **vaccins**. La dimension affective et psychologique est fondamentale. La dépendance totale à cet âge entraîne un besoin de sécurisation. Ce sentiment de sécurité va structurer la personnalité à l'âge adulte. Un enfant en stress chronique, victime de violences ou d'événements traumatisants, est un enfant dont le fonctionnement cérébral et hormonal va être modifié, parfois de façon définitive. On sait de surcroît que ces modifications peuvent être transmises à la descendance par des mécanismes épigénétiques.

Tout cela demande d'agir au niveau individuel et au niveau populationnel. Les familles monoparentales ont besoin d'un soutien spécifique de même que les familles pauvres (3 millions d'enfants). Les violences physiques, mentales et sexuelles doivent être repérées et signalées au juge.

La mortalité est un aspect, mais c'est la pointe de l'iceberg. La prématurité stagne, voire est en légère hausse avec un fort gradient social. Il en est de même pour l'obésité. Pour les maladies, la qualité de vie, la **santé mentale** avec ses souffrances, le développement psychomoteur, l'exposition aux polluants, les données sont dispersées, parfois non représentatives et rarement suivies dans la durée avec un chaînage au niveau individuel. Sur un enjeu de cette taille, cette lacune des données est incompréhensible. Sur la santé mentale, des enquêtes récentes montrent qu'un enfant sur huit dans la tranche d'âge 6-11 ans présente un trouble psychologique.

Une préoccupation récente est celle de l'usage des écrans (téléphones mobiles, tablettes, ordinateurs portables, télévision) à des fins ludiques, informationnelles ou éducatives. Les pratiques numériques ont des avantages : une interactivité qui peut être stimulante ; des mises en situation adaptées à chaque jeune en fonction des quizz testant leurs compétences ; une créativité stimulée ; leur portabilité utile, notamment en voyage.

Mais l'utilisation intensive de ces outils, en particulier chez les très jeunes, a de nombreux inconvénients, outre l'accès à des contenus violents ou pornographiques et la facilitation des pratiques de harcèlement : diminution des capacités de concentration et de la durée du sommeil : perte du goût de lire et du sens de l'effort ; troubles de la vision ; diminution de l'activité physique ; grignotage. Les jeux numériques peuvent créer des addictions et menacent l'investissement pour apprendre et développer des interactions sociales. Pour les parents, comme pour les enseignants, il est nécessaire de veiller à un usage raisonné des outils numériques sans céder au mirage de la modernité. Il y a une pédagogie du numérique, une hygiène du numérique, pourrait-on dire, à promouvoir. Le système PEGI (*Pan European Game Information*) est utile pour guider le choix des parents dans le choix des jeux vidéo.

Dans les familles pauvres, avec des logements exigus, des liens familiaux difficiles, des conditions de travail pénibles, des problèmes financiers, il est tentant de mettre les enfants devant des écrans pour les occuper (« c'est mieux que s'ils vont dans la rue »). Cette solution de facilité va creuser les **inégalités** scolaires.

Même en classe, il n'est pas évident que ces outils numériques aient une plus-value. Selon certaines études, ils induisent une activité multitâche qui nuit à l'apprentissage, à la mémoire et à la concentration.

Ainsi, faire grandir des enfants en santé demande des actions d'un grand nombre d'acteurs relevant de l'État, des Collectivités, de la médecine, de l'éducation et du secteur privé lucratif ou non. Les ressources pédiatriques sont insuffisantes pour répondre à cet ensemble de besoins. Dès lors, il est logique de vouloir donner un rôle actif aux parents et aux enseignants. Des outils intéressants existent pour cela[1], même s'ils ne sont pas accessibles aux personnes les plus défavorisées sur les plans économiques et culturels.

Dans ce domaine de la santé publique, comme dans les autres, c'est la question de l'autorité, de la légitimité, de la coordination qui se pose et qui n'est pas vraiment résolue. Je ne vois pas comment cela peut se faire en dehors d'un cadre territorial clairement défini. Le niveau régional peut jouer un rôle de centre de ressources, mais c'est une maille trop grande pour prendre en compte les réalités des situations sur le terrain. On peut discuter du niveau de la métropole, de la commune ou de l'intercommune, mais la véritable question est celle de la présence en nombre suffisant d'acteurs compétents sur le terrain pour accompagner les enfants et les parents.

Femmes : les déesses de la santé

Hygie et Panacée : la prévention et le soin. La mythologie grecque a choisi de placer la santé dans tous ses aspects sous la protection de deux divinités. Les femmes donnent la vie et sans doute, porter neuf mois dans son utérus un nouvel être vivant, puis l'allaiter, prédispose-t-il à un rôle de protection. Ce rôle nourricier devrait justifier une attention toute particulière s'agissant de leur santé. Or, il n'en est rien. Pourquoi ?

Certes, dans la plupart des pays, les femmes vivent en moyenne plus vieilles que les hommes. Pour autant, la santé des femmes n'est pas optimale. Elle est surtout envisagée sous un angle reproductif et biologique, sans que les facteurs de risques liés au statut des femmes dans la société soient considérés.

Ainsi, les femmes sont souvent placées dans un rapport d'infériorité face aux hommes, ce qui se manifeste de façon paroxystique dans les pays où l'accès à l'éducation leur est interdit et où elles ne peuvent pas se vêtir comme elles le souhaitent. Elles ont souvent une double journée de **travail**, même si les tâches ménagères sont aujourd'hui plus équilibrées au sein des ménages. Elles sont en grand nombre dans des métiers pénibles sur les plans physiques et psychiques : agentes de nettoyage, métiers d'aides et de soins, coiffeuses, métiers de la vente, métiers avec des gestes répétitifs, toutes activités qui

[1] Le site clepsy.fr est un bon exemple.

comportent des expositions à des **agents chimiques**, biologiques ou physiques (troubles musculosquelettiques). Elles sont moins bien payées et n'ont pas les mêmes opportunités de carrière que les hommes, d'où une dévalorisation de l'estime de soi. Les stéréotypes ont la vie dure, relayés par les médias : pression sur le poids qui a conduit des femmes qui n'étaient pas obèses à consommer des coupe-faim et du **Mediator** – trois fois sur quatre, c'étaient des femmes qui prenaient ces médicaments – avec leurs risques mortels et leurs bénéfices faibles, voire nuls ; pression esthétique : il est quand même invraisemblable que la femme élue miss France en 2023 ait été insultée parce qu'elle avait les cheveux courts ; pression numérique avec le cyberharcèlement. Les femmes se suicident trois fois plus que les hommes. Elles consomment plus de médicaments psychotropes. Ce n'est évidemment pas à cause des hormones.

Ainsi, indépendamment des maladies spécifiquement féminines, comme l'endométriose, ou des situations particulières comme la prostitution, ou des périodes de vulnérabilité comme la grossesse, les femmes ont des particularités liées à leur positionnement social. Si un tiers des femmes pauvres sont obèses, ce n'est pas parce qu'elles ont plus faim. Leur alimentation est inadéquate du fait de leurs contraintes financières ou professionnelles. Les **violences** dans le couple ou dans l'espace public sont une autre conséquence de ce statut. Quand elles surviennent dans la sphère privée, elles sont le plus souvent sans conséquence judiciaire. Il y a parfois une sorte de fatalité qui conduit les femmes à ne pas se plaindre. Et quand il y a plainte, c'est souvent un long chemin pénible, avec des résultats aléatoires parce qu'on est souvent dans une situation de type « parole contre parole ». Les hommes ont vite compris le risque faible de punition.

Fallait-il inscrire le droit à l'avortement dans la Constitution ? D'un côté, on peut se dire qu'une Constitution a pour finalité première d'organiser la vie politique et non de régler des questions qui relèvent de l'intimité. D'un autre côté, si l'on considère qu'il s'agit d'une liberté fondamentale, comme la liberté de manifester, par exemple, alors on peut en faire un droit de niveau constitutionnel. Cette modification de notre Constitution est la bienvenue.

La spécialité de gynécologie médicale supprimée en 1984 a été rétablie en 2003, le ministre de la Santé, **Jean-François Mattei,** y étant favorable. Cela peut aider à mieux prendre en compte les spécificités des problèmes de santé des femmes qui ne se résument pas à la dimension reproductive. Ce fut un long combat contre la prise de pouvoir masculin sur la santé des femmes.[1] Pour de nombreuses problématiques de santé publique, la **stratégie d'intervention** devrait comporter un volet féminin, notamment pour les femmes enceintes, mais pas que.

Ainsi, le temps est encore loin où les hommes seront des femmes comme les autres.

---

[1] Gompel A. *Gynécologie médicale, une histoire de lutte*. Lavoisier, 2023.

Personnes âgées : l'âge n'est pas le problème

À partir de quel âge est-on considéré comme une personne âgée ? C'est variable, évidemment, ce qui donne à certains un motif d'optimisme et à d'autres une source d'inquiétude. Au-delà des seuils utilisés dans les politiques sociales, je pense qu'on est « âgé » quand on n'est plus capable d'être amoureux. Quels sont les enjeux de santé publique du vieillissement ?

Le vieillissement est une énigme biologique. La plupart de nos cellules sont capables de se reproduire, donc de réparer ce qui doit l'être. Pourquoi, dès lors, arrive inéluctablement un moment ou le « naufrage » du corps nous fait sombrer irrémédiablement. Un peu comme si on était programmé pour procréer et que cette mission étant accomplie, notre programme génétique nous disait au revoir et merci.

L'image dominante du vieillissement est négative. Il est vrai que plus l'âge avancé et plus les problèmes de santé sont fréquents et graves. Il est vrai aussi que ceux qui ont eu une vie difficile, notamment sur le plan professionnel, abordent la vieillesse avec des pertes de chances. Et que le départ en inactivité s'accompagne souvent d'une perte de revenus et de soutiens sociaux. Mais, rassurons-nous un peu, il ne faut pas généraliser. Des études montrent aussi que les seniors ont moins d'inquiétudes pour l'avenir, des motivations moins orientées vers la compétition et plus sur le partage. Avec comme résultat un moindre niveau de stress et une implication familiale et sociale d'où une meilleure estime de soi. La situation est donc contrastée. Il faut à la fois compenser les pertes de qualité de vie et renforcer les aspects positifs de l'avancée en âge.

En soi, le vieillissement n'est pas un problème de santé publique. C'est le vieillissement prématuré qui l'est, de même que la perte des fonctions essentielles de la vie quotidienne. Cette perte peut survenir à tout âge, mais son risque augmente avec l'âge. Le premier enjeu est de savoir si les réponses aux besoins d'aide des personnes âgées, comme des personnes handicapées qui perdent de leur autonomie, sont adaptées aux besoins.

La proportion des personnes âgées d'au moins 60 ans est passée de 17 % en 1980 à 27 % en 2020. Elle devrait atteindre 34 % en 2070. C'est l'état de santé de ces personnes qui détermine leurs besoins de soins et d'aides dans la vie quotidienne. C'est cela qui menace la soutenabilité de la Sécurité sociale. Les personnes âgées de 60 ans ou plus concentrent plus de la moitié des dépenses de santé. Environ 1,5 million d'entre elles vit à domicile avec une perte d'autonomie. À cela s'ajoutent près de 600 000 personnes vivant dans des établissements. Ces chiffres vont nécessairement augmenter dans les années qui viennent, quels que soient les progrès de la médecine[1]. C'est le deuxième enjeu.

---

[1] Libault D. *Grand âge et autonomie*. Rapport, mars 2019.

Troisième enjeu : l'espérance de vie des Français est parmi les plus élevées dans le monde, mais l'espérance de vie en bonne santé est de 67 ans chez les femmes et de 65,6 ans chez les hommes. Plus précisément, à 65 ans, une femme française peut espérer vivre encore près de 23,7 ans, mais 10,6 en bonne santé, contre 16,6 en Suède et 12,4 en Allemagne ou 11,9 au Danemark.

Cette situation reflète un déficit de **prévention**. Sa nécessité est scandée de façon incantatoire par un grand nombre de rapports, sans que les conditions nécessaires à son développement soient correctement traitées et sans d'ailleurs qu'aucun ministre n'ait essayé de le faire depuis **Jean-François Mattei** et ses **lois de santé publique** et d'égalité des droits et des chances pour les personnes handicapées.

La question centrale pour la prévention est celle des causes de la perte d'autonomie. Certaines sont évitables, comme beaucoup de maladies cardiaques, vasculaires, neurologiques, sensorielles ou pulmonaires, ainsi que les chutes (près de 10 000 décès annuels). D'autres ne le sont pas dans l'état actuel des connaissances, comme la maladie d'Alzheimer (encore que le niveau d'éducation et le déficit auditif soient des facteurs de risque). D'autres, encore, le sont partiellement comme l'arthrose.

Il faut se centrer sur les causes évitables, évaluer les **facteurs de risque** sur lesquels on peut agir, les regrouper par grande catégorie (**alimentation**, sédentarité, prévention des chutes, isolement social, déficit de vision et d'audition, logement inadéquat, pour ne citer que les principaux, et pour chacun d'eux, définir une **stratégie d'intervention** précisant : qui peut agir ? Avec quelles compétences nécessaires ? Quelle faisabilité ? Quelle acceptabilité ? Quel financement ?

Cette cartographie des causes, des facteurs de risques et des solutions n'est disponible que partiellement. Dès lors, beaucoup de propositions et d'actions sont faites « au doigt mouillé ». Et domine une approche comptable déconnectée des problèmes de santé vécus par les seniors (pas seulement par eux, d'ailleurs, mais c'est chez eux que la question est la plus forte). L'Organisation mondiale de la Santé (OMS) a proposé une approche ICOPE pour *Integrated care for older people* (soins intégrés pour les seniors) qui rappelle les bases de tout programme de santé publique. L'OMS a identifié cinq capacités intrinsèques qu'elle considère comme essentielles pour prévenir la perte d'autonomie : la mobilité, la mémoire, le sensoriel (vue/audition), l'état nutritionnel et l'humeur.

Il est frappant de constater que les propositions faites ici et là en matière de prévention sont tellement générales et si peu opérationnelles. On parle de renforcer le pilotage de la politique, de la coordination des actions et des acteurs, de conforter le rôle des intervenants et de les former, d'une campagne nationale, de prévenir la iatrogénèse (une vraie question, notamment la iatrogénèse médicamenteuse. Tout cela a sa pertinence, mais le point aveugle est de savoir comment faire en pratique.

C'est une constante dans ce livre et je demande au lecteur qui pourrait être agacé de cette répétition de me pardonner. Mais le problème numéro un de la prévention en France est le manque abyssal de préventeurs sur le terrain. Tant que cela ne sera pas résolu, tout le reste sera des vœux pieux. Et former et déployer un réseau de préventeurs de proximité ne demanderait que quelques années, car les équipes pédagogiques existent pour le faire dans les différents établissements qui enseignent la santé publique.

Dans la démarche recommandée par l'OMS, on n'insiste pas suffisamment sur le fait que les ressources nécessaires pour prévenir la dépendance doivent être organisées sur une base territoriale, la seule qui permet d'articuler correctement les soins médicaux et les services sociaux.

Si bien que la seule proposition de prévention vraiment concrète que l'on entend, tellement facile à imaginer, est un examen médical systématique, sûrement une des interventions les plus coûteuses pour un bénéfice incertain.

Outre la prévention, le deuxième impératif est la simplification du système d'accompagnement et de soin des personnes âgées avec une autonomie limitée. Ce système concentre tous les dysfonctionnements du système de soins : pas d'approche globale des problèmes médicaux, faible articulation entre les différents spécialistes médicaux ou paramédicaux, manque de coordination entre les soins à domicile, à l'hôpital ou en établissement, étanchéité entre le secteur social et celui du soin, complexité des dispositifs d'aides financières. À nouveau, seule une approche territoriale peut résoudre ces difficultés.

Un problème important et bien identifié, celui-là, est le manque d'attractivité des métiers d'aide à domicile. Le mode de tarification des services n'est pas adapté, les conditions de travail sont difficiles avec une forte accidentologie et un absentéisme élevé. Il y a urgence à investir dans la qualité de service, ce qui ne peut passer que par une amélioration des conditions de travail au bénéfice des personnes aidées comme des personnes aidantes, professionnelles ou non. Trop souvent, les établissements d'hébergement sont gérés comme des placements financiers par des groupes internationaux qui cherchent le profit avant la qualité des services. Les témoignages que l'on en a sont accablants.[1]

Une façon de définir les missions de la santé publique est qu'elle est là pour ajouter des ans à la vie et de la qualité de vie aux années. La première mission a fait des progrès indéniables. Pas la seconde.

Personnes handicapées : quelle place dans la société ?

L'Organisation mondiale de la Santé distingue la déficience, l'incapacité et le handicap, ces trois phénomènes se traduisant par des mesures et des indicateurs spécifiques. Le handicap résulte d'une interaction entre une

[1] Castanet V. *Les fossoyeurs*. Fayard, Paris, 2022.

incapacité et un environnement. C'est un désavantage social qui empêche d'assumer un rôle dans la société. Quels sont les problèmes qui se posent pour les personnes handicapées du point de vue de la santé publique ?

Il y a une double question. D'une part, la prévention et le traitement des incapacités, je n'y reviens pas ici. D'autre part, la place qui est donnée aux personnes handicapées à l'école, dans les transports, au travail, dans les sports, les loisirs, bref, dans la société.

La loi de 2005, préparée quand **Jean-François Mattei** était le ministre en charge, reconnaît quatre familles de handicap : moteur, sensoriel, cognitif, psychique, et concerne également les personnes à mobilité réduite, y compris de manière temporaire. Elle parle de « restriction de participation à la vie en société ». La distinction entre incapacité et handicap n'est pas seulement intéressante d'un point de vue conceptuel. Elle montre qu'à incapacité égale, un environnement plus ou moins favorable peut créer ou non un handicap, un désavantage social. L'incapacité peut être atténuée par des soins pertinents. Le handicap peut être atténué par des mesures environnementales, comme l'aménagement de l'accessibilité des lieux et des transports, l'adaptation des conditions de travail, etc. La situation de handicap est donc de nature médico-socialo-environnementale, ce qui ouvre une perspective qui n'est pas seulement individuelle et qui demande donc un regard de santé publique.

Près de 8 millions de personnes de plus de 15 ans sont reconnues en situation de handicap en France ainsi que 170 000 enfants. Beaucoup de leurs problèmes sont communs à ceux des personnes âgées en situation de perte d'autonomie, je n'y reviens pas. Les politiques en faveur des personnes handicapées s'adressent aux moins de 60 ans. Rien ne justifie un tel seuil. Il aurait mieux valu réfléchir globalement aux questions de la perte d'autonomie et de la dépendance.

La loi de 2005 a été saluée comme un progrès par la plupart des acteurs du handicap, mais, vingt ans après, son application est lacunaire, comme c'est malheureusement la règle avec les lois de santé publique. Le choix a été fait de créer une nouvelle caisse de sécurité sociale, la Caisse nationale de Solidarité pour l'Autonomie (CNSA). Il n'est pas évident que cette fragmentation a un bilan positif. Ainsi, le Conseil national Consultatif des Personnes handicapées souligne que l'État ne respecte pas ses obligations. L'égalité de traitement des personnes handicapées sur l'ensemble du territoire n'est pas assurée. L'engagement d'intégrer la question du handicap dans toutes les politiques publiques n'a pas été tenu. Pour les personnes handicapées et leurs proches aidants, les barrières financières pour permettre de compenser les incapacités restent notables, notamment pour les prothèses et les fauteuils roulants.

Certes, il y a eu des progrès indéniables, en particulier en matière d'emploi et de transports publics. La création des Maisons départementales des personnes handicapées a permis une simplification des démarches d'évaluation des besoins et des demandes d'aides. La CNSA tend à intégrer les aides pour les personnes âgées et handicapées.

Même si le regard social sur le handicap a évolué (plus personne n'ose parler des « infirmes »), même si nous sommes sortis d'une logique de charité pour aller vers une reconnaissance des droits, le principe de non-discrimination qui est au cœur de la loi de 2005 est bien souvent – comme le principe de précaution – virtuel. Le handicap est l'une des principales raisons des saisines pour discrimination auprès du Défenseur des droits. Et dans ce domaine, comme dans celui de beaucoup d'autres qui touchent à la santé publique, il existe une difficulté structurelle à mener des politiques intersectorielles intégrant les sphères médicales, sociales, éducatives, financières et professionnelles.

La place des personnes handicapées dans la société est le premier marqueur de la façon dont sont gérées la diversité, l'inclusion, la solidarité, la citoyenneté et la dignité. En un mot, l'humanité.

Migrants : trop d'idéologie, pas assez de santé publique

Depuis que les premiers *Homo sapiens* ont quitté l'Afrique, les migrations sont indissolublement liées à l'histoire de l'humanité. On l'oublie souvent : nous sommes tous issus d'une lignée de migrants. Quels sont les enjeux de santé publique des phénomènes migratoires ?

Les migrations concernent la santé publique de beaucoup de façons, en particulier lorsque les conditions d'accueil des personnes migrantes sont faites au mépris de leur dignité et sans que leur santé soit prise en compte dans le processus d'accueil. Et cela dans les deux sens : en quoi les pays d'accueil modifient-ils leur santé ; et en quoi leur santé peut-elle impacter celle de la population des pays où elles émigrent ?

Ma sœur et moi sommes issus de familles de migrants. Fuyant les pogroms antisémites en Pologne dans les années 1930, nos grands-parents maternels et paternels ont choisi la France par idéalisme. La France, avec sa réputation d'être le pays des droits de l'Homme.

Deux ans après son arrivée, mon père parlait et écrivait le français correctement et il obtenait son certificat d'études. La République tenait sa promesse.

En 1942, Juif d'origine étrangère, il est arrêté par la police de Vichy, déporté dans un camp de travail à l'est de la Pologne. Ce fut sa chance d'être proche de la frontière de l'URSS – et la mienne, puisque je suis né – : l'Armée rouge le libéra en 1943 avant que son sort funeste se réalise. À la fin de la guerre, ma mère avait perdu toute sa famille, sauf sa sœur. Toutes les deux avaient été protégées par les habitants d'un village du Lot-et-Garonne. Il ne restait à mon père que sa mère et ses deux sœurs. La France avait trahi sa promesse, mais de nombreux Français ont pris de grands risques pour aider des Juifs à échapper à la police de Vichy.

Une autre branche de mes aïeux, plus pragmatique, a choisi les États-Unis. Elle a travaillé dur, mais aucune menace fondamentale n'a pesé sur son destin.

Les relations entre les migrations et la santé publique peuvent être analysées sous différents angles. Il y a d'abord l'angle quantitatif avec un fait qui n'est pas suffisamment connu : en 2020, il y avait 1 milliard de personnes migrantes sur les 7,7 milliards d'humains. Les trois-quarts des migrations se font à l'intérieur de leur pays. Les changements de pays concernaient 280 millions de personnes, soit 3,6 % de la population mondiale. En 1970, cette proportion était de 2,3 %. L'image d'un raz-de-marée parfois évoquée ne résiste pas à l'examen des données.

C'est en Océanie que la part des migrants par rapport à la population locale est la plus grande (22 %). Viennent ensuite les États-Unis (16 %) et l'Europe (11,5 %).

Pourquoi émigre-t-on ? Il y a souvent une série de raisons qui jouent dans la décision d'émigrer. Fondamentalement, c'est l'espoir d'une vie meilleure. Et pour avoir une vie meilleure, une des principales conditions, outre la liberté, c'est la santé. Si bien qu'à y regarder de près, de nombreux facteurs poussent les personnes à quitter leur pays, soit qu'elles le fuient, soit qu'elles soient attirées par un nouveau pays, soit qu'elles soient liées à la santé.

Une première série de raisons d'émigrer sont les conflits et les guerres. Il y a ensuite les persécutions : religieuses, ethniques, politiques ou culturelles, incluant l'orientation sexuelle. La pauvreté et le manque de perspectives sont aussi une motivation forte aggravée par la croissance démographique. Toutes ces menaces comportent une dimension sanitaire directe ou indirecte. Parfois, les risques sanitaires, en particulier les épidémies, et l'insuffisance des soins médicaux sont l'élément déclenchant de la décision d'émigrer. Je vais y revenir.

À cela, s'ajoutent les migrants dits climatiques. L'Organisation internationale pour les Migrations prévoit 1,2 milliard de personnes migrantes d'ici à 2050 en raison des dérèglements du climat, qu'il s'agisse de la hausse du niveau de la mer, des sécheresses, des catastrophes environnementales, des incendies, de la baisse des ressources agricoles, etc. Une modélisation indique que, pour chaque augmentation de 1 °C de la température moyenne de la Terre, il y aura 1 milliard de personnes qui devront quitter leur territoire pour survivre. Ces personnes vivent majoritairement dans des pays du Sud.

Une autre série de raisons est liée à l'attractivité des pays riches qui offrent des perspectives pour l'emploi, la santé, l'éducation et la sécurité. La réunification familiale est aussi une motivation.

Et puis, il ne faut pas oublier que les pays riches ont attiré des travailleurs migrants dans les années 1960-1980 pour répondre à leurs besoins de production, mais aussi dans une stratégie visant à contrer les revendications salariales des syndicats. La répartition de ces travailleurs s'est concentrée dans des villes et leur banlieue proches des bassins industriels sans aucune réflexion sur un équilibre ethnique ou religieux à respecter tant sur le plan de la politique de la ville que sur le plan de la politique de l'éducation nationale. C'est cette série de fautes qui alimente les discours xénophobes d'aujourd'hui.

Pour la santé publique, les personnes migrantes posent un double défi. Premièrement, il y a la santé de ces personnes qui peuvent arriver porteuses de maladies aiguës ou chroniques, parfois affaiblies par leurs conditions de voyage ou les conditions de vie dans les centres où elles étaient placées avant leur départ. Leur accès aux soins de santé peut être difficile, en particulier pour celles qui sont en situation irrégulière. Cette carence de soins constitue une double erreur. D'une part, d'un strict point de vue humanitaire. D'autre part, c'est un mauvais calcul, car le retard des soins va aggraver les problèmes de santé, accroître les risques pour la population des pays d'accueil et augmenter les coûts des soins.

Il n'y a pas que les maladies organiques. Les violences et les traumatismes vécus dans le pays d'origine, pendant le voyage ou dans le pays d'accueil, peuvent avoir des effets psychologiques durables, en particulier chez les enfants. Les troubles, comme le stress post-traumatique, la dépression et l'anxiété peuvent être courants. L'isolement social, la discrimination et la xénophobie dans les pays d'accueil peuvent également affecter la santé mentale des personnes migrantes.

Deuxièmement, ces personnes peuvent être une source de risques infectieux, notamment pour celles qui sont porteuses du virus de l'immunodéficience humaine, mais aussi d'autres virus ou parasites. Si ces personnes sont acculées à la clandestinité, ces risques sont accrus.

Ces défis ne sont pas faciles à gérer. Chez nous, l'arrivée de personnes migrantes peut se traduire par une pression sur les services de soins, alors que nous sommes dans une phase où la demande excède l'offre. D'un autre côté, les personnes migrantes vont souvent occuper des emplois dans le système de santé qui sont peu ou mal pourvus par le marché existant.

Alors que faire ? La santé publique est une affaire de valeurs, c'est entendu. Mes valeurs personnelles me conduisent à privilégier l'humanisme et donc l'ouverture, la solidarité et la générosité vis-à-vis des personnes migrantes qui ne quittent pas toujours leur pays de gaieté de cœur. Mais une politique de santé publique ne se construit pas qu'avec de bons sentiments. Elle doit aussi procéder d'une analyse rigoureuse de la situation et s'attacher à tirer des constats des données existantes.

C'est là qu'on se heurte à la faiblesse habituelle de la santé publique en France. La question de l'immigration est sans cesse sur la scène médiatique et politique. On pourrait donc s'attendre à ce qu'elle soit rigoureusement documentée et que la politique soit au moins en partie fondée sur des bases rationnelles. Il n'en est rien. Outre l'évaluation des flux qui est à peu près cernée, qu'a-t-on besoin de savoir ? Principalement cinq catégories d'informations : celles qui concernent l'état de santé physique et mental des personnes qui arrivent en France ; l'évolution de cet état de santé ; les motivations ayant conduit à quitter son pays ; la proportion de personnes migrantes qui relève du tourisme médical, un élément récurrent des controverses ; et des données sur le coût des soins prodigués aux personnes migrantes en situation régulière ou non, avec des indications sur la nature de ces soins et leur efficacité. Il n'y a pas de système d'information pour fournir des réponses à ces questions basiques. Il ne serait pas compliqué à construire, c'est de l'épidémiologie descriptive relativement facile à organiser soit sur un échantillon, voire sur l'exhaustivité de la population concernée.

L'Inspection générale des Affaires sociales (IGAS) et l'Inspection générale des Finances (IGF) se sont penchées sur la question en 2019 en évaluant les dispositifs de l'Aide médicale d'État (AME) et des soins urgents et vitaux. Ces dispositifs visent à favoriser l'accès aux soins aux personnes étrangères en situation irrégulière, les personnes en situation régulière étant prises en charge comme d'habitude par l'assurance maladie. Ces dispositifs sont anciens, inscrits dans une tradition d'hospitalité. Le rapport fournit quelques indications, mais elles sont partielles et leur fiabilité n'est pas garantie.

Constats de base : quelque 320 000 personnes étrangères en situation irrégulière bénéficiaient de l'AME en 2018[1], pour un coût annuel assumé par le budget de l'État de l'ordre de 1 milliard € à rapprocher des 220 milliards € annuels pour les dépenses de soins financées par l'assurance maladie. Ce n'est donc pas énorme, mais ce n'est pas une raison pour ne pas être rigoureux dans la gestion de ce budget. Le bénéficiaire type est un homme dans la trentaine, venant d'Afrique deux fois sur trois, l'Algérie étant le pays d'origine le plus représenté. Cette situation est stable depuis 2015.

Autre indication disponible : l'Institut de Recherche et Documentation en Économie de la Santé (IRDES), a montré en 2023 que la moitié des personnes éligibles n'étaient en réalité pas couvertes par l'AME.

Des propositions législatives ou réglementaires de suppression de ces dispositifs sont régulièrement faites, ce qui me semble heurter l'éthique et la tradition de la France. Mais si ces dispositifs sont détournés de leur objectif ou utilisés de façon frauduleuse, ils deviennent fragiles sur le plan politique. Supprimer l'AME sera dommageable tant pour la population migrante que la population d'accueil. Donc, il faut essayer d'avoir un raisonnement plus intelligent qu'être pour ou contre. Mais pour cela, il faut des données, sinon, c'est de la démagogie.

A-t-on des raisons de penser que ce dispositif est un facteur d'attraction de personnes étrangères malades ? Les données rassemblées par l'IGAS montrent que c'est partiellement possible. Pour 40 % des patients bénéficiant de l'AME et traités par dialyse rénale, il y a une suspicion de migration décidée pour avoir accès à ce soin. Il en est de même pour un quart des patients recevant une chimiothérapie anticancéreuse. Encore une fois, la méthode

---

[1] Le rapport Evin C. et Stefanini P. de 2023 donne 466 000 bénéficiaires en 2023, dont 25 % de mineurs.

utilisée par l'IGAS ne garantit pas que ces estimations soient fiables. Il est difficile de croire qu'une personne souffrant d'insuffisance rénale ou de cancer va tenter de traverser la méditerranée hors des circuits légaux avec les risques et les coûts que cela suppose pour se faire soigner en France. Globalement, on n'a pas de raison de penser qu'en supprimant l'AME, on diminuerait significativement l'immigration clandestine. Mais construire des actions de santé publique sur des croyances peut conduire à des erreurs graves. Quand on n'a pas de données, l'idéologie et les opinions prennent le dessus. Cela donne rarement de bons résultats pour la santé.

Ainsi, on bricole, en réduisant la couverture médicale au pifomètre, ce qui donne l'impression qu'on agit sans réellement connaître l'impact des décisions prises. Par exemple, il y a désormais une condition de trois mois de présence sur le territoire français pour avoir le droit à l'AME. Pourquoi trois mois ? Pour quel objectif ? Est-il pertinent d'écarter du dispositif des personnes malades ou blessées du fait de leur voyage ?

Quoi qu'il en soit, il est indéniable qu'il existe un certain détournement de la solidarité, ce qui est une menace pour l'ensemble du dispositif. Mais il est tout aussi indéniable qu'il existe à la fois des abus et des défauts de soins. Avec quelles conséquences concrètes ? On l'ignore. Un sondage réalisé en 2022 par la Direction de la Recherche, des Études, de l'Évaluation et des Statistiques (DREES) du ministère de la Santé révèle qu'environ un tiers des généralistes et des pédiatres refusent des rendez-vous aux personnes bénéficiant de l'AME. Pourquoi, l'enquête ne le dit pas. Toute la question est de corriger ces problèmes sans créer un monstre bureaucratique.

Analyser les expériences des autres pays est toujours intéressant. Ainsi, l'Espagne a voulu limiter l'accès aux soins des personnes en situation irrégulière. Conséquence : dégradation de l'état de santé des personnes migrantes, augmentation forte des coûts, pas d'impact sur les flux migratoires. L'Espagne a fait marche arrière.

On peut définir ce que seraient sur le papier les contours d'un programme de santé publique digne de ce nom pour accompagner les personnes migrantes. Avant toute chose, les considérations de santé publique devraient pleinement être prises en compte dans la politique migratoire de nos pays. Il faut la construire avec les professionnels de santé, les collectivités et les nombreuses associations qui œuvrent à l'insertion de ces personnes. Ce programme devrait articuler des actions dans les pays d'origine et des actions en France.

La lutte contre la fraude et le tourisme médical relève d'un travail d'analyse préalable à l'octroi d'un visa par nos consulats. Elle peut aussi être complétée par des mesures de polices (contrôles d'identité, preuves de résidence, contrôle médical par l'assurance maladie, etc.). La coopération hospitalière pourrait prioriser les principaux pays concernés pour leur permettre d'offrir des soins lourds, en particulier pour la prise en charge des maladies chroniques.

Ce programme devrait aussi comporter un bilan de santé standardisé à l'arrivée et un suivi sanitaire spécifique. Sur le plan populationnel, une surveillance épidémiologique est indiquée. Elle relève des missions de Santé publique France de même que des actions spécifiques d'éducation à la santé. Avec le temps, on a des raisons de penser que les profils de santé des personnes migrantes tendent à converger vers ceux des populations d'accueil, pour le meilleur ou pour le pire. Mais cela mérite d'être vérifié en relation avec l'accès aux soins ou à la sécurité, les conditions de vie, de travail, de logement et d'environnement. Des propositions ont déjà été faites dans ce sens. Elles sont restées lettre morte.

Les propositions de supprimer l'AME et l'accès aux soins urgents ne relèvent pas d'un raisonnement de santé publique. La France a la réputation d'être le pays des droits de l'Homme. C'est ce qui a attiré mes grands-parents. Notre pays a montré qu'il était capable d'intégrer des millions de migrants dans des conditions sinon parfaites, du moins acceptables et de leur offrir un avenir décent.

Dites-moi comment vous accueillez les personnes migrantes, je vous dirai votre degré d'humanité, de démocratie et de maturité de santé publique.

Outre-mer : le miroir grossissant de la santé publique

Les départements, territoires et collectivités d'outre-mer partagent avec la métropole de nombreux problèmes de santé, mais ils ont également de fortes spécificités. À ma grande honte, je ne me suis pas suffisamment intéressé à eux durant les années que j'ai passées au ministère de la Santé. Ce n'est pas une excuse, mais s'il en est ainsi, c'est aussi parce que le niveau politique n'en a pas fait un sujet de préoccupation. Qu'en est-il dans la réalité ?

C'est après que j'ai quitté le ministère, que j'ai réalisé, au travers de trois cas, que ces régions, qui sont françaises, étaient le parent pauvre de la santé publique (laquelle n'est déjà pas florissante en métropole) : l'affaire du chlordécone aux Antilles françaises ; le **covid-19** à Mayotte ; et plus récemment, mon séjour en Polynésie française. Je vais m'en tenir aux seules situations que j'ai personnellement connues.

J'ai présenté les dangers du chlordécone dans la rubrique « **agents chimiques** ». En tant que directeur général de la santé, j'ai été saisi de ce dossier une fois, quand un ingénieur du génie sanitaire est venu me voir sans rendez-vous pour me sensibiliser à cette pollution. À son niveau départemental, il n'arrivait pas à obtenir un budget pour faire des analyses des eaux d'alimentation à grande échelle. Seule la question de l'eau potable est clairement de la responsabilité du ministère de la Santé. Les contaminations alimentaires et environnementales relèvent des ministères de l'Agriculture et de l'Environnement. Le budget pour l'analyse des eaux a été débloqué.

Par la suite, en 2009, l'Institut de veille sanitaire et l'Institut national de la santé et de la recherche médicale m'ont demandé de présider un conseil scientifique international chargé de faire des recommandations pour la recherche et les actions de santé publique. Le rapport fut remis en octobre 2009 et fut accueilli dans une totale indifférence, jusqu'à ce que je donne une interview au journal *Le Monde* pour m'en étonner. Il faut cependant reconnaître que, par la suite, plusieurs plans ont apporté des moyens pour la surveillance, la recherche et la prévention. Plus récemment, le président Macron, tout en niant la réalité, pourtant scientifiquement établie, d'un danger cancérigène, a reconnu que l'État n'avait pas bien agi face à ce « scandale environnemental ».

Ce dossier avait toutes les caractéristiques pour déboucher sur une **crise** sanitaire majeure qui n'aurait pas manqué de survenir si cela s'était passé en métropole. Ce ne fut pas le cas aux Antilles françaises. Mais en fait, c'est une sorte de crise larvée avec un sentiment bien ancré que les autorités ont sacrifié la santé à l'aune des intérêts économiques. Cela a créé une défiance importante dont on a encore vu la trace quand les populations antillaises ont, dans une importante proportion, refusé de se vacciner contre le covid-19.

Je me suis rendu plusieurs fois aux Antilles françaises pour ce dossier. J'en ai retiré le sentiment que ces Français ne se sentent pas pleinement reconnus par la République. Que leur santé soit négligée est pour eux une évidence vécue avec un certain fatalisme, mais un fort ressentiment lourd de menaces pour l'avenir.

Encore plus dramatique est la situation de Mayotte. Je le dis tout net, quand on va sur place et que l'on constate ce qui s'y passe dans le domaine de la santé publique, il est difficile de croire que c'est un département français. Le taux de pauvreté est de 80 %, un quart des enfants sont en situation de privation alimentaire. Le scorbut (carence en vitamine C) a fait sa réapparition.

En mai 2020, la ministre de l'Outre-mer m'a sollicité ainsi que mon collègue, le docteur Jean-Baptiste Brunet, pour apporter un appui à l'Agence régionale de santé (ARS) face à l'épidémie de covid-19. Les particularités du département de Mayotte sont bien connues, en particulier les problèmes liés à une immigration irrégulière massive en provenance des Comores. En ce qui concerne l'épidémie de Covid-19, hormis la jeunesse de la population qui limite le potentiel de gravité de la maladie, bien d'autres facteurs étaient péjoratifs ; l'existence concomitante d'une forte épidémie de dengue ; la fréquence élevée des facteurs de risques cardiovasculaires et endocriniens, notamment l'obésité ; la coexistence de plusieurs communautés qui entretiennent entre elles des rapports parfois violents ; des problèmes chroniques d'accès à l'eau potable, à une alimentation équilibrée, et un habitat dégradé pour une grande partie de la population.

En arrivant sur place le 18 mai 2020, accompagné de réanimateurs militaires, la situation, depuis le premier cas diagnostiqué le 13 mars, était de 1 662 cas confirmés, occasionnant 290 hospitalisations, dont 34 en réanimation et 22 décès. Les équipes hospitalières, celles de l'ARS, de Santé publique France et les services préfectoraux étaient fortement mobilisées au point d'être parfois au bord du burnout. Cependant, les difficultés opérationnelles étaient considérables. Manque de réactifs pour réaliser des tests, ce qui biaisait la surveillance épidémiologique, protection insuffisante des personnels hospitaliers (143 cas), des forces de l'ordre et des pompiers (68 cas), des enseignants (40 cas). On notait que deux tiers des cas avaient moins 44 ans de même qu'un tiers des cas admis en réanimation. Une explication possible de cette situation chez des personnes jeunes était une fréquence extrêmement élevée de l'obésité et du surpoids (plus de 80% des femmes de plus de 30 ans et 70% des hommes de plus de 40 ans), ainsi qu'un doublement du diabète à partir de 40 ans. Par ailleurs, le confinement, en particulier dans les bidonvilles, était largement théorique, sachant aussi qu'une bonne partie de la population survit dans un système d'économie informelle. Le seul lieu permettant d'isoler les personnes contagieuses avait 55 places gérées par la Croix-Rouge.

Les professionnels de santé publique ont pris de nombreuses initiatives, comme d'adresser à la population des messages sous une forme compréhensible par le plus grand nombre ; de faire un important travail d'éducation sanitaire sur le terrain ; de faciliter l'accès à l'eau, au savon et au gel hydroalcoolique ; de tracer les contacts des malades. Tout cela avait permis de limiter l'épidémie. Mais, de façon générale, on a retrouvé à Mayotte ce qui avait été constaté en métropole. Beaucoup de ressources ont été allouées au système de soins, tandis que les forces disponibles pour la prévention de terrain et le traçage étaient largement insuffisantes. On note par exemple qu'au moment de la mission, il y avait eu 115 malades évacués par avion vers La Réunion, un dispositif fortement consommateur de ressources.

Un point important a bien montré l'importance de prendre en compte les facteurs culturels dans les stratégies d'intervention. Les témoignages de plusieurs acteurs de terrain révélaient une réticence à se faire tester par peur ou honte des conséquences d'un test positif en termes d'isolement, de culpabilité vis-à-vis de leurs proches, voire de stigmatisation dans la communauté. Par ailleurs, le concept de personnes bien portantes, mais contagieuses, ne rentre pas dans la représentation habituelle de la maladie pour les populations peu éduquées. On voit à quel point la gestion des situations d'urgence sanitaire ne peut pas être performante quand il n'y a pas eu en situation calme une présence forte sur le terrain de praticiens de santé publique.

La stratégie nationale de santé comportait un volet spécifique pour les outre-mer publié en 2016. Elle comportait un axe visant à consolider la préparation aux situations sanitaires exceptionnelles et à renforcer le dispositif de veille et de sécurité sanitaire. Cependant, les moyens humains, matériels et financiers nécessaires pour l'atteinte de ces objectifs n'étaient pas définis. En Outre mer, comme en métropole, il n'y a pas de politique de sécurité sanitaire digne de ce nom.

Les recommandations issues de cette mission ont été présentées au cabinet de la ministre des Outre-mer, qui a pris les mesures relevant de ses attributions. Le cabinet du ministre de la Santé devait participer à la réunion. Il ne s'est pas fait représenter, pas plus que l'équipe chargée du déconfinement. Même scénario, donc, que pour le dossier du chlordécone.

Mon troisième contact avec l'outre-mer concerne la Polynésie française, où une grande partie de ce livre a été écrit. On ne réalise pas bien quand on n'est pas sur place le gigantisme de cette Collectivité : 121 îles dont 75 sont habitées (280 000 habitants), dispersées sur un ensemble maritime vaste comme l'Europe occidentale.

En apparence, c'est paradisiaque. Les gens sont d'une extrême gentillesse, accueillants, généreux. Les paysages sont sublimes, les lagons féeriques. Mais dès que l'on quitte les routes principales, on découvre une autre réalité : habitat précaire, enfants gavés de chips et de soda, chômage massif, obésité généralisée, santé dentaire déplorable.

Les données épidémiologiques sont lacunaires. Il n'existe aucune compétence dans ce domaine. L'espérance de vie est inférieure à celle de la métropole, mais pas de façon importante. On note que, pour les deux sexes, les tumeurs sont la première cause de mortalité prématurée (avant 65 ans). Cependant, l'espérance de vie reflète les conditions du passé quand, avant le développement du tourisme, beaucoup de gens effectuaient des travaux agraires et se nourrissaient des produits locaux : fruits, légumes, poissons. Ce n'est plus le cas et il faut s'attendre à une explosion des maladies chroniques, diabète et maladies cardiovasculaires. La mortalité infantile est près du double de cette de la métropole.

Un contact avec la direction de la santé m'a appris bien des choses préoccupantes. En particulier, derrière une atmosphère qui semble paisible, il y a un stress social important avec beaucoup de précarité, un manque de perspectives pour la jeunesse, des inégalités de richesse importantes. Il y a une assurance maladie, mais pas d'aides sociales, pas d'assurance chômage.

La Polynésie fait partie de la République française qui y a mené environ 200 essais nucléaires, dont 50, dans l'atmosphère. Elle a un statut d'autonomie, une assemblée et un exécutif qui lui sont propres, mais avec des fonctions « régaliennes » (gendarmerie, état civil, justice, immigration, défense, relations internationales) qui restent sous la responsabilité de l'État national.

La santé ici, c'est la médecine. Pour le travail de santé publique, les effectifs sont squelettiques. Il est évident que la dispersion des territoires crée une situation compliquée. Une autre difficulté est l'existence d'une double bureaucratie, nationale et locale, avec des services qui emploient des agents locaux et des fonctionnaires, ce qui ne va pas sans tensions. L'accès aux soins médicaux est globalement assuré. Mais la santé au sens large n'est pas une préoccupation majeure.

Les territoires français ultra-marins sont une richesse pour la France pour de nombreuses raisons humaines, historiques, culturelles, stratégiques. L'égalité qui est dans notre devise républicaine n'y est pas correctement assurée. En matière de santé publique, dans mon expérience, on constate que toutes les faiblesses françaises se retrouvent ici de façon souvent extrême.

Prison : double peine

Comme souvent, on observe un important écart entre le principe de la loi et sa réalité. C'est une constante en santé publique. La façon dont les personnes incarcérées sont traitées en est une illustration supplémentaire. Pourquoi ?

Le principe est généreux et conforme à nos valeurs de référence. Depuis la loi de 1994, les personnes emprisonnées ont un égal accès à la santé que la population générale. La réalité, c'est que les personnes condamnées ont au départ une santé pire que la population générale, ce qui n'est pas la faute de la justice. Mais elle se dégrade pendant la détention et cela ne devrait pas être.

Non seulement il y a un problème d'accès aux soins que n'a pas totalement réglé le transfert de la tutelle de la santé pénitentiaire du ministère de la Justice à celui de la Santé. Il y a aussi le fait que la santé ne dépend pas seulement des soins médicaux, mais aussi des conditions sociales, culturelles, économiques et environnementales.

Les données disponibles sont lacunaires ou anciennes. Elles nous disent qu'une part importante des personnes détenues ont subi des violences traumatiques graves pendant leur enfance. Que des personnes atteintes de troubles mentaux, incluant les addictions, se retrouvent en prison et non à l'hôpital psychiatrique : un entrant sur 10 relèverait de la psychiatrie. La schizophrénie est quatre fois plus présente en milieu carcéral que dans la population générale. Le risque de suicide est très élevé. Même ratio pour le sida et l'hépatite C. On sait enfin que la surpopulation carcérale avec la promiscuité et le risque de contagion qu'elle implique est un facteur aggravant.

Quand la peine est purgée, il y a peu de chances que ces vulnérabilités structurelles s'arrangent et la voie de la récidive est ouverte.

Ainsi la prison est une loupe qui grossit les carences du système de santé. L'accès aux soins est lacunaire, inégal. Les programmes de prévention organisée sont insuffisants. La surveillance n'est que policière et pas sanitaire. Le suivi de la santé n'est pas systématique.

La privation des chances de santé ne fait pas partie des peines prévues par le Code pénal. En ne protégeant pas mieux les personnes détenues, on ne protège pas correctement la société.

3.5. La sécurité sanitaire

Cette notion forgée par **Didier Tabuteau** concernait à l'origine la sécurité du système de soins. Plusieurs défaillances, notamment la contamination des transfusions sanguines par le virus du sida, avaient révélé son besoin. Puis, peu à peu, la notion s'est élargie à l'ensemble des risques dont on ne peut pas se protéger seul et qui demandent un effort organisé de la société. Outre le domaine des soins médicaux, ces risques se regroupent en trois secteurs : le **travail**, l'**environnement** (incluant l'alimentation) et la population générale, en particulier pour les phénomènes épidémiques. Ce chapitre présente un panorama des grands enjeux actuels de la sécurité sanitaire.

Sécurité sanitaire : s'organiser face aux risques

Au sein du champ de la santé publique, le domaine de la sécurité sanitaire n'a émergé, ou plutôt ré-émergé, que récemment, au cours de la décennie 1990-2000. Historiquement, cela s'appelait l'hygiène. C'était une question d'ordre social et la sécurité sanitaire fut longtemps une police sanitaire relevant du ministère du Commerce, puis de l'Intérieur. En 1920, après la terrible pandémie et grippale et face au péril de la tuberculose, fut créé le ministère de l'Hygiène, de l'Assistance et de la Prévoyance sociale intitulé ministère de la Santé publique en 1930. Comment ce domaine a-t-il évolué depuis ? Est-il à même de nous protéger correctement ?

Les découvertes faites par les microbiologistes, **Pasteur** en tête, ont eu un impact majeur sur la réduction du risque microbien via l'eau, l'air et les aliments. Au XXe siècle, les succès de la médecine et des médicaments, comme les antibiotiques et les désinfectants, ont fait passer l'hygiène au second plan. On a gardé le socle pasteurien, mais la protection de la santé face aux agresseurs de l'environnement n'a plus fait l'objet d'investissements importants. Les soins médicaux étaient considérés comme la solution pour maîtriser le risque infectieux. Quant aux **épidémies**, on les tenait comme vaincues tout du moins dans les pays les plus riches.

Jusqu'à ce que surviennent l'épidémie de sida et avec elle, le drame de la transmission transfusionnelle du virus de l'immunodéficience humaine. A alors été tragiquement révélée que notre organisation face aux risques collectifs était déficiente.

Un homme a joué un rôle important dans cette prise de conscience : **Didier Tabuteau** selon qui « l'enjeu est de dégager les actions de sécurité sanitaire de considérations autres que sanitaires, c'est-à-dire de considérations économiques, politiques voire sociales. ». C'est lui qui, le premier, a formalisé la notion de sécurité sanitaire. De même qu'il existe la sécurité industrielle, la sécurité routière, la sécurité alimentaire, la Sécurité sociale, la sécurité civile, etc., son idée première était qu'il fallait structurer la sécurité au sein du système de soins, à commencer par la sécurité des médicaments et des produits sanguins.

Au fil des années et des crises sanitaires, cette notion a débordé la cadre du **système de soins** pour englober l'ensemble des risques sanitaires liés au fonctionnement de la société dont les individus ne peuvent pas se protéger à leur niveau et qui demande donc un effort collectif organisé. On en revient à une des missions premières de l'État, qu'il n'aurait pas dû oublier : la protection des personnes et de leur santé, un droit constitutionnel.

Si l'organisation de la sécurité sanitaire a fait faire des progrès considérables pour la maîtrise des risques, le chemin à parcourir est loin d'être terminé. Car, si nous avons des institutions de sécurité sanitaire, si notre expertise scientifique sur les risques est désormais au meilleur niveau mondial, le problème qui n'a pas été résolu est que nous n'avons pas de politique de sécurité sanitaire. L'organisation actuelle de l'État, le manque de volonté politique, la faiblesse de la culture scientifique des hauts fonctionnaires, un système démocratique qui privilégie le court terme en sont les raisons principales.

Il est notable et déplorable que l'édifice de sécurité sanitaire se soit toujours construit en réaction à des **crises** dont les coûts sanitaires et économiques ont été importants. **Sida**, **vache folle, amiante**, marée noire de l'Erika, **canicules** ont été les dangers qui ont conduit le législateur à créer des agences de sécurité sanitaire et l'administration à s'organiser pour gérer les urgences de santé publique. Il n'y a jamais eu de réflexion globale sur la détection des risques, leur cartographie, leur priorisation, la doctrine de gestion à leur appliquer.

Cette doctrine existe, elle est partagée par les principales organisations qui œuvrent en prévention. Les mesures de **prévention** doivent être cohérentes, globales et stratégiques et respecter dix principes généraux.

1. Le principe de transparence commande que les décisions soient fondées sur des règles claires pour tous les acteurs.
2. Le principe de globalité conduit à prendre en compte toutes les sources et voies d'exposition aux risques.
3. Le principe d'universalité vise à s'assurer que les mesures prises sont valables pour toute la population.
4. Il est complété par un principe d'équité qui prend en compte les spécificités de certains groupes (enfants, femmes enceintes, personnes en situation de précarité, travailleurs, etc.).
5. Le principe de rationalité conduit à fonder les décisions sur des preuves scientifiques et à faire appel au principe de **précaution** en situation d'incertitude.
6. Le principe de durabilité vise à ne pas prendre en compte que le court terme, mais aussi le long terme et à éviter les transferts de risques entre les différentes filières.
7. Le principe d'anticipation auquel on peut rapprocher le principe de précaution conduit à évaluer les risques, à les prioriser en tenant compte des

bénéfices procurés par les activités à risque.

8. Le principe d'optimisation consiste à utiliser au mieux les ressources et les compétences.

9. Le principe d'éthique pour respecter les valeurs et les références des acteurs concernés et les informer de façon impartiale.

10. Enfin, le principe de conformité impose le respect de la loi et du règlement.

Il ne faut pas se contenter de principes. Ceux-ci doivent se traduire par des dispositifs opérationnels, en particulier :

- Désigner des responsables pour chaque famille de risques.
- Mener des évaluations de risques basées sur l'ensemble des connaissances disponibles et réalisées indépendamment des contraintes de la gestion.
- Définir une **stratégie d'intervention** en termes de faisabilité et d'acceptabilité.
- Prévoir une évaluation des impacts des actions menées en termes de degré d'atteinte des objectifs.
- Organiser une concertation avec les parties concernées afin de dégager des consensus d'action.

Ces principes et leur déclinaison opérationnelle ne sont pas de nature purement technique. Ils ont un caractère éminemment politique et social. Une politique, c'est l'affichage d'une volonté explicite de faire face aux risques et d'intégrer cette préoccupation dans toutes les activités de la société. Elle découle de valeurs partagées, d'une vision des enjeux, d'objectifs définis qui appellent des moyens dédiés.

Une telle politique procèderait d'une cartographie des risques, de critères de priorité débattus, d'une répartition des responsabilités claire et d'une conduite à tenir en situation d'incertitudes, c'est-à-dire un contenu opérationnel à donner au principe de précaution.

Au lieu de quoi, les règles actuelles de gestion diffèrent d'un secteur à l'autre : sécurité alimentaire, hydrique, atmosphérique, chimique, industrielle, nucléaire, professionnelle, routière, médicamenteuse, transfusionnelle, climatique, sols et déchets, protection des consommateurs, etc. Ces domaines relèvent de tutelles ministérielles et de règles différentes, parfois incohérentes, voire incompatibles entre elles. Par exemple, les valeurs limites d'exposition aux polluants atmosphériques s'expriment en microgrammes par m^3 pour le grand public et en milligrammes par m^3 pour les travailleurs, les ministères responsables étant respectivement ceux de l'Environnement et du Travail. Un tel écart n'est pas justifiable à partir des données d'évaluation des risques. On trouve le même type de décalage pour les pesticides selon qu'on les trouve dans l'eau (ministère de la Santé) ou dans les aliments (ministère de l'Agriculture).

Cette fragmentation de la gestion des risques est problématique. Elle crée des incohérences. Elle n'aide pas une appréhension correcte par les acteurs des risques et de leurs responsabilités. Cela ne facilite pas l'indispensable confiance sans laquelle de grandes crises peuvent survenir même pour des risques faibles.

Je me souviens qu'en 2015, à quelques semaines d'intervalle, deux lois ont été votées qui sont fondamentalement incohérentes pour la gestion des risques sanitaires. La première loi est relative à la sobriété, à la transparence, à l'information et à la concertation en matière d'exposition aux ondes électromagnétiques. Parmi ses dispositions, on note que l'installation d'un équipement terminal fixe équipé d'un accès sans fil à internet est interdite dans les espaces dédiés à l'accueil, au repos et aux activités des enfants de moins de trois ans. Pour le législateur, les radiofréquences créent des risques sanitaires dont il faut protéger les enfants. Cela n'est pas démontré, mais admettons que la représentation nationale fasse preuve de précaution sans que cela n'induise ni de grands bouleversements ni des coûts excessifs.

La seconde loi avait pour objet d'annuler la hausse du prix du tabac prévue le 1er janvier 2015. Voté contre l'avis du gouvernement, cet article était motivé par la pression des buralistes qui s'inquiétaient du volume du tabac écoulé par la contrebande.

L'incohérence des parlementaires est liée à la différence de traitement entre un risque hypothétique et un risque prouvé, entre un risque qui, s'il existait, ne créerait vraisemblablement pas des dizaines de milliers de victimes et un risque qui à tous égards est prioritaire. En un mot, les députés décident d'agir face à un risque possible, mais renoncent à prévenir un risque certain.

Les facteurs d'environnement qui peuvent favoriser ou altérer la santé sont si nombreux que cela induit un défi de taille pour les politiques publiques. Le quatrième plan national santé environnement tente d'y répondre, mais c'est un monstre bureaucratique affichant 35 plans sectoriels sans objectifs clairs, sans moyens clairement affichés, sans gouvernance solide. Pour le périmètre du ministère de la Santé, 2,8 millions d'euros sont affichés en crédits d'intervention. C'est dévaloriser la chose publique que de procéder ainsi. Aucune entreprise sérieuse n'oserait procéder ainsi.

À l'évidence, la gestion de la sécurité sanitaire est une question complexe. Nous héritons d'une structuration de l'État, des Collectivités et des entreprises que l'on peut qualifier de verticale et qui est peu adaptée à une action transversale et systémique. La façon dont a été gérée l'épidémie de **covid-19** illustre cela de façon éloquente. Il faut réfléchir à une nouvelle ingénierie décisionnelle et pas seulement en termes de structures. Aucun organigramme n'est parfait. Ce sont moins les structures qui comptent que les procédures. Face aux risques du XXIe siècle, on a besoin d'une structure stratège, qui irrigue les pouvoirs publics et les acteurs économiques, produit des doctrines sur la base d'un débat démocratique impliquant évidemment le Parlement, veille à une répartition claire des responsabilités et qui impulse une logique d'amélioration continue sur la base d'un travail évaluatif et de retours d'expériences. C'est un chef d'orchestre qui tient la partition et s'assure que chaque instrument la joue correctement. Faute de cela, ce sont les crises qui continueront d'être le moteur de la sécurité sanitaire.

Cela est d'autant plus nécessaire que les risques sanitaires ont changé de visage. Paradoxalement, le monde d'aujourd'hui est plus sûr, mais il est aussi plus risqué que par le passé en raison du nombre de risques émergents. La raison en est que des risques nouveaux émergent à un rythme accéléré en raison de la mondialisation de l'économie, de l'intensification des transports internationaux, de l'émergence de nouvelles technologies qui se répandent à grande vitesse. En clair, jamais l'homme n'a transformé son écologie de façon aussi rapide, c'est l'ère de l'**anthropocène**.

Comme le dit bien **Ulrich Beck**, ce nouveau paysage des risques est caractérisé d'une part, par son incontrôlabilité et, d'autre part, par l'effacement d'une triple frontière : spatiale (aucune barrière géographique, administrative ou politique ne peut s'opposer à la diffusion des risques) ; temporelle (la longue latence entre l'exposition et les conséquences) ; sociale (la complexité des sources de risques brouille leur traçabilité et se prête à de gigantesques batailles juridiques sur les questions de responsabilité).

Dans ce contexte, une politique de sécurité sanitaire devrait commencer par débattre démocratiquement de deux questions de fond : qu'est-ce qu'un risque acceptable ? Faut-il raisonner en termes de risque individuel ou de risque collectif ?

Y aurait-il un seuil permettant de faire le partage entre les risques acceptables ou non ? Dans une acceptation strictement technique du risque, on pourrait concevoir un tel seuil. Un exemple parmi d'autres : pour fixer des normes de potabilité de l'eau vis-à-vis de polluants qu'on ne peut pas éliminer totalement (sauf à se priver d'eau, ce qui posera d'autres problèmes de risques), l'Organisation mondiale de la Santé recommande des concentrations à ne pas dépasser correspondant à un excès de risque de 1 cas supplémentaire pour 100 000 consommateurs et par an.

En réalité, à côté d'une vision technique du risque, coexistent d'autres visions qui font du risque une construction sociotechnique qui ne se prête pas à un traitement uniforme, mais qui relève plutôt d'une approche négociée. De ce point de vue, on n'est plus en mesure de définir universellement ce qui est acceptable. À la rigueur, on peut nommer l'inacceptable, mais il n'est pas possible de nommer l'acceptable.

Ce qu'il faut réaliser, c'est qu'aucun risque n'est acceptable ou inacceptable a priori. On peut pousser le raisonnement en affirmant que ce qui est acceptable ou pas, ce n'est pas le risque en soi. C'est le processus de gestion des risques. Gérer les risques, c'est gérer des **incertitudes** de diverse nature. C'est une des principales raisons qui explique qu'il ne peut pas y avoir de seuil universel de risque acceptable. En revanche, la manière dont ces incertitudes sont présentées et traitées, la qualité du dialogue avec les parties prenantes, la pertinence des arguments mobilisés pour justifier des choix et des arbitrages entre des intérêts parfois contradictoires, les engagements pris pour surveiller attentivement les situations incertaines, voilà ce qui distingue un processus de gestion des risques acceptable ou non.

Un processus de gestion acceptable produit une **confiance** sociale qui permet de construire un consensus d'action ; un processus inacceptable conduit à la défiance synonyme de blocage. Face à de nouvelles technologies ou des projets d'aménagement qui inquiètent, on met souvent de l'avant une résistance au changement. On évoque des syndromes aux noms bizarres, comme le syndrome NIMBY (Not In My Back Yard ou « pas chez moi ») ou le syndrome BANANA (Build Absolutely Nothing Anywhere Near Anything ou « Ne construisez rien, nulle part »). On évoque des peurs irrationnelles qu'il serait possible de vaincre par des actions d'éducation et de communication. C'est un prêt à penser commode, mais qui ne résiste pas à l'analyse. Plus que de résistance au changement, il vaudrait mieux admettre que toute incertitude génère logiquement des inquiétudes. Je n'ai jamais rencontré dans mes fonctions une résistance naturelle au changement. Mais une résistance au changement mal préparé, oui.

En dialoguant, bien plus qu'en se contentant d'informer et de convaincre, les acteurs porteurs de projets ou de nouvelles technologies risqueraient moins de se heurter à l'inacceptabilité sociale. La négociation, l'écoute ne garantissent pas que la décision prise sera la meilleure, mais elle sera la plus légitime. L'acceptabilité du risque dépend aussi des bénéfices qui sont mis en face et de la manière juste ou non dont ces bénéfices sont répartis dans la société.

Un autre sujet en partie lié au précédent est de savoir si les décisions de sécurité sanitaire sont prises sur la base d'une évaluation du risque individuel ou du risque collectif. Pour passer de l'un à l'autre, il faut tenir compte de la taille de la population exposée. Par exemple, prenons un facteur environnemental associé à un risque de maladie de 5 pour 100 000 et par an, un niveau de risque individuel habituellement considéré comme faible en épidémiologie. Si on a 100 000 personnes exposées, cela se traduit par cinq cas par an dans la population, si on a 1 million de personnes exposées, cela fait 50 cas. Si on a 100 millions de personnes exposées, cela fait 5 000 cas, etc. Cinq mille cas, c'est ce qu'on aurait aussi pour un risque individuel de 1 pour 1 000, par an, un niveau important, et 5 millions de personnes exposées. Mais s'il n'y avait que 500 000 personnes exposées, cela ferait 500 cas.

Cinq cents cas d'un côté et 5 000 de l'autre. Quelle décision prendre ? Si le critère est le nombre de cas évités, il faut réduire l'exposition des 100 millions de personnes. Si le critère est le risque individuel, il faut agir pour les 5 millions de personnes exposées. Dans le premier cas, on cherche à optimiser le gain de la prévention. Dans le second cas, c'est la valeur de justice qui prévaut, il n'est pas juste de laisser des personnes exposées à un risque individuel aussi important, même si elles sont peu nombreuses.

Cet exemple est purement théorique. Mais il montre la nécessité d'avoir un corps de doctrine pour la gestion des risques si on veut éviter des situations incohérentes. Bien sûr, vont entrer en ligne de compte non seulement le nombre de cas évités dans la population, mais aussi le coût de l'action préventive, sa faisabilité et la gravité de la maladie considérée. Mais quoi qu'il en soit, il est clair que la prévention des risques n'est pas qu'un sujet technique, qu'elle a une dimension politique et sociale.

Ainsi, la sécurité sanitaire interroge notre manière d'organiser notre société, ses préférences et ses valeurs. L'insuffisance de sécurité sanitaire a produit des drames évitables dans notre pays. Jusqu'à présent, nous avons plus souffert d'un déficit de sécurité sanitaire plutôt que d'un excès que certains évoquent en parlant de totalitarisme sanitaire. Pour autant, celui-ci mérite d'être envisagé. Une société hypersécuritaire pourrait menacer nos libertés fondamentales, freiner la recherche et l'innovation ou entraîner des dépenses inutiles. Il y a donc un équilibre à trouver entre la négligence et la dictature sanitaire. Je ne vois que trois outils pour trouver un équilibre raisonné : la science, la vigilance et la démocratie.

Risques émergents : un monde plus sûr, mais plus risqué

Un risque émergent est une exposition potentiellement pathogène ou un trouble de santé qui se manifeste de manière nouvelle, inattendue ou accrue, souvent en réponse à des facteurs environnementaux, sociaux, technologiques ou économiques nouveaux. En ce qui concerne les dangers infectieux, ceux-ci peuvent avoir existé depuis longtemps et ne se manifester que ponctuellement. Ce sont les évolutions des modes de vie qui provoquent leur diffusion épidémique. C'est ce qui est arrivé avec le virus Ebola et l'épidémie de **sida**. Les risques émergents peuvent aussi se traduire par des **maladies chroniques**.

En réalité, jamais autant d'efforts n'ont été faits pour rendre le monde plus sûr, mais le monde n'a jamais été autant risqué. Comment expliquer un tel paradoxe ?

Aujourd'hui, des **risques** nouveaux émergent à un rythme inégalé en raison de la mondialisation de l'économie, de l'intensification des transports internationaux, de l'urbanisation croissante, de la déforestation et des nouvelles technologies qui se répandent à grande vitesse dans différents secteurs. Par exemple, dans le bâtiment, la ventilation, la climatisation et les normes accrues d'isolation créent des risques liés aux légionelloses ou à la qualité de l'air intérieur. Les transports internationaux accélèrent la diffusion des **agents biologiques**. La crise de la vache folle a révélé la vulnérabilité induite par l'industrialisation agroalimentaire. Les soins médicaux deviennent de plus en plus performants, mais créent des épidémies nosocomiales, des germes résistants aux antibiotiques ou des accidents de radiothérapies. Aucune technologie ne s'est diffusée aussi vite dans l'histoire de l'humanité que la téléphonie portable qui a bouleversé notre environnement électromagnétique. Les conséquences sanitaires de ces évolutions sont complexes à évaluer. Dans la course de vitesse entre les nouvelles expositions aux polluants de l'environnement et la capacité de la science à les évaluer sur le plan sanitaire, le jeu est inégal. Les perturbations du climat, l'épidémie de **covid-19** sont le prototype de ces risques.

En clair, à l'heure de l'**anthropocène**, jamais l'homme n'a transformé son écologie de façon aussi rapide. Dispose-t-il des capacités suffisantes d'adaptation ? Sommes-nous en train de créer une épidémie d'épidémies ? C'est possible, mais l'important est que toutes ces évolutions partagent des caractéristiques communes en termes de figure de risques. Elles créent une distribution de masse des substances et des produits, exposant de vastes populations. Ces expositions correspondent en général à de faibles doses itératives créant des risques individuels faibles. Mais lorsqu'un risque faible touche des millions de personnes, son impact sanitaire peut être considérable. Cet impact peut se manifester de façon rapide quand l'exposition est due à des agents infectieux à courte durée d'incubation, comme le SARS-CoV-2. Il peut aussi se traduire par des maladies chroniques survenant longtemps après l'exposition répétée à des agents chimiques ou physiques.

Par ailleurs, le risque n'est plus une affaire locale. Il peut s'exprimer loin de là où il s'est produit, ce qu'a illustré jusqu'à la caricature l'affaire des farines animales et du prion. Ainsi, le monde est certes plus sûr qu'auparavant, mais il est aussi plus risqué et cette prise de conscience est ralentie par l'invisibilité relative de ces risques qui crée une situation d'expérimentation sanitaire sans responsable identifié. **Ulrich Beck** a bien analysé cela.

Ces problèmes de santé émergents sont caractérisés par un fort degré d'incertitude quant à leur nature, leur gravité et leur évolution. Parfois, les connaissances et les outils scientifiques disponibles permettent de cerner rapidement le problème. C'est ce qui s'est passé avec l'épidémie de variole du singe. Parfois, on est dans le brouillard. C'est une situation de précaution qui pose toujours des difficultés décisionnelles avec le risque d'en faire trop ou pas assez.

Les outils émergents de l'**intelligence artificielle**, les biotechnologies et les nanotechnologies sont porteurs de solutions, mais aussi de nouveaux risques en matière de sécurité des données, de vie privée, d'éthique et de sécurité sanitaire.

Ces risques émergents souvent très médiatisés font peur. Ils créent une forte émotion qui met les décideurs sous pression. La **perception** de ces risques est souvent amplifiée au point que des risques plus importants, mais connus, passent au second plan.

Que faire ? La première chose est de se préparer, ce qui implique de bâtir des cartographies des risques. Certains risques nouveaux sont imprévisibles. Mais beaucoup peuvent aussi être anticipés. Ensuite, il faut lutter contre le réflexe habituel qui consiste à rassurer alors que la situation est confuse. Quand j'entends « la situation est sous contrôle », je me dis « bon, c'est mal parti ». Il est vrai qu'il faut se garder d'un alarmisme paralysant. Mais rassurer a le même effet : il empêche la mobilisation. Enfin, il faut un dispositif de réponse pour éviter qu'un risque émergent se transforme en **crise**.

Épidémies et pandémies : que faisiez-vous au temps chaud ?

Le phénomène épidémique est à l'origine de l'épidémiologie. Pendant longtemps, on a parlé d'épidémie pour désigner la propagation de maladies infectieuses et transmissibles. Au XXe siècle, cette notion s'est élargie à toutes les maladies dont la fréquence augmente. On parle ainsi d'épidémies d'obésité, d'asthme ou de certains cancers. Pour de nombreuses raisons que je vais évoquer, la multiplication des épidémies est inévitable. Nos sociétés sont-elles prêtes à les affronter ? J'aborde ici uniquement les épidémies de maladies infectieuses.

Au début du XXe siècle, la population mondiale était d'environ 2 milliards. Nous sommes à près de 8 milliards. Or, le premier facteur d'épidémies de maladies infectieuses est la **démographie**, plus précisément la densité de la population. Avec plus de la moitié des humains qui vivent en ville, ce qui implique une multiplication des occasions de contacts avec des microbes, il est inévitable que de grandes épidémies vont survenir. Avec l'intensité des échanges internationaux, des pandémies sont inéluctables. Cela d'autant plus que cette croissance humaine s'accompagne d'une croissance animale, qu'il s'agisse des animaux d'élevage ou des animaux domestiques. La plupart des épidémies récentes sont dues à des virus transmis des animaux à l'humain.

Quand une épidémie touche une grande partie du monde, on parle de pandémie (*pan* en grec ancien signifie tout). C'est un phénomène qui n'est pas seulement médical ni même sanitaire. C'est un phénomène qui affecte tout le fonctionnement de nos sociétés et bouleverse nos habitudes.

De tout temps, les épidémies ont joué un rôle historique majeur. Sans revenir sur la « peste » d'Athènes en 430 avant notre ère, l'épidémie de peste de 1347-1348 emporta la moitié des Européens. La défaite de Napoléon en Russie doit autant à l'épidémie de typhus qu'à l'hiver. En 1870, l'armée prussienne était vaccinée contre la variole, mais pas l'armée française, ce qui a pu être une des raisons de la défaite de Sedan. Plus près de nous, le fait que le président des États-Unis, Woodrow Wilson (1856-1924) ait contracté la grippe « espagnole » en 1919, ce qui l'a conduit à quitter prématurément Versailles, a eu pour conséquence possible que la version définitive du traité fut bien plus dure pour l'Allemagne que s'il avait pu participer à la Conférence de paix jusqu'à son terme. Une grande part des drames du XXe siècle en découle. Il est possible que cette même grippe qui fit plus de victimes que la guerre ait motivé l'Allemagne à demander l'armistice alors qu'elle occupait le nord-est de la France. Les armées étaient décimées et avec l'entrée en guerre des États-Unis, la victoire militaire était hors de portée.

L'épidémie, c'est la guerre. Il n'est pas étonnant que cela se traduise dans les expressions utilisées par les épidémiologistes, comme la surveillance, les sentinelles, l'alerte, le taux d'attaque, le front épidémique, les troupes, les campagnes de tests ou de vaccination.

L'épidémie, c'est l'**incertitude,** surtout quand elle est créée par un nouveau microbe. Et face à l'incertitude, le besoin de se rassurer est premier. On invente des coupables, on s'en remet à des charlatans qui prétendent tout comprendre et avoir la solution, on imagine des complots, on se méfie de tout. Camus a tout décrit. Le concile de Trente au XVIe siècle précise que la maladie est encline à guérir si le péché qui en est la cause était pardonné. Impossible pour l'Église, donc, de penser à organiser la société pour lutter contre un ennemi dont chacun porte la responsabilité.

L'épidémie, c'est un test de **confiance**. Beaucoup de décisions vont devoir être prises dans un contexte d'incertitudes qui rend impossible la prédiction fiable des effets de ces décisions. Dès lors, leur acceptabilité par la population, surtout quand il s'agit de privation de libertés, dépend de la confiance portée aux institutions et aux dirigeants.

L'épidémie à l'ère des réseaux sociaux, c'est une « infodémie ». C'est ainsi que l'Organisation mondiale de la Santé qualifie le tsunami d'informations – certaines fiables d'autres moins – qui se propage lors d'une épidémie.

L'épidémie, c'est un révélateur et un amplificateur des **inégalités** sociales. Un chiffre parmi tant d'autres : le nombre de décès entre le 1er mars et le 10 avril 2020 comparés aux décès observés sur la même période en 2019 indique une surmortalité de 120 % en Seine-Saint-Denis.

L'épidémie, c'est un test de la solidité humaine de nos sociétés. C'est un test des capacités d'adaptation des individus et des organisations. Et un test de solidarité.

L'épidémie, c'est un révélateur de notre capacité à anticiper, à se préparer à agir pour préserver l'avenir.

Mais l'épidémie, c'est aussi la science et les industries de santé qui se mobilisent, les soignants qui se dévouent parfois aux dépens de leur propre santé, les travailleurs invisibles qui assurent les besoins quotidiens et dont on réalise l'existence et le rôle, les solidarités locales, les journalistes qui deviennent des éducateurs de santé, des ingénieurs astucieux qui rendent accessibles et compréhensibles les données de surveillance, des entreprises qui innovent (tests, vaccins, médicaments) et qui découvrent l'intérêt du télétravail auquel elles étaient jusque-là réticentes.

Ainsi, l'épidémie révèle nos défauts et nos qualités, c'est une épreuve, une sorte de crash test. Elle reflète l'insuffisante attention portée à la santé publique par les dirigeants et son manque de moyen sur le terrain.

D'autres grandes épidémies et d'autres pandémies surviendront. C'est inéluctable compte de nos modes de vie, de transport, de production, de l'urbanisation, des dégâts écologiques. Que faire ?

Face à une épidémie, la conduite à tenir est connue et codifiée depuis longtemps. Il y a schématiquement deux stratégies envisageables. La première est de tabler sur le fait que plus il y aura de personnes infectées et immunisées et moins le microbe aura la possibilité de se reproduire. Une attitude qu'on appelle parfois la stratégie de l'immunité naturelle.

En épidémiologie, on calcule facilement la proportion de personnes infectées nécessaires pour casser la courbe épidémique à partir du taux de reproduction de base (R_0) qui indique le nombre moyen de personnes contaminées par un cas. Ce taux permet de calculer le temps de doublement de l'épidémie. Par exemple, s'il a une valeur de 2,5 (chaque malade en contamine en moyenne 2,5 autres), il faut que 60 % des personnes soient immunisées pour que le R_0 passe en dessous de 1. Quand chaque cas contamine moins d'une personne, l'épidémie reflue. Deux conditions pour cela : que tous les cas soient diagnostiqués et que l'infection soit totalement immunisante, deux conditions inexistantes dans le cas du **covid-19**.

La seconde stratégie consiste à être résolument proactif, comme le détaille **Bill Gates** dans son livre publié en 2022[1], qui a l'avantage d'être écrit pour des non-spécialistes quand d'autres textes de référence sont de facture plus scientifique[2]. En bref, il faut informer, y compris sur les incertitudes, éduquer, surveiller, dépister, tester, tracer, isoler, vacciner, traiter préventivement.

Ça, c'est sur le papier, mais en pratique ? En pratique, certains pays ont fait exactement cela. Le Vietnam en Asie avec un confinement national bref en mars-avril 2020, un peu plus long en juillet-août pour la seule ville de Da Nang. Bilan : 35 morts en 2020 pour 96 millions d'habitants. Et la clé : port du masque obligatoire et traçage rigoureux des contacts des cas. Le Danemark en Europe, qui a confiné le 13 mars alors qu'il n'y avait que dix personnes hospitalisées pour covid et qui a pu lancer une campagne généralisée de tests avec un traçage efficace pour identifier les contacts et isoler les personnes infectées. Résultat : pendant la première vague épidémique, le Danemark n'avait aucun excès de mortalité et même une légère diminution quand la France avait 42 décès supplémentaires pour 100 000 habitants. Il est à noter que le gouvernement danois a gardé une forte confiance de la population tout au long de l'épidémie.

Gates propose de créer une équipe de mobilisation et de réaction épidémique mondiale. Elle devrait être gérée par l'Organisation mondiale de la Santé et avoir 3 000 spécialistes pluridisciplinaires et un milliard de dollars de budget annuel, un coût ridicule au regard du coût d'une pandémie.

Il est impératif de tirer les leçons de ce qui a bien ou mal fonctionné au plus fort de la pandémie de covid-19 en France comme en Europe. Ce retour d'expérience que pratiquent les militaires de façon routinière doit être impulsé par les autorités de santé publique et les entreprises. Tout phénomène épidémique doit être analysé à l'aune de cinq « C » : connaissances, compétences, coordination, communication et confiance. Chaque fois qu'une épidémie survient, il est nécessaire d'en faire un suivi et un retour

---

[1] Gates B. *Comment éviter la prochaine pandémie*. Flammarion, 2022.

[2] https://www.ncbi.nlm.nih.gov/books/NBK525302/

d'expérience systématiques sur ces cinq axes. En 2025, force est de constater que cela n'est pas fait. Comme si on se disait ouf ! revenons maintenant aux choses sérieuses, malgré un bilan sanitaire et économique énorme.

Comme si, depuis la cigale et la fourmi de Jean de la Fontaine (1621-1695), rien n'avait changé : « Que faisiez-vous au temps chaud ? »...

Covid-19 et sras : la crise totale

L'humanité fait face à une énorme agression environnementale, une pandémie, sur laquelle des dizaines de livres, des dizaines de milliers d'articles scientifiques ont été publiés, sans compter les millions de séquences médiatiques et les milliards d'interactions sur les réseaux sociaux. Comment imaginer qu'un virus de 100 nm, le SARS-Cov-2, ait produit un tel désordre mondial entraînant un lourd bilan sanitaire, le confinement prolongé de la moitié de l'humanité et une crise économique sans précédent ?

L'enchaînement des faits et des décisions est facilement accessible. Le bilan aussi, mais je veux souligner les inégalités sociales importantes et difficiles à accepter dans un pays comme le nôtre. Une seule donnée parmi beaucoup d'autres : les 10 % de résidents français les plus pauvres avaient un risque d'hospitalisation doublé par rapport aux 10 % les plus riches. Comme l'a brillamment montré le professeur Didier Fassin lors de sa leçon inaugurale de la chaire « Questions morales et enjeux politiques dans les sociétés contemporaines » du Collège de France « toutes les vies n'ont pas la même valeur[1] ».

Ce que je propose ici, c'est de partager mes dix plus grands étonnements. J'ai participé activement au suivi de la pandémie, je suis allé sur le terrain à Mayotte. Si j'ai fait de nombreuses interventions dans les médias, j'ai surtout passé du temps à échanger, à expliquer, à décoder avec des élus et des journalistes. Ceux-là ont joué un rôle d'autant plus important, en matière d'éducation à la santé notamment, que la communication publique a été erratique.

L'**Organisation mondiale de la santé** (OMS) a annoncé la découverte du SARS-CoV-2, le virus responsable du covid-19, le 9 janvier 2020 ; le 22 janvier, elle a confirmé la transmission interhumaine et le 30 janvier, elle a déclaré qu'il s'agissait d'une urgence de santé publique de portée internationale.

Début février, j'ai fait mon dernier cours comme professeur titulaire de chaire avant de prendre ma retraite et je dis à mes étudiants que nous allons affronter une pandémie. Je vois l'œil amusé de certains qui pensent que « le vieux, il est vraiment temps qu'il prenne sa retraite ». J'ai eu ma petite vengeance, parce que de nombreux étudiants m'ont ensuite écrit pour me

---

[1] https://www.college-de-france.fr/fr/agenda/lecon-inaugurale/sciences-sociales-par-temps-de-crise-0

qualifier de « génie ». Je ne mérite évidemment ni cet excès d'indignité ni cet excès d'honneur.

Pourquoi étais-je convaincu qu'une pandémie était inévitable ? Parce qu'ayant géré le sras en 2003, je savais que le confinement avait suffi à maîtriser l'épidémie du fait que les malades n'étaient contagieux que lorsque la fièvre apparaissait. Or, pour le covid-19, nous avons su rapidement que des personnes asymptomatiques et porteuses du virus pouvaient le transmettre. Le taux de reproduction (le facteur R_0), le nombre moyen de personnes contaminées par une personne porteuse du virus était d'environ trois. Rien ne pouvait contrer la diffusion mondiale du virus.

Les quelques 30 à 50 millions de décès et les milliards de malades ne se prêtent pas à la plaisanterie, mais j'avoue que j'ai ironiquement remercié mon équipe de m'avoir offert ce « cadeau » de départ à la retraite. Car dans mes cours de gestion des risques et des crises, comme dans mes précédents livres, je disais, comme beaucoup de collègues, que le sujet n'était pas de savoir si nous allions avoir une pandémie. Il était de savoir quand elle surviendrait. Comme dans le génial roman de Dino Buzzati (1906-1972), *Le désert des tartares* publié en 1940, l'heure de l'attaque avait sonné. En 2019, un rapport conjoint de l'Organisation mondiale de la santé et de la Banque mondiale mentionnait la forte probabilité de pandémies ou d'**épidémies** dévastatrices et entraînant le chaos social dans un avenir proche. Ce n'était pas la première fois que cela était annoncé, mais qui y a porté attention ? Les épidémiologistes alertaient face à la multiplication des zoonoses depuis cinquante ans : sida, grippe A (H1N1 et H5N1), SARS-CoV-1 (l'agent du syndrome respiratoire aigu sévère en 2003), les flambées d'Ebola, l'épidémie à bas bruit de *Middle East respiratory syndrome coronavirus* (MERS-CoV). Mais c'était un bruit noyé par les préoccupations court-termistes.

Dans la première interview que j'ai donnée au journal *Le Figaro* le 16 mars 2020, j'ai utilisé le terme de guerre et l'expression a été utilisée le soir même à la télévision par le président Macron. Situation de guerre, donc, on s'attendrait à une organisation de guerre, avec une stratégie, une ligne de commandement claire et un grand souci pour la logistique. Ces trois points ont présenté des faiblesses. Or, il était clair que l'on ne pouvait pas faire la paix avec cet ennemi. L'éradiquer n'était pas non plus envisageable. Mais neutraliser ses impacts était faisable à certaines conditions.

Jeune retraité, relativement disponible, j'ai posé ma candidature pour intégrer la réserve sanitaire. J'ai été refusé au motif que je ne pouvais pas fournir une copie de mon diplôme de docteur en médecine (nous étions confinés, je n'y avais pas accès et mon numéro d'inscription au Conseil de l'Ordre des médecins était dans mon dossier). La guerre était mal partie…

Quand la ministre des **Outre-Mer** m'a demandé d'aller à Mayotte pour appuyer l'Agence régionale de Santé, elle a dû utiliser un autre canal que la réserve sanitaire pour couvrir ma mission. Et quand j'ai remis le rapport rédigé avec mon collègue le docteur Jean-Baptiste Brunet, ce ministère a mis en œuvre les recommandations le concernant. Le ministère de la Santé est resté muet. Ça ressemble à une « drôle de guerre », me suis-je dit. J'ai alors pensé que faute d'un Georges Clemenceau (1841-1929), une bureaucratie de cette nature allait tuer des gens et que dans ces conditions, le mieux que je pouvais faire était d'aider les élus, les entreprises et les journalistes.

Au-delà de cette triste péripétie, mon premier étonnement fut le dogme de la transmission uniquement manuportée. J'avoue que, dans mes interventions médiatiques, j'ai relayé cette croyance dans un premier temps. Je me suis mis à douter quand, pendant le premier confinement, ma fille Sophie a attrapé le covid alors qu'elle était d'une rigueur extrême sur l'hygiène des mains. Impossible de tirer des conclusions sur un cas, c'est une faute qu'un épidémiologiste ne peut pas commettre, mais j'ai interrogé des collègues hygiénistes sur la possibilité d'une transmission aéroportée. Certaines réponses m'ont perturbé comme « tu as peut-être raison, mais il ne faut pas le dire, sinon la population va paniquer et les soignants ne voudront plus venir travailler ». Cacher la vérité au nom de ses conséquences possibles est inadmissible et dangereux. Si **John Snow** avait fait de même, il y aurait encore eu des dizaines de décès par choléra à Londres en 1854. On sait que la ventilation des espaces clos a aujourd'hui la même importance que l'assainissement de l'eau pour prévenir les épidémies de choléra, le professeur Antoine Flahault, qui a été l'un des premiers à soulever ce point, n'a de cesse de le souligner à juste titre. Il a fallu attendre la fin de 2021 pour que l'OMS le reconnaisse. Le Haut Conseil de la Santé publique avait, lui, dès le 8 avril 2020, considéré qu'il ne fallait pas exclure une transmission par aérosol. Pourtant, encore en janvier 2022, 400 hygiénistes signaient dans *Le monde* une tribune qui affirmait que le port d'un masque FFP2 « pourrait donner un faux sentiment de sécurité ». L'efficacité de ces masques a été évaluée. Elle n'est pas totale, évidemment, mais elle est importante.

Le deuxième étonnement est aussi relatif aux masques, à la tragi-comédie des masques, devrais-je dire. On commence par dire que le port du masque n'est justifié que pour les personnes malades (alors qu'on sait l'existence de porteurs sans symptômes), la ministre de la Santé, Agnès Buzin, annonce qu'il ne faut surtout pas acheter des masques « c'est totalement inutile », puis un membre du gouvernement explique que le masque est dangereux parce qu'on ne sait pas le mettre correctement, puis ils deviennent obligatoires dans les lieux publics. Cela montre une incapacité à gérer l'**incertitude** et cela va provoquer un effondrement de la **confiance** au moment même où l'efficacité de l'action demandait qu'elle soit acquise. La population a clairement été découragée de porter un masque, on ne lui a pas appris à en confectionner et cela a indéniablement provoqué des contaminations évitables. La Cour administrative d'appel de Paris l'a reconnu et a condamné l'État sur ce point.

Devant la Cour de Justice de la République, qui a sollicité mon expertise, j'ai rappelé que j'avais dirigé la rédaction du premier plan de gestion d'une pandémie grippale qui a été publié en 2005. Ce plan recommandait la constitution d'un stock de 1 milliard de masques chirurgicaux et de 700 millions de masques FFP2 et ce stock a été constitué, mon successeur à la direction générale de la santé, le professeur Didier Houssin, l'a confirmé. En 2009, lors de la menace de pandémie grippale par le virus A(H1N1), le plan était opérationnel, il y avait eu des exercices de simulation en grandeur réelle. Mais cette menace ne s'est pas concrétisée, beaucoup, y compris des parlementaires, ont hurlé au gaspillage de l'argent public. Les ministres de la Santé successifs ont été comme tétanisés, si bien que la recommandation faite par le Haut Conseil de la Santé publique d'avoir un stock « tournant » n'a pas été suivie d'effet. Résultat : en janvier 2020, il reste 100 millions de masques chirurgicaux et aucun masque FFP2. Le reste est périmé, abîmé ou oublié. La leçon de santé publique ici est notre incapacité à inscrire l'action de santé publique dans la durée. Et comme le disent très bien Alain Bauer et Roger Dachez[1] : « Entre 2007 et 2012, suite à l'apparition du virus H1N1, l'État avait en effet construit un remarquable dispositif contre les pandémies – un dispositif qui, fort heureusement, n'a pas eu alors à servir. Avec la même détermination, l'État a ensuite déconstruit son outil en pensant que ce qui ne s'était pas produit ne se produirait jamais. Un peu comme si, chaque année, on demandait le remboursement de son assurance incendie ou de ses cotisations maladie au prétexte que l'on n'a pas eu à y recourir… » On peut ajouter que le plan pandémie grippale qui aurait pu servir de cadrage à la gestion de la situation n'a pas été utilisé. Pire, le centre interministériel de crise n'a été activé le 17 mars 2020, le lendemain du confinement. Je rappelle que l'OMS a déclaré l'urgence mondiale le 30 janvier.

Se mélangent donc dans cette défaite des facteurs structurels liés à la place de la santé publique dans l'appareil d'État, au manque d'anticipation et de vision et des facteurs conjoncturels. Ces derniers ne sont pas liés à l'incompétence des fonctionnaires concernés. Je crois – et j'en ai eu des témoignages directs – que face à la vague, le dispositif de santé publique a été submergé. Le nombre de problèmes quotidiens à résoudre était si important qu'il était impossible, faute de ressources, d'anticiper les événements et de s'organiser en conséquence.

Le troisième étonnement, c'est de voir à quel point nos responsables politiques ont été terrorisés par l'assurance péremptoire de Didier Raoult. Une véritable emprise irresponsable quand il y a tant d'incertitudes et d'enjeux. S'il n'est pas protégé et si l'on en croit le rapport conjoint de l'Inspection générale de l'éducation, du sport et de la recherche (IGÉSR) et de l'Inspection générale des affaires sociales (IGAS), il y a des motifs de poursuites pénales. Sa déclaration du 25 février 2020 annonçant la « fin de partie » pour une infection respiratoire « la plus facile à traiter de tous les temps » signe une incompétence en épidémiologie autant qu'une irresponsabilité.

---

[1] Bauer A et Dachez R. *Comment vivre au temps du coronavirus ? Un manuel pour comprendre et résister*. Les éditions du Cerf, 2020.

Corrélativement et quatrièmement, l'utilisation incompréhensible des ressources expertes. Le conseil scientifique dédié a fait un travail considérable et remarquable. On peut relire ses avis, il ne s'est pas trompé. On peut comprendre le besoin d'un comité conseil restreint au début de l'épidémie, sous le coup de la surprise. Par la suite, il eût mieux valu créer une expertise en réseau, un peu sur le modèle du Groupe d'Experts intergouvernemental sur l'Évolution du Climat (GIEC) en associant les conseils scientifiques des organismes de recherche, des agences, les Académies (l'Académie de Médecine a été particulièrement réactive), la Haute Autorité de Santé, le Haut Conseil de la Santé publique, le tout interagissant avec les administrations concernées. Encore une fois, ce n'est pas critiquer le conseil scientifique que de penser qu'un tel dispositif aurait mieux limité le potentiel de controverses et aurait eu plus de poids face au politique. Mais peut-être que, justement, cela n'était pas souhaité.

Beaucoup de commentateurs ont déploré l'assujettissement des responsables politiques à son conseil scientifique et aux modélisateurs. Je suis en désaccord, car au contraire, à plusieurs moments clés, les avis du conseil scientifique n'ont pas été suivis et, pire, le gouvernement en a bloqué la publication de certains. Par exemple, en novembre 2020, le conseil scientifique a proposé une vision stratégique de l'utilisation des tests qui n'a pas été suivie par le gouvernement.

Cinquièmement, que vient faire le Conseil de Défense et de Sécurité nationale (CDSN) dans cette affaire de santé publique ? Il est incontestable que certains aspects de l'épidémie menaçaient nos forces armées et nos forces de l'ordre et que cela relevait du CDSN. Ce conseil concerne la sécurité nationale, mais le décret constitutif ne lui donne pas d'attribution en sécurité sanitaire. Il est permis de penser que la totale confidentialité de ses discussions, contrairement aux réunions interministérielles réunies par le Premier ministre, était la motivation de son activation. Le prix à payer en a été un effondrement de la confiance. Cette gestion de l'épidémie signe un déni total de démocratie.

Sixièmement, ce que je considère être une négation totale des principes de santé publique et qu'a relevé le Comité consultatif national d'Éthique dans son avis du 2 septembre 2021 : « Ceux qui, dans la société, devaient pouvoir bénéficier de mesures prioritaires en ont été dès lors trop souvent exclus […] La crise sanitaire a mis en lumière des situations de très grande difficulté qui concernent principalement les personnes et les familles les plus modestes, les personnes migrantes ou les personnes sans domicile fixe, les personnes résidant dans les lieux de privation de libertés, les personnes porteuses d'un handicap, les personnes âgées, notamment en état de dépendance dans des lieux d'hébergement dédiés. Les enfants et les étudiants n'ont pas été épargnés, compte tenu des temporalités successives de fragilisation et des effets collatéraux de la crise. » De leur côté, le Comité d'Éthique de l'Institut national de la Santé et de la Recherche médicale et le Comité international de bioéthique de l'Organisation des Nations unies pour l'éducation, la science et la culture (UNESCO), tous deux présidés par le professeur Hervé Chneiweiss, ont rappelé « que toutes les décisions de santé publique doivent être fondées sur des faits scientifiques solides, même dans les situations d'incertitude » et que les essais thérapeutiques devaient être approuvés par les comités d'évaluation de la recherche, les comités d'éthique de la recherche ou les comités de protection des personnes. De même, a-t-il plaidé pour que « les **vaccins** soient reconnus comme des **biens publics mondiaux**, c'est-à-dire que personne ne soit exclu et que l'utilisation par les uns n'épuise pas la ressource pour les autres. »

Septièmement, l'oubli des principes de base de l'investigation des épidémies connus depuis **Robert Koch**. Pour guider la prévention de la transmission, il faut en connaître les sources en faisant des enquêtes de terrain qui ne posent pas de difficultés insurmontables. C'est le rôle de Santé publique France, une agence à qui la loi a donné un rôle clair et qui a disparu des radars de façon incompréhensible. Les seules données sur ce sujet ont été recueillies par mon excellent collègue, le professeur Arnaud Fontanet. Moyennant quoi, il y a eu des déclarations ahurissantes : un ministre du Travail qui affirme qu'on ne se contamine pas au travail (faux) ; un ministre de l'Éducation qui affirme qu'on ne se contamine pas à l'école (faux) ; des pédiatres qui affirment que les enfants ne transmettent pas le virus (faux) ; et une direction générale de la santé qui ne prend pas position. L'autre principe est qu'il faut tracer les contacts des cas pour les isoler. Cela demande des intervenants de santé publique qui n'existaient pas, ce qui s'est traduit par un mauvais contrôle des vagues successives.

Huitième étonnement : l'exploit des vaccins. Cela m'a vraiment surpris. Les deux firmes qui ont misé sur la technologie de l'ARN ont réalisé une prouesse dans des délais courts sans laquelle il y aurait eu un bilan sanitaire encore plus lourd. Le soutien financier du gouvernement fédéral américain a été déterminant et c'est bien la seule chose dont nous pouvons remercier Donald Trump.

Neuvièmement : l'**Union européenne**. Elle a montré son incapacité à coordonner les politiques de prévention des États membres. On ne peut guère lui en faire reproche, les traités ne lui en donnent pas la mission. En revanche, les pays européens ont accepté de centraliser la politique vaccinale, et cela est à mettre au crédit de l'Union. Car négocier au nom de vingt-sept pays, ce n'est pas la même puissance que si ces pays négocient un par un.

Et finalement, le point qui m'a le plus troublé. Malgré les avis du Conseil scientifique, l'incapacité de proposer une stratégie de santé publique lisible et argumentée. Quatre stratégies étaient envisageables. Excluons d'emblée la première, la stratégie du risque zéro passant par un confinement total et prolongé à la Chinoise. Elle aurait induit des dommages considérables sur les plans sociaux, économiques, éducatifs et même sanitaires (délais dans la prise en charge de pathologies chroniques, impact sur la santé mentale). L'erreur des Chinois est de ne pas l'avoir levée quand des vaccins efficaces ont été disponibles.

Une deuxième stratégie pourrait mettre la priorité sur la protection des personnes vulnérables (personnes âgées et/ou atteintes de pathologies chroniques et/ou immunitaires), celles-ci concentrant l'essentiel du risque en termes de complications et de mortalité. Dans une telle stratégie, le confinement serait réservé à ces seules personnes vulnérables, tout en rappelant au reste de la population de maintenir un haut niveau de respect des gestes barrières dans le but de protéger ces premières. Certains ont pensé qu'il fallait laisser les jeunes se contaminer, ce qui les immuniserait pour un risque très faible de maladie grave. C'était sans compter sur les variants qui ont contourné partiellement les réponses immunitaires et les formes chroniques de variants (le covid long qui touche entre 5 et 10 % des cas), avec une altération parfois grave de la qualité de vie. Ces questions de stratégie et d'éthique justifiaient un débat au Parlement et à la Conférence nationale de Santé dont l'existence et le rôle, prévus dans la loi, ont été quasiment oubliés.

Une troisième stratégie pourrait se définir par un contrôle de l'épidémie visant à ne pas saturer le système hospitalier. Dans cette stratégie, les mesures à prendre seraient pilotées au niveau départemental ou régional en fonction de la pression locale sur le système de soin, et pourraient passer par des épisodes de confinement, mais localisés aux bassins d'affluence des structures de soins sous pression.

Enfin, une quatrième et dernière stratégie aurait reposé sur la maîtrise de la circulation du virus pour la maintenir à bas niveau, avec un niveau de surveillance et de réactivité permettant de gérer très rapidement les clusters de transmission par le traçage des cas contacts et leur isolement. C'est ce qu'a fait le Danemark en décidant un confinement précoce alors qu'une dizaine de malades seulement étaient hospitalisés. Chez eux, le confinement a été bref, et les impacts sur la mortalité et l'économie ont été les plus faibles en Europe.

Autrement dit, il fallait commencer par définir l'objectif poursuivi avant de choisir les outils d'intervention et cela, on ne l'a pas entendu clairement.

Il est toujours facile de dire rétrospectivement que cela ou ceci aurait dû être fait. À chaque étape, les gouvernements ont fait face à des incertitudes importantes. Quelle est l'origine de ce virus ? Quelle est la part respective des différents modes de transmission ? Quelle est la durée de l'immunité conférée par la maladie ou le vaccin ? Quels seront les impacts à moyen et long terme ? Aura-t-on un variant à la fois plus contagieux et plus grave ? Dès lors, le décideur est sous une double contrainte : surréagir au risque de gaspiller des ressources ou de menacer les libertés fondamentales ; ou sous-réagir au risque d'être accusé d'impéritie. Mais il faut se souvenir du mot du général Mac Arthur (1880-1964) : « les batailles perdues se résument en deux mots : trop tard ».

Ces questions auraient pu être discutées dans le « Ségur de la santé publique » que le ministre de la Santé, Olivier Veran, a annoncé, mais qu'il n'a pas organisé. La seule leçon que j'ai envie de donner est que plus l'incertitude est forte et plus le débat démocratique sur la stratégie et les outils est important. Encore une fois, les mécanismes existent, qu'il s'agisse du Parlement ou de la Conférence nationale de Santé. Ils n'ont pas été mobilisés. Nos dirigeants n'ont pas confiance dans les processus démocratiques.

Une autre leçon aussi, qui n'est pas spécifique de cette **épidémie**. Une erreur fréquente, c'est quasiment un réflexe, est de rassurer en situation d'incertitude sans avoir les preuves à l'appui avec des affirmations tranquillisantes dans le but « d'éviter à la population de paniquer ». Si ce réflexe est démenti, cela va immanquablement déboucher sur une situation de **crise** parce que les gens vont avoir le sentiment qu'on les trompe. Ainsi, nous a-t-on dit que la probabilité que le virus chinois arrive en France était très faible. Et que le port du masque était non seulement inutile, mais dangereux avant de le rendre obligatoire. L'une des premières déclarations du ministre de la Santé, Olivier Véran, a été : « je n'ai pas besoin de vérifier que la France est prête, elle l'est, car nous avons un système de santé extrêmement solide. » Ces erreurs initiales ont détruit la confiance et rendu plus difficile l'acceptation des mesures contraignantes. Dans les pays ayant un bon niveau de confiance sociale de base, le premier pic épidémique a été franchi plus vite.

Que souhaiter pour la suite pour que nous soyons mieux préparés pour la prochaine pandémie qui est inéluctable ? Qu'un retour d'expérience soit conduit pour consolider les points forts et corriger nos faiblesses. Que notre pays dote la santé publique de « troupes » sur le terrain afin que les décisions et les programmes soient effectivement déployés. Qu'une surveillance virologique de grande ampleur en lien avec l'approche « une seule santé » soit organisée au plan mondial. Que l'héroïque attitude des soignants hospitaliers qui ont montré leur potentiel de dévouement et d'inventivité serve de modèle pour débureaucratiser les établissements de santé. Que l'Organisation mondiale de la Santé et le système des Nations-Unies instituent une autorité sanitaire mondiale dans laquelle les intérêts économiques et géopolitiques ne primeront pas les questions de santé publique.

En somme, rien d'insurmontable, sinon le manque de vision et de volonté.

Grippe : le prototype des pandémies

Comme la plupart des gens, je considérais la grippe comme une maladie hivernale habituelle, banale, genre un gros rhume avec de la fièvre. Début brutal, pas de traitement, on se met au lit quelques jours et ça passe. Cette représentation est totalement fausse. Voici pourquoi.

C'est le professeur Claude Hannoun de l'Institut Pasteur qui me l'a fait comprendre. Il m'a appris deux choses : une **épidémie** de grippe c'est en général 10 à 20 000 morts par an en France. En particulier, parce que, lorsque l'on met au lit une personne âgée, des complications infectieuses ou des troubles de la coagulation sont fréquents.

La seconde chose, c'est que le virus a un grand potentiel de mutation qui demande d'actualiser la composition vaccinale chaque année. Mais de temps à autre, il y a une mutation majeure, l'immunité acquise jusque-là n'est plus protectrice. Il y a une pandémie comme celle qui a dévasté le monde entre 1918 et 1920, que l'on a abusivement appelée « grippe espagnole » et qui a causé la mort d'au moins 50 millions de personnes. Je n'en avais jamais entendu parler. Les travaux les plus récents indiquent que le virus grippal en cause aurait émergé aux États-Unis et aurait été répandu par les soldats américains venus prêter main forte contre l'Allemagne en 1917. L'épidémie fut couverte par le secret militaire, sauf en Espagne, pays qui n'était pas en guerre. D'où cette impression que la grippe était d'origine espagnole.

Ainsi, cette pandémie fit plus de victimes que la Première Guerre mondiale, entre 1 et 2 % de la population mondiale. Les pandémies ultérieures furent moins graves, mais celle de 1968 provoqua encore 1 million de décès.

En arrivant à l'Observatoire régional de la Santé d'Île-de-France que dirigeait madame Ferry, j'avais un projet prioritaire : développer un domaine de l'épidémiologie, celui de la surveillance, en particulier parce que c'est celui qui est le plus directement orienté vers l'aide à la décision. Un médecin généraliste, Jean-Marie Cohen, est venu me voir pour m'expliquer qu'il a construit un réseau sentinelle, c'est-à-dire un groupe de médecins qui communiquent des informations de surveillance chaque semaine. Il travaille avec Claude Hannoun, mais ni l'un ni l'autre ne sait analyser les données de façon épidémiologique et ils cherchent un appui dans ce domaine. C'est ainsi que naît le groupe régional d'observation de la grippe, le Grog, un sigle qui nous plaît bien. Philippe Quenel fera sa thèse de doctorat en épidémiologie sur les données du Grog. Il montrera que cette approche de la surveillance permet de gagner plusieurs semaines dans la précocité du repérage du début de l'épidémie par rapport à la seule surveillance des virus.

Je quitte le Grog pour poursuivre mon parcours, mais en arrivant au ministère de la Santé, j'ai en tête la menace pandémique sur laquelle il n'y a que quelques travaux préliminaires. L'Organisation mondiale de la Santé recommande à tous les gouvernements de se doter d'un plan de gestion des pandémies. C'est ce que me demande de faire la lettre de mission que je reçois lorsque je suis nommé directeur général de la santé. Le premier plan français sera publié en 2005, quelques semaines avant que je démissionne de mon poste. Mon successeur, le professeur Didier Houssin, va faire vivre et consolider ce plan qui sera mis en œuvre lors de la pandémie grippale de 2009-2010.

Cette menace pandémique sera moins grave que redoutée au départ, cette « fausse alerte » fera l'objet de nombreuses critiques par les médias et les parlementaires. Plus aucun ministre de la Santé ne va s'intéresser à la question et c'est ainsi que l'on se retrouve totalement démuni face au covid-19 en 2020.

Quand le virus A (H1N1) est apparu en 2009 au Mexique, on a su très vite que le niveau de protection immunitaire de la population était faible. Se préparer à agir était logique et qu'on ait pu aussi rapidement disposer d'un vaccin était un exploit industriel dont on aurait dû se réjouir. Mais ce n'est pas ce qui s'est passé. La France est le pays qui a acheté le plus de doses de vaccin (plus de 80 millions) et c'est aussi l'un de ceux qui a obtenu le taux de couverture vaccinale le plus faible : environ 7 %, alors que de nombreux pays riches, comme la Suède, le Québec et plusieurs États américains ont réussi à vacciner plus de la moitié de la population adulte.

Avec ma collègue sociologue, Nina Testut, nous avons exploré les raisons de cet échec : multiplication des controverses, notamment sur la gravité réelle de la menace, incapacité à répondre aux rumeurs qui se propageaient sur Internet, soupçons de conflits d'intérêts en faveur des industriels produisant le vaccin, incohérences de la communication gouvernementale, erreurs tactiques vis-à-vis des médecins, soupçons de manipulation politique de l'opinion, le vaccin étant brandi comme une menace pour montrer que le pouvoir politique était attaché à la protection de la santé de la population. En 2010, le président de la République était Nicolas Sarkozy. Il s'était fait critiquer parce qu'étant ministre de l'Intérieur en 2003, lors de la canicule, ce ministère avait bloqué l'alerte de la brigade des sapeurs-pompiers de Paris, le premier acteur à avoir détecté qu'il se passait quelque chose d'anormal. La Commission d'enquête de l'Assemblée nationale l'avait noté, mais sans demander de sanction. Il y a fort à parier que, cette fois, le président voulait éviter l'accusation de sous-réaction.

Une autre explication est que la France ne disposant pas d'un réseau fort de praticiens de santé publique sur le terrain, il a fallu recourir à un dispositif policier (la sécurité civile du ministère de l'Intérieur) pour organiser des centres de vaccination. Du coup, les médecins se sont sentis désavoués. Lors des interviews que nous avons menées avec Nina Testut, nous avons eu des témoignages de personnes dont les médecins traitants déconseillaient le vaccin contre le virus H1N1 administrés dans les « vaccinodromes », tandis qu'eux vaccinaient avec le virus habituel principalement de type H3N2.

En octobre 2010, les données en provenance de la saison grippale de l'hémisphère Sud sont arrivées. Elles montraient que l'épidémie H1N1 n'était pas sans impact, mais rien de gravissime. Il aurait pu être envisagé de mettre le programme français de vaccination en attente, mais la machine était lancée. C'est comme si rien ne pouvait l'arrêter.

L'influence des médecins traitants, les interventions médiatiques de leaders d'opinion parlant de « grippette », le procès toujours facile des firmes pharmaceutiques qui font des profits indus, les soupçons sur la sécurité du vaccin (dont on sait aujourd'hui qu'elle fut globalement très bonne), ont créé un état de défiance de grande ampleur.

En sécurité sanitaire, les situations sont souvent caractérisées par des incertitudes. Et s'il y a un problème comportant des incertitudes fortes, c'est bien la grippe. Les mutations du virus sont fréquentes et imprévisibles. Leur impact n'est pas anticipable. L'efficacité vaccinale (ses bénéfices et ses risques) est toujours un pari. Les décideurs n'aiment pas reconnaître ces incertitudes, peut-être par crainte d'être accusé d'incompétence. Et pourtant, dans mon expérience, expliquer la situation en distinguant le vrai, le faux et l'incertain est un élément de l'indispensable confiance de la population sans laquelle la gestion des risques devient vite erratique.

Finalement, quel est le bilan de cette pandémie ? Au 31 août 2010, un peu moins de 19 000 cas de grippe mortelle avaient été confirmés par un examen virologique. Cependant, cette façon d'estimer l'impact d'une pandémie est très incomplète pour deux raisons. D'une part, seule une petite minorité de cas de grippe reçoit une confirmation virologique. D'autre part, la grippe peut tuer de trois manières différentes : immédiatement, par infection virale qui détruit les poumons ; à retardement, soit par surinfection bactérienne des poumons, soit par complication d'une maladie préexistante (diabète, maladie cardiaque, etc.) qui est favorisée par un alitement prolongé.

Juste pour les maladies respiratoires, on considère que le virus pandémique a provoqué entre 120 000 et 200 000 décès en 2009. C'est du même ordre de grandeur qu'une épidémie de grippe classique, avec cependant une différence importante. Alors que la grippe classique provoque une mortalité accrue chez les personnes âgées, la mortalité respiratoire due à la grippe pandémique a touché plutôt des personnes de moins de 65 ans. Une autre observation incomprise est de savoir pourquoi le risque de mortalité fut bien plus élevé en Amérique du Sud, là où la pandémie s'est déclarée, qu'en Europe.

Au total, en a-t-on vraiment trop fait en 2009 ? Je pense qu'on a surtout fait maladroitement. Pour mobiliser la population et les médecins, des messages alarmistes ont été émis sans que soient évoquées les incertitudes inhérentes à ce genre de situation. Quand il est apparu qu'en Europe la menace était moins grave qu'attendu, ces messages n'ont pas été corrigés. La **confiance** s'est effondrée, l'adhésion au programme de vaccination fut faible et l'impression continue de prévaloir qu'on a gaspillé nos moyens. Ce fut une **crise** de surréaction.

Pour autant, un virus qui provoque des millions de malades avec une mortalité évitable de 200 000 personnes en 9 mois peut-il vraiment être considéré comme anodin ? Je ne le pense pas et si on en avait tiré les leçons, le covid-19 aurait été mieux maîtrisé.

Pour moi, tout nouveau virus respiratoire doit être considéré comme une pandémie potentielle jusqu'à preuve du contraire. Un siècle après la « grippe espagnole », c'est ce qu'il ne faut jamais oublier.

Sida : victoire de l'épidémiologie, défaite de la santé publique

En juin 1981, les épidémiologistes des *Centers for Disease Control* des États-Unis ont détecté une petite série de cas présentant des caractéristiques communes : c'étaient des hommes, immunodéprimés, ayant des relations sexuelles avec d'autres hommes. C'était le début de l'épidémie de ce qui finira par s'appeler le syndrome d'immunodéficience acquise, le sida. Un coup de tonnerre dans un ciel serein, tant le triomphalisme médical de l'époque était convaincu qu'il avait vaincu le péril infectieux. Comment une épidémie détectée aussi vite n'a-t-elle pas pu être contrôlée ?

On a vite compris que c'était une maladie transmise par le sang et les fluides sexuels, ce qui aurait pu suffisant pour empêcher l'épidémie de se diffuser si on avait réagi à temps. Le virus de l'immunodéficience humaine (VIH) a été identifié en 1983 par une équipe française de l'Institut Pasteur à partir d'un ganglion prélevé chez un malade par le professeur Willy Rozenbaum, ce qui vaudra à Françoise Barré-Sinoussi et Luc Montagnier un prix Nobel de médecine en 2008.

En 2024, près de 80 millions de personnes ont été infectées par le VIH et 35 millions en sont décédées. C'est dire l'ampleur de l'échec. Actuellement, près de 40 millions de personnes vivent avec le VIH et il y a environ 1,3 million de nouvelles infections par an. En France, Santé publique France donne respectivement les estimations de 200 000 et de 5 000.

Le VIH a pour origine un virus du chimpanzé. Son passage chez l'humain s'est longtemps traduit par quelques cas sporadiques en Afrique jusqu'à ce que l'évolution des modes de vie et d'environnement crée les conditions favorables pour une diffusion pandémique.

En 1986, quand madame **Ruth Ferry** a proposé au Conseil régional d'Île-de-France de mettre en place un système de surveillance épidémiologique du sida, cela touchait quelques centaines de personnes, presque toutes des hommes ayant des rapports sexuels avec des hommes. D'ailleurs, au début, le sida était nommé GRID pour *Gay-related immunodeficiency disease*. Politiquement, il n'y avait pas de motivation à s'intéresser à cette communauté. La maladie n'était censée concerner que les « 4 H » (homosexuels, Haïtiens, hémophiles, héroïnomanes).

Mais la mobilisation de médecins engagés, comme le professeur **Didier Jayle**, effrayés par un pronostic quasiment sans espoir à l'époque, la mobilisation associative, le développement des recherches en biologie et en immunologie et le fait que de grandes figures artistiques étaient touchées furent déterminants pour la prise de conscience de l'ampleur de l'épidémie. Cela va produire un triple effet en France : renouveler la notion de santé publique ; initier le développement de l'épidémiologie de terrain ; introduire la notion de sécurité sanitaire en réponse à la transmission transfusionnelle du VIH. Il faut saluer le rôle pionnier de Daniel Defert (1937-2023), le fondateur de l'association AIDES.

Les associations, principalement AIDES et Act-Up, ont mobilisé cette communauté, offert un soutien, mené des actions d'éducation et de formation. Act-Up s'est différenciée par des actions spectaculaires, parfois violentes, mais maîtrisées. C'est ainsi que des militants d'Act-Up menés par Emmanuelle Cosse (qui deviendra ministre du Logement) m'ont « séquestré » dans mon bureau de directeur général de la santé. Bien que j'avais des raisons personnelles de réprouver ce genre d'action (ma sœur, **Françoise Rudetzki**, présidente de SOS-ATTENTATS s'occupait des prises d'otages au Proche-Orient), ce ne fut pas violent. Nous avons discuté, je leur ai expliqué que je partageais leur cause. Il était clair qu'en faisant pression sur moi, ce n'était pas une affaire personnelle, mais qu'à travers moi, c'est l'action insuffisante de l'État qui était visée. Tout s'est bien terminé, j'ai refusé que la police intervienne.

Peu à peu, la lutte s'est organisée. La recherche (en médecine, en immunologie, en épidémiologie, en sciences sociales et en santé publique) et les hôpitaux ont reçu des moyens. Les actions de prévention se sont développées. Je considère qu'en France c'est un succès, relatif certes, mais tout de même un succès. Quand il n'y avait ni traitement et encore moins de vaccin, la courbe épidémique s'est infléchie grâce à la promotion de l'usage du préservatif, du test sérologique et des actions vivant les personnes toxicomanes qui utilisaient des seringues.

L'arrivée des trithérapies en 1996 a tout changé. La piste vaccinale reste infructueuse, mais la pharmacologie alliée à la santé publique laisse espérer d'éradiquer le sida. Ainsi, la prophylaxie préexposition (PrEP) a montré son efficacité. De façon très intéressante, s'agissant d'une maladie infectieuse chronique, on sait aujourd'hui que les personnes porteuses du VIH sous traitement antiviral ne transmettent pas le virus par voie sexuelle. Cela porte un nom en anglais : *treatment as prevention* (TASP) ou I = I, c'est-à-dire indétectable = intransmissible. Il est rare que la protection individuelle, la protection collective et la liberté de choisir pour soi soient compatibles.

Cette pandémie est un tournant dans l'histoire de la santé publique française et mondiale.

En France, il y a un avant et un après le sida en matière de santé publique. À une époque où l'on faisait l'équation santé = médecine, le fait que la médecine était en grande partie démunie au départ a donné la première place à la dimension populationnelle et éducationnelle de la lutte. La nécessité de surveiller la trajectoire de l'épidémie a fait naître une épidémiologie pas seulement préoccupée de recherche sur les causes des maladies, mais aussi orientée vers les aspects opérationnels d'aide à la décision en santé publique. La mobilisation a fait reconnaitre que les associations étaient des acteurs de santé publique incontournables, un mouvement qui s'est incarné dans la notion de démocratie sanitaire. Les médias ont joué un énorme rôle de santé publique et d'action caritative (sidaction) poussés par des personnalités influentes comme Line Renaud. Il y a eu pour la première fois une vraie réflexion stratégique de santé publique fondée non pas sur des opinions, mais des données. Ce sont les études dites KABP pour *Knowledge, Attitude, Beliefs and Practices*, la première réalisée par l'Observatoire régional de la santé d'Île-de-France avec l'aide de Jean-Paul Moatti et de **Lucien Abenhaim**, qui ont guidé les axes de la communication publique.

Des chercheurs et praticiens, comme **France Lert** et les professeurs **Didier Jayle** et Michel Kazatchkine ont joué un rôle clé pour que les actions de prévention s'appuient sur le meilleur des connaissances scientifiques du moment. Le souci stratégique majeur était d'éviter des mesures discriminatoires, voire liberticides qui étaient réclamées par le Front national avec ses sidatoriums démagogiques qui avaient un certain écho dans l'opinion. En situation épidémique, des mesures d'isolement sont logiques en cas de maladies infectieuses avec une durée d'incubation assez courte et une transmission du microbe par l'air ou les mains. Dans le cas d'une transmission par voie sexuelle, cette stratégie va être contre-productive parce que les personnes concernées n'iront pas se faire tester de peur de perdre leur liberté. Les études KABP ont clairement montré que le soutien aux mesures discriminatoires était lié à de fausses croyances, comme le fait que le VIH soit transmis par les moustiques ou les bancs de toilettes. C'est en luttant contre ces fausses croyances et en communiquant largement sur l'efficacité des préservatifs qu'il a été possible de marginaliser ces positions discriminatoires. Par ailleurs, pour des raisons culturelles, morales et aussi religieuses, la promotion du préservatif masculin ne s'est pas seulement faite au nom de la réduction des risques. Les valeurs de l'amour, du respect, de la bienveillance, de la responsabilité ont aussi été mises de l'avant.

Dans le monde, la pandémie de sida a mis la santé publique sur l'agenda des grandes organisations internationales et des gouvernements des pays riches afin d'aider les plus pauvres à combattre le fléau. C'est une question de solidarité, mais aussi d'intérêt bien compris, car, tant que persisteront des foyers épidémiques non maîtrisés, aucun pays ne sera à l'abri d'une reprise épidémique. Il s'en est suivi des initiatives de grande ampleur peut-être trop nombreuses : L'ONUSIDA créé en 1996 ; le Fonds mondial de Lutte contre le Sida, la tuberculose et le Paludisme ; UNITAID pour accélérer l'achat de médicaments grâce à une taxe sur les billets d'avion voulue par Jacques Chirac ; sans oublier la Coalition mondiale de la société civile sur le VIH/SIDA (GNP+). La Fondation Bill et Melinda Gates joue aussi un rôle de premier plan.

Le sida ne doit pas faire oublier les autres maladies sexuellement transmissibles. Beaucoup d'actions de prévention permettent d'agir sur plusieurs d'entre elles simultanément. La syphilis n'a pas disparu, la gonorrhée a tendance à augmenter en France, les infections à chlamydia sont sournoises parce que souvent asymptomatiques.

Le virus du papillome humain provoque des verrues génitales et est une cause de cancer du col de l'utérus chez les femmes. Il existe des vaccins qui ont une efficacité satisfaisante. En 2023, une campagne de vaccination a été lancée dans les collèges, avec un succès limité. C'est un modèle de ce qui se passe quand on croit qu'un outil technique permet de résoudre un problème de santé publique sans bâtir une stratégie d'intervention.

En 2002, une épidémie de la maladie de la variole du singe a de nouveau touché les hommes ayant des rapports sexuels avec les hommes dans plusieurs pays. Les leçons du sida ont été tirées. La surveillance épidémiologique a été rapidement organisée. Cette communauté n'a pas été prise comme une « cible », mais comme un acteur de prévention. Les personnes atteintes ont servi d'accélérateur de prévention. La stratégie de vaccination a été réfléchie avec elles, notamment pour le choix des lieux où le vaccin était rendu accessible et la définition des personnes prioritaires. Tout cela indique que la confiance a été placée au cœur de la stratégie. Même si les risques de complications de cette maladie sont assez faibles, ce qui est un facteur facilitant l'action, c'est un bon exemple d'intelligence en santé publique avec des résultats encourageants.

La défaite du sida n'était pas inéluctable. Puisse-t-elle servir de leçon pour l'avenir et constituer un des modèles pour une santé publique moderne, efficace et éclairée.

Antibiorésistance : la pandémie silencieuse

Le fait que les bactéries deviennent insensibles à l'action des antibiotiques constitue une menace majeure pour la santé. Une menace d'autant plus dangereuse qu'elle n'est pas visible à l'œil nu. Elle évolue insidieusement chez l'humain, les animaux et l'**environnement**. Cela, dans tous les pays et tous les milieux de vie. Comme le changement climatique, c'est une pandémie silencieuse. Jusqu'à quel point est-ce une préoccupation de santé publique ?

Beaucoup en sont restés à l'image du mirage des antibiotiques, même si les biologistes ont très vite compris qu'ils allaient forcément créer une pression de sélection d'où émergeraient par sélection darwinienne des souches résistantes. Alexander Fleming (1881-1955) l'a dit dans son discours de réception de son prix Nobel en 1945. Et au début, autant qu'un mirage, c'était un miracle, un tournant historique dans l'histoire de la médecine. La découverte de la pénicilline par Fleming date de 1928. Mais ce n'est qu'en 1941 qu'elle a été purifiée, ce qui a ouvert la voie à sa production industrielle, ce dont vont bénéficier les soldats blessés qui vont libérer l'Europe du nazisme et de l'impérialisme japonais.

Mais si le traitement antibiotique permet de gagner une bataille chez un malade, il ne faut pas compter qu'il permette de gagner la guerre contre les bactéries et plus généralement sur les **agents biologiques**. La diffusion de ces traitements dans la période qui a suivi la Deuxième Guerre mondiale s'est faite dans un climat euphorique qui a magnifié les premières victoires spectaculaires contre les infections. On pouvait désormais guérir de maladies graves et jusque-là incurables, comme la tuberculose, les pneumonies à pneumocoques, la fièvre typhoïde, de nombreuses infections post-chirurgicales. On l'a oublié, mais un simple panaris pouvait provoquer la mort.

Cet optimisme nous a aveuglés. Le premier effet indésirable des antibiotiques est qu'ils ont provoqué un relâchement général des mesures d'hygiène : lavage systématique des mains, port d'un masque, aération des locaux, procédures strictes en milieu hospitalier où se concentrent des malades infectés, etc. La technologie avait gagné, on pouvait alléger les contraintes quotidiennes.

L'antibiorésistance résulte d'une multitude de comportements et de prescriptions médicales et vétérinaires. Chacun, pris isolément, semble de peu d'importance. Mais répétés des centaines de millions de fois, ces prescriptions et ces comportements de consommation créent une modification de l'écologie bactérienne. Il aurait fallu utiliser ces médicaments de façon sélective et rigoureuse au lieu d'en faire un usage non contrôlé. Résultat : nous ne sommes pas face à un mur d'antibiorésistance, mais face à une muraille de multirésistances avec des épidémies d'infections nosocomiales – des infections liées aux soins –, en particulier dans les hôpitaux, et des impasses thérapeutiques de plus en plus fréquentes[1]. Selon diverses estimations, l'antibiorésistance cause environ 500 000 décès par an en Europe et 5 500 en France chaque année. D'ici 2050, l'antibiorésistance devrait être l'une des principales causes de mortalité dans le monde. Particulièrement préoccupant est le cas de la tuberculose, qui atteint chaque année onze millions de personnes dans le monde, dont environ un million d'enfants. La tuberculose tue moins que le covid-19, mais plus que le **sida**. Chez les personnes pauvres et peu éduquées, l'accès aux antibiotiques et l'observance sont erratiques et cela favorise l'émergence de souches multirésistantes.

Comme souvent lorsqu'un progrès technologique porteur d'espoir survient, on pense que le problème est résolu et on se dispense de raisonner en termes de santé publique. L'aurait-on fait que l'on aurait compris qu'avec la rapidité avec laquelle les bactéries se reproduisent et leur potentiel de mutation, elles allaient prendre de vitesse la capacité de trouver de nouveaux antibiotiques ayant des mécanismes d'action différents des précédents. Qui peut penser, sinon les anti-darwiniens que des êtres vivants vont se laisser agresser sans réagir ? On n'aurait pas inondé les animaux d'élevage d'antibiotiques (qui consomment la plus grosse part des antibiotiques mis sur le marché) et surtout pas comme facteur de croissance et non comme anti-infectieux. Dans la mesure évidente où des résidus d'antibiotiques sont rejetés dans les milieux par les humains et les animaux, on aurait très vite mis en place des systèmes de surveillance intégrés. On n'aurait pas laissé les antibiotiques en accès libre sans ordonnance dans certains pays.

La lutte contre l'antibiorésistance illustre de façon exemplaire le besoin d'une approche « **Une seule santé** » qui est d'autant plus nécessaire que le réchauffement du climat peut favoriser la diffusion de l'antibiorésistance. En

---

[1] Pour des données détaillées sur l'ampleur du phénomène, voir : Harpet C. (coordonnatrice). *L'antibiorésistance. Un fait social total*. Editions Quae 2022.

quoi consiste-t-elle ? D'abord, décrire le phénomène et ses conséquences dans tous les compartiments concernés et identifier les facteurs de risque de l'émergence de l'antibiorésistance. Pour cela, il faut intégrer dans un ensemble organisé les systèmes de surveillance au niveau national et international.

Ensuite, il faut généraliser dans tous les pays, y compris les moins riches, des outils de diagnostic biologique sophistiqués. Car, médicalement, rien ne distingue un malade tuberculeux atteint d'un bacille sensible d'un malade porteur d'une souche résistante. C'est le laboratoire qui va le dire. Si on ne fait pas un effort mondial, il est illusoire de croire que l'on pourra régler le problème pays par pays.

Enfin, il faut penser de façon globale et locale des **stratégies d'intervention** qui prennent en compte les obstacles et les opportunités à un usage économe des antibiotiques. Car, il ne s'agit pas seulement de prescription et d'observance des traitements. Encore que nombre de prescriptions d'antibiotiques sont faites par des médecins en manque de temps. Il faut tenir compte de l'ensemble des facteurs économiques, comportementaux, culturels, environnementaux ou professionnels qui sont plus ou moins favorables à l'antibiorésistance. C'est une grande naïveté de croire que des slogans comme « les antibiotiques, c'est pas automatique » (qui peuvent avoir une certaine utilité) vont suffire à maîtriser ce risque et à sortir notre pays des dernières places européennes pour la consommation d'antibiotiques.

Pour l'industrie pharmaceutique, la mise au point de nouveaux antibiotiques n'est guère payante, car, en règle générale, la durée de traitement est courte et la plupart des antibiotiques sont bon marché, d'où les ruptures de stock que l'on déplore régulièrement. Rien à voir avec le diabète, l'hypertension artérielle et les autres maladies chroniques qui demandent des traitements longs. De toute façon, la découverte de nouveaux antibiotiques ne réglerait pas le problème. Peut-être pourra-t-on envisager des traitements ne ciblant pas les bactéries, mais renforçant nos mécanismes immunitaires. Une voie d'autant plus intéressante qu'elle permettrait d'agir contre les virus sur lesquels les antibiotiques ne sont pas efficaces.

Dans l'attente de ces hypothétiques avancées, il faut en revenir aux principes de base de la **sécurité sanitaire**. Car le problème ne peut pas se résumer à une surconsommation, sachant d'ailleurs que bien des pays sont en sous-consommation. Le problème racine est : pourquoi s'infecte-t-on ? Parce qu'il y a des bactéries pathogènes dans l'air, l'eau, les aliments et les sols et que nous sommes en contact avec ces milieux. Parce que des personnes contaminées sont contagieuses. Parce que de mauvaises conditions de vie et de travail font passer l'hygiène au deuxième plan. Donc, il faut tout faire pour éliminer les bactéries pathogènes dans ces milieux et lorsque cela n'est pas possible, il faut des barrières entre les milieux et les êtres humains ou isoler les personnes contagieuses. C'est plus contraignant qu'une prise médicamenteuse, mais c'est la seule démarche qui permettra de garder efficaces les antibiotiques.

« Il faut légiférer la main tremblante ». Cette phrase attribuée à Charles Louis de Secondat, baron de Montesquieu (1689-1755) devrait s'appliquer à la prescription des antibiotiques.

Sécurité et sûreté nucléaire : un modèle peut-être menacé de sécurité sanitaire

Je ne vais pas entrer ici dans la distinction entre la sécurité et la sûreté. Il s'agit que l'industrie utilisant l'énergie nucléaire maîtrise ses risques pour la santé et l'environnement. Je ne vais pas non plus discuter les avantages et les inconvénients de produire de l'électricité avec une technologie nucléaire. Ce qui me semble intéressant en termes de santé publique, c'est que l'organisation de la prévention des risques nucléaires des installations civiles, si elle ne peut pas prétendre atteindre un risque nul, forme néanmoins un dispositif sans équivalents dans les autres domaines de la sécurité sanitaire. Pourquoi ?

Dans les années 1970, les ingénieurs ont en quelques années fait de la France une grande puissance électronucléaire. C'était politiquement justifié par un objectif de souveraineté énergétique après le choc pétrolier de 1973, un objectif jugé suffisamment stratégique pour se passer de tout débat démocratique. Ces ingénieurs formés dans les grandes écoles étaient sûrs d'eux-mêmes, peu enclins au doute et confiants dans la fiabilité des centrales nucléaires.

L'accident de Tchernobyl en 1986 a signé la fin de ce triomphalisme. Près de 40 ans après, l'image indélébile dans l'opinion est celle du « nuage qui s'est arrêté à la frontière ». Cette phrase n'a jamais été prononcée par un responsable public. Mais la gestion résolument rassurante des autorités qui ne voulaient pas remettre en question l'invulnérabilité des installations nucléaires de base en a créé la représentation. De ce moment date la perte de confiance des Français vis-à-vis du fait que la protection de la santé soit une priorité face aux impératifs économiques. Tous les drames suivants de sécurité sanitaire n'ont fait qu'aggraver cette **crise** de **confiance**.

Lorsque j'ai travaillé pour Électricité (EDF) et Gaz de France et lorsque j'étais conseiller technique au cabinet du secrétaire d'État chargé de la prévention des risques naturels et technologiques, je n'ai pas été directement mêlé à des dossiers relatifs au nucléaire. Mais c'étaient de bons postes d'observation pour comprendre le fonctionnement de ce secteur.

Ce qui m'a frappé, c'est qu'il s'agit d'une filière entièrement structurée sur le risque pour la santé et l'environnement. C'est la seule filière qui est organisée en mettant la question du risque au cœur même de son activité. Je note qu'il n'y a que dans ce domaine que la protection de l'homme a été érigée en doctrine. Par exemple, il serait très utile, d'un point de vue décisionnel, que des concepts comme la dose collective soient utilisés pour les hydrocarbures, le charbon, le gaz.

À chaque niveau, du local au national, existe un système de pouvoirs et de contre-pouvoirs. C'est vrai au niveau d'une centrale qui rend des comptes au Comité local d'information (CLI). Son directeur a une obligation d'information. Les CLI ont un financement public. Elles peuvent commander des expertises.

C'est vrai au niveau du siège d'EDF, les installations étant contrôlées par des inspections et des audits internes. Un inspecteur général du nucléaire est placé directement auprès du président avec un important périmètre de pouvoirs et des moyens. Et cette entreprise a des syndicats puissants qui sont attentifs à la santé et la sécurité des travailleurs.

À l'extérieur d'EDF, l'Autorité de Sûreté nucléaire (ASN) et ses 500 employés est chargée de contrôler les exploitants et de garantir la transparence de l'information quant aux impacts sur la santé et l'environnement. Elle organise l'accès des citoyens à l'information et appuie le rôle des instances de concertation. C'est une autorité administrative indépendante qui ne peut pas recevoir d'instructions du gouvernement ni évidemment des exploitants. Elle dispose de pouvoirs de décision, y compris dans l'urgence et sans avoir besoin de l'aval du gouvernement, de contrôle et de sanction. Elle délivre des autorisations d'exploitation et peut les annuler en cas de problème. C'est le président de l'ASN qui porte personnellement le poids de la responsabilité. Il est nommé pour 6 ans, son mandat n'est pas renouvelable, il est inamovible. Seul le président de la République peut le démettre « en cas de manquement grave à ses obligations ».

Sur le plan scientifique et technique, le dispositif s'appuie sur l'expertise de l'Institut de radioprotection et de sûreté nucléaire (IRSN) qui compte près de 1 800 collaborateurs. Le Commissariat à l'énergie atomique se consacre à une recherche plus fondamentale avec environ 7 000 professionnels. Un Haut Comité pour la transparence et la sécurité nucléaire est une instance de concertation qui veille l'accès à l'information à l'échelle nationale. C'est un secteur qui fait l'objet d'une intense collaboration internationale, notamment au sein de l'Agence internationale de l'énergie atomique.

On remarque ainsi une distinction claire entre les fonctions stratégiques qui relèvent du gouvernement, les fonctions opérationnelles sous la responsabilité des exploitants, les fonctions d'évaluation des risques (IRSN) et les fonctions de gestion et de contrôle (ASN). Le tout avec une exigence de transparence, le moindre incident étant coté sur une échelle internationale INES (*International Nuclear and Radiological Event Scale*) et rendu public par l'ASN.

Il existe certes une forme de porosité entre ces fonctions, les carrières pouvant évoluer entre les différents pôles, mais chacun à sa place est convaincu que la fiabilité des installations et la transparence de leur fonctionnement sont une condition incontournable de la survie de la filière.

Tout cela est sans équivalents, qu'il s'agisse de la sécurité chimique, biologique ou professionnelle. J'ai eu l'occasion de le souligner publiquement lors d'une récente convention de l'ASN. Les pouvoirs publics feraient bien de s'en inspirer s'ils avaient la volonté de renforcer la sécurité sanitaire.

La décision récente de déconstruire l'IRSN pour le répartir entre l'ASN et le CEA soulève quelques inquiétudes. Les buts affichés (améliorer l'efficacité du dispositif) s'apparentent à une pétition de principe qui manque d'arguments de fond. Comme d'habitude, on décide d'abord, on discute après. Ce n'est pas tant l'articulation entre le contrôle, l'expertise, l'évaluation, la décision et la recherche qui est problématique, que le fait de réaliser que, dans ce domaine de la santé publique, peut-être plus que dans tous les autres, la confiance est une priorité absolue. Tout le monde sait que l'électronucléaire est dangereux. S'il est relativement bien accepté par la population, c'est parce que le dispositif présenté ci-dessus donne confiance sur le sérieux avec lequel les risques sont évalués et maîtrisés. À l'heure où la relance du nucléaire civil est décidée, préserver ce capital de confiance est une nécessité absolue. Je pense que l'on accorde trop d'importance aux structures et pas assez aux procédures. Si c'est juste une question de « fluidité » dans le fonctionnement de la sécurité nucléaire, un protocole de collaboration peut suffire à la résoudre. Dans ce domaine tout particulièrement, il faut légiférer avec prudence.

Vache folle : le prototype des risques systémiques

Une modification du procédé de fabrication des farines animales a créé une épidémie due à un agent, un prion, chez les bovins et chez les humains. Comment comprendre cela et quelles conséquences cela a-t-il eues ? Le prion pouvait-il être transmis par transfusion sanguine et comment gérer ce risque ?

Commençons par revenir sur les dates clés. Années 1980 : Stanley Prusiner, un médecin américain qui travaille sur la tremblante du mouton, une maladie connue depuis longtemps, propose le terme de prion pour *Proteinaceous infectious only* pour désigner une protéine présente dans le cerveau. Il évoque la possibilité qu'une anomalie de cette protéine entraîne son accumulation dans les cellules nerveuses, ce qui crée une maladie dégénérative du cerveau (une encéphalopathie). On parle de prion pathogène ou de prion nouveau variant ou de prion résistant pour désigner cette protéine anormale. Il recevra le prix Nobel de médecine pour ses travaux en 1997.

En 1985, on observe en Grande-Bretagne chez quelques bovins une maladie du cerveau analogue à la tremblante du mouton. Puis, au début des années 1990, cela devient une grande épidémie de cette maladie dite de la vache folle. Réaction rassurante classique : il existe une barrière d'espèce : la santé publique n'est pas menacée et on voit des ministres anglais faire manger du bœuf à leurs enfants devant les caméras de télévision.

1991 : la maladie est inoculée à un chat. Le dogme de la barrière d'espèce est ébranlé.

1996 : le ministre de la Santé britannique reconnaît que la maladie des vaches peut se transmettre aux humains. Chez eux, la maladie, une encéphalopathie subaiguë spongiforme (le cerveau prend l'aspect d'une éponge au microscope), s'apparente à celle décrite par Creutzfeld, puis par Jakob dans les années 1920. C'est une maladie rare, touchant habituellement des personnes âgées. Les médecins britanniques décrivent 10 cas d'une variante de cette maladie touchant des sujets plus jeunes et établissent que les malades ont été contaminés par voie alimentaire à partir d'aliments à base de viande bovine, broyés avec des tissus neurologiques contenant le prion pathogène. Le délai entre la contamination et le déclenchement de la maladie est d'environ 5 ans, mais rien ne dit qu'il ne puisse pas être plus long. Le premier malade français est diagnostiqué en avril 1996. Le nombre de cas humains va augmenter en Grande-Bretagne et en France. La maladie est systématiquement mortelle. Dès lors, on bascule dans une situation de crise sanitaire.

Explication : dans le cerveau normal, il y a cette protéine de prion. Le prion nouveau variant a une forme modifiée qui se transmet comme un agent infectieux à toutes les protéines normales de prion qui se modifient à leur tour, formant des plaques dans le cerveau et altérant son fonctionnement.

D'où vient ce nouveau variant ? Les investigations pointent le rôle des farines animales fabriquées à partir des carcasses de bovins pour les nourrir. Dans les années 1980, une modification du procédé de fabrication de ces farines, notamment un abaissement de la température justifiée par des préoccupations écologiques, n'inactive plus le prion pathogène. Ainsi, à partir de quelques cas sporadiques de bovins malades, une énorme épidémie se développe outre-Manche, touchant à son pic en 1993 près de 200 000 bovins au sein d'un cheptel de 4 millions. La France important des farines animales britanniques, la maladie se répand également dans les troupeaux français.

Pour gérer l'épidémie, des mesures furent mises en place : classification des niveaux de risque des produits animaux, interdiction des farines animales, dépistage systématique dans les abattoirs, déclaration obligatoire des cas, identification des bovins par un numéro unique, abattage des troupeaux dès qu'un cas est signalé, embargo européen sur les vaches britanniques. Le respect de l'interdiction des farines animales décidée en 1988 pour les ruminants de même que le retrait des tissus à risque élevé dans leur fabrication ne fut pas total d'où une diffusion mondiale de l'épidémie.

La voie d'exposition au prion pathogène est alimentaire, mais pourrait-elle être aussi sanguine ?

En 2004, les médecins britanniques publient trois cas de la maladie de Creutzfeldt-Jakob, nouveau variant (nvMCJ) contaminés par transfusion sanguine. C'est à ce problème particulier que j'ai été personnellement confronté lorsque j'étais directeur général de la santé (DGS).

En prenant mon poste en août 2003, je me suis demandé quelle pouvait être la pire situation de sécurité sanitaire à laquelle je pourrais être confronté. J'ai fait une sorte de cartographie des risques subjective et rudimentaire. Par esprit de système, j'ai croisé la grande crise des années 1980 – la transmission transfusionnelle du sida – et la grande crise des années 1990 – la vache folle et ses conséquences humaines –. Cela donnait la transmission transfusionnelle du prion pathogène par transfusion sanguine. Heureusement que je m'étais posé la question de savoir ce que je ferais si cette menace était avérée.

Or, cette menace s'est concrétisée : en octobre 2004, l'Institut de Veille sanitaire (InVS) et l'Agence française de Sécurité sanitaire des Produits de Santé (AFSSAPS) m'ont informé qu'ils ont découvert grâce à l'enquête systématique faite chaque fois qu'un nouveau cas était identifié que les huitième et neuvième cas français de la maladie de Creutzfeldt-Jakob avaient été donneurs réguliers de sang entre 1993 et 2003, avant que l'on fasse ce diagnostic chez eux.

Il était évident que cette situation allait créer une immense inquiétude. Il était tout aussi évident que les incertitudes étaient importantes : quelle était la durée d'incubation ? Combien de personnes avaient été exposées au prion via les produits sanguins ? Quelle pouvait être la dose minimale infectante ? Dans la pire des hypothèses, quel était l'ordre de grandeur du risque encouru ?

À partir des dons du sang, les globules rouges sont séparés du plasma. Les dons des huitième et neuvième cas français ont servi à transfuser en globules rouges une vingtaine de personnes déjà très malades et facilement repérées grâce aux procédures de traçabilité. Leur médecin a été contacté. C'était une question médicale plus que de santé publique.

Mais le plasma est utilisé pour fabriquer des médicaments dérivés du sang (MDS) comme des immunoglobulines antitétaniques ou des médicaments pour les hémophiles. Si les lots non consommés issus des dons de ces deux malades ont été immédiatement retirés du marché, en ce qui concerne les lots déjà utilisés, combien de personnes en avaient-elles reçu ? Compte tenu des modes de fabrication des MDS qui se font à partir d'un mélange de plasma provenant de différents donneurs, le nombre de personnes exposées était potentiellement de l'ordre de 70 000. Là, c'était une question de santé publique.

En termes de probabilité, le risque de transmission du prion s'analyse sous deux angles : quelle est la probabilité qu'un receveur de MDS issus de lots contaminés soit exposé au prion ? Si la contamination a lieu, quelle est la probabilité qu'il développe une maladie de Creutzfeldt-Jakob nouveau variant ? En termes de santé publique, la grande question était de savoir s'il fallait informer les receveurs dans un contexte dans lequel il n'y avait ni de test de diagnostic ni de traitement.

Si l'on veut parler de principe de **précaution**, alors c'était un modèle de situation de précaution. Que faire ? Pour le gouvernement, comme pour les juristes de la DGS, il fallait identifier par tous les moyens possibles les personnes ayant reçu des MDS provenant de lots auxquels les deux malades de nvMCJ avaient contribué et les informer. Je n'étais pas à l'aise avec cette solution qui, certes, me donnait une sécurité juridique, mais qui me gênait parce que je n'en voyais pas le bénéfice pour ces personnes. Les retrouver et leur dire « j'ai une mauvaise nouvelle, vous avez peut-être reçu du prion pathogène, je ne peux pas vous dire si et quand vous serez malade, je n'ai pas de test de diagnostic ni de traitement, mais voilà, vous êtes informée ». Comment réagiraient ces personnes ? Tout est imaginable depuis l'indifférence, le fatalisme, jusqu'au suicide. Alors quelle autre voie ?

J'ai réussi à convaincre les responsables politiques et les journalistes que la situation était certes préoccupante, mais pas urgente. Il n'y avait aucun inconvénient à expliquer au pays que la situation était prise au sérieux, mais qu'elle était complexe, que l'on pouvait prendre un peu de temps pour bien l'apprécier et prendre les meilleures décisions possibles avec toutes les consultations nécessaires. À la question « est-ce grave ? », j'ai répondu « je ne sais pas, je ne peux pas être ni rassurant ni alarmiste, je ne prendrais pas position avant d'avoir des données scientifiques ».

En 2000, aux côtés du DGS **Lucien Abenhaim**, nous avions géré la **crise** liée au naufrage de l'Erika. J'en avais tiré une leçon : face à une menace sanitaire incertaine, il faut tout faire pour réduire l'incertitude et gagner la confiance de tous les acteurs, les personnes concernées au premier chef, mais aussi les responsables politiques et les journalistes.

Appliquant cette leçon à cette situation, j'ai commandé aux agences de sécurité sanitaire un travail d'évaluation des risques structuré par le croisement des connaissances sur les mécanismes biologiques impliqués dans la nvMCJ avec un raisonnement probabiliste.

Un facteur favorable était que la découverte de la situation découlait d'une procédure de surveillance, ce qui signifie que le risque avait été anticipé par les agences. C'était une première pierre pour construire la confiance. Expliquer que toute décision de sécurité sanitaire doit être formulée en termes de bénéfices-risques n'était pas non plus très compliqué.

Avec mes collaborateurs, nous avons défini la posture décisionnelle de la DGS : envisager que le risque était réel ; obtenir un risque quantifié fondé sur les meilleures preuves disponibles ; organiser une expertise indépendante des contraintes de la gestion ; concerter sur les solutions pour construire un consensus d'action.

Quantifier le risque était complexe et demandait du temps. C'est fondamentalement ce que requiert le principe de précaution. Mais les incertitudes étaient telles qu'il fallait recourir à des hypothèses impossibles à vérifier. Même si l'évaluation quantitative des risques était mon domaine de recherche et d'enseignement, il fallait que ce travail soit fait de façon indépendante vis-à-vis des décideurs administratifs et politiques. Dans ma saisine des agences, j'ai demandé qu'une estimation maximale du risque soit fournie. C'est ce qui a été fait par un groupe de travail associant l'AFSSAPS, le Laboratoire français du fractionnement et des biotechnologies (LFB) et de l'Établissement français du sang (EFS), l'InVS et quelques experts renommés. J'ai obtenu un délai de trois mois pour qu'il puisse travailler calmement.

Je passe sur les détails, le rapport des experts est toujours accessible sur le site de l'agence du médicament[1]. Pour les MDS, il a été considéré que la transmission ne répondait pas à un mécanisme de tout ou rien, mais plutôt à un modèle sans seuil et cumulatif, ce qui est une perspective particulièrement défavorable sur le plan de la sécurité sanitaire. Dans cette situation, il fallait choisir arbitrairement et par modélisation un seuil au-dessous duquel l'excès de risque pouvait être considéré comme sans impact décisionnel. Ce seuil a été réfléchi par comparaison au risque lié à l'exposition alimentaire.

Le seuil proposé par les experts était de 0,02 ID50 (ID50 = la dose censée contaminer 50 % des personnes qui la reçoivent). Ce seuil d'infectivité correspondrait donc à un excès de risque de 1 % de développer la maladie. C'était le risque maximum. Lorsqu'un risque est modélisé à partir d'hypothèses non vérifiables, l'inconvénient est qu'on peut finir par oublier les conditions d'obtention de l'estimation et croire que les estimations fournies forment une vérité. Dans une note au ministre, j'ai donné la position de la DGS : « Dans ce dossier, les incertitudes scientifiques restent nombreuses, en dépit des progrès de ces dernières années. Elles ne doivent pas, bien sûr, justifier l'inaction. La principale incertitude concerne le caractère contaminant ou non de la charge infectieuse éventuellement présente dans les MDS. La position générale de la DGS est que, lorsque les éléments de connaissance sont suffisamment étayés et que les conséquences des décisions de prévention n'entraînent pas de bouleversement majeur, des recommandations d'application immédiate peuvent être formulées. Dans le cas contraire, il y a matière à un débat qui ne concerne pas seulement les experts et les décideurs, mais l'ensemble de la société. »

Autrement dit, l'évaluation des risques sous forte contrainte d'**incertitudes** ne doit pas servir à masquer celles-ci, mais à fournir les bases d'un débat loyal avec les parties prenantes, en particulier l'Association française des Hémophiles (AFH), les hémophiles étant les plus exposés aux MDS. Pour moi, l'avis de monsieur Edmond-Luc Henry, le président de l'AFH, était très important compte tenu du prix que les hémophiles avaient payé pour avoir reçu dans les années 1980 du sang non chauffé, ce qui les avait massivement contaminés par le virus du **sida**, entraînant le décès de plus de 1 000 d'entre eux. J'ai donc pris du temps pour lui présenter en détail le rapport des experts sur le risque de transmission du prion par des MDS et cela, avant que le rapport soit rendu public.

La position initiale de la DGS était de n'informer individuellement aucun receveur de MDS, car la balance bénéfices-risques telle que la révélait la modélisation des risques n'était positive, ni en termes individuels ni en termes

---

[1]https://archive.ansm.sante.fr/var/ansm_site/storage/original/application/1f9a219462 92cad33e9d7590ed3ec76a.pdf

collectifs, ce que le Comité consultatif national d'Éthique a aussi considéré dans sa réponse à ma saisine. Mais ce n'était pas la position de l'AFH pour qui il y avait un argument de principe : les malades hémophiles ont le droit de savoir les risques qu'ils prennent, sinon ils ne sont pas à même de prendre des décisions pour eux-mêmes et leur famille. En effet, les personnes hémophiles vivent en permanence avec cette maladie et en sont les cogestionnaires avec leur médecin. Si les produits d'origine humaine pouvaient contenir du prion pathogène, même de façon infinitésimale, selon l'AFH, l'argument devait entrer en ligne de compte pour décider si elles se soignaient avec des produits de cette origine ou bien par ceux produits par génie génétique (lesquels ne sont pas sans inconvénient non plus). Voulant être considérées comme des acteurs à part entière de leur processus de soin, monsieur Henry a demandé que les personnes hémophiles soient informées individuellement de ce risque. Je lui ai dit que cet argument était recevable et que je proposerai au ministre d'accéder à sa demande et c'est ce qui a été fait. À la fin de notre réunion, monsieur Henry m'a dit « le groupe d'experts a utilisé le mieux possible les données de la science ». Je lui ai alors demandé « ce que vous venez de dire, monsieur Henry, le diriez-vous publiquement ? » Il m'a répondu « mon rôle est de défendre les membres de l'AFH et non d'approuver ou non les décisions des autorités ; mais s'agissant du rapport des experts, oui, je le dirai ». C'est ce qu'il a fait lors de la conférence de presse le 1er mars 2005 au cours de laquelle j'ai expliqué les termes du problème et les solutions proposées.

En dehors de la mesure d'information visant les personnes hémophiles, j'ai alors indiqué que la position proposée par la DGS était de s'abstenir de toute autre mesure individuelle, et cela au nom du principe de précaution. J'insiste sur ce point : une abstention par précaution. Ceux qui affirment que la précaution est toujours une surenchère ont tort. La décision de précaution est une décision qui compare les risques et les bénéfices. Toute autre décision était porteuse de plus d'inconvénients que d'avantages. En particulier, la recommandation faite au ministre était de ne pas changer de source générale d'approvisionnement en plasma et de ne pas informer individuellement les personnes exposées dans la mesure où il n'y avait ni test de diagnostic ni traitement possible ni d'actions supplémentaires de précaution à mettre en œuvre. Cette position a été présentée publiquement comme révisable si elle était considérée comme trop laxiste. Ce ne fut pas le cas.

Ainsi, une évaluation quantitative des risques par modélisation a permis de cerner les incertitudes, de fournir une estimation du niveau de risque plausible maximum et sur ces bases, de discuter des décisions à prendre avec les acteurs concernés. Dans ce cas, la référence au principe de précaution a permis d'obtenir un consensus d'action sans pratiquer de surenchère sécuritaire. Le couplage d'une expertise scientifique indépendante et d'une construction d'une solution avec les parties prenantes a permis de gérer relativement sereinement cette situation qui aurait très bien pu dégénérer en crise majeure.

Ce dossier montre ce que doit être pour moi une **éthique** de la **décision** de santé publique : mettre en œuvre des procédures d'évaluation quantifiée des risques, même quand les incertitudes scientifiques sont fortes ; ne pas masquer les incertitudes et bien expliquer les hypothèses qui ont dû être faites pour quantifier le risque ; laisser ouverts au départ les différents scénarios, y compris un scénario extrême, et ne pas céder à la tentation de rassurer immédiatement sans disposer de faits scientifiques ; être ouvert au débat et avoir une stratégie d'intervention qui est pensée en termes de perception, d'attentes, de faisabilité et d'acceptabilité. En un mot, ne pas décider puis discuter, mais faire l'inverse.

Ce dossier illustre aussi le spectre des risques systémiques que nous devons désormais affronter avec leurs deux grandes caractéristiques. La première, majeure du point de vue de la santé publique, est la grande taille des populations exposées à ces nouveaux risques du fait de l'industrialisation, de la commercialisation intensive, de la croissance des échanges internationaux, etc. La seconde est que l'incertitude est le dénominateur commun à ces nouvelles questions de risques sanitaires. Le travail scientifique permet certes d'identifier de mieux en mieux les nouveaux risques. Mais en même temps, leur rapidité d'émergence crée une course de vitesse avec nos capacités d'évaluation des risques.

Ce dossier illustre enfin que, lorsque les enjeux économiques sont importants, la santé publique est souvent négligée. Le Royaume-Uni, à l'époque gouverné par le Premier ministre John Major qui avait succédé à Margareth Thatcher, a été accusé d'avoir trompé la confiance des autres États en pratiquant une politique de rétention de l'information. Lors de l'interdiction de l'utilisation des farines animales dans les aliments destinés aux ruminants, le gouvernement britannique n'a jamais informé la Commission européenne et les autres États membres de sa décision et des suspicions qui tournaient autour de ces farines, alors même que les exportations vers les autres pays s'accroissaient. Il n'a pas pris les dispositions nécessaires pour que les contrôles et les sanctions indispensables soient effectifs.

En France, il y a eu un certain retard dans certaines décisions, même si elles ont parfois devancé la réglementation européenne. Ainsi, la décision de stopper l'introduction de farines de viande dans l'alimentation du bétail a été prise, deux ans après le Royaume-Uni. La décision de soustraire complètement de l'alimentation humaine tous les matériaux à risque n'a été prise qu'en 1996.

L'**Union européenne** a aussi été critiquée pour son manque de réactivité. Il a fallu six ans après l'interdiction des farines animales dans les aliments du bétail pour qu'elle interdise leurs exportations vers les autres États membres. De même, l'interdiction européenne de l'utilisation des matériaux à risque dans la chaîne alimentaire n'est intervenue qu'en 2000, après trois ans de procédure, et celle concernant la distribution des farines animales aux animaux d'élevage en 2001.

Pour faire face à ces critiques, de nouvelles agences ont été créées dans un processus habituel qui est réactif plutôt que proactif. La France a créé en 1998 l'Agence française de Sécurité sanitaire des Aliments (aujourd'hui l'Anses, l'Agence nationale de Sécurité sanitaire). L'Union européenne a créé l'Autorité européenne de Sécurité des Aliments en 2002.

Le bilan économique de l'épisode de la vache folle est très lourd. Il se compte en milliards d'euros. Le bilan humain peut sembler modeste : 178 cas Britanniques, 27 Français, 5 en Espagne, 4 en Irlande et aux États-Unis, 3 aux Pays-Bas et en Italie, 2 au Portugal et au Canada, et 1 au Japon, à Taïwan et en Arabie saoudite. En réalité, nous avons eu une chance inouïe. Alors que les populations ont été massivement exposées au prion pathogène, la plupart des humains bénéficient d'une protection génétique contre son action nocive. Cette chance nous a rendu service, c'est sûr, mais elle nous a aussi dispensés de réfléchir sérieusement aux moyens de parer les risques systémiques.

3.6. Les comportements

Beaucoup d'actions de santé publique sollicitent des changements de comportements. On entend souvent dire que cela génère inévitablement des résistances. Je suis en désaccord avec ce genre d'affirmation qui révèle une ignorance des motivations de comportements.

Certes, changer ses habitudes peut être perturbant et demander un effort. Dès lors, la question est : cet effort en vaut-il la peine ? Il faut donc réfléchir d'une part, aux contraintes que représente un changement et, d'autre part, aux bénéfices attendus. Il ne suffit donc pas d'expliquer qu'un changement de comportement est souhaitable. Il faut se mettre à la place des gens et penser en termes de rapport entre l'effort et les bénéfices. C'est la base d'une **stratégie d'intervention**.

Cette stratégie, pour être efficace, doit être conçue de façon démocratique, par la concertation et la pédagogie.

Par le passé, la population a montré une grande capacité de changer ses comportements. Dans un contexte « chaud » comme l'épidémie de covid-19 et le port du masque. Ou dans un contexte « froid » comme l'épidémie de sida qui a vu se développer l'usage du préservatif. Donc quand les gens comprennent le sens des recommandations, qu'on les associe aux décisions et qu'ils perçoivent les bénéfices pour eux-mêmes, leurs proches et le voisinage, on peut obtenir une adhésion. Pour cela, une condition est indispensable : que la population ait **confiance** dans les décideurs.

Une autre naïveté et de croire qu'il suffit d'expliquer que des comportements créent des dangers pour qu'il se modifient. Si c'était le cas, plus personne ne fumerait, car tous les fumeurs savent les dangers du tabac. Bien sûr, la formation, l'éducation et les nudges peuvent aider les gens à adopter des comportements sains. Ce n'est pas efficace si cela ne s'inscrit pas dans une compréhension des contraintes qui forgent la vie quotidienne des gens.

Une difficulté particulière tient au fait que parfois, les bénéfices espérés sont trop lointains, alors que les efforts à consentir sont immédiats. C'était la situation au début de l'épidémie de **sida** et ce qui a été mis en place à cette époque peut servir de modèle.

Trois exemples illustrent cette problématique : les addictions, l'alcool et le tabac.

Addictions et drogues : la vulnérabilité de l'humain

La question est discutée de savoir si certains animaux ont des préférences pour des aliments ayant des propriétés psychoactives, mais il est certain que l'espèce humaine a des rapports particuliers et étroits avec les drogues et cela a été noté dès l'Antiquité. Que faire en santé publique pour protéger les consommateurs de drogues ?

Psychologues et psychiatres, sociologues, biologistes, épidémiologistes ont, chacun avec leurs outils, cherché à expliquer ce phénomène universel. C'est évidemment important pour concevoir des interventions de prévention. Mais nous n'avons pas de théorie unifiée de la toxicomanie. Il me semble qu'outre la personnalité façonnée par nos expériences infantiles et la détention de certains gènes, deux facteurs sont constitutifs. D'une part, la prise de conscience de la finitude de la vie humaine. C'est le fondement de beaucoup de religions et d'ailleurs, nombre de rituels religieux utilisent des substances psychotropes, notamment le vin. D'autre part, c'est lié au premier point, l'appétence de l'humain pour les plaisirs immédiats, ce qui constitue un énorme obstacle pour les actions de santé publique. L'usage de drogue est un marqueur de notre fragilité et de notre vulnérabilité. Il est intrinsèquement lié au besoin de se rassurer, de se faire plaisir. On peut se mobiliser contre le narcotrafic. Il le faut, mais la question de base est : « Pourquoi autant de gens se droguent-ils ? »

Il existe toutes sortes de drogues. Certaines sont légales : le tabac, l'alcool, le sucre, le sel, des médicaments (psychotropes), le travail, le jeu d'argent, les réseaux sociaux, les jeux vidéo, la vitesse, la prise de risques, l'écriture… D'autres ne le sont pas sans que l'on comprenne toujours les fondements de cette distinction.

Interdire le plaisir au nom de la santé publique, c'est lui conférer une autorité morale qui me semble incompatible avec un régime respectant les libertés individuelles. C'est l'approche qui domine encore en France au travers d'une loi répressive qui date de 1970 et qu'aucun gouvernement n'a eu le courage de faire modifier depuis. Elle a montré son inefficacité.

Si on sort d'une conception aberrante qui pense résoudre le problème par l'interdiction et la punition, quelles sont les voies qui s'ouvrent pour une approche de santé publique moderne ? Pour moi, il y a deux problèmes prioritaires : l'addiction et le trafic.

L'addiction, c'est la dépendance physique ou psychologique, la perte de contrôle, la victoire de la drogue sur la volonté. C'est une question (complexe) de stratégie de santé publique. Personne ne devient dépendant parce qu'il a envie de l'être. C'est souvent un chemin de compensation, d'évitement de la frustration ou de la douleur, d'évasion face à une réalité difficile, de perte de l'estime de soi. Sur cette base, les pressions du milieu, les difficultés sociales, scolaires ou professionnelles, les qualités intrinsèques des produits qui créent plus ou moins vite des syndromes de manque, les fragilités psychologiques avec des épisodes d'anxiété ou de dépression, vont précipiter plus ou moins vite la perte de contrôle.

Le trafic, c'est ce qui doit être combattu avec force et c'est une question d'ordre public. Le trafic crée des relations d'allégeance de type mafieux. Il perturbe l'économie locale autant que mondiale. Il repose sur la violence et l'emprise, notamment chez les personnes jeunes, de milieux défavorisés, se sentant exclues de l'avenir, à un âge où la personnalité n'est pas encore construite.

Reste la question des consommations occasionnelles motivées par la recherche de sensations agréables ou la curiosité. Sont-elles dangereuses ? Oui, sans aucun doute. L'**alcool** et le **tabac** entraînent des risques même à faible dose. Le cannabis augmente le risque de schizophrénie d'autant plus fort que sa consommation commence tôt.

Que faut-il faire ? L'usage des drogues est tellement répandu que la poursuite de l'interdiction est vouée à l'échec. Bien sûr, l'interdiction donne le signal du danger. Mais ce n'est pas ainsi que l'on peut gérer les risques. Sinon, l'automobile serait interdite. Il n'est pas possible de définir des programmes universels de prévention ou d'accompagnement. Ils doivent coller à la réalité des terrains, mais certains principes sont intangibles. Ils visent à réduire les risques plutôt qu'à les éliminer, ce qui est voué à l'échec :

- Informer la population dans la diversité de ses communautés et de ses cultures sur les risques en lui donnant les clés pour en comprendre la portée. Donc, accroître la **littératie**.
- Ne banaliser ni l'alcool ni le tabac et ne pas fermer la porte à la cigarette électronique, qui est un outil de réduction des risques.
- Tout faire pour retarder les premiers contacts avec les produits et les situations addictogènes.
- Détecter et prendre en charge le plus précocement possible les vulnérabilités psychologiques.

Faire l'éloge de la liberté et dévaloriser la dépendance plutôt que jouer sur la peur qui peut entraîner un besoin de transgression.

- Éviter que les conditions de travail ou d'études créent une pression psychologique qui incite à soulager le stress par la consommation de produits psychoactifs.

- Ne pas viser systématiquement l'abstinence, mais une réduction des risques qui consiste à considérer que les personnes dépendantes ne sont ni irresponsables ni délinquantes, mais qu'elles sont avant tout des personnes malades qui ont besoin d'aides.

Ces principes sont proches de ceux qui sont promus par la Mission de Lutte contre les Drogues et les Conduites addictives[1]. Ce sont des principes de **réduction des risques**. Reste à savoir si les moyens vont suivre, notamment, le nombre d'intervenants correctement formés et présents sur le terrain.

L'alcool, ennemi séducteur

L'alcool sous toutes ses formes est toxique pour le foie, le cerveau, les nerfs, l'oropharynx, l'intestin, le sein et le cœur. L'éthanol, le nom chimique de l'alcool, est tératogène et cancérigène. Il a une grande part de responsabilité dans les accidents de la route et les violences, notamment les violences sexuelles. Il est impliqué dans 20 % des accidents du travail. Il contribue à l'obésité. Alors, faut-il en faire une priorité pour la santé publique ? C'est une question pour laquelle je pense qu'il faut éviter des positions trop simplistes.

Il n'y a aucun doute sur le fardeau sanitaire de l'alcool. Il n'est pas seulement dû aux fortes consommations, car il n'y a pas de seuil de toxicité. Pour certains, quelques molécules d'éthanol vont suffire à déclencher des réactions pathologiques. Ce qui signifie que le message « l'abus d'alcool est dangereux » apposé sur les bouteilles n'est pas correct. On a cru quelque temps que les faibles doses avaient un effet protecteur. On sait aujourd'hui qu'il n'en est rien. Il n'y a pas de bons et de mauvais alcools. L'éthanol est le même, quelle que soit son origine.

C'est la substance psychoactive la plus consommée dans le monde. L'épidémiologie a montré que la diminution de la consommation d'alcool entraînait une diminution de ses complications. La France figure parmi les plus grands pays consommateurs d'alcool, même si celle-ci a diminué depuis les années 1970.

Fort de ces faits, le lecteur va se dire que je vais tenir un discours prohibitionniste. Eh bien non, à mon avis, la santé publique ne consiste pas à interdire ce qui est dangereux. L'alcool n'est pas qu'un toxique. C'est un savoir-faire ancestral, une source de plaisir, un facteur de détente, une culture, une forme de lien social. Un discours à sens unique sera contre-productif, car il ne rencontre pas l'expérience vécue par la plupart des Français.

L'alcool est un grand séducteur, dans le double sens du mot : exercer un attrait irrésistible ; détourner du droit chemin, du bien, du devoir. Séduire, c'est tromper et manipuler, mais c'est aussi exprimer un désir.

Comme pour le contrôle des entrées caloriques, fournir des outils pour que chacun prenne conscience de sa consommation et la compare aux

[1] www.drogues.gouv.fr/

recommandations est nécessaire. Les professionnels du soin doivent aider en ce sens. Depuis que nous sommes sortis de la préhistoire, toutes les civilisations ont produit des boissons alcoolisées. Prôner l'abstinence est irréaliste. Savoir maîtriser sa consommation est faisable.

Il faut interdire les situations qui mettent en danger les non-buveurs. L'alcool perturbe les réflexes, donc quand on a bu, on ne conduit pas. L'alcool n'a pas sa place en milieu de travail. Il crée un risque accidentel élevé. Il faut protéger les jeunes de l'alcool parce que cela met en jeu leur développement et ne pas introduire sur le marché des boissons alcoolisées qui ciblent les jeunes. A fortiori, les femmes enceintes ne doivent pas boire d'alcool qui est particulièrement agressif pour le fœtus.

Il faut veiller à ce que l'incitation publicitaire reste faible et que le prix ne soit pas attractif. Depuis la loi Evin de 1991, il y a eu une nette régression sur ce plan. Les lieux et les réseaux sociaux fréquentés par les jeunes doivent être exempts de publicité. Par décision du Président de la République, Santé publique France s'est vu interdire de soutenir l'initiative d'un mois de janvier sans alcool. C'est une curieuse conception de la démocratie.

Pour le reste, c'est à chacun de tracer la ligne entre le risque et le plaisir. Avec cependant une intervention de santé publique parce qu'il est trop facile de dire aux gens « débrouillez-vous, choisissez votre risque » sans les aider à faire des choix éclairés.

Un premier élément est de fournir des informations claires sur le niveau de risque encouru. On met souvent de l'avant le fait que l'alcool est responsable de 45 000 décès annuels en France. Outre que cette présentation n'est pas correcte sur le plan épidémiologique, elle ne veut pas dire grand-chose de concret pour le citoyen. Elle n'est pas correcte, parce que, pour les causes de décès en question (cancers et maladies cardiovasculaires, notamment), l'alcool n'est pas le seul facteur en cause. Si bien que, même si plus aucun Français ne buvait de l'alcool, il n'y aurait pas 45 000 décès en moins. Cette manière de présenter les données est fallacieuse.

De toute façon, pour un non spécialiste, cette donnée est abstraite, elle ne dit rien du risque individuel. Ce risque individuel est très bien cerné par l'épidémiologie. Il existe une relation entre la dose d'alcool et le risque de mortalité toutes causes confondues. L'excès de risque devient net à partir de 25 grammes d'alcool par jour et plus encore à partir de 45 grammes, sachant qu'un verre de vin à 12° apporte dix grammes d'alcool. Pour cette consommation, le risque de mortalité toutes causes confondues augmente d'environ 20 %. Est-ce beaucoup ? Il n'y a pas de réponse univoque. Les épidémiologistes considèrent que c'est une zone de risque faible. Nous sommes loin d'un risque de cancer multiplié par 10 pour les fumeurs ou par 30 pour les personnes exposées à l'amiante.

Pour être utile, cette donnée doit être contextualisée. Un excès de risque de 20 %, ce n'est pas pareil pour un jeune de 30 ans ou une personne âgée de 80 ans. La prise de risque s'apprécie en fonction du temps qui reste à vivre et de la qualité de vie offerte.

Sachant que la prohibition crée plus de risques que l'alcool, une fois qu'une information loyale est délivrée, il faut laisser chacun faire ses choix. C'est ma conviction et je sais qu'elle va choquer certains. À 70 ans, je ne renoncerai pas à une demi-bouteille de Saint-Estèphe, de Châteauneuf-du-Pape ou de Condrieu ni à un whisky (écossais) ni à une vodka (polonaise) pour diminuer mon risque de mortalité. Et si ces bouteilles sont trop chères, cela ne me dérange pas de ne pas boire d'alcool pendant quelque temps. Je ne suis pas dépendant.

Mais faire ces choix, cela demande une certaine souveraineté que n'ont plus ceux qui sont dépendants de l'alcool et n'ont plus le contrôle de leur consommation. Le problème de santé publique le plus compliqué créé par l'alcool, c'est l'addiction. Est-ce à dire que l'alcool est une drogue ? Oui, mais avec des conséquences et un niveau de contrôle de la dépendance qui ne sont pas les mêmes pour tous. Environ 1,5 million de Français sont dépendants.

Comme souvent en santé publique, il y a deux approches possibles. Soit viser à diminuer la consommation moyenne ; soit prioriser les grands buveurs. En général, la première approche est plus payante en nombre de cas évités. Mais la réalité est que 10 % de la population consomme 58 % de la consommation totale d'alcool[1]. Dès lors, mon choix personnel est de viser prioritairement les personnes dépendantes, d'informer correctement les autres et d'empêcher que les lobbys manipulent l'information et les décideurs.

La dépendance est pour partie génétique, pour partie environnementale et pour partie comportementale. Un début précoce de consommation, le *binge drinking* (alcoolisation massive et rapide provoquant une ivresse) à l'adolescence, l'anxiété et la dépression sont des facteurs de risque de dépendance. Les addictions sont complexes à prévenir et à prendre en charge. L'abstinence est très difficile à tenir sur la durée, cela crée une spirale de l'échec qui altère l'estime de soi et la santé mentale avec des rechutes neurotoxiques. Moins ambitieuse, mais plus réaliste est une approche du moindre risque qui vise une réduction de la consommation plutôt que sa suppression. Un médicament, le baclofène, peut aider en ce sens, mais ce n'est pas une baguette magique.

Tabac : des coupables impunis

L'impact catastrophique du tabac est suffisamment connu pour ne pas avoir à y revenir. La cigarette tue un utilisateur sur deux, ce qui en fait le produit sur le marché le plus dangereux. Quels sont les problèmes actuels et quelles sont les solutions ?

---

[1] Inserm. *Alcool et santé. Lutter contre un fardeau à multiples visages*. 2021.

On parle souvent de comportements « individuels ». Cette manière de formuler la problématique fait des consommateurs des drogues licites ou illicites les seuls responsables de leur sort et pour tout dire des coupables. Accuser les victimes n'est pas une bonne stratégie de santé publique. Il faut réaliser que nos comportements sont certes en partie gouvernés par notre volonté, mais aussi par des facteurs externes, notamment la pression des industriels, des pouvoirs politiques et des trafiquants. Le tabac montre cela très bien.

La cigarette contient de la nicotine qui est très addictive, mais peu nocive. La combustion du tabac dégage des substances cancérigènes (goudrons, particules, benzène, métaux, etc.) et du monoxyde de carbone dangereux pour le cœur et les vaisseaux, mais peu addictifs. Les industriels ont joué sur ces réalités pour mettre en place un marketing trompeur.

Premier problème de comportement : comment arrêter de fumer ? C'est très difficile. Plus on a commencé à fumer jeune, plus c'est difficile. Actuellement, parmi les aides médicamenteuses, les substituts à la nicotine sont les plus efficaces, même chez les femmes enceintes. Cependant, des signes de sevrage à la nicotine ont été décrits chez les nouveau-nés. Pour autant, cet effet indésirable est moindre que celui de la consommation maternelle de tabac. Les cigarettes électroniques contenant de la nicotine ont aussi fait la preuve d'une certaine efficacité. Leurs effets indésirables à long terme ne sont pas connus, mais ce n'est pas une raison suffisante pour ne pas les utiliser pour les fumeurs de tabac, car il n'est pas vraisemblable qu'ils créent moins de risques que la combustion du tabac, je vais y revenir. En revanche, le tabac à chauffer n'est pas recommandé. Les pouvoirs publics ont ici un rôle premier.

Deuxième problème : si l'interdiction n'a aucune chance de fonctionner, qu'en est-il du niveau du prix de vente du tabac. Certaines estimations indiquent qu'il faudrait vendre le paquet de cigarettes à 50 € pour équilibrer les coûts générés dans la société. L'effet attendu est un trafic important de contrebande. Est-il contrôlable ? Sûrement en partie, mais pas totalement sauf à avoir un État exagérément policier. Il sera difficile d'aller au-delà de 20 €, comme c'est les cas de certains états américains, New York notamment. Comme le souligne fréquemment **France Lert**, les plus pauvres seront les plus pénalisés. Il faut donc proposer d'autres outils pour quitter le tabac.

Alors, la vape est-elle une solution ou un problème ? C'est une solution puisqu'elle peut aider à quitter la cigarette. Mais est-ce une passerelle vers la cigarette pour les jeunes ? C'est possible en théorie, mais ce n'est pas ce que l'on a observé dans les études jusqu'à présent. La position de l'Organisation mondiale de la Santé est qu'il faut contrôler « urgemment » le vapotage, ce que je ne comprends pas dans une perspective de **réduction des risques**. Je me sens plus proche de l'agence anglaise de santé publique qui considère que les fumeurs qui n'arrivent pas à arrêter devraient tenter l'e-cigarette. Ceci réduirait leurs risques individuels de 95 % et on peut s'attendre à observer un bénéfice sur la santé de la population dans son ensemble. Par ailleurs, les messages de prudence émis jusqu'à présent ont entraîné une méfiance dans le public qui croit majoritairement à tort que l'e-cigarette est aussi risquée que la cigarette.

Je suis toujours attentif à ce que dit l'expertise anglaise de santé publique que je considère comme la meilleure du monde. Malgré le terrible échec de la **vache folle**, plus imputable à la dérégulation thatchérienne qu'à une erreur d'expertise, les données épidémiologiques montrent régulièrement qu'en matière de prévention, les Anglais sont mieux protégés que d'autres populations comparables. Leur expertise allie la rigueur, le bon sens et le pragmatisme, tandis que l'expertise française est souvent dogmatique. On le sait depuis **John Snow**.

En situation d'**incertitude**, il y a toujours des mouvements de bascule, les arguments venant successivement plaider dans un sens ou dans l'autre. Il ne faut pas oublier que c'est souvent en agissant (quoique prudemment) que l'on finit par trouver la vérité. Pour cette raison, la position anglaise me semble la meilleure pour la santé publique. Pour l'essentiel, le Haut Comité de la Santé publique reconnaît aussi que l'e-cigarette peut être un outil d'aide à l'arrêt du tabac. En même temps, il considère qu'elle induit un risque de banalisation de l'image du fumeur. Malgré tout, il recommande l'e-cigarette chez ceux qui désirent arrêter le tabac. Il préconise d'envisager un statut d'e-cigarette médicamenteuse, donc avec une procédure d'autorisation de mise sur le marché qui pourrait faire obstacle à leur accessibilité, mais cela mérite d'être étudié.

Cependant, il y a d'ores et déjà des mesures à prendre pour limiter l'attractivité des cigarettes électroniques : interdire les recharges parfumées, limiter la concentration de nicotine, contrôler la qualité des liquides et bien sûr interdire la publicité et l'usage dans les lieux publics et collectifs. Il est aussi indispensable de suivre régulièrement les résultats des recherches.

On voit ainsi que l'attitude de précaution peut fonctionner dans un double sens. Chez les fumeurs, la **précaution** (c'est-à-dire le meilleur choix dans une situation incertaine) est de reconnaître que l'e-cigarette est une alternative préférable. Chez les autres, la précaution est de limiter et décourager l'accès à ces dispositifs. Dans un monde caractérisé par la dictature de l'immédiateté, il est possible que ce soit un message trop subtil. D'où la difficulté, reconnaissons-le, pour les décideurs de santé publique, de trouver une ligne juste permettant de concilier les contraires.

Décider sous incertitude est toujours un pari. Il faut accepter le risque d'erreur à condition d'avoir l'humilité de la reconnaître et de la réviser en fonction de nouvelles données. Le dogmatisme ne sert jamais la cause de la santé publique. Il n'y a pas d'autre chemin que l'essai et l'erreur pour progresser vers la vérité. Le rythme des innovations technologiques est devenu beaucoup plus rapide que les capacités scientifiques d'en étudier les impacts.

Ainsi, le débat sur l'e-cigarette est un cas d'école pour la réflexion sur le thème de l'innovation, du progrès et de la précaution.

Enfin, le plus choquant pour la santé publique est l'impunité des responsables de l'industrie du tabac, qui ont, en toute connaissance de cause, retardé les mesures de prévention, en fabriquant systématiquement du doute sur les dangers de leurs produits, en corrompant la science et peut-être plus encore. S'ils ont dû payer d'importantes amendes, aucun d'eux n'est en prison pour ce qu'il faudrait considérer comme un crime contre l'humanité, vu les centaines de millions de morts dont ils sont responsables.

La **justice** n'est pas armée pour punir de tels crimes. Tant que ce sera le cas, le sentiment d'impunité continuera de proliférer et avec lui d'autres victimes de la cupidité.

On peut bien blâmer les victimes pour leurs comportements « individuels ». La réalité est beaucoup plus complexe et demande une intelligence de santé publique.

3.7. Les soins médicaux

De façon générale, les soins médicaux sont considérés comme le principal **déterminant** de la santé de la population. Ce n'est pas vrai, nous l'avons vu. Cependant, il est indéniable que l'organisation des soins, leur qualité et leur accessibilité est une préoccupation partagée tant par la population que par les décideurs, les financeurs et les responsables publics. Le système de soins absorbe une part importante de la richesse nationale. S'interroger sur son efficacité est une question de santé publique et de démocratie.

Système de soins : une désorganisation coûteuse

On oppose souvent les soins et la prévention. En réalité, c'est une erreur. Pourquoi ?

Cette distinction nous vient peut-être de la mythologie grecque qui nous a offert deux divinités, Panacée, pour le soin et Hygie pour la prévention. On peut la comprendre dans le contexte de la Grèce antique. Mais aujourd'hui, elle est complètement dépassée.

À bien y réfléchir, soigner, c'est presque toujours un acte de **prévention**. Les médecins soulagent, mais ils ne font pas que cela. Ils agissent pour éviter que les maladies s'aggravent, ils en modifient le pronostic, donc c'est de la prévention. De plus, de nombreux actes réalisés par les médecins relèvent de la prévention primaire qui agit sur les facteurs de risque. Quand un médecin prend la tension artérielle de son patient de façon systématique, sans qu'il ait de symptômes reliés à l'hypertension, il fait de la prévention primaire.

L'analyse des grands paramètres de la santé des Français montre que l'espérance de vie à 65 ans, le nombre moyen d'années qu'il reste à vivre quand on atteint cet âge (23 ans pour les femmes et 18,9 ans pour les hommes, en 2020), est l'une des meilleures du monde. Ce résultat reflète évidemment l'efficacité de la médecine parce qu'à partir de la soixantaine, les maladies chroniques deviennent fréquentes et que les thérapeutiques ont beaucoup progressé. On note cependant que si la durée moyenne de la vie augmente, le nombre d'années vécues sans problème de santé majeur, lui, stagne.

Cependant, toutes les actions de prévention ne s'inscrivent pas dans un cadre de santé publique. Pour cela, il faut que l'acte de prévention ne soit pas ponctuel, opportuniste, mais qu'il soit organisé soit sur un territoire soit pour un groupe de personnes définies.

Le système de soins français a une particularité forte : il mélange des professionnels de statuts libéral et public sans que cela change pour les patients, de façon générale, le niveau de remboursement des soins par l'assurance maladie. C'est une souplesse qui place la France de façon intermédiaire entre les pays où la médecine est étatisée, comme le Royaume-Uni et les pays où la médecine est principalement libérale, comme les États-Unis (encore qu'avec « l'Obamacare », il existe un certain degré de régulation publique). C'est une des grandes raisons qui avait conduit l'Organisation mondiale de la Santé à classer le système de soins français comme le meilleur du monde en l'an 2 000.

Le caractère libéral de la médecine française se traduit surtout par la liberté d'installation sur laquelle existe un large consensus, même si elle produit des inégalités choquantes. Pour l'immense majorité des médecins, les honoraires ne sont pas complètement libres. Ils sont fixés par un conventionnement avec l'assurance maladie. Cette liberté correspond à l'idée que les soins médicaux et paramédicaux forment un marché qui va s'autoréguler, l'offre étant censée s'ajuster à la demande. Ce qui n'est pas évident comme le montrent les disparités géographiques de l'offre de soins.

Je ne considère pas qu'unifier le statut des médecins pour en faire des agents de service public serait une solution pertinente pour garantir l'égalité de l'accès aux soins. Du point de vue de la santé publique, ce n'est pas ainsi qu'il faut comprendre le problème. Le problème, c'est de soigner efficacement des maladies chroniques dont la fréquence augmente avec le vieillissement de la population. Le besoin est de mettre en réseau des compétences pluridisciplinaires capables d'organiser des parcours de soins dans la durée en tenant compte de l'ensemble des questions que vivent les patients, tant sur le plan médical que social. La prise en charge des maladies chroniques, comme le cancer ou le diabète, demande une coordination entre un ensemble de professions soignantes. Actuellement, les patients sont souvent seuls pour trouver les ressources nécessaires pour répondre à leurs besoins médicaux, psychologiques et sociaux. Et les médecins, dans le contexte de pénurie relative dans laquelle nous sommes (il faudrait 11 000 médecins généralistes supplémentaires pour atteindre la densité recommandée qui est d'un médecin généraliste pour 1 000 habitants), n'ont pas le temps de faire cette coordination. Cette situation est une source de souffrance tant pour les patients que pour les soignants et aussi de perte de chances. En ville comme à l'hôpital, les conditions de **travail** sont difficiles et cela crée des risques de maladies nosocomiales, de stress, de burnout, de turn-over important, de dépression, voire de suicides.

Ce qui fait que le vrai dysfonctionnement du système de soins n'est pas lié au statut des médecins, mais à son cloisonnement excessif : entre les généralistes et les spécialistes, les soins de ville et hospitaliers, le secteur privé et le secteur public, les médecins et les infirmiers, les médecins et les pharmaciens, les soignants et les services sociaux, l'État, l'**assurance maladie**, les assureurs complémentaires et les collectivités, les soignants et les gestionnaires, la médecine somatique et psychiatrique. La rémunération à l'acte doit être repensée. Car le soin, ce n'est pas un ensemble d'actes. C'est un service global rendu aux patients.

De ce point de vue, évoquer « une crise de l'hôpital » est une erreur de diagnostic. Il y a une crise d'accès aux soins. Elle ne peut être résolue que par une coordination des soins entre le secteur de ville et le secteur hospitalier.

Le constat n'est pas nouveau. Il a motivé la création des Communautés professionnelles territoriales de Santé (CPTS) qui sont environ 800 en 2023. À y regarder de près, les missions données à ces CPTS sont à la fois la coordination des soins dans le cadre de parcours individualisés et des missions de santé publique, donc de nature populationnelle, comme des actions territoriales de prévention, de dépistage, de promotion de la santé et d'évaluation de la qualité des soins. Intégrer ces deux approches, individuelles et populationnelles, sur un territoire donné est un choix pertinent dans le contexte du continuum entre prévention et soins que j'ai rappelé plus haut. Mais il y a une condition première pour que ce système fonctionne correctement : c'est qu'il soit doté de compétences couvrant les missions de service rendu aux personnes et des missions de service rendu au niveau populationnel. Tant que ce ne sera pas le cas, les CPTS risquent de rester des coquilles vides. À côté des praticiens cliniciens, nous avons donc besoin de praticiens de santé publique qui font défaut à l'heure actuelle.

Une autre condition est de nature plus technique, donc plus facile à satisfaire : c'est de permettre à tous les professionnels concernés de partager un même système d'information. Si techniquement, cela ne pose pas de difficultés, l'obstacle réside dans la protection des données nominatives et du secret médical. Ce n'est pas insurmontable, mais cela doit être étudié de façon approfondie.

Notre système de soins reste efficace, en grande partie parce que le dévouement des soignants vient pallier les difficultés évoquées plus haut. Cependant, on considère que près de 80 % des communes sont des territoires de santé fragiles. Six millions de Français n'ont pas de médecin traitant, dont 600 000 personnes atteintes de pathologies de longue durée. Il s'ensuit que les services d'urgence sont sollicités pour des soins primaires qui ne sont pas réellement urgents.

Pour résoudre les déserts de soins et éviter que les inégalités d'accès aux soins se creusent, un effort d'adaptation est désormais relativement urgent. Seule une approche territoriale peut permettre d'atteindre ces objectifs. Les outils numériques vont aider. Beaucoup de consultations peuvent être faites à distance quand le problème ne justifie pas un examen clinique (attention, toutefois, l'examen médical et l'entretien restent la base du diagnostic). L'intelligence artificielle peut faire gagner du temps et de la précision au médecin. Des délégations d'actes peuvent être faites à des collaborateurs paramédicaux sans perte de chances. Le rôle des pharmaciens, qui est déjà important, pourrait être encore renforcé, qu'il s'agisse d'éviter les erreurs médicamenteuses, d'aider à l'observance des traitements et de prodiguer des conseils. Les pharmaciens sont souvent consultés avant les médecins. Tout cela peut aider, mais ce n'est pas une solution complète.

Ce qui dit bien que les deux pieds d'un système de santé, les soins individuels et la santé publique doivent travailler en étroite collaboration. L'organisation des soins doit être pensée dans une perspective de santé publique.

Quand cela sera le cas, alors on pourra avoir une vision prospective des besoins. Pendant toute la fin du XXe siècle, la maîtrise des dépenses de soins était le principal paramètre des décisions de la politique publique de santé. Ainsi a prévalu l'idée que, pour contenir les dépenses, il fallait réduire le nombre de médecins. Chaque fois que j'ai eu à plaider pour assouplir le numerus clausus donnant le nombre d'étudiants autorisés à s'inscrire en faculté de médecine, je me suis heurté à la direction de la Sécurité sociale et au ministère des Finances qui s'y opposaient. Cette approche purement comptable ne prenait en compte ni l'évolution des besoins de santé, ni les nouvelles technologies médicales, ni l'aspiration des soignants à mieux équilibrer leur temps de travail et leur vie professionnelle. Cette cécité, nous en payons le prix aujourd'hui.

Les économistes ne sont pas là pour faire des économies. Ils sont là pour comprendre la façon dont les ressources sont allouées et leur efficacité pour la satisfaction des besoins humains. Aurait-on eu des économistes de la santé et non des comptables, que l'on aurait cherché la meilleure façon d'organiser les soins en ce sens. Aurait-on eu 10 000 lits de réanimation supplémentaires que l'on aurait évité le confinement en mars 2020. Il est vrai que ces lits vont rester inoccupés un certain temps. Mais, vu ce qu'ont coûtés les confinements successifs, c'était un investissement rentable.

L'Organisation de Coopération et de Développement économique[1] s'est intéressée au gaspillage au sein du système de soins. Celui-ci prend plusieurs formes : soins inutiles ou inefficaces ; usage excessif des ressources hospitalières quand une organisation des soins de première ligne aurait suffi

---

[1] OCDE. *Lutter contre le gaspillage dans les systèmes de santé*. 2017. http://dx.doi.org/10.1787/9789264266414-en

pour une prise en charge efficace ; prescriptions inutiles, notamment d'antibiotiques et de médicaments psychotropes, et d'examens biologiques ou radiologiques ; fraude et corruption. Et il pointe aussi que le fractionnement et le cloisonnement des organisations et des professionnels en est une cause importante. Au total, l'estimation est que 20 % des dépenses de soins sont gaspillées, c'est-à-dire qu'elles sont inefficaces ou nuisibles ou encore en utilisant des ressources meilleur marché aussi efficaces, voire plus.

Du point de vue de la santé publique, il faut aussi considérer l'inverse : des soins qui seraient nécessaires, mais qui ne sont pas sollicités. C'est une question qui est moins étudiée, sauf en ce qui concerne les médicaments.

Pour la satisfaction des besoins de soins, cette question du gaspillage est plus importante que celle du statut des médecins. On peut très bien garder un statut libéral pour ceux qui le souhaitent tout en mettant en place des processus pour faciliter la coopération de l'ensemble des acteurs. Comme toujours, en santé publique comme en médecine, se tromper de diagnostic, c'est se tromper sur les solutions.

Médicaments : outils puissants mal utilisés

Opinion courante : le médicament (12 000 produits sur le marché en France), c'est du soin, ce n'est pas de la santé publique. Double erreur. D'une part, les soins médicaux, leur organisation, leur financement font intégralement partie du champ de la santé publique. D'autre part, de nombreux médicaments ne soignent pas des maladies, mais des facteurs de risques, comme le cholestérol, l'hypertension artérielle ou les troubles de la coagulation. Avec les maladies chroniques, la distinction entre le soin et la prévention n'a pas de réalité. Soigner, c'est toujours prévenir quelque chose. Alors, comment réfléchir l'outil médicamenteux en termes de santé publique ?

En santé publique, on s'attache à analyser les besoins de santé au niveau populationnel et l'adéquation des réponses du système de santé. Appliquer ce raisonnement au médicament va aboutir à se poser des questions comme : est-ce que tous ceux qui bénéficieraient d'un traitement médicamenteux en bénéficient-ils effectivement ? Y a-t-il des consommations inutiles ou nuisibles de médicaments ? Nous n'avons que des réponses partielles à ces questions, ce qui est étonnant au vu de ce que cela coûte à l'assurance maladie. Cela reflète le fait qu'il n'y a pas de politique du médicament. Les décisions sont rendues au coup par coup, sans vision globale des enjeux.

Ainsi, sur les 17 millions de Français hypertendus, un sur deux serait traité et seul un sur quatre aurait une tension contrôlée. Désolant quand on sait les conséquences de l'hypertension et l'efficacité des médicaments.

Comme toute intervention de santé, les produits de santé comportent des effets positifs et négatifs. Les agences du médicament nationales ou européennes sont là pour évaluer la balance entre les deux. La multiplication des crises dans lesquelles cette balance était peu favorable, voire défavorable, sans que cela entraîne ou avec retard un retrait du marché, montre un dysfonctionnement. En France : Distilbène, **Médiator**, Lévothyrox, pilules de de 3e et 4e générations, implant contraceptif Essure, Dépakine, prothèse mammaire PIP. Aux États-Unis, le drame des opioïdes, l'un des plus grands désastres de santé publique dus à un médicament.

Il se peut que les agences aient souffert d'un défaut de compétences. Il se peut que certains de leurs agents aient cédé à la corruption. Il se peut que certains experts aient eu des comportements contraires à l'éthique. Il se peut que les firmes pharmaceutiques déploient un marketing agressif fondé sur des arguments erronés. Aucune de ces explications ne me semble suffisante. Car si on avait une véritable politique du médicament, on aurait des dispositifs pour empêcher de telles dérives.

Or, comme je l'ai expliqué devant la commission d'enquête de l'Assemblée nationale sur le dossier du Mediator, il n'y a pas de pilote ni de politique du médicament. Le circuit décisionnel sur les médicaments est particulièrement complexe. Un médicament reçoit d'abord une autorisation de mise sur le marché (AMM) délivrée par une agence qui peut être française ou européenne. Puis la Haute Autorité de Santé apprécie le service médical rendu par le produit. C'est sur cette base que le Comité économique des Produits de Santé négocie son prix. Le remboursement est alors décidé par le ou les ministres chargés de la Santé et de l'Assurance maladie. Celle-ci procède au remboursement des médicaments prescrits par les médecins sans vraiment se soucier si l'AMM est respectée. Elle paye la facture que le service soit rendu ou non. Les effets indésirables éventuels du médicament sont alors surveillés par les médecins, les patients et les firmes pharmaceutiques qui doivent les notifier aux agences, ce qu'elles font ou ne font pas. Au niveau individuel, il est souvent difficile d'affirmer le rôle d'un médicament donné dans la survenue d'un événement indésirable. Ces événements peuvent avoir plusieurs causes et les patients prennent souvent plusieurs médicaments en même temps. Du coup, peu de ces effets sont déclarés et quand ils le sont, les firmes disent évidemment que la responsabilité de leur produit n'est pas démontrée. Les études de pharmacoépidémiologie devraient donc être obligatoires et ce n'est pas le cas. L'Agence du médicament n'a que peu de ressources en épidémiologie et n'a pas toutes les données. L'assurance maladie a les données, mais n'a pas de responsabilité en matière de surveillance épidémiologique. Les deux organisations se sont alliées dans une entité commune qui fait un travail intéressant, mais pas de surveillance systématique. Santé publique France a cette responsabilité et les compétences épidémiologiques, mais ne travaille pas dans le domaine du médicament. Si cette fonction de surveillance était opérationnelle, on se serait aperçu beaucoup plus tôt de la dérive de l'usage du Mediator, largement consommé en dehors des indications pour lesquelles il était commercialisé, lesquelles indications étaient peu justifiées. On aurait évité la controverse sur le **vaccin** contre l'hépatite B et bien d'autres.

Le fait que l'usage des principaux médicaments ne soit pas systématiquement surveillé avec l'ensemble des méthodes et outils disponibles est certes une raison des crises récentes. Mais il faut souligner que la surveillance, c'est de l'information pour la décision et l'action. Donc, la question est aussi de savoir si le système de **décision** est organisé pour ... prendre des décisions en temps et en heure. Je ne le crois pas, car la fragmentation des responsabilités rend impossible le pilotage global de l'outil médicamenteux.

Quelles sont les conséquences de cette absence de pilotage ? Elles sont principalement au nombre de trois. D'abord, le système d'évaluation et de gestion des risques des médicaments est réactif plutôt que proactif. Ce sont bien souvent les plaintes en justice qui le font réagir. Ensuite, l'évaluation des bénéfices et des risques en situation réelle d'utilisation n'est pas suivie de façon systématique, bien que l'assurance maladie dispose des données de remboursement qui permettraient de le faire (mais personne n'est explicitement chargé de le faire). Enfin, le prescripteur est laissé face à lui-même et à son patient. Et le tout se chiffre à un gaspillage de 10 milliards d'euros par an, comme le démontre le Pr Bernard Bégaud dans son livre[1]. Et entre 10 000 et 30 000 décès annuels imputables aux effets indésirables des médicaments.

Il faut donc souligner que le médicament qui est un des outils de santé les plus puissants n'est pas rationnellement intégré dans la politique de santé publique. Encore une fois, certains patients pourraient bénéficier de médicaments, mais ne sont pas traités. Pour d'autres patients, le rapport bénéfices-risques est défavorable et ils ne devraient pas les recevoir. Qui est responsable de vérifier cette adéquation ? Il n'y a pas de réponse claire parce qu'il n'y a pas de tour de contrôle de l'outil médicamenteux. Le coût des médicaments pour l'assurance maladie est de l'ordre de 38 milliards d'euros par an. Un pour cent de cette somme serait largement suffisant pour organiser rationnellement leur utilisation.

Bien sûr, on pourrait croire que cette opacité arrange les intérêts des industriels. C'est un mauvais calcul. La stratégie du « pas vu, pas pris » ne peut fonctionner qu'un temps et à long terme, il n'est de l'intérêt de personne que les médicaments suscitent de la méfiance. De plus en plus, les industriels du médicament le reconnaissent. Il est temps d'organiser sérieusement le recueil et l'interprétation des signaux relatifs aux bénéfices et aux risques des médicaments.

Pour retrouver la confiance, il est temps de mettre un pilote dans les pilules !

---

[1] *La France malade du médicament*. Éditions de l'Observatoire, 2020.

Médiator : une dérive mafieuse pour quelques kilos en trop

Le scandale du Mediator est une tragique illustration d ce que nous venons de voir sur le rôle du médicament en santé publique.

Toile de fond : le surpoids et l'obésité sont parmi les problèmes de santé publique les plus fréquents et les plus préoccupants. Si un médicament était efficace pour perdre du poids, ce serait un marché considérable (au moins 700 millions de personnes dans le monde). Il y a là une situation d'alliance objective entre les associations de patients et l'industrie pharmaceutique. Alliance que l'on retrouvera aux États-Unis entre la firme qui a mis sur le marché un opioïde, l'Oxycontin, et les associations actives dans la lutte contre la douleur.

1976 : le Mediator est mis sur le marché avec toutes sortes d'indications non démontrées (à l'époque, c'était monnaie courante), sans mention du fait qu'étant un dérivé d'amphétamine, il est anorexigène[1].

En 1993, sous l'impulsion de **Didier Tabuteau**, la loi a créé une agence du médicament, première pierre d'un dispositif de sécurité sanitaire. Le dossier du Mediator signe un lamentable échec de ce projet et je ne suis pas persuadé qu'on en ait tiré toutes les leçons.

En 1996, l'étude dirigée par le professeur **Lucien Abenhaim** a montré que les médicaments anorexigènes étaient la cause d'une maladie des valves du cœur et de l'hypertension artérielle pulmonaire. Ils ont été retirés du marché. Tous sauf le Mediator qui est passé entre les mailles du filet avec l'argument que c'était un médicament antidiabétique et non un coupe-faim. Double mensonge.

Dès 1986, la revue **Prescrire** remettait en cause l'efficacité du Mediator dans le diabète. Dès 1990, elle mentionnait la nature anorexigène du médicament qui était d'ailleurs contenu dans son nom chimique (benfluorex), -orex désignant cette propriété dans la dénomination commune internationale gérée par l'Organisation mondiale de la Santé. En 1997, la même revue critiquait le maintien sur le marché de ce médicament.

La Caisse nationale d'assurance maladie savait que 80 % des prescriptions du Mediator étaient faites hors de ses indications officielles. En 2014, l'analyse des disparités départementales dans l'usage de ce médicament a montré qu'il n'était pas corrélé à la fréquence du diabète et que plus de 80 % des patients remboursés pour ce médicament ne prenaient pas d'autre traitement antidiabétique. Il était donc vraisemblable que ce médicament était plus utilisé comme coupe-faim que pour soigner d'authentiques diabètes. Et pour quel résultat ? Au mieux, quelques kilos à la recherche d'un idéal de minceur.

---

[1] Le Pr Bernard Bégaud dans son livre *La France malade du médicament* (Éditions de l'Observatoire, 2020) donne le détail de cette saga dans laquelle le laboratoire Servier va manipuler tous les acteurs.

Un fiasco total qui aurait perduré sans la mobilisation d'une médecin, la docteur Irène Frachon, d'autant plus courageuse qu'elle ne faisait pas partie de l'élite professorale, ce qui lui aurait garanti son indépendance[1].

Devant la représentation nationale qui m'auditionnait sur ce dossier, je n'étais pas en mesure de juger des responsabilités individuelles, mais j'avais pointé l'absence d'une véritable politique du médicament et plus particulièrement son déficit en compétences épidémiologiques.

On retrouve les mêmes mécanismes de déficiences et de défaut de responsabilités que dans le dossier du chlordécone et de l'amiante. Ce ne sont pas de cas isolés, c'est une défaillance systémique. Ces deux derniers dossiers se sont soldés par un non-lieu judiciaire. Pour le Médiator, l'Agence du médicament, certains experts et le laboratoire Servier ont été condamnés. Mais pour des motifs et des peines sans commune mesure avec la gravité des faits. La **justice** n'est pas équipée pour juger des défaillances de santé publique.

Tant qu'il en sera ainsi, la prise de risque aux dépens des citoyens et la corruption seront trop tentantes vu la faiblesse des peines encourues. On peut bien nous dire que la **précaution** est une « fadaise ». Mais ce qu'il faut bien réaliser, c'est que des crimes impunis de la sorte créent une telle défiance dans la population que cela retentit sur l'ensemble de la **sécurité sanitaire** en faisant obstacle à une gestion des risques rigoureuse et fondée sur la science.

Cette impunité ne peut que fabriquer les drames de santé publique de demain.

Fin de vie : laisser la question hors de la santé publique

Il y a deux événements que tous les humains sans exception partagent : la naissance et la mort. La naissance justifie un regard de santé publique. L'analyse populationnelle est utile pour comprendre les facteurs de bonne ou mauvaise santé des nourrissons et des mères afin d'agir en conséquence. Et l'on sait à quel point les premiers mois de la vie sont déterminants pour la santé des **enfants** tout au long de leur vie. Quel regard de santé publique peut-on porter sur la fin de la vie ?

Cela va sûrement choquer certains, mais je pense que l'accompagnement de la mort n'est pas un sujet que l'on peut définir comme une question de santé publique. Il ne suffit pas qu'un problème soit fréquent pour qu'il soit juste de le définir ainsi. Il faut aussi qu'il existe des solutions qui soient de nature populationnelle. La mort ne peut pas être traitée de cette façon, sinon marginalement. Entendons-nous bien, offrir une vie longue et en bonne santé est l'objectif premier de la santé publique. Organiser des services de soins palliatifs relève de la santé publique afin d'offrir sur tout le territoire, en toute

[1] Médiator : un crime chimiquement pur. https://www.editions-delcourt.fr/bd/series/serie-l-affaire-du-mediator/album-mediator-un-crime-chimiquement-pur

égalité, des services de soins de fin de vie, je préfère les nommer ainsi plutôt que soins « palliatifs ». C'est une question de planification, de formation et de financement qui demande une organisation populationnelle.

Mais au moment où la vie s'efface, c'est une question purement personnelle, familiale, voire religieuse. Les derniers moments de la vie devraient pouvoir se dérouler dans la dignité, sans souffrance, avec le moins d'inconfort possible. La question de savoir si on a le droit de hâter une fin inexorable, voire d'aider au suicide relève de l'**éthique** et non de la santé publique. Il y a tellement de situations particulières que je doute que le projet de loi proposé en 2025, puisse les couvrir toutes. Elle devrait s'en tenir à quelques principes généraux.

Personnellement, comme médecin, je me sens incapable d'aider au suicide.

Si la question des soins de fin de vie était réglée, je pense qu'il faut laisser à la mort sa dimension purement personnelle et laisser la dimension populationnelle de la santé hors de cette expérience.

CHAPITRE 4

Les principes d'action en santé publique

Il existe de nombreux outils pour agir en santé publique. Leur mise en œuvre dépend de la nature des problèmes à résoudre. Elle relève aussi d'un certain nombre de principes au sein desquels nous distinguons des repères généraux et des processus de décision.

Ces repères et ces processus ne sont pas seulement techniques. Ils résultent de choix qui sont éminemment politiques et qui doivent être considérés comme des marqueurs démocratiques.

4.1. Les repères généraux

Pour agir en santé publique, il y a des repères à considérer tout particulièrement dans un contexte de régime démocratique. Celui-ci impose une réflexion préalable relative à des considérations relatives au droit, aux rapports de pouvoir, aux valeurs et à l'éthique.

Libertés individuelles et santé publique : une tension permanente

C'est la question la plus délicate et la plus ancienne de la santé publique. Au nom de la protection du groupe, jusqu'où peut-on contraindre les individus ? Comment concilier le respect des droits individuels, la protection des libertés et leur restriction justifiée dans certains contextes. Les dictatures ne se posent pas ce type de question. En démocratie, elles sont prégnantes.

À l'époque moderne, la question s'est ouverte avec la quarantaine instaurée au XVe siècle pour lutter contre les épidémies de peste. L'idée de contagion n'était pas clairement conçue. Les microbes n'étaient pas découverts, le rôle des rats et de puces, non plus. Il y avait une corrélation observée entre l'arrivée des bateaux venant d'Extrême-Orient et les poussées épidémiques. D'où l'idée pragmatique de laisser ces bateaux un certain temps (l'histoire a retenu quarante jours) au large avant de les autoriser à décharger leur marchandise. Pour le dire crûment, on mettait l'équipage en prison pour protéger la population. Cette mesure de sécurité sanitaire, de police sanitaire, devrait-on dire, a ouvert la voie à la santé publique d'aujourd'hui, qui est ainsi marquée d'une mesure liberticide.

En matière de **sécurité sanitaire**, notamment en situation d'**épidémie**, le caractère contagieux du danger peut effectivement conduire à restreindre les libertés de certains, par exemple en les testant, en les isolant, en leur interdisant certains lieux publics, pour éviter un grand nombre de malades. C'est logique, relativement bien accepté (si les arguments sont expliqués) et même parfois réclamé, parce que les gens ont peur et demandent à être protégés. Avec cependant des situations dans lesquelles on peut questionner le rapport bénéfices-risques d'une privation de liberté. Lors de la première vague de l'épidémie de **covid-19**, était-il justifié de priver de visites les personnes hébergées en établissement collectif ? Elles étaient malgré tout exposées au virus par le personnel soignant qui manquait de masques. Et cet isolement les a parfois plongées dans une solitude les privant de raison de vivre.

Qu'en est-il pour les maladies non transmissibles ? Quand la santé des autres est en jeu, c'est une situation analogue à la précédente : ainsi, le Code de la route prévoit des entraves à la liberté, y compris celle de boire de l'alcool ! On ne fume plus dans les lieux publics parce que le tabagisme passif comporte des risques de cancers et de maladies cardiovasculaires pour les non-fumeurs.

Mais la frontière est ténue. Certains **vaccins** sont obligatoires avec pour raison la protection des personnes vulnérables. Mais on ne peut pas justifier ainsi l'obligation du vaccin contre le tétanos. Les clubs échangistes n'ont pas été interdits, même quand il a été montré qu'ils contribuaient à la dynamique de l'épidémie de **sida**. Le Nutri-Score n'est pas obligatoire, même si son efficacité sur la qualité des aliments achetés est démontrée. Ici, la liberté du commerce prime. La ceinture de sécurité est obligatoire, même si elle ne protège pas les autres.

Directeur général de la santé, j'ai plaidé pour la levée de l'obligation vaccinale par le BCG parce que son efficacité ne me paraissait pas la justifier. Pour la même raison, je n'ai pas recommandé l'obligation vaccinale contre la **grippe**.

Tous les pays n'ont pas la même politique au regard de la tension entre les libertés et la sécurité. Parce que tous les pays n'ont pas la même idéologie, le même rapport au collectif, les mêmes valeurs, les mêmes principes éthiques, les mêmes rapports à l'autorité et à la démocratie.

Je me méfie des bouffées médiatiques liées à des cas émouvants qui peuvent conduire à des lois de circonstances. Je crois au débat démocratique quand il est organisé loyalement. Ne jamais oublier que, dans santé publique, il y a débat public.

Confiance : le ciment de la santé publique

La confiance est la condition sine qua non d'une santé publique démocratique. Et c'est la question centrale des **stratégies d'intervention**. Pourquoi ?

Étymologiquement, la confiance, *cumfidere* ou *confidentia*, c'est croire ensemble, se confier, se fier à, avoir foi en, que l'on retrouve dans fiançailles, comme une promesse de fidélité et de fiabilité. Hannah Arendt (1906-1975) disait que c'est la seule chose qui puisse nous assurer que notre monde n'est pas un enfer. C'est un processus de réduction de la complexité du monde futur, un réducteur d'incertitude. Rosanvallon note que « la confiance est un multiplicateur d'efficacité et de crédibilité. C'est la plus précieuse des institutions invisibles[1]. » Faire confiance est une conviction que ses propres intérêts seront respectés et non sacrifiés. On peut distinguer trois formes de confiance. La confiance générale renvoie à ce que l'on ressent la première fois que l'on rencontre une autre personne. La confiance sociale qui est plus impersonnelle et qui implique nos rapports avec l'organisation de la société et les organisations qui la structure, ce qui inclut les institutions publiques et aussi les entreprises. Enfin, c'est un jugement sur la fiabilité des objets ou des contrats.

La confiance s'enracine dans un système symbolique qui mêle connaissances et croyances. C'est une forme de don, mais sans garantie de réciprocité. Faire confiance à l'autre implique toujours une forme de dépendance à son égard. La confiance est une question d'expérience, mais il faut rappeler que le nouveau-né n'a pas d'autre choix que la confiance inconditionnelle. Sans cette confiance, l'espèce humaine n'aurait pas pu avoir le développement qu'elle a eu, compte tenu de la longue dépendance à l'entourage jusqu'à ce que l'on devienne adulte avec un certain degré d'autonomie.

Pour comprendre comment la confiance concerne la santé publique, il faut en revenir à la notion de **risque**. Le risque sanitaire est toujours associé à une **incertitude** face à l'avenir et donc à une inquiétude, une menace apeurante. Pendant longtemps, les sociétés occidentales chrétiennes ont géré leurs peurs de deux façons : en désignant des coupables, des boucs émissaires à punir, voire à tuer ; ou en implorant Dieu au travers de pénitences et de prières. Puis, les Lumières ont prôné des solutions rationnelles. Elles ont fondé la légitimité de l'État moderne et permis l'émergence des assurances.

Agir sur les risques sanitaires pour en réduire la fréquence ou la gravité, c'est toujours agir sous une incertitude plus ou moins grande. Cette incertitude n'est pas la même pour tous les acteurs et au sein d'une catégorie d'acteurs pour toutes les personnes. Pour la plupart des décisions de santé publique, leur bien-fondé, leur pertinence et leur efficacité ne peuvent pas être évaluées *a priori*. Dès lors, l'acceptation de ces décisions suppose nécessairement un certain degré de confiance. Il en est de même pour l'acceptation des innovations technologiques.

Aucune communauté ne peut fonctionner sans confiance. C'est le ciment indispensable. La confiance, ce n'est pas la certitude des agissements des autres. C'est au contraire une acceptation de l'incertitude.

Or, la France est dans une position singulière en matière de confiance et de risques sanitaires. Non seulement, c'est le seul pays à avoir cumulé la totalité des grandes erreurs de sécurité sanitaire récentes ayant provoqué des crises (sida transfusionnel, Tchernobyl, hormone de croissance, **amiante**, vache

---

[1] Pierre Rosanvallon. *Les épreuves de la vie*. Seuil, 2021.

folle, vaccins contre l'hépatite B et la grippe A(H1N1, canicules, mauvais usage de médicaments comme le **Médiator**, stocks de masques), mais, cause et conséquence, c'est aussi un des pays où le niveau de confiance sociale est le plus faible[1]. Les deux sont liés, l'Office parlementaire d'Évaluation des Choix scientifiques et technologiques l'avait écrit en 2019. C'est aussi le seul pays à avoir jugé des responsables politiques pour des raisons de sécurité sanitaire. Cela explique vraisemblablement que les responsables politiques aient fait inscrire le principe de précaution dans le préambule de la Constitution dans une double tentative de moins dépendre des experts scientifiques et de retrouver les marges de manœuvre que procure la confiance.

Or, plusieurs épisodes récents (amiante, pesticides, sécurité des **médicaments**) ont érodé la confiance dans les mécanismes de l'expertise publique.

Les raisons d'une telle situation ont fait l'objet de nombreuses tentatives d'explications qui sont peu consensuelles. Il y a des racines historiques liées au fonctionnement de la monarchie que la République n'a pas complètement corrigé et qu'Alexis de Tocqueville (1805-1859) a décrit, faisant de l'égoïsme et de la paresse de l'aristocratie la cause première de la Révolution. Il y a des racines philosophiques quand René Descartes (1596-1650) fait du doute un principe premier. Il y a des racines culturelles quand le management dans nos entreprises s'est établi essentiellement sur un modèle autoritaire et hiérarchique fondé sur le contrôle plus que la collaboration. Il y a un modèle scolaire qui privilégie les savoirs abstraits, la compétition et la sélection de l'élite. Il y a le fait que quelques écoles ont accaparé tous les leviers du pouvoir et peuvent avoir tendance à mettre la République à leur service.

Quoi qu'il en soit, si la population a confiance dans le fait que sa protection est le souci premier des décideurs, alors elle peut accepter un processus de gestion des risques et sortir d'une exigence de risque nul. La confiance est une condition de l'acceptation de l'incertitude. Plus l'incertitude est grande et plus la confiance est nécessaire. Le plus inacceptable, de ce point de vue, n'est pas que le décideur se trompe alors qu'il fait face à l'incertain, mais que sa démarche décisionnelle ne soit pas perçue comme sincère, ce qui suppose qu'elle respecte les grands principes de la démocratie et de la sécurité sanitaire.

Selon le Conseil d'Analyse économique, « la gestion des crises du XXIe siècle, des pandémies à la crise climatique, repose avant toute chose sur la coopération et la confiance entre l'ensemble des acteurs de la société. La confiance en entrée de crise apparaît comme un facteur clé pour expliquer les résultats économiques et sanitaires des différents pays touchés par l'épidémie de covid-19. Cette confiance initiale représente en effet un baromètre synthétique de la capacité de l'État et de la société à coproduire une réponse

---

[1] CEVIPOF : https://www.sciencespo.fr/cevipof/fr.html

adaptée à la crise. À cet égard, la France affronte la crise avec un potentiel de confiance plus faible que ses voisins. »

Gagner et conserver la confiance sociale devrait être le premier objectif de tout gestionnaire de risque. Une seule déclaration publique maladroite peut suffire à détruire la confiance. Gagner la confiance demande, au contraire, des efforts d'autant plus longs que le niveau de départ de la confiance est bas. Il y a là un phénomène qui peut expliquer la multiplication des crises sanitaires dans notre pays.

La santé étant une valeur cardinale, si les citoyens pensent en grande proportion qu'elle est sacrifiée à l'aune d'intérêts économiques, corporatistes ou politiciens, alors les fondements de la vie en société sont menacés. Il y a là un risque majeur pour la santé publique, comme pour la démocratie. Au lieu de comprendre que les dirigeants publics comme privés ne lui accordent pas l'importance qu'elle mérite, c'est la notion même de santé publique qui va être mise en cause pour son inefficacité ressentie. Ce sera la voie ouverte à une individualisation porteuse d'inégalités croissantes et à une communautarisation lourde de menaces pour la solidité du lien social et à une multiplication des **crises**.

Incertitudes : le défi démocratique

De Colbert à de Gaulle, en passant par Napoléon Ier, de Descartes à Pasteur, en passant par Claude Bernard, l'histoire ne nous a pas légué une culture de l'incertitude. Pourquoi l'incertitude concerne-t-elle la santé publique ?

En matière de santé, la gestion des risques se fait quasiment toujours sous contraintes d'incertitudes scientifiques. Cependant, de nouvelles approches permettent de capitaliser l'acquis scientifique pour anticiper l'effet des décisions actuelles. Une nouvelle ingénierie décisionnelle est en train d'émerger qui demande de combiner quantification des **risques** et débat public sur les critères de choix à retenir dans la gestion des risques.

La question première est de savoir ce qui constitue ou pas un risque sanitaire et de réaliser que la réponse n'est pas la même selon les intérêts que l'on veut défendre. Quand on prend des décisions pour la santé de la population, il y a presque toujours une part irréductible d'incertitude. On peut dire que c'est un pari. Le résultat souhaité n'est jamais garanti.

En santé publique, les sources d'incertitudes sont nombreuses. Parfois, l'incertitude est totale. Quand on introduit une nouvelle gamme de fréquences de radiotéléphones comme la 5G qui est proche des micro-ondes – les mêmes micro-ondes que l'on utilise dans nos cuisines pour réchauffer les aliments –, on ne sait rien ni des dangers ni des risques.

Parfois, les dangers sont identifiés, mais le risque, c'est-à-dire la probabilité de survenue de ce danger, n'est pas connu. Il faut rappeler que le risque n'est rien d'autre qu'une incertitude quantifiée. La science de l'évaluation des risques a fait beaucoup de progrès, mais l'incertitude résultante n'est jamais nulle. Quand on évalue un risque à partir de données épidémiologiques, les résultats sont toujours encadrés d'un intervalle dit de confiance, c'est une incertitude statistique. Quand l'évaluation se fait à partir de données animales, c'est une incertitude d'extrapolation. Toutes les études ne fournissent pas les mêmes résultats, on ne peut donc pas décider sur la base d'une seule étude.

Face à une certaine configuration de risque sanitaire, il existe en général plusieurs solutions possibles pour le gérer. Quelle est la meilleure solution ? Idéalement, celle qui a le meilleur rapport bénéfices-risques. Mais justement, celui-là n'est pas toujours connu et c'est pourquoi la décision de santé publique est complexe. Les informations disponibles pour éclairer une décision sont le plus souvent incomplètes.

Par ailleurs, l'incertitude est un déterminant majeur de la perception des risques pour les citoyens comme pour les décideurs. Si, selon Emmanuel Kant (1724-1804) « on mesure l'intelligence d'un individu à la quantité d'incertitudes qu'il est capable de supporter », alors il faut admettre que l'intelligence n'est pas la qualité la plus répandue chez les humains.

L'incertitude crée un sentiment d'inquiétude et une demande de protection qui peut aller jusqu'à demander des mesures de police sanitaire aussi liberticides qu'inefficaces. Je me souviens que, dans les années 80, le Front national demandait d'enfermer les malades du sida dans des « sidatoriums ».

L'actualité nous montre régulièrement que, face à l'incertitude, le premier réflexe des décideurs est de rassurer. Tchernobyl est un cas d'école, mais il y en a eu bien d'autres, les masques au début de l'épidémie de covid-19, les niveaux de pollution lors de l'incendie du site de Lubrizol près de Rouen, etc. Rassurer, cela veut dire nier le risque et si on est démenti par les faits, c'est immanquablement l'effondrement de la crédibilité et de la confiance.

Ce réflexe ne procède pas d'une intention malveillante, sauf dans certains cas où, en connaissance de cause, un acteur nie ou camoufle la réalité pour faire du profit ou une carrière politique. On l'a vu sur le **tabac**, l'**amiante** et le **Médiator**.

En général, il s'agit d'une réaction humaine comme celle que l'on fait quand notre enfant tombe et pleure (« mais non ce n'est rien, tu es courageux(se) »). C'est aussi une réaction qui tient compte de l'aversion à l'incertitude qui a été montrée dans de nombreuses études de psychologie expérimentale.

Pour reprendre l'exemple déjà cité, si vous devez absolument boire pour rester en vie et que je vous présente un verre d'eau qui comporte de l'arsenic à faible dose (un cancérigène avéré), mais pas de germes, et un autre que je garantis sans arsenic, mais qui n'a pas été analysé sur le plan bactériologique, la plupart des gens vont choisir le premier verre. Cela reflète une aversion psychologique à l'incertitude.

En santé publique, dès qu'un doute est soulevé, je considère qu'il faut le prendre au sérieux, l'investiguer et reconnaître les incertitudes de la situation.

« Mais comment pouvons-nous vous faire confiance si vous ne savez ni ce qu'il en est ni où nous allons ? ». C'est une question légitime qui demande de l'humilité aux responsables. Mais il faut être bien conscient que lorsque l'on adopte un langage résolument rassurant alors que chacun sait confusément que la situation est incertaine, la population va vite considérer que les décideurs ne comprennent pas ses préoccupations.

Lorsqu'un signal surgit, il existe toujours une double menace d'en faire trop ou pas assez. Condorcet le disait déjà dans son éloge d'Alembert : « Dans les sciences dont le but est d'enseigner comment on doit agir, l'homme peut, comme dans la conduite de la vie, se contenter de probabilités plus ou moins fortes … la véritable méthode consiste moins à chercher des vérités absolues qu'à choisir entre des propositions probables et surtout à savoir évaluer leur degré de probabilité. » En fait, ce que Condorcet nous dit, c'est qu'il faut agir avec une **stratégie d'intervention** réfléchie.

Il est erroné de croire que l'incertitude est toujours anxiogène. Lorsqu'un responsable a le courage de dire « je ne sais pas tout, donc j'ai besoin de tous », il favorise la confiance plutôt que la méfiance. Plus l'incertitude est grande et plus il est indiqué de la traiter par le dialogue social.

Entendons-nous bien, quand **Louis Pasteur** a démontré que la théorie de la génération spontanée était fausse, soumettre ce résultat au débat public aurait été absurde. Mais quand il s'agit de savoir si les champs électromagnétiques, les organismes génétiquement modifiés ou les nanoparticules sont dangereux, si le prion peut se transmettre par transfusion sanguine, la situation est bien plus floue. Les responsables politiques sont alors appelés à arbitrer, à proposer une voie pour faire face à l'incertitude. En régime démocratique, cela est pleinement légitime, mais à certaines conditions. En particulier que la décision politique procède d'un débat organisé et loyal avec toutes les parties prenantes. Décider d'abord, concerter après, conduit à des blocages inutilement coûteux. Le cas de l'exploitation du gaz de schiste le montre bien : on autorise sans débat, puis face à l'indignation, on fait une loi d'interdiction. On perd sur tous les tableaux.

En matière de gestion des signaux d'alerte sanitaire, une certaine prudence devrait donc s'imposer. L'incertitude ne doit pas être paralysante, elle ne doit pas retarder l'action. Il faut toujours raisonner en termes de bénéfices-risques. C'est fondamentalement ce que demande le principe de précaution.

Le développement des outils de **modélisation** et l'**intelligence artificielle** vont contribuer, sinon à réduire totalement l'incertitude, du moins à en fixer les bornes et c'est loin d'être négligeable. Mais il reste un modèle de décision plutôt autoritaire et paternaliste. De ce point de vue, l'incertitude et son traitement sont une épreuve démocratique. La multiplication des épidémies conduira-t-elle l'État et ceux qui ont des responsabilités organisationnelles à changer ce modèle d'autorité ? Il faut le souhaiter, tant la gestion de l'incertitude est une question de santé publique prégnante au XXIe siècle.

Précaution : trop de principe, pas assez de pragmatisme

Évoquer l'incertitude conduit à discuter la notion de précaution et de son fameux principe.

Fadaise, ayatollah du risque nul, prêcheurs de l'apocalypse, dogmatiques de la prudence, machine anti-progrès, stérilisateurs de l'innovation, gaspilleurs de ressources, irrationalité délirante, principe inutile et dangereux, précautionnisme totalitaire : que n'a-t-on entendu au sujet du principe de précaution, souvent d'ailleurs par des acteurs qui n'ont jamais pris une seule décision de précaution de leur vie ? Même le respecté et raisonnable Jacques Attali a demandé qu'il soit retiré du préambule de la Constitution lorsqu'il présidait la commission pour la libération de la croissance. Alors, trop ou pas assez ?

Je vous propose de sortir d'un débat binaire, pour ou contre, pour réfléchir à l'intérêt et aux limites de ce principe. Pourquoi le débat sur ces questions est-il aussi brutal et manichéen, dépassant de loin le niveau de controverse souhaitable dans une société démocratique ? Cette violence des mots, ces jugements abrupts et ces clivages irréconciliables disent bien l'enjeu : ce sujet interroge notre modèle social, économique et politique, la manière de prendre des décisions, et menace des intérêts parfois puissants.

Pour commencer, je plaide coupable. En 2005, alors que j'exerçais les fonctions de directeur général de la santé, j'ai eu à prendre position sur le projet de Charte de l'Environnement aujourd'hui adossée à la Constitution. L'article 5 de cette Charte stipule : « Lorsque la réalisation d'un dommage, bien qu'incertaine en l'état des connaissances scientifiques, pourrait affecter de manière grave et irréversible l'environnement, les autorités publiques veillent, par application du principe de précaution et dans leurs domaines d'attributions, à la mise en œuvre de procédures d'évaluation des risques et à l'adoption de mesures provisoires et proportionnées afin de parer à la réalisation du dommage. » J'ai soutenu cette rédaction et je ne le regrette pas. Notre pays a plus souffert d'un déficit de précaution que de ses excès.

Mais pour dire le vrai, cette formulation qui était le fruit d'un laborieux compromis politique sans lequel elle n'aurait pas pu être adoptée ne m'apparaissait pas idéale pour trois raisons. La première est qu'à y regarder de près, ce principe n'est pas réellement défini. La deuxième est que le texte parle de mesures « proportionnées » alors même que l'idée de précaution concerne l'action sous incertitude, d'où la question évidente : proportionnée à quoi ? Et la troisième raison est que les modalités d'application de ce principe ne sont pas définies.

Cependant, deux arguments ont prévalu dans ma prise de position. Le premier est que le principe s'adresse aux autorités publiques. C'est un principe de politique publique, alors même que les grandes crises de sécurité sanitaire des quarante dernières années montraient que l'État n'était doté ni d'une doctrine claire d'action ni de moyens suffisants pour prendre à temps les décisions permettant de limiter les risques sanitaires. Mais, contrairement à ce qu'on lit ici ou là, ce principe ne change pas directement les responsabilités civiles et pénales des acteurs économiques et des entreprises. Le deuxième argument décisif est qu'en situation d'**incertitude**, la Charte de l'environnement prescrit d'évaluer les risques. Non seulement il ne s'agit donc pas d'un principe antiscientifique, mais c'est au contraire un appel à la science pour réduire le plus possible l'incertitude sur l'existence ou la gravité des risques.

John Snow n'a pas attendu d'avoir la preuve formelle que le choléra était transmis par l'eau et non par les miasmes pour obtenir des autorités londoniennes qu'elles mettent hors d'usage la pompe qui était l'épicentre de l'épidémie dans le quartier de Soho en 1854. Les microbes n'étaient pas connus, mais il suffisait que les données soient en faveur d'une transmission par l'eau pour agir. Si le raisonnement était faux, ce n'était pas très grave, personne ne serait mort de soif. Mais s'il était juste, il permettait de sauver des vies. Fondamentalement, la précaution est une stratégie du moindre regret. John Snow l'a compris et les autorités municipales londoniennes, loin d'être convaincues par lui, l'ont écouté par pragmatisme.

En somme, la question est simple, en situation d'incertitude, à qui doit profiter le doute ? Aux acteurs économiques ou à la santé publique ? La réponse est compliquée. Comment trouver dans une société démocratique un équilibre conciliant l'innovation et la protection ? Un équilibre entre le gaspillage et la liberté d'entreprendre ? Le risque traduit une possibilité éventuellement associée à des conséquences que l'on souhaite minimiser sur un plan sanitaire ou environnemental et pour lesquelles existent des possibilités d'action. Mais comment cette éventualité qui incite à l'action est-elle construite : est-ce une hypothèse, la reconnaissance d'un doute, ou bien découle-t-elle d'une connaissance établie démontrant un lien entre un état de l'environnement et un état de santé ? Cette distinction permet de séparer les situations dites de précaution et de prévention. Mais au-delà des questions sémantiques, en réalité peu importantes, car la séparation n'est jamais nette dans la réalité, il y a des conceptions différentes de ce qui « motive l'action » pour reprendre la définition du risque donnée par **Ulrich Beck**. Car, ce qui fait véritablement débat, c'est que pour les uns, il y a risque quand le danger est démontré, alors que, pour les autres, la seule éventualité d'une atteinte à la santé ou à la qualité de l'environnement suffit pour définir le risque. Le climat et son changement est le principal enjeu de la précaution aujourd'hui.

Le principe de précaution figure dans les traités européens et internationaux. Il renvoie à l'idée qu'il ne faut pas attendre d'obtenir les preuves définitives d'un danger pour commencer à agir, car, quand les preuves seront établies, il pourrait être trop tard pour que l'action soit efficace. Pour les uns, les humains ne sont pas suffisamment protégés. Pour les autres, la précaution est une prudence excessive. En France, la question a pris une ampleur particulière à la suite du triple choc qu'ont été la transmission transfusionnelle du **sida**, Tchernobyl et la **vache folle**. C'est-à-dire trois affaires de sécurité sanitaire dans lesquelles il y a eu au départ une dénégation du risque et par conséquent, dans un mouvement de balancier dont notre pays est coutumier, cette situation a créé un excès d'alarmisme.

Regardons les faits : quelles sont les décisions de sécurité sanitaire qui se sont réclamées du principe de précaution ? Il n'y en a pas beaucoup, pour l'essentiel : le refus de la France de lever l'embargo sur le bœuf britannique en 1999 ; la suspension de la vaccination contre l'hépatite B en 1998 ; l'interdiction des cultures d'organismes génétiquement modifiés dans plusieurs pays européens ; l'interdiction de l'exploitation du gaz de schiste. Ces deux dernières décisions ont été prises plus pour des préoccupations environnementales que sanitaires. Donc, trois décisions sur quatre prises avant la promulgation de la Charte de l'environnement.

La question centrale est de savoir à partir de quel niveau de preuve et de quel niveau de risque, il est justifié de lancer des actions correctrices, dont certaines vont évidemment heurter des intérêts économiques et nationaux. Nous n'avons de doctrine générale pour décider en situation d'incertitude. Parfois, nous sommes très précautionneux, comme avec les OGM. Parfois, les intérêts économiques priment, comme pour les pesticides. Ces contradictions créent un sentiment d'incohérence propice aux procès d'intention. Remarquons que si la science était plus rapide, le principe de précaution serait inutile.

Le conflit oppose les différentes conceptions des risques et les manières de les gérer avec schématiquement d'un côté une philosophie du « laisser-faire » (une technologie est sûre jusqu'à preuve du contraire) et de l'autre côté une approche de précaution (aucune innovation n'est a priori inoffensive).

En **sécurité sanitaire**, les situations décisionnelles comportent la plupart du temps des incertitudes sur les causes et les conséquences des dangers possibles. Ceux qui sont chargés de prendre des décisions ne peuvent pas s'en remettre à des schémas tout faits. Ils doivent en partie plus ou moins grande improviser des solutions sans garantie sur leur efficacité. Ils se trouvent alors pris sous le double feu de ceux qui considèrent que l'on n'en fait pas assez pour protéger la santé et de ceux qui pensent qu'on en fait trop et que l'on gaspille des ressources. Les responsables publics sont mal à l'aise avec l'incertitude. Ils pensent souvent que reconnaître de ne pas savoir est un aveu de faiblesse, voire d'incompétence. Cela les conduit à prendre position rapidement dans un sens ou dans un autre, ce qui va provoquer des réactions vives des différents acteurs dont les intérêts sont mis en cause. Ces tensions génèrent des blocages qui sont globalement néfastes. Elles ne permettent pas la mise en œuvre d'une intelligence collective permettant de trouver des solutions originales et partagées. Pour cela, il faudrait commencer par reconnaître les **incertitudes**, en faire la pédagogie et au lieu de décider avant de discuter, de faire exactement l'inverse : commencer par discuter, échanger, puis décider sur la base d'arguments transparents.

Est-ce utopique ? Non et c'est possible. Avec le recul, la façon dont a été gérée l'hypothèse que les champs électromagnétiques de basse fréquence étaient cancérigènes fournit des pistes pour opérationnaliser le principe de précaution. J'ai eu à connaître ce dossier alors que j'étais chercheur dans le service des études médicales d'EDF-GDF. Dans les années 80, plusieurs études épidémiologiques avaient observé une relation entre l'exposition aux champs électromagnétiques générés par la production, le transport et l'usage de l'électricité et le risque de cancers chez les adultes et les enfants. Aucune équipe n'a conclu à la causalité de cette relation, cependant, plusieurs études l'ont observée. Bien que les lignes à haute tension ne soient pas la seule source d'exposition, c'est la plus visible. Au nom du principe de précaution, fallait-il évacuer les centaines de milliers de personnes vivant à proximité d'une ligne ? Pour éviter de se laisser enfermer dans une solution de type tout ou rien, on peut résumer l'attitude qui a été adoptée par les pouvoirs publics avec la collaboration d'EDF en quatre points.

Le premier était de se doter d'un dispositif de veille d'une part, pour recenser les études épidémiologiques et toxicologiques disponibles, les soumettre à une expertise contradictoire. Il s'agissait aussi de soutenir des registres de cancers afin de savoir si les cancers suspectés, notamment les leucémies chez l'enfant, étaient de nature épidémique.

Le deuxième était de contribuer à la production des connaissances. Un important programme d'études épidémiologiques et toxicologiques a été lancé, en particulier une vaste étude épidémiologique réalisée que j'évoque dans l'entrée sur les liens d'intérêts.

Le troisième point était d'accepter un dialogue avec les parties prenantes pour permettre un débat ouvert en mettant sur la table les arguments pour et contre l'existence d'une relation causale. Il faut reconnaître la légitimité du débat sur les critères de choix relatifs aux risques. Vouloir s'en affranchir produit souvent un blocage social.

Et le dernier point élaboré dans un cadre international était de proposer un dispositif de valeurs limites d'exposition provisoires et révisables.

Malgré une incertitude persistante, le débat et l'inquiétude restent bien moins vifs qu'il y a quarante ans. Cela montre qu'il est possible de ne pas se laisser enfermer dans de fausses solutions et de trouver un moyen terme entre un alarmisme excessif et un négationnisme absolu. Je relate un autre exemple de procédure de précaution dans l'entrée **vache folle** au sujet de la transmission transfusionnelle du prion pour laquelle j'ai pris au nom du principe de précaution une décision d'abstention, ce qui montre que la précaution n'est pas nécessairement une surenchère sécuritaire.

Nous avons acté un principe, mais, en réalité, ce qu'il faudrait, c'est une procédure de précaution permettant de faire des choix clairs et transparents pour décider dans des contextes incertains. Cette procédure fait défaut. Or, c'est une problématique qui influe directement sur le vécu des personnes. Rosanvallon explique que ce sont les épreuves de la vie, plus que les idéologies qui ont façonné le monde, qui déterminent les émotions et les motivations. Et parmi ces épreuves, les épreuves de l'incertitude jouent un rôle important[1].

Il est temps de se réconcilier avec la précaution. On peut se demander si le problème de la précaution n'est pas qu'on a voulu en faire un principe sans s'attacher à son opérationnalisation. Convoquer un principe sans le définir précisément et sans que son application opérationnelle ne soit précisée, s'apparente plus à une pétition de principe, voire à une illusion politique, plutôt qu'à une réelle volonté de protéger la **santé** et l'**environnement**. La France excelle dans la rédaction de principes comme si leur seul énoncé suffisait à changer la réalité. Et inévitablement, puisque l'on reste dans l'abstrait et dans le théorique, les passions se déchaînent. On ne réfléchit pas à la manière d'appliquer ce principe le plus intelligemment possible. On ne pose pas le problème en termes de bénéfices et de risques. On est pour, on est contre et on s'invective dans un affrontement binaire qui laisse l'opinion incrédule, ce qui accroît sa méfiance dans le fait que, lorsque la protection de la santé met en cause des intérêts économiques, celle-ci sera sacrifiée.

Le principe de précaution est-il anxiogène ? Deux thèses s'opposent à nouveau. Pour les uns, ce principe qui conduit à tenir compte des doutes sur les dangers de certaines expositions humaines à des agents présents dans l'environnement, qui demande qu'on les considère en quelque sorte comme dangereuses jusqu'à preuve du contraire, est anxiogène. Il induit un sentiment d'insécurité alimenté par la moindre alerte. Pour les autres, ce principe est fondamentalement rassurant. Il donne l'assurance que l'incertitude doit profiter avant tout à la protection de la santé de la population. Ce faisant, il contribue à créer de la **confiance**.

C'est cette seconde vision qui a prévalu quand le président Chirac a obtenu du Congrès en 2005 que ce principe figure dans la charte de l'Environnement. Force est de constater que, vingt ans après, ce geste fort n'a contribué ni à réduire la fréquence des **crises** de sécurité sanitaire ni à rétablir la confiance des citoyens dans les institutions chargées de protéger leur santé. On l'a encore vu lors de l'épidémie de covid-19.

Je pense que le fait que le principe de précaution inquiète ou rassure est une question de circonstances et de confiance. Les mesures de précaution ne suffisent à elles seules à renforcer la confiance dans la gestion des risques et réduire ainsi la perception du risque. Pour concilier le développement des technologies industrielles et la protection de la santé, d'autres outils sont nécessaires, tout particulièrement des débats publics loyalement organisés et des procédures de concertation transparente. C'est ce qui a été fait au Conservatoire national des Arts et Métiers avec le Nanoforum que j'évoque dans l'entrée « **agents chimiques** ».

---

[1] Rosanvallon P. *Les épreuves de la vie.* 2021, Seuil.

Il est clair que la sensibilité accrue des systèmes de veille sanitaire peut contribuer au climat d'inquiétude. Si on est de mieux en mieux armé pour détecter des menaces, on a aussi de grandes difficultés à rassembler des preuves formelles de causalité dans le contexte d'incertitude évoqué plus haut. D'une certaine façon, la science crée plus d'incertitudes, donc d'inquiétudes que l'inverse, d'où un sentiment de perte de maîtrise.

Prenons l'exemple du gaz de schiste caractérisé par beaucoup d'incertitudes, environnementales et sanitaires, mais avec aussi beaucoup d'enjeux pour l'avenir de notre économie. La seule façon de ne rien sacrifier serait de mener des expériences démocratiquement contrôlées sur des sites pilotes. On pourrait au moins proposer cette option pour savoir comment elle est accueillie par les parties prenantes. Car, en l'état, le véritable gâchis, c'est la façon dont les décisions ont été jusqu'à présent préparées ou plutôt mal préparées : autorisations données sans véritable instruction des dommages possibles, suivies devant une vague d'indignation par une loi d'interdiction qui bloque tout développement. Il ne faut pas oublier qu'aucune source d'énergie n'est sans risque, qu'il s'agisse du nucléaire, de l'hydraulique et des autres énergies renouvelables ou des combustibles fossiles. Ce n'est donc jamais une question de tout ou rien.

Si l'on en reste à des questions de principe, le débat restera figé. Pour concilier le développement économique et la protection de la santé publique, il faudrait un processus participatif et transparent, soigneusement encadré au plan scientifique, permettant de recueillir des données concrètes sur quelques sites choisis sur des critères explicites, notamment le fait que ces sites soient sans riverain. Peut-on au moins ouvrir une discussion en ce sens ?

Tant que nous n'aurons pas une véritable politique de sécurité sanitaire, la question de la précaution restera erratique, sous l'emprise de l'émotion et des rapports de forces entre les acteurs.

Il faut reconnaître que ce principe crée une certaine incertitude juridique sans que cela corresponde à des bénéfices tangibles pour la population. Certaines associations écologistes en font un usage radical qui prône la suspension ou l'arrêt d'une activité en cas de doute, définition éloignée d'un principe d'action publique, cadre unique auquel le principe de précaution est destiné. Pour elles, le principe de précaution est un principe d'interdiction. Les entrepreneurs, eux, considèrent que la précaution freine l'innovation indispensable à la santé de l'économie et réclament son abolition en le diabolisant sans même réaliser que la mise sur le marché d'une activité ou d'un produit dont les risques sont mal cernés n'est pas dans leur intérêt.

Il est clair qu'un principe aussi vague ne peut que donner lieu à des interprétations divergentes et au total, à produire plus de tensions que de solutions. Il faut considérer le principe de précaution comme une procédure scientifique et démocratique qui appelle à prendre des mesures dans la double acception de cette expression : mesurer et agir.

C'est une nouvelle frontière entre sciences, techniques et société qu'il nous faut collectivement dessiner.

Éthique : la boussole de la santé publique

Dans l'introduction de ce livre, j'ai souligné qu'il n'y a pas une unicité du champ de la santé publique. La seule référence commune possible est la notion de population : comprendre et agir pour améliorer la santé par des analyses et des actions conçues au niveau populationnel. L'éthique est un cadre de référence pour les **décisions** et leur évaluation. Pas plus qu'il n'y a une seule santé publique, il n'y a qu'une seule éthique. L'action de santé publique tant dans sa conception que dans sa mise en œuvre est une question de valeurs, de volonté et de priorités. Quels sont les valeurs et les principes éthiques souhaitables en santé publique ?

Ces valeurs sont nombreuses et, selon les problématiques de santé qui se posent, elles ne sont pas toujours compatibles entre elles. Pour moi, l'éthique de santé publique, c'est avant tout un processus pour trouver le meilleur équilibre entre des valeurs concurrentes afin que le service rendu aux personnes soit le meilleur possible.

En régime démocratique, on met de l'avant une douzaine de principes éthiques : la bienfaisance (elle donne la direction : faire le bien est l'objectif premier), la liberté, la prudence (faire attention aux effets indésirables ; en situation d'incertitude, on parle de précaution), la justice, l'équité, la responsabilité, la solidarité, la confiance, la transparence, la justesse, le respect de l'autonomie et de la confidentialité. Je considère que la laïcité fait aussi partie de ces principes.

Preuve qu'il y a encore loin des principes à la réalité, peu de ces principes ont été respectés pendant la pandémie de **covid-19**. On peut déplorer un tri à l'entrée des services de réanimation qui n'a pas dit son nom ; la promotion de traitements non validés ; un nationalisme vaccinal ; la non-justification de beaucoup de décisions dont l'efficacité n'était pas évidente (couvre-feux, procédures d'identification des contacts des cas), l'absence de transparence dès lors que le choix a été fait de gérer l'**épidémie** au sein du Conseil de Défense et de Sécurité nationale.

Ces négations de l'éthique ont sapé la confiance sociale. Je ne peux pas l'exprimer mieux que le Comité consultatif national d'Éthique dans son avis du 2 septembre 2021 : « Le respect de l'éthique en santé publique et la confiance dans celle-ci sont donc deux facettes d'un même objectif : elles se conditionnent mutuellement pour réaliser l'objectif d'une santé publique au service de l'intérêt général. Le respect de l'éthique, à travers les actions mises en œuvre, conditionne la confiance des citoyens dans les décideurs politiques, renforçant en retour ce respect. »

Max Weber (1864-1920) a distingué deux composantes de l'éthique qui se complètent et résonnent en santé publique. L'éthique de responsabilité privilégie la finalité. Elle est utilitariste, c'est ce que veut faire la santé publique : améliorer la santé de chacun et de tous. L'éthique de conviction privilégie les valeurs dont le respect est plus important que le résultat. C'est la grandeur des missions de santé publique que d'arriver à concilier des valeurs et des résultats tangibles. Ce qu'exprimait **Jean-François Mattei**, professeur de génétique et éthicien avant d'être ministre : « C'est cela l'interrogation éthique : la recherche d'un comportement entre la tentation de l'orgueil prométhéen moderne et le désespoir de l'impuissance. »

Liens et conflits d'intérêts : dépasser la méfiance

La question des conflits d'intérêts est omniprésente dans les débats sur la santé publique et c'est salutaire. Quand un résultat ou une décision dérange des intérêts, ceux-ci peuvent chercher à invalider ou contester ces résultats, soit pour des questions de méthodes, ce qui fait partie de la démarche scientifique, soit parce que l'impartialité des auteurs de la recherche est suspecte.

Par le passé, ce type de conflit a été invoqué, parfois à juste titre, parfois non, dans de nombreux dossiers : transmission transfusionnelle du virus du **sida**, **amiante**, **Mediator**, vaccination contre la **grippe** pandémique en 2009, radiofréquences des antennes de téléphonie mobile, changement climatique, etc. Le plus souvent, ce sont les entreprises qui sont accusées de manipuler l'expertise à leur profit.

Mais qu'est-ce qu'un conflit d'intérêts ? En quoi se différencie-t-il d'une conviction scientifique sincère ? Suffit-il que des travaux de recherche soient financés par des fonds privés pour qu'il y ait conflit d'intérêts ? Suffit-il de donner des conférences pour des dirigeants d'une entreprise pour être inféodé à ses politiques ? Des liens familiaux ou amicaux sont-ils nécessairement synonymes de conflit d'intérêts ? Et jusqu'où faut-il alors prendre en compte ces liens : époux, enfants, parents, cousins, amis d'enfance ? Et quand deux disciplines scientifiques, par exemple l'épidémiologie et la toxicologie, sont en opposition, cela est-il constitutif d'un conflit d'intérêts ? Il y a souvent des enjeux de réputation derrière ces oppositions académiques. Sont-ils légitimes ou néfastes ?

En réalité, il n'y a pas de réponse claire à ces questions. Un décret de mai 2013 a institué une charte de l'expertise sanitaire. Elle évoque la conduite à tenir face aux conflits d'intérêts des experts, mais n'en fournit pas de définition explicite. La Commission de réflexion pour la prévention des conflits d'intérêts dans la vie publique en fournit bien une, mais sa portée est générale et n'est pas accompagnée de critères explicites permettant de juger de la réalité de ces conflits : « Un conflit d'intérêts est une situation d'interférence entre une mission de service public et l'intérêt privé d'une personne qui concourt à l'exercice de cette mission, lorsque cet intérêt, par sa nature et son intensité, peut raisonnablement être regardé comme étant de nature à influencer ou paraître influencer l'exercice indépendant, impartial et objectif de ses fonctions. Au sens et pour l'application du précédent alinéa, l'intérêt privé d'une personne concourant à l'exercice d'une mission de service public s'entend d'un avantage pour elle-même, sa famille, ses proches ou des personnes ou organisations avec lesquelles elle entretient ou a entretenu des relations d'affaires ou professionnelles significatives, ou avec lesquelles elle est directement liée par des participations ou des obligations financières ou civiles. » Les termes de « raisonnablement », « d'avantages » ou de « relations significatives » relèvent du jugement de valeur.

Des **décisions** dictées par des conflits d'intérêts portent assurément atteinte à la nécessaire **confiance** sans laquelle il est impossible de gérer rationnellement des risques. Mais chercher à lister exhaustivement les caractéristiques qualifiant un conflit d'intérêts est un exercice vain et inutile. Il est vain parce qu'il laisse supposer qu'il existerait des professionnels qui seraient exempts de toute influence financière, familiale, religieuse, académique, politique, syndicale, etc. Seul un professionnel dénué de tout lien social et animé par le seul intérêt « général » (lui aussi impossible à définir précisément) serait dans ce cas et alors fondé à se définir comme un expert « indépendant ». Il n'en existe pas.

L'exercice est inutile, voire nuisible, car il détourne de la vraie question qui est celle de construire un système d'expertise fonctionnant de telle sorte que les intérêts en présence se neutralisent. Mettre sur le compte des seuls conflits d'intérêts des erreurs décisionnelles, c'est se dispenser d'une réflexion systémique permettant de comprendre comment des individus ou des groupes peuvent imposer leurs vues sans que des contre-pouvoirs efficaces aient été mis en place.

Il faut en finir avec les notions d'impartialité et d'indépendance. En situation controversée, plutôt qu'un consensus illusoire, ne faut-il pas plutôt expliciter les lignes de dissensus, voire forcer leur révélation, ce qui implique d'expliciter les intérêts en jeu et de permettre au citoyen de comprendre la logique des arguments avancés par les uns et les autres ? Autrement dit, plutôt que de chercher à gommer les conflits d'intérêts, ne faudrait-il pas au contraire chercher à les rendre visibles, pour tout dire à les provoquer ?

Il ne faut pas confondre lien d'intérêts et procès d'intention. Si, sans aucune procédure d'instruction, on décide que les études financées par une entreprise sont nécessairement non fiables, alors celles-ci auront beau jeu de ne plus financer aucune recherche scientifique. Est-ce bien cela que l'on souhaite ?

Je suis conscient du fait qu'un financement de la recherche par des entreprises peut, ne serait-ce qu'inconsciemment, créer une certaine connivence et venir biaiser l'expression des chercheurs. Je pense qu'il faut clairement distinguer deux situations. Celle dans laquelle une entreprise finance des frais de recherche. Et celle dans laquelle des chercheurs reçoivent pour eux-mêmes une rémunération. C'est ce deuxième cas de figure qui est problématique.

Plutôt que de prôner une attitude dogmatique, je pense qu'il faut travailler les procédures contractuelles entre des chercheurs et des entreprises. Dans les années 1990, j'ai collaboré avec EDF en menant ou en commandant des études sur le caractère cancérigène des champs électromagnétiques générés par le transport ou l'utilisation de l'électricité. En particulier, une des plus grandes études épidémiologiques jamais réalisées sur le sujet a été commanditée et payée par les compagnies publiques d'électricité de France, du Québec et d'Ontario dans un consortium rassemblant des épidémiologistes de ces trois pays ou provinces. Pour la France, il s'agissait de l'équipe du professeur **Marcel Goldberg**. Les chercheurs n'étaient pas rémunérés par les industries électriques, ils appartenaient à des organismes publics. Le contrat donnait une obligation de publications aux chercheurs. Et les compagnies d'électricité ne pouvaient pas prendre connaissance des résultats de l'étude avant qu'elle soit acceptée pour publication dans une revue scientifique qui sera la réputée *American Journal of Epidemiology*. Pour l'essentiel, l'étude ne montrait pas de liens entre le risque de cancer chez les employés de ces compagnies. Les résultats ne firent pas l'objet de controverses. Les termes du contrat garantissaient la totale indépendance des équipes de recherche.

À noter que, si d'autres études n'ont pas montré de relation entre les champs électromagnétiques et le cancer chez les adultes, il persiste un signal épidémiologique sérieux sur la relation entre cette exposition et le risque de leucémie chez les enfants. L'Organisation mondiale de la Santé a pour cette raison classée en 2002 cette exposition comme étant « possiblement cancérigène ». Encore aujourd'hui, cette relation reste discutée et continue d'être étudiée sur le plan international.

Certes, il y a des précédents condamnables, tous les industriels ne sont pas vertueux. Tous les chercheurs n'ont pas l'intransigeance du professeur **Lucien Abenhaim**. On sait que l'industrie du tabac a manipulé des scientifiques pour retarder les décisions de prévention. Il en est de même pour l'**amiante** et le laboratoire Servier. On sait que des industriels du secteur de l'agroalimentaire ont financé des études dans le seul but de bloquer le système du Nutri-Score. Tout le monde des **entreprises** pâtit de telles pratiques qui détruisent la confiance de la population et des décideurs. Pour autant, faut-il généraliser et systématiquement considérer que des liens entre des scientifiques et des industriels conduisent à des positions biaisées ? Je ne le crois pas et avant de l'affirmer, il convient d'analyser attentivement les termes des contrats de recherche.

En réalité, il n'est pas évident de savoir quand un lien avec un acteur économique crée une situation de conflit d'intérêts ou de dépendance. Pour faire avancer la cause de la santé publique, il faut donc se donner la peine d'analyser rigoureusement les publications et les positions prises par les scientifiques collaborant avec des entreprises à l'aune des conditions contractuelles qui régissent leur relation.

Lobbys : nécessaires, mais parfois nuisibles

Lobbys : pharmaceutiques, chimiques, vinicoles, agroalimentaires ; mais aussi activistes sanitaires, sportifs, antiracistes, épidémiologiques (tout de même !), défenseurs de la nature, des droits de la personne, de la cause des femmes, des minorités sexuelles, des prisonniers politiques, des victimes de l'**amiante** ou du **Médiator** ; ou encore syndicaux, patronaux, francs-maçons, religieux, laïcistes, anciens élèves d'une même école, académiques, médiatiques… Sans oublier les mafias, les plus puissants des lobbys.

Les lobbys sont partout et posent des questions analogues à celles abordées dans l'entrée sur les liens d'intérêts. Sont-ils utiles ou nuisibles ? En 1791, la loi Le Chapelier stipule : « L'anéantissement de toutes espèces de corporations des citoyens du même état ou profession étant une des bases de la Constitution française, il est défendu de les rétablir de fait, sous quelque prétexte et quelque forme que ce soit. » Et dans son article **8** : « Tous attroupements composés d'artisans, ouvriers, compagnons, journaliers, ou excités par eux contre le libre exercice de l'industrie et du travail appartenant à toutes sortes de personnes […] seront tenus pour attroupements séditieux et, comme tels, ils seront dissipés par les dépositaires de la force publique ». Sous couvert de la défense de « l'intérêt général », la Révolution française est ultralibérale. Face à la loi du plus fort, il était interdit de se défendre. L'État était là pour cela : naïveté totale ou cynisme dissimulé, le lecteur choisira.

Dès lors que les humains s'organisent en société, des clivages, des rivalités, des coopérations vont naître motivés naturellement par la défense de ses intérêts et le désir de survivre. La guerre est un moyen de le faire. S'organiser en groupes d'influence aussi, plus recommandable. Les lobbys ou groupes de pression défendent les intérêts particuliers d'un groupe, d'une industrie, d'une organisation ou d'une cause auprès des gouvernements, des législateurs, des responsables politiques, des journalistes. Leur existence est un signe de démocratie. Pourtant, le terme de lobby a une connotation péjorative. En réalité, leur utilité ou leur nocivité dépendent de leurs objectifs, de leur transparence, de la manière dont ils sont financés, de leurs pratiques, notamment de corruption ou de chantage.

En soi, l'existence des lobbys est donc saine. La vraie question est bien sûr de savoir si leurs influences respectives sont équilibrées. Clairement, ce n'est pas le cas. Entre une association sous le régime de la loi de 1901 financée uniquement par les cotisations de ses membres et des lobbys financés par les groupes multinationaux, la lutte est inégale. Un lobby économique qui soutient tel ou tel candidat à l'élection présidentielle ne fait pas un don, mais un investissement.

Il est impossible et dangereux d'empêcher les lobbys dans une démocratie. Est-ce à cause de Le Chapelier qu'ils ont si mauvaise presse en France ? C'est possible, nous avons la fiction d'un **État** qui incarne à lui seul « l'intérêt général ». Il faut en sortir et pour cela, la loi et les règlements doivent édicter des statuts, des règles, des procédures de contrôle et de transparence pour éviter les abus et veiller à ce que les différents intérêts aient des chances relativement égales de se faire entendre.

Défendre ses intérêts, ce n'est pas nécessairement corrompre.

Laïcité : une valeur de santé publique

La laïcité en tant que principe juridique et politique renvoie aux relations entre les religions, l'État et la société. Elle n'est jamais discutée sous l'angle de la santé publique. Pourtant, il y a plusieurs intérêts à le faire. Appliquer un principe de laïcité en santé publique dans un cadre démocratique serait pertinent pour améliorer son efficacité qui demande l'émancipation et la liberté de jugement.

La santé publique est fondée sur des considérations scientifiques, mais c'est aussi une question de sens et de valeurs. Dès lors que la santé publique est inscrite dans le fonctionnement de la société, elle n'est ni neutre ni unique. Il n'y a pas de doctrine universelle de santé publique. La santé publique peut offrir une vie de meilleure qualité comme elle peut participer au contrôle social de la population. Elle peut être moralisatrice, policière ou émancipatrice.

En régime démocratique, les grandes valeurs de santé publique sont la lutte contre les **inégalités**, la pratique de la solidarité, le refus des discriminations, le respect des croyances, la dignité et ce que l'anglais appelle *empowerment*, une notion sans équivalent en français, qui promeut les outils, notamment éducatifs, pour que chacun soit acteur de sa santé.

Le racisme, la xénophobie, les discriminations, quelles qu'elles soient (ethniques, religieuses ou liées aux préférences sexuelles), les violences altèrent la **santé** et cela d'autant plus qu'elles concernent des groupes vulnérables dont les conditions de vie et de **travail** sont souvent difficiles. Les victimes de ces phénomènes vivent dans une **incertitude** et une fragilité permanentes qui les précarisent et constituent un stress traumatique. Par conséquent, dans une vision humaniste de la santé publique, la lutte contre le racisme, l'oppression et les discriminations sont des objectifs de santé publique. De même en est-il du principe de laïcité.

La laïcité, ce n'est pas la discrétion religieuse et c'est encore moins la lutte contre la religion. Il n'y a pas de conflit entre la laïcité et la religion. La laïcité c'est la séparation claire entre les règles qui régissent la vie commune et celles qui relèvent des croyances intimes.

Dans la loi de 1905 sur la séparation des Églises et de l'État, le mot laïcité est absent. Son article 1 stipule que « La République assure la liberté de conscience. Elle garantit le libre exercice des cultes sous les seules restrictions édictées dans l'intérêt de l'ordre public. » La laïcité implique que les services publics sont neutres au regard des religions, des croyances et des convictions philosophiques.

Les religions ne sont pas intrinsèquement dangereuses pour la santé. Elles peuvent apporter une sérénité et promouvoir des conduites qui procurent des bienfaits. Elles portent atteinte à la santé quand elles promeuvent des violences, des stigmatisations ou imposent des normes néfastes, l'excision étant la plus révoltante.

Si la laïcité devait être une valeur de santé publique, cela ne signifie pas qu'elle serait antireligieuse. Mais l'action de santé publique en régime démocratique doit être adogmatique, promouvoir la liberté de conscience, c'est une question de valeurs comme d'efficacité. Elle devrait convaincre plutôt que contraindre et prôner l'émancipation. Une santé publique qui refuse la soumission doit être argumentée sur le plan scientifique et pas au nom de croyances transcendantales.

La population n'est pas un tout homogène, c'est un ensemble de besoins différentiés qui doivent être reconnus comme tels. Par exemple, des femmes de milieux favorisés voient régulièrement un gynécologue qui peut leur prescrire une mammographie de dépistage. Mais quid des femmes nombreuses, venant souvent de milieux moins favorisés et qui ne consultent pas ? La santé publique va au-devant de ces femmes pour tenter de corriger cette inégalité. Toute **stratégie d'intervention** doit répondre à deux questions : est-ce faisable sur le plan technique et financier ? Est-ce acceptable sur le plan culturel et éthique ? L'action de santé publique est toujours sociotechnique et elle ne considère pas la population comme un ensemble homogène.

Si la laïcité revient sur le devant de la scène, c'est que notre société connaît une double poussée d'individualisme et de communautarisme, deux mouvements qui menacent la santé publique. On ne peut pas lutter contre la désagrégation, l'archipelisation sociale sans s'interroger sur ses causes. Pourquoi y a-t-il un tel repli identitaire ? À quel besoin cela répond-il ?

Pierre Rosanvallon souligne qu'il s'agit fondamentalement d'un besoin de sécurité en réponse à une série d'incertitudes et de manque de respect qui créent de l'inquiétude, du stress et du désarroi[1]. Les sources d'incertitudes sont nombreuses, sanitaires, économiques, écologiques, sociales, géopolitiques. Avec la mondialisation, il y a pour beaucoup un sentiment de perte de maîtrise de sa vie. C'est insupportable au sens propre. Le repli identitaire est une réponse accessible de même que le complotisme. Quand le monde devient illisible, anxiogène et trop complexe, quand la confiance est perdue, quand on ne se sent pas respecté, quand la santé n'est plus protégée correctement, on recherche des réponses simples et rassurantes. Les populistes l'ont bien compris. Les avocats de la laïcité devraient se demander si ses liens avec la santé publique faciliteraient sa compréhension et son acceptation.

La laïcité n'est pas une entreprise anti-identitaire, elle respecte les identités et les particularités dans leur pluralité sans accepter que certaines imposent

[1] Pierre Rosanvallon. *Les épreuves de la vie*. Seuil, 2021.

leur domination. En cela, ce devrait une valeur cardinale de la santé publique en régime démocratique.

L'action de santé publique n'est pas uniforme. Elle peut – et elle doit – prendre en compte les particularités des groupes auxquels elle s'adresse. Cela fait partie d'une **stratégie d'intervention** bien construite sans laquelle on perd en efficacité. Mais cela n'implique pas qu'il faut accepter les soumissions ou les normes sociales oppressives. Au contraire, il faut les combattre quand elles mettent en cause le libre arbitre, le libre choix des soins ou imposent des pratiques dangereuses pour la santé. Une santé publique laïque prône l'émancipation et la liberté de jugement comme productrice de santé et lutte contre toutes les formes de dépendance.

Tous les praticiens de santé publique qu'ils aient un statut public ou privé devraient recevoir une formation sur la laïcité et ses enjeux. Ce n'est pas le cas. Il faut laïciser la santé publique comme il faut « sanitariser » la laïcité.

Sécurité des données de santé : la Cnil et le RGPD, gardiens vigilants

Les données de santé, c'est le carburant de la santé publique. Imagine-t-on un avion ou une automobile sans instruments de mesure (altitude, vitesse, état du moteur, niveau de carburant, etc.) ? On n'accepterait de prendre ni l'un ni l'autre. Imagine-t-on un médecin sans aucun moyen d'exploration diagnostique ? En santé publique, en l'absence de données, seule la chance peut procurer une amélioration. Les systèmes d'information sanitaire ont beaucoup progressé, mais ce sont des données sensibles. Comment concilier le besoin d'en disposer sans mettre en cause le respect de la vie privée, le secret médical et sans créer des discriminations ?

Les données de santé ne sont pas seulement des chiffres et des faits médicaux. Derrière elles, il y a des personnes et leur intimité. Quand ces données sont perdues, diffusées par erreur ou piratées, l'indispensable confiance dans la relation de soins est menacée. Pour les personnes concernées, c'est une source d'inquiétude, voire d'angoisse. Leur divulgation publique peut nuire en effet. Dès lors, cela peut être un objet de chantage soit direct, soit parce que les données médicales sont vendues à des organisations mafieuses. D'autres usages illicites sont possibles, comme la fabrication de fausses identités ou l'hameçonnage. Ce n'est pas un scénario de science-fiction. Même le plus grand groupe hospitalier d'Europe, l'Assistance publique-Hôpitaux de Paris s'est fait voler des éléments de dossiers médicaux.

Les données de santé ont une triple finalité. Pour les soins médicaux, il s'agit de les faciliter, en permettant une coopération entre les soignants, en assurant leur traçabilité et en aidant aux décisions médicales, ce que l'intelligence artificielle rend possible de façon performante. Quand le dossier médical n'était que du papier, le secret médical était loin d'être garanti. Mais son informatisation augmente sans conteste les risques pour sa sécurité.

Pour la santé publique, les données de santé ont de multiples applications. La surveillance épidémiologique est l'une des principales. Mais il y a aussi l'évaluation des besoins de santé, l'élaboration des priorités d'intervention, l'allocation des ressources, l'évaluation de l'efficacité des actions, toutes missions importantes en termes d'aide à la décision. Dans ce domaine, les données n'ont pas besoin d'être nominatives. Au niveau populationnel, l'anonymat n'est pas un obstacle. Cependant, il faut être conscient que les données peuvent être indirectement nominatives. Dans une base de données, si vous avez un homme chômeur de 34 ans qui est malade du sida dans une commune de 350 habitants, quelqu'un de malveillant pourra trouver son identité. Il faut donc des règles pour éviter cela.

Pour la recherche, c'est évident : pas de données, pas de recherche possible pour connaître les facteurs de risque et les causes des maladies, pour évaluer l'efficacité des traitements et des interventions. L'utilisation de données individuelles dans ce cadre est possible, mais elle est encadrée rigoureusement par la loi et ses décrets.

La protection de ces données est une obligation légale, mais aussi une responsabilité éthique. En France, c'est la Commission nationale de l'Informatique et des Libertés (Cnil) qui en est chargée. Dotée d'un pouvoir de sanctions, elle doit trouver un équilibre entre d'une part, la protection des données pour assurer les libertés individuelles et le secret médical et, d'autre part, entraver le moins possible la recherche et l'innovation.

En Europe, le Règlement général sur la Protection des Données (RGPD) qui comporte aussi un pouvoir de sanctions a édicté des règles de protection des données individuelles et renforcé les exigences en matière de consentement éclairé. Dans ce cadre, les entreprises doivent mettre en place des mesures de sécurité appropriées, désigner un délégué à la protection des données et réaliser des évaluations d'impact sur la protection des données pour les traitements de données à risque élevé.

Sur le plan international, la sécurité de l'information fait l'objet d'une norme : l'ISO 27001, qui n'est pas spécifique du secteur de la santé.

La France dispose de l'une des principales bases de données de santé dans le monde : le SNDS, Système national des données de santé, qui comporte des données relatives à la santé de la population française. Il comprend notamment les données de remboursement de l'assurance maladie, les données hospitalières publiques et privées, les décès et leur cause médicale, les données administratives (âge, sexe, la région de résidence, etc.). C'est un ensemble exceptionnel. Les données du SNDS sont accessibles en théorie via un guichet unique : le Health data hub (à ne pas confondre avec l'Agence du numérique en santé, qui appuie le développement de l'e santé). C'est une mine d'or potentielle à condition d'avoir les ressources compétentes et suffisantes pour recueillir, valider, coder les données et les analyser de façon épidémiologique. Le choix d'un dispositif de gestion centralisée et hégémonique du SNDS est typique de la culture publique française. Il n'est pas évident que ce soit le meilleur choix comme le montrent les errements du dossier médical informatisé. Que l'hébergeur des données ne soit pas français, pas même européen soulève une question de souveraineté.

La sécurité des données de santé est un enjeu crucial qui demande des compétences fortes en cybersécurité, mais aussi une intelligence épidémiologique. Pas de sécurité, pas de données, pas de santé publique.

4.2. Les processus de décision

La décision médicale mobilise de nombreux facteurs scientifiques, relationnels, contextuels. La décision de santé publique est encore plus complexe. Elle doit concilier les repères présentés ci-dessus, les attentes des acteurs concernés qui peuvent avoir des intérêts divergents, l'efficacité des solutions qui, bien souvent, est peu ou mal connue et des considérations nécessairement politiques puisque l'on parle de la population. La qualité des processus de décision en santé publique est un bon reflet de la maturité démocratique d'un pays.

Décision de santé publique : trop ou pas assez ?

Les étudiants qui se destinent aux métiers de la santé publique sont prévenus : plus que dans tout autre domaine, la décision en santé publique est une machine à claques. Si vous prenez une mauvaise décision, vous serez attaqué, y compris sur le plan judiciaire. Si vous prenez une bonne décision, personne ne vous dira merci parce que les maladies que vous avez évitées ne sont pas survenues, par définition, et donc, personne ne sait qui en aurait été victime. Le cardinal de Richelieu (1585-1642) le disait fort justement : « Il n'y a rien de si cachés que les effets de la prudence, vu qu'ils consistent principalement à éviter les maux en les prévenant, ce qui fait que souvent on n'estime pas beaucoup les services de ce genre, lesquels sont néanmoins les plus grands qui se puissent rendre. » Quelles sont les difficultés auxquelles font face les décideurs de santé publique ?

Plus que dans tout autre domaine, la décision de santé publique comporte une difficulté intrinsèque : articuler une dimension populationnelle et une dimension individuelle. Il arrive que les deux ne soient pas compatibles. Par exemple, des **vaccins** peuvent apporter un bénéfice sanitaire important, mais des effets indésirables chez quelques personnes. Globalement, le rapport bénéfices-risques peut être favorable sur le plan populationnel, mais pour les personnes victimes d'une complication vaccinale, ce n'est guère une consolation.

En 1993, j'ai publié sous la forme d'un livre ma thèse de doctorat *es* Sciences sous un titre pompeux : « la décision en santé publique ». Heureusement, ce livre est épuisé, car il contenait beaucoup de naïvetés.

Cependant, son constat de départ reste actuel. Il y a un hiatus entre les connaissances disponibles et les décisions de santé publique et cela de plusieurs façons. Il y a des connaissances qui sont lettre morte : le drame de l'amiante est l'exemple le plus coûteux en termes de vies, mais il y en a bien d'autres, Distilbène, **Médiator**, **vache folle**... Il y a aussi l'inverse, des décisions qui ne reposent sur aucune preuve scientifique, comme les examens médicaux systématiques annoncés par le ministre de la Santé.

On pourrait croire que ces écarts sont dus à la difficulté pour des décideurs non scientifiques de comprendre le langage scientifique. C'est parfois vrai, mais je pense que c'est une explication anecdotique. Dans ma vie ministérielle, j'ai vite compris une première raison de ce hiatus. La durée de vie des fonctions du ministre est assez courte (dix ministres entre 2010 et 2025 ; dix directeurs généraux de la santé depuis 2 000), la pression médiatique est forte, des événements suscitent des émotions qui appellent des réponses rapides. Le ministre et son administration n'ont pas le temps d'analyser les données scientifiques. Il faut décider vite sur une base plus politique, voire politicienne, que scientifique. De plus, l'État est mal armé pour traiter des questions complexes et la plupart des questions de santé publique le sont. C'est un régime de **crises** permanentes.

Une deuxième réalité m'a surprise. Si au niveau national, on a accès facilement et rapidement à une **expertise** de santé publique de haut niveau (au fil du temps, l'appareil d'expertise dont dispose le ministre s'est beaucoup renforcé avec les agences comme Santé publique France, des autorités comme la Haute Autorité de Santé, des conseils comme le Haut Conseil de la Santé publique), c'est déjà moins le cas au niveau des Agences régionales de Santé et pas du tout le cas sur le terrain. La conséquence en est que, contrairement au monde de l'entreprise, le décideur n'est pas assuré que sa décision sera suivie d'effet. C'est un problème majeur pour la santé publique dans notre pays.

Ces contraintes sont réelles, mais elles n'expliquent pas tout. Il y a des causes plus profondes à ce hiatus. Certes, il est évident que les décisions de santé publique ne peuvent pas reposer uniquement sur des considérations épidémiologiques ou scientifiques. D'un autre côté, des décisions de santé publique qui ne s'appuient pas sur des connaissances scientifiques seront peu efficaces dans le meilleur des cas, voire dangereuses. La question centrale est de savoir si ces connaissances sont prises en compte, au moins partiellement, dans le processus de décision. Autrement dit, si elles s'inscrivent dans les critères de satisfaction des décideurs, pour reprendre la notion introduite par le sociologue Michel Crozier[1].

Ces critères sont multifactoriels. Ils ne sont que partiellement scientifiques, ce qui n'est pas choquant. D'une part, la capacité du système de décision à

---

[1] Crozier M. Friedberg E. *L'acteur et le système. Les contraintes de l'action collective*. Seuil, 2014.

intégrer des connaissances scientifiques varie selon les sujets, la culture de l'organisation et la compétence des conseillers des décideurs. D'autre part, les décideurs sont logiquement influencés par toutes sortes de considérations, économiques, budgétaires, sociales, politiques, corporatistes, émotionnelles, familiales, médiatiques, électorales, etc.

La **perception des risques** par les décideurs et la population est un déterminant important des décisions de santé publique, je l'ai déjà dit, de même que les valeurs dominantes et les questions d'éthique. En santé publique, la question des valeurs est centrale et Max Weber (1864-1920) avait identifié « la rationalité en valeur » comme une motivation des actions.

Un autre élément à prendre en compte est la personnalité des décideurs, en particulier dans leur capacité à faire face à l'**incertitude**. Car, si une décision de santé publique résulte presque toujours d'un système de décision, à un moment donné, il y a un décideur qui endosse personnellement la responsabilité. Ces décisions ne sont donc pas déconnectées de considérations personnelles.

Cela joue différemment en fonction des deux grands types de décisions de santé publique : les décisions de sécurité sanitaire qui concernent les risques, principalement environnementaux et épidémiques ; et les décisions de santé populationnelle, qui concernent des problématiques qui, en général, laissent plus de temps pour murir la décision, comme les pathologies chroniques, l'organisation du système de soins, les programmes de dépistage, etc.

Les recherches sur la sociologie de la décision ont montré que, le plus souvent, les décideurs découvrent leurs buts en agissant et non l'inverse. Un peu comme si on construisait son bateau tout en naviguant ! Il n'y a guère de décisions de santé publique qui découlent d'une analyse rationnelle de la situation, suivie de la définition des avantages et des inconvénients des différents scénarios, puis du choix d'une stratégie optimale et de la mise en œuvre d'un programme précis, ce que Max Weber appelait « l'action rationnelle en finalité ». En réalité, il y a d'abord une pression d'action, puis une phase d'improvisation, puis des ajustements successifs. Autrement dit, les décideurs retiennent la première ou les premières actions qui répondent à leurs critères de satisfaction. Michel Crozier soulignait que l'humain n'est pas un animal qui vise l'optimisation, mais la satisfaction.

Quels sont ces critères ? Les décideurs sont des femmes et des hommes, avec leurs compétences, leurs biais, leurs valeurs, leurs préférences, leurs expériences, leur personnalité, leurs émotions, leurs liens d'intérêt éventuel, leurs ambitions de carrière. En santé publique, si on laisse de côté l'appât du gain (que l'on a vu à l'œuvre dans le dossier du **Médiator** ou celui du chlordécone, entre autres), quatre critères de décisions dominent qui ont un commun de privilégier la vision à court terme des effets des décisions.

Il y a d'abord une logique d'outils. Il y a une tendance fréquente à passer directement aux solutions disponibles sans se donner la peine de définir les problèmes à traiter, ce qui est commode et rassurant. Ainsi, quand les tests biologiques du SARS-CoV-2 sont enfin arrivés à l'été 2020, le Conseil scientifique a produit des recommandations de stratégie d'usage de ces tests en ciblant différents groupes prioritaires de populations, notamment les populations encore mobiles en période de confinement (collèges, lycées, entreprises, soignants), les populations à l'écart des circuits de dépistage classiques (populations précaires, migrantes, sans-abris, personnes en institution), ou les populations à haut risque de complication (personnes âgées en EHPAD, soignants, aides à domicile). Mais le décideur politique n'en a retenu aucune. On pouvait se faire tester comme on voulait et autant de fois que l'on voulait. Il n'y a pas eu de véritables réflexions stratégiques sur l'usage du test comme outil de maîtrise de l'épidémie. La seule chose visible, c'était le nombre de tests comme si un chiffre suffisait à montrer que l'on faisait ce qu'il fallait faire.

Il y a ensuite une logique économique et une logique de moyens qui correspondent à la gestion des ressources disponibles. Dans le domaine de la santé, considéré généralement comme un secteur dépensier, c'est une contrainte forte.

Troisièmement, il y a une logique médiatique d'autant plus forte et prégnante qu'on est proche d'échéances électorales.

Enfin, il y a l'expérience du décideur. Face à une situation inédite, le décideur va chercher dans son passé un événement de référence auquel se raccrocher. Si cet événement s'est bien déroulé, il le prendra comme modèle. Dans le cas contraire, ce sera un contre modèle.

L'absence d'une politique globale de **sécurité sanitaire** s'explique en grande partie par ces critères de décisions qui privilégient la réactivité à la proactivité.

Mentionnons enfin le risque juridique, car le décideur est celui qui prend la responsabilité. Depuis l'affaire du sang contaminé par le virus du sida et la création de la Haute Cour de Justice de la République, plusieurs responsables politiques ont été mis en examen et jugés. La sécurité juridique des décideurs publics est devenue un critère de décision.

Pour chaque décision, pour chaque décideur, il y a un mélange particulier de ces critères de satisfaction. Mais il y a toujours un risque invariant : celui d'en faire trop ou pas assez. Lorsque l'on fait face à une nouvelle situation de santé publique, je redis qu'il y a toujours une part d'incertitude qui complique la décision, mais qui donne aussi un certain degré de liberté au décideur.

Dans le domaine de la sécurité sanitaire, ce dilemme se traduit par une question : rassurer ou alarmer ? Schématiquement, rassurer permet d'éviter un niveau de crainte excessif qui peut être nuisible, notamment en favorisant des réactions de discrimination inappropriées ou des décisions absurdes. Rassurer, c'est aussi éviter que des ressources soient détournées de problèmes plus importants, mais moins effrayants en apparence, ce qui est un mauvais calcul sur le moyen terme. Tout cela se résume dans une formule rabâchée et vide de sens : il faut éviter la « psychose ».

D'un autre côté, alarmer permet de mobiliser, sachant que ce qui est maîtrisable facilement au début, ne l'est plus, passé un certain palier épidémique ou médiatique. Alarmer, c'est aussi parfois se protéger comme décideur. On annonce le pire. S'il se produit, on pourra à dire à bon escient « je vous avais prévenu ». S'il ne se produit pas, on dira « plus de peur que de mal ». Quand la météo annonce du soleil et qu'il pleut, on lui en veut beaucoup et on ne l'écoute plus. Dans le cas inverse, on lui pardonne et on l'oublie. Mais dans le cas du risque sanitaire, ce n'est pas si simple. On l'a bien vu lors de la pandémie grippale de 2009, qui fut bien moins grave que ce qui était annoncé au départ. L'opinion n'a pas pardonné, ce fut une crise et cela a laissé des traces. On l'a payé au moment de la pandémie de **covid-19**.

Il faut reconnaître qu'il n'est pas facile de trouver le bon équilibre entre les deux postures. La tentation de rassurer est profondément humaine, c'est celle que l'on adopte spontanément vis-à-vis de ses enfants. Mais la conséquence d'une perte de crédibilité des messages officiels, c'est immanquablement un effondrement de la confiance. Un cercle vicieux infernal se met alors en place. Les autorités cherchent à retrouver la confiance en rassurant, mais plus elles rassurent et moins on les croit. Or, sans confiance, il est impossible de gérer des situations comportant des incertitudes.

Quoi qu'il en soit, une communication insuffisante favorise les rumeurs. Si on rassure, on peut être accusé de masquer la vérité. Si on alarme, on peut être suspecté de vouloir manipuler la population. Dans les deux cas, les rumeurs signent un manque de confiance, un ingrédient indispensable en situation d'incertitudes.

Car la question centrale est bien celle de l'incertitude. Quelle pédagogie de l'incertitude convient-il de promouvoir ? Souvent, les décideurs imputent à la population des peurs qui sont avant tout les leurs. Dans mon expérience, lorsque l'on sollicite loyalement la raison, que l'on explique les avantages et les inconvénients des options possibles, que l'on reconnaît la part d'incertitude tout en expliquant ce que l'on met en œuvre pour la réduire, les parties prenantes vous écoutent.

Enfin, les scientifiques doivent faire preuve de modestie. Il est trop facile de traiter les administrateurs ou les responsables politiques d'incompétents. Il ne suffit pas que l'épidémiologie montre ou démontre pour qu'on sache exactement ce qui doit être fait pour améliorer la santé. Ainsi, il est clairement prouvé que les inégalités sociales, culturelles et économiques sont un déterminant fort de mauvaise santé. Cela ne dit pas comment lutter contre les inégalités. Il en est ainsi même en situation d'urgence. Ainsi, sur une base commune de connaissances, les différents pays n'ont pas combattu l'épidémie de covid-19 de la même manière. Il faut réaliser qu'une connaissance scientifique n'a un sens opérationnel que par rapport au but poursuivi.

Il est préférable que les décisions de santé publique soient argumentées par des connaissances scientifiques, mais celles-ci n'indiquent pas automatiquement ce qu'il faut faire. D'un côté, les scientifiques désireux d'aider la décision de santé publique doivent se poser la question des incertitudes auxquelles le décideur est confronté. D'un autre côté, le décideur a intérêt (le sien et celui de la population) à consulter les instances scientifiques pour mieux asseoir la légitimité de leurs décisions.

Si l'on veut que cela ne reste pas de bonnes paroles, il faut imaginer des procédures qui devraient quasiment obliger décideurs et scientifiques à interagir. Je pense que les études d'impact en seraient le meilleur moyen. Actuellement, les études d'impact des projets ou des propositions de loi et plus encore, celles des décrets sont indigentes. D'ailleurs, personne n'en tient compte dans les débats parlementaires. Ces études devraient faire l'objet d'un véritable protocole précisant les objectifs poursuivis, les justifiant, argumentant l'efficacité des outils proposés et le dispositif d'évaluation prévu. Alors, la rencontre entre la science et la décision ne serait pas aléatoire, mais organisée.

Prévention, promotion et programme de santé : le bon sens ne suffit pas

Le refus de la fatalité, la primauté de l'humain, la lutte contre la souffrance, la préservation de l'avenir : la prévention est une conquête de l'esprit humain, une valeur fondamentale. Mieux vaut prévenir que guérir, dit le bon sens ou comme j'aime à le dire pour provoquer, mieux vaut prévenir que de ne pas guérir. Mais pourquoi, comme le montrent de nombreuses entrées de ce livre, la prévention fonctionne-t-elle si mal avec de si piètres résultats ? Parce que le bon sens ne suffit pas et parce que l'État n'est pas en mesure de jouer correctement son rôle de santé publique.

Hygie et Panacée : la mythologie grecque et les écrits hippocratiques font la différence entre prévenir et traiter. Cette distinction est valable pour les maladies infectieuses ou pour les accidents, mais pour les maladies chroniques, ce n'est pas si simple.

Par exemple, l'hypertension artérielle est une maladie à part entière, mais c'est aussi un facteur de risque pour de nombreuses pathologies touchant des organes comme le cœur, le cerveau, l'œil ou le rein. Dès lors, quand on traite une hypertension, est-ce de la prévention, du soin ou plutôt les deux ? Du point de vue de la santé publique, la distinction entre prévenir et soigner est désormais peu pertinente. Ce qui est important, c'est de distinguer entre la prévention opportuniste et la prévention organisée.

La prévention opportuniste (ou tout-venant), c'est celle que font les médecins traitants, les infirmières, les sages-femmes et les autres soignants. Une femme de 50 ans consulte son médecin pour une affection grippale. Celui-ci en profite pour lui demander de quand date sa dernière mammographie de **dépistage** du cancer du sein. C'est de la bonne médecine, de la bonne prévention, mais ce n'est pas de la santé publique.

Pour l'autorité de santé publique, au niveau populationnel, les questions vont être : comment vais-je devant les femmes qui ne voient pas de médecins régulièrement ? Comment vais-je les convaincre de faire une mammographie alors qu'elles n'ont aucun symptôme ? Comment vais-je m'assurer qu'il n'y a pas trop de faux positifs qui vont inquiéter inutilement ou de faux négatifs qui vont rassurer à tort ? Quelle est la bonne fréquence pour effectuer ce dépistage ? Comment organiser le système de soins pour que les femmes qui ont une image suspecte soient correctement prises en charge ? Quel dispositif mettre en place pour évaluer l'efficacité du programme de dépistage ? Ces questions pour être correctement traitées doivent s'inscrire dans un programme organisé.

La prévention, « si cela ne fait pas de bien, cela ne fait pas de mal », entend-on parfois. C'est une erreur. Toute action de santé comporte des bénéfices et des inconvénients. Si je vais au-devant de femmes qui n'ont rien demandé, qui n'ont pas exprimé de besoin, pour leur proposer une mammographie de dépistage, il faut avoir la preuve que l'on va leur faire plus de bien que de mal. L'éthique de santé publique est une éthique de résultats et non de moyens, comme l'est la médecine.

Quand on regarde cette question du point de vue des ressources allouées au système de santé, on voit que, chaque fois que l'on dépense 100 euros pour la santé en France, environ 97 vont aux soins individuels et 3 sont consacrés à la prévention organisée (soit 80 euros par personne et par an). Il est clair que ce ne sera jamais 50 / 50, mais le déséquilibre est trop fort. Un ratio de 90 / 10 serait raisonnable.

Outre l'**assurance maladie obligatoire**, de nombreux acteurs financent des actions de prévention : **Organismes complémentaires d'assurance maladie**, assureurs privés, associations, fondations, Collectivités, etc. Les Agences régionales de Santé sont censées coordonner ces multiples acteurs, mais elles n'en ont ni la culture ni les moyens. Il n'y a aucun inventaire de ces actions. La prévention, c'est comme un orchestre sans chef et avec des instruments désaccordés. Un canard sans tête.

Le résultat est visible dans les données épidémiologiques. Près de 150 000 personnes ont chaque année un cancer considéré comme évitable. Le **tabac** est responsable de 75 000 décès annuels et l'**alcool** de 40 000. Près de 20 % des Français sont obèses. Seulement 22 % des femmes éligibles ont bénéficié d'un dépistage du col de l'utérus. La pratique de l'activité physique est insuffisante. Avec le vieillissement de la population, le nombre de **maladies chroniques** dont beaucoup sont évitables ou pourraient ne pas se compliquer augmente. En matière de santé, la France est l'un des pays les plus inégalitaires en Europe. Tout cela est connu depuis fort longtemps.

La **loi de santé publique** de 2004 avait prévu un processus pour organiser la prévention. Elle n'a pas été appliquée. De même que la loi de 2016, qui avait l'ambition de réduire les inégalités de santé, mais qui ne comportait pas d'objectifs ni de calendrier.

Pourquoi en est-il ainsi ? Il y a certes un manque de ressources, mais ce n'est pas le point essentiel. En l'état, injecter des milliards pour la prévention, cela ne marcherait pas. La Cour des comptes[1] le dit bien, nos résultats sont médiocres en comparaison avec des pays voisins et ce n'est pas une question d'effort financier.

Alors, quoi ? D'une part, il y a un déficit organisationnel. D'autre part, il y a un nombre insuffisant de préventeurs pour déployer des actions de prévention organisée sur le terrain. Or, la bataille de la prévention, elle ne se gagne pas au ministère de la Santé ou dans des rapports d'experts, aussi pertinents soient-ils. Elle se gagne sur le terrain, proche des lieux de vie, dans les territoires.

Comment font les entreprises quand elles doivent produire des biens et des services qui demandent de coordonner de nombreux partenaires avec un certain degré de complexité ? Elles adoptent un mode projet, ce qui est la base des enseignements dans les écoles de commerce et de gestion. Je ne dis pas que la santé publique doit être considérée comme une entreprise, mais rien n'interdit qu'elle s'inspire de méthodes qui ont fait leurs preuves. Le mode projet, c'est un programme de santé. Cela commence par identifier le problème que l'on veut améliorer, puis à caractériser son importance sanitaire et économique, identifier les déterminants de ce problème, repérer les outils disponibles d'efficacité démontrée, se fixer des objectifs à court et moyen termes, construire une stratégie d'intervention, allouer les ressources nécessaires en qualité et en quantité et mettre en place un processus d'évaluation dont la première finalité est de s'assurer que les objectifs sont atteints et sinon, de comprendre pourquoi ils ne l'ont pas été.

C'est parfaitement trivial, mais ce n'est pas ainsi que la prévention est organisée, sauf quelques exceptions, comme le programme national nutrition santé.

En réalité, cette multitude d'actions menées avec enthousiasme par une myriade d'acteurs atomisés, relève de l'activisme. On a rarement des projets comme « je veux diminuer la consommation d'alcool sur mon territoire » ou « je veux diagnostiquer précocement telle maladie parce qu'il est prouvé que cela améliore le pronostic » ou « je veux diminuer les complications des lombalgies de 30 % en un an ». Ce qu'on entend, c'est plutôt « je vais rédiger une brochure sur les méfaits de l'alcool » ou « je veux lancer une campagne d'information sur l'intérêt du dépistage » ou « je vais offrir des séances de kiné aux personnes lombalgiques ».

Autrement dit, on ne part pas du problème à résoudre. C'est une logique d'outil qui domine. Comme il n'y a pas d'objectifs de résultats ni d'indicateurs, on ne sait pas si on a obtenu une amélioration tangible. Comme on ne repère pas dans la documentation scientifique les outils ayant fait la preuve de la meilleure efficacité, on agit « au doigt mouillé ». Comme on n'a pas de stratégie d'intervention, on n'anticipe pas les difficultés. Chacun refait le monde dans son coin, il n'y a aucune capitalisation. La perte d'énergie est

[1] Cour des comptes. *La politique de prévention en santé*. 2021.

abyssale. La médecine moderne est une médecine fondée sur des preuves d'efficacité. Il devrait en être de même pour la prévention.

Quels sont les grands enjeux de la prévention ?

La prévention commence par améliorer l'environnement et par favoriser des comportements favorables à la santé. Il faut pour cela mettre la santé au cœur du fonctionnement de la société. Cette approche est connue sous la forme de mettre « la santé dans toutes les politiques ». Ce n'est pas le cas actuellement. Cette prévention dite primaire ne passe pas uniquement par les médecins ou les soignants. Les pharmaciens, les ingénieurs, les préventeurs, les communicants, les diététiciens, les enseignants en sont des acteurs de premier plan. L'essentiel de la prévention primaire ne relève pas du secteur de la santé au sens strict. Elle met en jeu la lutte contre la précarité, la politique du travail et de l'emploi, la qualité de l'environnement, de l'habitat, des routes, de l'alimentation, de l'éducation.

Le Québec est plus avancé que nous dans l'approche « santé dans toutes les politiques ». La loi oblige l'ensemble des ministères et organismes à évaluer l'impact potentiel de leurs lois et règlements sur la santé de la population. La responsabilité d'effectuer une première analyse d'impact revient à chacun des ministères qui doivent informer le ministère de la Santé en cas d'impact significatif sur la santé.

La prévention, c'est ensuite détecter les maladies suffisamment tôt pour en améliorer le pronostic. C'est la prévention secondaire, le dépistage pour l'essentiel. Le rôle des médecins est ici central, mais les professions infirmières peuvent aussi assurer un rôle de première ligne. Je répète que l'éthique de la santé publique étant une éthique de résultats, on ne doit pas lancer de campagnes de dépistage sans avoir la preuve scientifique que ses avantages sont supérieurs à ses inconvénients.

La prévention, c'est enfin agir pour éviter les complications des maladies. Dans cette prévention tertiaire, le médecin est incontournable, mais s'agissant de maladies chroniques et souvent complexes, une approche pluridisciplinaire est nécessaire. Mais notre système de soins n'est pas organisé pour cela.

Quand on a ce schéma en tête, on comprend pourquoi l'idée de lancer des consultations médicales systématiques à 25, 45 et 65 ans ne va pas procurer des bénéfices à la hauteur des coûts engendrés. Outre la disponibilité des soignants qui ne peuvent déjà pas faire face à la demande de soins au quotidien, ces actions de prévention visent uniquement les personnes. Elles ne concernent pas les déterminants non médicaux des maladies qui sont les plus importants en termes de fardeau sanitaire. Pendant ce temps, la santé scolaire est en déshérence et la santé au travail est peu efficace. Il est regrettable que les critères à respecter pour justifier des actions de dépistage de masse soient si peu connus.

Y a-t-il des motifs d'espérer une amélioration ? Je le crois. Je raconte souvent l'histoire du téléphone. En 1976, je réussis le concours de l'internat des hôpitaux de Paris, je quitte ma chambre sous les toits et je loue un deux-pièces. Naïvement, je me présente aux PTT pour obtenir le téléphone. Je remplis mon dossier et je me fais dire que le délai d'attente est de trois ans. J'insiste, je vais être certaines nuits en astreinte téléphonique. « Ah ! me répond-on, alors vous êtes prioritaire, comptez un an de délai » (en vrai, cela a pris trois mois). En 1982, je reviens du Québec avec peu d'espoirs d'avoir rapidement une ligne de téléphone. Dans l'appartement que je loue, il y avait une prise « T ». Le propriétaire me dit appeler tel numéro. Il a fallu 24 heures pour l'activer.

Telle est la France, un pays peut-être trop favorisé par la nature, qui aime se laisser vivre, ce qui est charmant, il faut bien le dire. Il faut que le pays touche le fond, comme en juin 1940, pour réagir, mobiliser des ressources, se mettre en ordre de bataille et corriger ses faiblesses. En matière de prévention, je considère que c'est là où nous sommes.

Au-delà de cet aspect historico-culturel, je vois d'autres moteurs de changement. D'abord, de plus en plus de jeunes médecins se détournent d'un modèle libéral désuet. Ils veulent travailler en pluridisciplinarité. Ils veulent un exercice diversifié et s'investir dans une prévention organisée avec un mode de rémunération spécifique. Au ministère de la Santé, je voulais créer un mandat de santé publique permettant aux médecins volontaires de participer à des programmes de santé publique un ou deux jours par semaine, comme cela existe pour les vétérinaires. J'ai aussi proposé la création d'un corps de praticien de santé publique analogue aux praticiens hospitaliers. Ma stratégie d'intervention ne devait pas être au point, car j'ai échoué, mais tôt ou tard, cela se fera.

La nécessité d'une organisation territoriale pour les soins et la prévention est désormais largement reconnue. Le Conseil national de l'ordre des médecins la préconise. Elle finira par émerger, ce n'est pas si compliqué à organiser.

Les outils numériques ouvrent des opportunités pour toute la chaîne de la prévention. En prévention primaire, on pense aux incitatifs ludiques et éducatifs. En prévention secondaire, les objets connectés permettront un suivi personnalisé et une détection précoce des maladies. En prévention tertiaire, les applications numériques aideront à améliorer la surveillance des risques de complications de pathologies chroniques. Les algorithmes d'intelligence artificielle vont accroître la puissance de ces outils. Des ***nudges*** éthiquement pensés peuvent être des accélérateurs de prévention.

Enfin, les sciences sociales appliquées à la santé se développent. Elles vont contribuer à mieux bâtir les **stratégies d'intervention**. Par exemple, de comprendre le lien dialectique entre la prévention et la prise de risque : les freins servent aussi à oser aller plus vite. Il ne faut pas être naïf en la matière.

Ne jamais oublier : au niveau populationnel, on ne peut améliorer que ce que l'on mesure. Ou, comme le disait George Bernard Shaw (1856-1950) : « l'homme le plus intelligent que je connaisse est mon tailleur : il prend mes mesures chaque fois que je le vois. » J'aime cette phrase, mon père était tailleur.

Stratégie d'intervention : un déficit qui explique bien des échecs de santé publique

En janvier 2022, le président de la République a déclaré que sa stratégie était « d'emmerder les non-vaccinés » contre le **covid-19**. Cela illustre bien le déficit de réflexion stratégique dont souffre depuis quasiment toujours la santé publique en France. Le dernier échec en date est celui de la vaccination des collégiens contre le virus du papillome humain. Un outil efficace, pas de stratégie : un échec. Comment comprendre de telles erreurs ?

Une stratégie recouvre l'ensemble des initiatives favorisant la faisabilité et l'acceptabilité des mesures de prévention. Elle vise à maximiser les bénéfices des actions et à minimiser leurs inconvénients. Elle part du constat que le risque sanitaire est une notion sociotechnique. Il comporte une composante scientifique et une composante psychosociale. Un risque, cela s'évalue avec des outils scientifiques et techniques qui permettent de le cartographier, mais ce qui compte aussi, c'est la **perception**, la façon dont le risque est perçu et vécu. Il faut articuler les deux, sinon on ne comprend pas pourquoi des risques jugés importants par les scientifiques sont négligés, tandis que des risques jugés faibles, voire inexistants, suscitent une grande inquiétude.

Une stratégie vise précisément à aligner ces deux dimensions. C'est ce qui consiste « à rendre possible ce qui est nécessaire » pour reprendre ce que le cardinal de Richelieu (1585-1642) disait de la politique. Autrement dit, comment obtenir que des actions de santé publique dont l'efficacité est démontrée scientifiquement soient efficaces sur le terrain ? Il existe de nombreux exemples d'actions de santé publique d'efficacité démontrée, mais dont les résultats ne sont pas au rendez-vous faute d'une stratégie adéquate. Outre les campagnes de vaccination déjà évoquées, il y a le **dépistage** organisé des **cancers** qui est un autre exemple frappant. L'usage des **médicaments** en est un autre. À titre d'exemple, pour rester concret, que serait une stratégie pour convaincre les personnes de se faire vacciner ? Sûrement pas les « emmerder » ou leur pourrir la vie. Il faut avant tout les comprendre plutôt que les insulter.

Une première question est de savoir ce qui explique qu'un problème soit considéré comme un problème de santé publique. C'est une question complexe qui mêle les données scientifiques (la raison), la perception des risques (l'émotion), la visibilité médiatique et les valeurs partagées ou promues par les responsables des politiques publiques. Il y a eu de nombreux travaux qui montrent que l'émergence d'un problème de santé publique articule ces éléments couplés aux intérêts des acteurs, certains plaidant pour que le problème soit traité et d'autres s'y opposant, car cela dérange leurs priorités.

C'est pour cela que tout découle de la définition du problème à résoudre, une question qui ne reçoit pas suffisamment d'attention, ce qui explique bien des échecs de santé publique. Reprenons l'exemple d'une maladie transmissible comme le **covid-19**. Augmenter la couverture vaccinale, ce n'est pas un problème, c'est une solution. Le problème, c'est de maîtriser l'**épidémie**. Dès que le problème est ainsi défini, toute la perspective d'action change. Ce n'est plus seulement la question du **vaccin**. C'est de diminuer l'exposition de la population au virus. Le vaccin le permet, mais en partie seulement. Donc, il faut le compléter par les mesures de distance entre les personnes, le lavage des mains, le port du masque et la ventilation des lieux clos. Si on ne resitue pas la question de l'adhésion vaccinale dans l'ensemble de la panoplie des outils de prévention, l'objectif de la maîtrise de l'épidémie ne peut pas être atteint.

Cela établi, il faut premièrement savoir qui sont les personnes non vaccinées et quelles sont leurs motivations. Il est évident que cette catégorie n'est pas homogène. Entre les antivax proprement dits, ceux qui ont des contre-indications médicales, ceux qui hésitent et ceux qui sont méfiants, les postures sont différentes et appellent des réponses différentes. Dans chaque situation, les risques attachés à la contagion et les bénéfices des outils de prévention sont perçus différemment. Il faut des enquêtes scientifiques comme celles qui ont guidé la prévention du sida pour documenter ces différentes situations, sinon la santé publique est aveugle. Ce n'est pas pareil de penser que le vaccin est une machine à profit pour l'industrie pharmaceutique ou de craindre des effets indésirables du vaccin.

Deuxièmement, pour chacun de ces groupes, il convient de lister les outils d'intervention disponibles et s'interroger sur leur efficacité. Il y a des outils pour tenter de convaincre. Et des outils pour contraindre. Cela va de l'éducation à la santé, jusqu'à la répression, voire l'obligation. Que sait-on de leur efficacité, seuls ou en association ? Et si les données d'évaluation manquent, on peut voir si un consensus d'experts existe et organiser un débat démocratique.

Susciter la peur, est-ce efficace ? Cela dépend des circonstances. D'un côté, la peur est mobilisatrice, elle peut motiver des changements de comportements dans un sens favorable à la santé. Face au sida, quand il n'y avait pas de traitement, la peur, mais pas seulement elle, a contribué à l'adoption du préservatif masculin. Ce fut un des leviers. La perception des risques, la compréhension des attentes sécuritaires, l'appel à des valeurs comme l'amour, le respect, l'honnêteté ont aussi été mobilisés, tout ce qui pouvait permettre de mettre chacun en responsabilité. Car, d'un autre côté, la peur peut paralyser, elle peut induire une réaction de déni, de méfiance (« on cherche à me manipuler »). Elle peut susciter des controverses dévastatrices. Donc, il faut bien réfléchir à son usage.

Troisièmement, il est nécessaire de repérer les alliés et les opposants. Qui soutient la vaccination ? Qui veut la rendre obligatoire ? Qui s'y oppose ? Il y a là une dimension politique évidente, mais pas que. La question de la **confiance** dans les autorités et les scientifiques est cruciale. Comment renforce-t-on cette indispensable confiance dans un contexte éminemment incertain ? Certainement pas en accusant les opposants, en les invectivant ou en les méprisant. Le groupe qu'il faut prioritairement convaincre, c'est celui des hésitants. Qui est le plus légitime et le plus crédible pour leur faire passer un message de prévention ?

À un moment, les responsables de la santé publique doivent trancher, mais il vaut mieux écouter avant et décider après plutôt que l'inverse comme on le constate trop souvent. Ces bases étant posées, il y a la question de la faisabilité qui s'analyse sur différents axes : techniques, juridiques, financiers et éthiques. C'est beaucoup une question de valeurs et de culture. Heurter de front les différentes valeurs qui prévalent dans les groupes de personnes non vaccinées diminue fortement les chances de succès et peut susciter des mouvements de révolte sur le mode des Gilets jaunes.

Or, toutes les valeurs ne sont pas compatibles entre elle. Liberté et sécurité, solidarité et équité, autorité et respect, risque individuel et risque collectif, bénéfice général, mais risque élevé pour certains groupes : les sources de tension sont permanentes en santé publique. Le décideur ne pourra pas contenter tout le monde. Mais en démocratie, il vaut mieux qu'il explicite les arguments de ses arbitrages.

La faisabilité est aussi bien sûr une question de moyens : quelles sont les forces sur le terrain qui seront à même de déployer les actions décidées ?

La stigmatisation de certaines catégories de la population, la fabrique d'un conflit entre les pour et les contre sont des erreurs stratégiques en matière de santé publique. Quarante de lutte contre le sida nous l'ont démontré.

Dans les organisations ayant pour mission de concevoir et mettre en œuvre des programmes de santé publique, je pense qu'il devrait y avoir au moins un poste de « responsable du pilotage stratégique ». Cela suppose que des formations soient développées à cette fin. Au Conservatoire national des Arts et Métiers comme à l'Institut catholique de Paris, c'est une matière que j'enseigne.

Avant d'agir à grande échelle, il faut prendre le temps de définir le problème, d'en comprendre les déterminants, de lister les acteurs concernés et leurs intérêts et de répondre à deux questions : est-ce faisable sur les plans légaux, techniques et financiers ? Est-ce acceptable sur les plans culturels et éthiques ?

Comme le disait si bien **Ulrich Beck** : « La rationalité scientifique sans rationalité sociale reste vide, mais la rationalité sociale sans rationalité scientifique est aveugle ».

Perception des risques : ce qui compte c'est ce que l'on vit

La façon dont les risques sont perçus par les individus et dont ils s'inscrivent dans l'espace public est un élément central pour définir des **stratégies d'intervention** en santé publique. C'est rarement pris en compte et cela explique beaucoup d'échecs. Comment comprendre l'importance de la perception des risques ?

Il existe fréquemment un écart entre l'importance que la population, les médias et les politiciens accordent à certains **risques** et ce qu'indiquent les données scientifiques. On a vite fait de considérer que l'opinion est irrationnelle et on oppose le risque perçu et le risque qu'il faudrait considérer comme réel.

Ces discordances sont nombreuses et existent dans les deux sens. Parfois, des risques scientifiquement considérés comme faibles sont perçus comme inquiétants. L'exemple typique est celui des organismes génétiquement modifiés pour lesquels rien n'indique qu'ils constituent un danger pour la santé humaine (ce qui ne veut pas dire que celui-ci n'existe pas, mais, en tout cas, il n'est pas mis en évidence à l'heure actuelle) et qui sont interdits dans plusieurs pays européens. Parfois, c'est l'inverse, les résultats scientifiques montrent des risques importants sans que cela entraîne une mobilisation. Les risques sanitaires du changement climatique en sont un des meilleurs exemples. Par le passé, le dossier de l'**amiante** est celui où cette négligence a causé le plus de dommages. Sans parler du **Médiator**.

Une partie du hiatus vient de la définition même du risque et de son analyse statistique qui fournit des indications sur un individu « moyen » au sein d'une population alors que ce qui compte pour tout un chacun c'est son risque à lui. Chacun apprécie son risque sur la base des informations en sa possession et pas seulement sur les indications fournies par l'épidémiologie.

Ainsi, du point de vue de la population qui ne peut, en général, juger scientifiquement ni la réalité, ni le niveau, ni la gravité des risques, la subjectivité joue un rôle évident. Notre cerveau est le produit d'une évolution qui a permis à l'espèce humaine de survivre et de se développer en surmontant les menaces de l'environnement. Nous sommes mieux armés pour nous défendre des dangers immédiats plutôt que pour être proactifs. L'humain privilégie la satisfaction de ses besoins immédiats. Faire des efforts aujourd'hui pour des bénéfices lointains éventuels demande une volonté qui n'est pas spontanée. Les mesures contraignantes de sécurité sanitaire ne sont donc pas toujours bien acceptées ni respectées. Tout cela fait obstacle à des décisions de santé publique rationnelles.

Si toute **incertitude** constitue une menace, les questions de perception des risques ont une grande importance pour nos jugements et nos comportements. La confrontation à l'inconnu suscite la peur, qui peut être protectrice en incitant à la prudence ou paralysante. Dans sa forme extrême, c'est une anxiété, un sentiment diffus de vulnérabilité. Le besoin de protection est alors majeur, même au prix d'une perte de liberté. Ce qui signifie que les risques mal gérés peuvent menacer la démocratie, nous en reparlerons.

De nombreux travaux ont permis de comprendre ce qui structure l'opinion face aux risques[1]. D'abord, il ne faut pas oublier que le risque parle du futur et par conséquent, il y a toujours une part de subjectivité dans son appréciation. Les sciences sociales permettent de comprendre que, si les déterminants de la perception sociale des risques sont multiples, l'incertitude joue constamment un rôle amplificateur. La peur est moins liée à l'objectivité du risque qu'aux imaginaires induits, ce qui souligne le rôle clé du couple confiance – incertitude. Ainsi, les controverses sur l'existence ou l'ampleur d'un risque conduisent le plus souvent à un important niveau d'inquiétude.

Les craintes face aux risques dépendent de leur importance, mais aussi de l'incertitude, du niveau des controverses, de la confiance vis-à-vis des autorités, du caractère volontaire ou involontaire des expositions, de la balance entre les risques et les bénéfices perçus pour ne citer que les principaux facteurs qui influencent les positions de la population.

La médiatisation joue évidemment un rôle important dans la façon dont les risques sont perçus dans la société. Chaque année dans le monde, la voiture tue 1,3 million de personnes et en blesse environ 30 millions. C'est devenu une sorte de routine qui n'intéresse aucun rédacteur en chef. Mais les premiers morts causés par une voiture autonome feront les grands titres des journaux, donneront lieu à une multitude de reportages, forceront les responsables politiques à prendre position et détermineront l'acceptabilité de ce mode de transport. C'est le même phénomène pour les accidents d'avion. Même s'il est montré que la voiture autonome est globalement plus sûre que la voiture classique, cela ne suffira pas à convaincre les consommateurs.

Le fait de ne pas intégrer la façon dont le risque est perçu explique de nombreux échecs dans la gestion des risques. C'est une composante importante de la définition des stratégies d'intervention en santé publique. Vouloir mobiliser la population pour lutter contre un risque perçu comme faible ne fonctionne pas comme l'a montré la désastreuse campagne de vaccination contre la grippe pandémique en 2009. Inversement, vouloir rassurer alors que la population sent une menace forte, c'est rompre le lien de **confiance**. C'est ce qui s'est passé face au covid-19 pendant la semaine du 10 mars 2020, avant d'être confiné une semaine plus tard.

Dans des situations incertaines, deux logiques s'affrontent. Dans la première, il y a risque si une causalité est démontrée scientifiquement. Sinon, ce n'est pas un risque, mais une hypothèse. Pour d'autres, au contraire, dès qu'il existe un doute, il existe un risque, cela relève de la **précaution**. Cette discordance de conception est fréquente et ne pas la reconnaître favorise la

---

[1] Sur cette question, Michel Setbon a produit un livre de référence : *Face au risque sanitaire : perceptions, émotions, décisions*. Elsevier Masson, 2021.

survenue de crises, amplifie les controverses et obère la confiance vis-à-vis des décideurs.

L'aversion à l'incertitude est une caractéristique humaine répandue. Si vous avez le choix entre de l'eau sans germe, mais qui contient une faible quantité d'arsenic (une substance cancérigène) et de l'eau dont on ne connaît pas la provenance et qui n'a pas été analysée, il est fort probable que vous choisirez l'eau avec de l'arsenic.

Combien de fois ai-je constaté que des risques hypothétiques faisaient plus peur que des risques importants et parfaitement démontrés. Je n'ai jamais cru que la soi-disant irrationalité était l'explication ni que l'éducation était la seule bonne réponse pour réduire ce hiatus. Oui, les émotions l'emportent parfois sur la raison. Nous ne sommes pas des robots. C'est pourquoi, ce qu'il faut avant tout retenir, c'est que la question de la confiance est au cœur des inquiétudes.

Gagner la confiance devrait être le premier objectif de la politique de **sécurité sanitaire** si elle existait.

Crises : le moteur des réformes de santé publique

Parmi les situations décisionnelles en santé publique, les crises ont des particularités importantes.

En cette matière, je suis l'élève de Patrick Lagadec. C'est lui qui m'a fait comprendre la dissociation entre le risque et la crise, de nombreuses crises de sécurité sanitaire étant survenues pour des risques faibles, voire infimes. C'est lui qui m'a aussi fait comprendre la distinction entre urgence et crise. Tous les risques ne se transforment pas en crise. Toutes les urgences sanitaires ne sont pas des crises. Pourquoi ces distinctions sont-elles importantes ?

Les situations de crises de **sécurité sanitaire** concentrent toutes les difficultés de la gestion de la sécurité sanitaire. En référence à Patrick Lagadec[1], toujours, je retiens une définition restrictive de la notion de crise caractérisée par une tension entre différents acteurs, des controverses dans un contexte d'incertitude (c'est un point fondamental) avec un ou plusieurs acteurs qui sont en position d'accusé et une forte dimension médiatique. C'est un mélange associant débordement, déferlement, déstabilisation, divergences, décrédibilisation. Pour qu'il y ait une crise, il faut que la situation soit confuse, complexe, que les décideurs soient pris au dépourvu et sans vision claire des enjeux. La pression temporelle sur eux est souvent forte, mais pas toujours, elle est parfois surestimée, ce qui empêche de réfléchir calmement. Le fait que l'acteur accusé perde sa crédibilité est ce qui précipite la crise. En ce sens, la perte de confiance est à la fois une cause et une conséquence des crises.

Des tensions sociales, économiques, politiques, internationales, il s'en produit tous les jours. Cela se traduit médiatiquement par une surutilisation du

---

[1] www.patricklagadec.net

terme de crise. En santé publique, je pense qu'il vaut mieux adopter une vision restrictive de cette notion, sinon on ne peut pas en comprendre les spécificités. Car si tout **risque** est pris comme une crise, tout est crise et rien n'est crise. En 2003, le sras m'a mobilisé pendant près de six mois au ministère de la Santé, il y avait une énorme couverture médiatique. Mais cela n'a pas été une crise pour une raison simple : il n'y avait pas, ou peu, d'**incertitudes**. Les malades n'étaient pas contagieux tant qu'il n'y avait pas de fièvre. Un isolement rigoureux a permis un contrôle de l'épidémie et même son éradication.

Edgar Morin a souligné le glissement sémantique qui s'est produit. Étymologiquement, *krisis*, en grec ancien, désigne le moment où l'issue de la maladie se réalise. C'est le moment paroxystique de tension extrême, une heure de vérité à l'issue de laquelle on va savoir si le malade guérit ou meurt. Comme le remarque fort justement Morin[1], « ce qui était à l'origine décision, moment décisif d'un processus incertain » finit par signifier l'inverse : « crise signifie indécision : c'est le moment où, en même temps qu'une perturbation, surgissent les incertitudes. » Il n'y a pas de crise sans incertitude.

Des crises peuvent survenir pour des risques quasiment inexistants. La plus célèbre est l'histoire de Perrier en 1991. On a retrouvé des traces de benzène dans treize bouteilles de Perrier aux États-Unis. Le risque sanitaire était virtuel. La situation fut mal gérée, forçant Perrier à rappeler 300 millions de bouteilles du marché américain. L'entreprise a été rachetée par Nestlé. À l'inverse, des risques importants n'ont jamais débouché sur des situations de crise. Un exemple est celui du chlordécone aux Antilles françaises, un pesticide qui a été utilisé dans les bananeraies, interdit dès 1973 aux États-Unis en raison de sa forte toxicité, mais qui continuera d'être utilisé jusqu'en 1993.

Donc, il n'y a aucun automatisme dans le passage entre le risque et la crise. Ce n'est pas le risque qui fait la crise, c'est sa gestion. Une crise signe toujours une erreur de gestion avec une incapacité à gagner et à conserver la **confiance** des acteurs.

De nombreux rapports analysant des événements ayant créé des crises sanitaires concluent immanquablement sur la nécessité de renforcer « la culture du risque », ce qui ne signifie strictement rien. Dans la capacité de faire face aux risques, il y a une dimension personnelle liée à ce que l'on perçoit et à ce que l'on ressent, liée aussi à ses propres intérêts. Et il y a une dimension organisationnelle, qui est collective et qui dépend de la place donnée à la santé dans le fonctionnement de la société. Donc, les décisions relatives aux risques ne découlent pas d'une culture unique, mais d'arbitrages entre des intérêts divergents. Quand j'entends des responsables, élus ou chefs d'entreprises, dire qu'il faut « enseigner la culture du risque » (de façon non anxiogène, évidemment), je vois surtout des dirigeants désemparés.

---

[1] Morin E. *Pour une crisologie.* Communications 1976 ; 25 : 149-163.

Si les crises sanitaires se succèdent dans l'actualité, il faut prendre la peine d'en tirer les leçons. Et pour commencer, réaliser que ce qui est un risque pour les uns n'en est pas un pour les autres et que cela crée bien des confusions.

La crise qui a marqué les esprits est celle qui est survenue en France, et seulement en France, au moment de l'accident de la centrale nucléaire de Tchernobyl en 1986. Au lieu de reconnaître qu'il y avait des retombées radioactives sur le territoire, qu'elles étaient faibles et que quelques mesures peu pénalisantes sur le plan économique auraient permis de limiter l'excès d'exposition, la posture a été de rassurer sans prendre aucune mesure corrective comme l'ont fait nos voisins. La phrase sur « le nuage qui s'est arrêté à la frontière » n'a jamais été prononcée. Mais presque quarante après, quand je demande à mes étudiants, qui n'étaient pas nés à l'époque, ce que représente cet événement pour eux, c'est l'image qui sort. D'aucuns en ont déduit que les crises, c'est une affaire de communication. Certes, mais cela ne suffit pas.

J'ai vécu de nombreuses situations critiques lorsque j'étais au ministère de la Santé. La canicule de 2003 est celle qui m'a valu d'être nommé directeur général de la santé. J'ai aussi en tête le naufrage de l'Erika en 2000. Nous pensions avoir bien géré les conséquences sanitaires de la marée noire, mais nous avons été accusés de ne pas avoir suffisamment insisté sur le caractère cancérigène du fuel. C'est en organisant la plus grande campagne d'évaluation du risque jamais réalisée qu'il a été possible de sortir des controverses par le haut et d'ouvrir 95 % des plages du littoral atlantique pendant l'été 2000.

Mais il y a eu aussi plusieurs épisodes qui auraient pu provoquer une crise et cela n'a pas été le cas. Ainsi, le regroupement de cas de cancers chez des enfants de Vincennes fréquentant la même école maternelle, en 2001 ; le sras en 2003 ; la transmission transfusionnelle du **prion** pathogène détectée en 2004, qui avait un grand potentiel de crise, car on croisait la grande crise des années 1980 (la transmission transfusionnelle du virus du sida) et la grande crise des années 1990 (la vache folle). Pourquoi n'y a-t-il pas eu de crise, alors même que, dans ces trois dossiers, il y avait de grandes incertitudes ? Pour deux raisons : d'une part, des dispositifs d'évaluation des risques indépendants des décideurs ont été mis en place et cela a beaucoup réduit l'incertitude ; d'autre part, il y a eu des processus de concertation et d'information, qui n'ont pas cherché à masquer les incertitudes, qui ont été transparents, qui étaient fondés uniquement sur des faits et non des spéculations. Cela a créé un climat de confiance qui a considérablement limité le potentiel de controverses.

La **pandémie** grippale de 2009-2010 a entraîné une crise d'une nature différente des crises habituelles. En effet, le plus souvent, une crise se déclenche après une phase de négation du problème qui se traduit par une sous-réaction. Dans le cas de cette pandémie, c'est une surréaction qui a déclenché les controverses et la perte de confiance. La campagne de vaccination a été organisée sur un mode militaire et alarmiste, alors que la réalité épidémiologique et la perception du risque dans la population ne correspondaient pas à cette tonalité. Plus de 80 millions de doses de vaccin ont été commandées. Seuls 7 % des Français se sont fait vacciner. Il s'en est suivi une série de procès d'intention dominés par l'idée que ce battage était destiné à enrichir les firmes pharmaceutiques. Pour qui connaît le marché du vaccin et ses marges, cette accusation ne tient pas. Cet épisode est une cause majeure de l'impréparation que l'on a constatée au début de l'épidémie de covid-19.

De mon expérience, j'ai retenu trois points essentiels. D'abord, l'idée qui prévaut habituellement, qui consiste avant tout à rassurer la population pour éviter « la panique » est fausse. Il faut d'emblée informer sur les incertitudes existantes et expliquer ce qui va être fait pour les réduire. Car, si le risque s'avère plus grand que ce qui a été annoncé dès le départ en l'absence de toute donnée sérieuse, la perte de crédibilité est irrémédiable. Ensuite, il faut certes assurer une présence médiatique forte, mais la communication doit être factuelle et reposer sur des faits et non des opinions. Il faut donc mettre en œuvre des procédures d'évaluation des risques en assurant leur indépendance face aux intérêts économiques ou politiques en présence.

Ainsi, lorsque j'ai été informé, à l'automne 2004, que deux malades atteints de la maladie de Creutzfeldt-Jakob due au prion, l'agent de la **vache folle**, avaient été donneurs réguliers de sang avant qu'on les sache malades, il y avait d'immenses incertitudes d'une part, sur la réalité et l'importance du risque pour les receveurs de produits sanguins issus de ces dons potentiellement contaminés et d'autre part, sur l'importance de la population exposée (en fait, plusieurs dizaines de milliers de personnes). Comme je l'ai rappelé, j'ai commandé aux agences de sécurité sanitaire une évaluation quantitative des risques utilisant des méthodes de modélisation. Sur la base des résultats, il a été possible de mener un débat serein avec les associations représentant les personnes transfusées et de trouver un consensus d'action. Il est intéressant de noter que ce consensus était, pour l'essentiel, une décision d'abstention : aucune mesure supplémentaire de précaution n'a été mise en œuvre. Ce qui va à l'encontre de l'opinion qu'une attitude de précaution correspond toujours à une surenchère décisionnelle coûteuse. Il vaut toujours mieux concerter avant de décider. J'observe que l'on fait souvent l'inverse.

Enfin, si l'on n'a pas mené un travail de préparation et d'anticipation, l'organisation est vulnérable. De nombreux groupes industriels construisent et mettent à jour des cartographies des risques et analysent leur potentiel de crise. L'État en est dépourvu. Dans son étude annuelle de 2021, « Les états d'urgence : la démocratie sous contraintes », le Conseil d'État recommande d'ailleurs de « passer d'une approche réactive à une approche proactive en conduisant, sous l'autorité du Gouvernement, des travaux d'anticipation et de prospective sur l'ensemble des champs susceptibles de donner lieu à des crises majeures afin de construire, en amont des événements dramatiques, les schémas d'action de la puissance publique. »

Les crises ne sont pas une fatalité, même quand les risques suscitent une forte émotion. Mais l'**État** semble amnésique. Chaque fois qu'une crise sanitaire est survenue, il a réagi en créant de nouvelles institutions. Le premier ministère de l'Hygiène, de l'Assistance et de la Prévoyance sociales, en 1920, au décours de l'énorme épidémie de **grippe**. L'agence du Médicament après la crise de la contamination des transfusés par le virus du sida, laquelle a été modifiée après la faillite du **Médiator** ; l'Agence de la Sécurité sanitaire des Aliments après la crise de la vache folle ; l'Institut de Veille sanitaire (aujourd'hui Santé publique France) pour investiguer les épidémies ; l'agence de l'Environnement après la marée noire de l'Erika ; l'agence du Travail après la catastrophe de l'amiante. Le constat est que ce sont les crises qui ont été le moteur du dispositif de sécurité sanitaire. Mais tout cela s'est fait sans une réflexion globale, si bien que nous avons des institutions de sécurité sanitaire, mais pas de politique de sécurité sanitaire.

Il ne suffit pas de créer des structures pour résoudre les problèmes et éviter que les risques se transforment en crise. Les agences ont un rôle très utile pour évaluer et expertiser les risques. C'est évidemment important, mais ce n'est qu'un volet. Il y en a deux autres tout aussi indispensables. D'une part, il faut des capacités d'intervention sur le terrain, ce qui suppose des intervenants de santé publique correctement formés. On est très loin du compte. D'autre part, il y a un besoin de cicatrisation en post-crise, un besoin de résilience pour aider les personnes et les communautés concernées à se reconstruire. Là aussi, il y a un manque de ressources.

On ne tire pas suffisamment les leçons des crises. Quand le choc est passé, on entend « ouf » et on passe à autre chose. Si bien que nous sommes dans un monde de crises sans fin. La multiplication des crises de santé publique est la conséquence d'une crise de la santé publique.

CHAPITRE 5

Les outils de la santé publique

Même si les principes d'action de la médecine et de la santé publique sont différents, comme nous l'avons vu, il y a un point commun : la volonté de résoudre des problèmes pour protéger et améliorer la santé. Pour cela, on peut distinguer des outils pour faire des diagnostics et des outils pour intervenir.

L'État a la responsabilité de la santé publique. Cela ne signifie pas qu'il en a le monopole, mais il lui revient de définir un cadre de référence pour l'ensemble des acteurs. En lien avec le Parlement, il lui revient ainsi de définir et mettre en œuvre des règles de droit. Le droit est structurant des pratiques professionnelles et des comportements, mais il n'épuise pas, loin de là, les outils de la santé publique.

Il est d'usage de distinguer trois niveaux d'action : le premier pour éviter la survenue des problèmes prévention primaire) ; le deuxième pour agir précocement quand le problème est réversible (prévention secondaire) ; le troisième pour diminuer la gravité d'un problème que l'on n'a pas pu éviter (prévention tertiaire). C'est un peu artificiel, mais c'est utile même si, en réalité, les trois niveaux sont souvent mélangés.

Par ailleurs, on peut classer les outils selon leur niveau d'action en distinguant les actions qui visent l'humain (l'éducation, par exemple), les actions qui sont de nature technique (la fabrication de l'eau potable, par exemple) et les actions à visée organisationnelle qui définissent les conditions de mise en œuvre des deux premières.

5.1. Les outils de diagnostic

Faire un diagnostic de santé publique, c'est identifier les besoins de santé de la population. Les outils quantitatifs sont irremplaçables pour cela. On peut les critiquer à raison comme appauvrissant la réalité. On peut craindre à raison qu'ils soient manipulés. Mais de même qu'un médecin ne peut pas se passer de mesures et d'examens, la santé publique a besoin d'outils d'analyse qui sont – au niveau populationnel – nécessairement quantitatifs.

Cette dimension quantitative, qui est essentielle, ne doit pas masquer la dimension politique de la question des besoins de santé. Les données quantitatives n'ont d'intérêt que si elles servent à alimenter un débat public. C'était le but donné à la Conférence nationale de Santé ainsi qu'aux Conférences régionales. Mais comme nous allons le voir ces dispositifs démocratiques sont peu mobilisés dans la réalité.

Classification internationale des Maladies : nommer pour agir

On ne peut gérer que ce que l'on mesure, c'est l'une des premières choses que j'explique à mes étudiants. Pour que les médecins fassent des diagnostics fiables et pour pouvoir analyser l'état de santé de la population, il faut un cadre commun pour nommer les entités pathologiques. C'est le rôle de la Classification internationale des Maladies (CIM) établie par l'Organisation mondiale de la Santé (OMS).

La première version date de 1893. Elle est due à un médecin français, Jacques Bertillon (1851-1922). Depuis, onze versions l'ont actualisée, la dernière datant de 2019[1]. C'est avec cet outil que l'épidémiologie code les causes de décès, les causes d'hospitalisation et que l'on fait des études sur la fréquence des maladies dans les populations.

Elle reflète une vision médicale de la santé. C'est un compromis entre le besoin d'un outil partageable permettant des analyses statistiques et celui de tenir compte finement des signes et symptômes propres à chaque malade. La 10e révision de la CIM, qui est la plus utilisée actuellement, comporte 14 000 codes. Plus il y a de codes et plus on est précis, mais on perd en faisabilité et en comparabilité. Il faut donc accepter de perdre de la précision pour permettre des comparaisons dans le temps et dans l'espace.

Il est toujours possible de compléter cette façon de décrire les maladies par des indicateurs reflétant la santé telle qu'elle est perçue, une dimension importante pour la santé publique, car elle prend en compte le retentissement de la maladie sur la vie des personnes, ou par des mesures de qualité de vie.

L'OMS a mis en chantier une Classification internationale du Fonctionnement, du Handicap et de la Santé[2]. Sa dernière version date de 2001 et elle est peu utilisée. On pourrait rêver d'une classification internationale de la santé ou du bien-être, mais il faut reconnaître qu'il est plus facile de caractériser la perte de santé, son versant négatif, plutôt que son amélioration, son versant positif.

Épidémiologie : mesurer pour prévenir

Dans le premier livre d'épidémiologie que j'ai lu, il était écrit que « l'épidémiologie est la science de base de la santé publique ». C'est logique, puisque la santé publique agit au niveau des populations et que, précisément, l'épidémiologie étudie les problèmes de santé au niveau des populations. Comment raisonne-t-on en épidémiologie ?

Pour importante qu'elle soit – ce n'est évidemment pas un épidémiologiste qui va dire le contraire – cette discipline ne devrait pas se prévaloir d'une

---

[1] https://icd.who.int/browse11/l-m/fr

[2] https://www.ehesp.fr/international/partenariats-et-reseaux/centre-collaborateur-oms/classification-internationale-du-fonctionnement/

primauté. Bien d'autres sciences concourent aux actions de santé publique, notamment l'économie, la sociologie, la psychologie, la statistique et la mathématique. Et n'oublions pas que le droit structure les pratiques de santé publique.

Quoi qu'il en soit, il est clair que l'analyse épidémiologique est un ingrédient en théorie incontournable pour décider et guider les actions destinées à améliorer la **santé** de la population. Fondamentalement, l'épidémiologie permet de rendre visibles des facteurs de santé ou de maladie qui ne sont pas visibles au niveau individuel. Prenons l'exemple de l'asthme, la maladie inflammatoire des bronches. Il existe une bonne trentaine de facteurs connus pour provoquer ou aggraver cette maladie : génétiques, environnementaux, alimentaires, psychologiques, comportementaux et médicamenteux, notamment. Face à un patient qui souffre d'une crise d'asthme, le médecin ne peut pas savoir (sauf si un facteur déclenchant a déjà été identifié pour lui ou elle) quelles en sont la ou les causes déclenchantes. Pour le traitement immédiat de la crise, ce n'est pas forcément important. Le médecin va prescrire des médicaments qui diminuent l'inflammation. Ce sont les mêmes, quelles que soient les causes agissantes.

Alors, comment identifie-t-on les facteurs de risque d'asthme ? On le fait en comparant les fréquences de la maladie au sein de différents groupes ayant des caractéristiques particulières. Des groupes qui se distinguent, par exemple selon la qualité de l'air intérieur ou extérieur plus ou moins bonne ; ou selon leur niveau de stress ; ou encore selon les aliments consommés. Si la fréquence de l'asthme ou plus rigoureusement, le risque d'asthme diffère dans ces différents groupes, cela permet de forger des hypothèses qu'une démarche bien codifiée va permettre de confirmer ou d'infirmer. C'est la discussion de la causalité, je vais y revenir.

L'étymologie nous dit bien l'objet de l'épidémiologie. En grec ancien, « *épi* » signifie « sur », « *démio* » renvoie à « public » ou « peuple » et « logia » a donné « raison », « parole » et le suffixe « *-logie* » par lequel se caractérisent les disciplines scientifiques. Autrement dit, on peut dire que l'épidémiologie est la science de ce qui s'abat sur le peuple. On retrouve ce mot dès le Ve siècle avant Jésus-Christ dans les écrits hippocratiques. À l'époque, le savoir scientifique sur les maladies était quasi inexistant. La maladie avait une valeur symbolique qui s'inscrivait dans une volonté des dieux, en particulier Hygie et Panacée. Hygie était la fille d'Asclépios (dieu de la médecine) et d'Épione. Elle est la déesse de la santé et de l'hygiène. Elle incarne la médecine préventive. Sa sœur, Panacée, est la déesse des remèdes, c'est la figure de la médecine soignante. L'école hippocratique ne va pas ouvertement remettre en cause cette conception. Mais par sa méthode, en particulier au travers de la notion d'épidémiologie, elle va ouvrir sur une toute autre explication des maladies.

Car, tout bien considéré, si quelque chose « s'abat sur le peuple » et le rend malade, cela signifie que l'**environnement** intervient. Est-ce par la volonté d'Apollon, d'Asclépios, d'Hygie, de Panacée, voire de Zeus ? On pouvait le croire à l'époque, mais le point important est que nous avons affaire à un phénomène qui n'est pas une fatalité. C'est ce que dit fondamentalement le fameux traité d'**Hippocrate** « *Des airs, des eaux et des lieux* ». La compréhension des maladies doit conjuguer une approche à l'échelle individuelle (la sémiologie – l'étude des signes –, la clinique, la biologie, la médecine) et une approche macroscopique, analysant les maladies dans la population ouvrant le champ de la santé publique.

On notera que les *nosoi* de la mythologie grecque sont des démons des maladies qui se sont échappées de la boîte de Pandore. Cela a donné le préfixe des maladies nosocomiales, celles qui sont contractées au cours d'un épisode de soins.

Le raisonnement épidémiologique est fondé sur la description et la comparaison. En apparence, il semble relativement simple. Mais en réalité, il est complexe et il est important que les citoyens, les médecins, les élus, les journalistes et les décideurs le savent pour éviter des conclusions hâtives qui peuvent être néfastes. Quelques exemples.

Je me souviens d'un journaliste qui m'interrogeait en pleine pandémie de covid-19 : « une étude vient de montrer qu'il n'y a pas de différence de risque selon que l'on porte un masque ou non. Donc le masque est inefficace, n'est-ce pas ? »

Je me souviens aussi, alors que je travaillais dans un service de recherche d'EDF sur la question de savoir si les champs électromagnétiques de l'électricité étaient cancérigènes chez l'homme, de la publication de deux études épidémiologiques sur le sujet à quelques semaines d'intervalle. L'une rapportait l'existence d'une relation entre l'exposition et le risque de cancer chez l'adulte. Et l'autre non. Le premier article avait suscité des titres de journaux comme : « l'électricité est cancérigène ». Et le second s'était traduit par : « les champs électromagnétiques innocentés ».

Je me souviens encore du directeur des ressources humaines d'une entreprise qui m'avait demandé conseil pour mieux prévenir les accidents du travail. Dans ce domaine, un indicateur de base est le taux de fréquence qui rapporte le nombre d'accidents aux millions d'heures travaillées chaque année. Dans cette entreprise, ce taux de fréquence était deux fois et demie supérieur à celui d'une autre entreprise du même secteur. Au début de ma mission, le directeur m'a convié dans son bureau pour me dire qu'à son avis, la situation de son entreprise en matière d'accidents du travail était déplorable, que le responsable de la santé n'était pas suffisamment compétent et qu'il envisageait de le remplacer. Dans ces trois exemples, les affirmations sont fausses. Voyons pourquoi sans entrer trop loin dans la méthode.

En ce qui concerne l'étude sur les masques, l'erreur est classique. Elle est de nature statistique. Le fait qu'il n'y ait pas de différence entre les deux groupes ne signifie pas qu'elle n'existe pas dans la réalité. Les études épidémiologiques portent sur des échantillons de personnes. Si la taille de ces échantillons est trop petite, une différence réelle peut ne pas être détectable. Avec une loupe, on ne voit pas les microbes. Avec un microscope, on peut les voir. La taille des échantillons joue comme le grossissement obtenu avec des lentilles. Autrement dit, l'absence de preuve d'efficacité ne vaut pas preuve d'inefficacité.

Sur l'exemple des champs électromagnétiques, la règle est de ne jamais conclure sur la base d'une seule étude. Il est habituel que différentes études épidémiologiques ne donnent pas les mêmes résultats. Beaucoup de raisons peuvent expliquer cela. C'est certes perturbant, mais ces différences peuvent aussi aider la connaissance à se construire.

S'agissant des accidents de travail, la comparaison des taux de fréquence entre les deux entreprises n'était pas valable. En effet, la structure d'âge et de sexe et le taux d'emploi de personnel intérimaire n'étaient pas les mêmes dans les deux entreprises. En prenant en compte ces différences – ce que l'on appelle un ajustement en statistique – il apparaissait qu'en réalité le risque d'accident était plus bas dans l'entreprise que je conseillais. Modestement, je pense avoir évité un licenciement non justifié par les résultats en accidentologie.

L'épidémiologie a pour objet l'étude des facteurs expliquant la survenue des maladies dans les populations humaines. Elle s'est d'abord fort logiquement intéressée aux **épidémies** de maladies infectieuses. Dans l'entrée consacrée à **John Snow**, je décris la démarche qui permet d'identifier la cause d'une épidémie.

Depuis la deuxième partie du XXe siècle, les épidémiologistes ont appliqué leurs outils pour l'étude des maladies chroniques. C'est ainsi que, par exemple, sir Richard Doll, un Anglais, a montré que le tabac était cancérigène, de même que l'amiante, ce qui aurait dû lui valoir un prix Nobel de médecine, vu les implications de sa découverte pour la prévention. De même, des épidémiologistes américains ont mis en observation les habitants d'une ville proche de Boston, Framingham. Ce travail a permis d'identifier les facteurs des maladies cardio et cérébrovasculaires, notamment l'hypertension artérielle et le taux de cholestérol dans le sang.

Depuis lors, l'analyse populationnelle des maladies chroniques a permis de démontrer que la plupart d'entre elles ont des déterminants multiples. C'est un véritable changement de paradigme dans la compréhension de leur origine qui est à mettre au crédit de l'épidémiologie. Depuis les découvertes de **Louis Pasteur** et **Robert Koch**, l'idée prévalait que les maladies avaient une cause unique. Si ce schéma est vrai en grande partie pour les maladies infectieuses, il ne s'applique pas aux maladies chroniques. Prenons l'infarctus du myocarde, qui est un défaut de vascularisation du cœur du fait d'un rétrécissement des artères coronaires. Pour le médecin, rien ne distingue un infarctus dû à l'hypertension artérielle, à l'athérome, au stress ou à une combinaison de ces différents facteurs. Comme dans le cas de l'asthme évoqué plus haut, seule l'analyse de groupes d'individus permet d'identifier ces causes d'infarctus.

On doit ainsi à l'épidémiologie d'avoir mis en évidence le caractère plurifactoriel de la plupart des maladies, ce qui a permis de connaître leurs principaux déterminants. Mais cette notion n'est pas évidente à comprendre tant le raisonnement unifactoriel – une cause entraîne nécessairement un effet et chaque effet a une cause – est prégnant. On arrive ainsi à des constats qui ne facilitent pas l'éducation à la santé. On se souvient que Jeanne Calmant qui fut à un moment la doyenne de l'humanité était fumeuse. Et on connaît des cas de cancers du poumon chez des personnes qui n'ont jamais fumé. Si on ne sort pas du raisonnement reliant systématiquement une maladie à une cause, on ne peut pas comprendre ces faits. Pour cela, il faut mobiliser le concept de **risque** qui est central en épidémiologie.

Incidemment, on peut remarquer que le modèle de la **justice** entretient la vision unifactorielle des maladies. J'ai eu à expertiser le cas d'une personne qui considérait que sa maladie était due à une exposition à des substances pesticides. À l'échelle individuelle, je ne pouvais pas affirmer cela, car la maladie pouvait être liée à d'autres facteurs. Sur le plan épidémiologique, la relation était plausible. Mais le juge pénal a besoin d'une preuve formelle de causalité pour cette personne, pas d'une suspicion probabiliste, en vertu du principe que le doute bénéficie à l'accusé. Au civil, il est arrivé que le juge accorde une indemnisation au prorata du rôle contributif d'une exposition.

Dans ce contexte, un élément à garder en tête est que l'épidémiologie est une science d'observation. En général, l'épidémiologiste ne choisit pas les facteurs auxquels les groupes qu'il étudie sont exposés. Il observe : dans la population, il y a des malades et des non malades ainsi que des personnes exposées et non exposées à tel ou tel facteur. Il s'ensuit ce qui fait la principale difficulté dans la compréhension des résultats des études épidémiologiques : le fait d'observer une relation statistique entre l'exposition à un facteur et le risque d'une maladie ne signifie pas que ce facteur soit nécessairement une cause de cette maladie, autrement dit, que ce facteur joue réellement un rôle dans sa survenue. C'est la question de la causalité et s'il faut au moins cinq ans d'étude pour former un épidémiologiste, c'est que cette question est complexe.

Dans les sciences expérimentales, comme la toxicologie, le chercheur attribue des expositions de façon contrôlée au laboratoire. Et il le fait par tirage au sort entre les différents groupes composés d'animaux ou de préparations cellulaires. Si on observe une différence entre ces groupes, il n'y a que deux explications possibles. Soit l'exposition est causale. Soit il s'agit d'une fluctuation statistique dont on peut estimer facilement la probabilité.

Chez l'humain, l'expérimentation est interdite pour des raisons éthiques évidentes et de faisabilité aussi. Imagine-t-on que l'on forcerait une population à fumer pendant dix ans tandis que l'on interdirait formellement le tabac dans une autre population ? L'épidémiologiste ne peut expérimenter que dans le cas où l'on cherche à prouver un bénéfice. Ainsi, l'expérimentation est même obligatoire pour qu'un médicament ou un vaccin reçoive une autorisation de mise sur le marché. De même, le rôle protecteur du fluor sur la carie dentaire a été démontré de cette façon. Ou encore, c'est ainsi que l'on a la preuve que le dépistage du cancer du sein chez les femmes leur procure un bénéfice en termes de mortalité et de qualité de vie.

Parfois, il y a des expérimentations « naturelles » grâce à des événements fortuits. Ainsi, durant les Jeux olympiques de Los Angeles, en 1984, les restrictions de circulation ont réduit de façon importante la pollution atmosphérique et cela s'est traduit par une diminution des hospitalisations pour des maladies cardiopulmonaires. La même chose a été observée en 2020 lors du premier confinement dû à l'épidémie de covid-19.

En dehors de ces cas particuliers, l'épidémiologiste constate la réalité sans pouvoir la modifier. Il s'intéresse à des agents possiblement pathogènes, ce qui lui interdit d'expérimenter. Il ne peut qu'observer en sachant qu'aucune étude n'est parfaite. Dès lors, il n'est pas étonnant que les résultats des études épidémiologiques soient souvent contradictoires et qu'il faille du temps pour obtenir une vérité épidémiologique. Les études d'observation comportent des biais qui faussent l'interprétation des résultats. Tous les développements méthodologiques de l'épidémiologie après la Deuxième Guerre mondiale ont cherché à corriger autant que possible ces biais inhérents aux observations que l'expérimentation aurait permis de contrôler de façon sûre. Comme le dit bien l'adage, « la corrélation n'est pas la causalité ». Avec les grandes bases de données dont nous disposons désormais et la puissance des outils informatiques et statistiques, les algorithmes de l'intelligence artificielle, trouver des corrélations est facile. Ainsi, on peut montrer que le taux de divorce est corrélé à la consommation de beurre. Diminuer cette consommation ne diminuera pas le taux de divorce ! La causalité, c'est la responsabilité directe du facteur étudié sur le risque de maladie. La corrélation, c'est une relation qui existe pour d'autres raisons.

La discussion de la causalité mobilise un ensemble de critères proposés pour la première fois par sir Austin Bradford Hill (1897-1991), un l'épidémiologiste britannique. Ces critères sont de plusieurs types : méthodologiques, statistiques, biologiques, temporels et médicaux. Ils prennent en compte la constance des résultats fournis par les études disponibles. La preuve formelle de la causalité est que la suppression de l'exposition diminue le risque. L'analyse de la causalité peut prendre du temps, beaucoup de temps. Lorsque j'ai publié la première étude française qui montrait une corrélation entre les niveaux de pollution atmosphérique urbaine et la mortalité, j'étais très sceptique parce que l'augmentation des risques observés était très faible. Cependant, ces résultats ont été confirmés des dizaines de fois et les toxicologues ont identifié les mécanismes d'actions des polluants. Et surtout, dans les villes ayant mis en place des mesures rigoureuses de diminution de la pollution, les risques ont diminué et l'espérance de vie a augmenté. Aujourd'hui, la causalité de cette relation fait consensus. Cela a pris une dizaine d'années pour l'obtenir.

Comme l'a écrit le professeur Daniel Schwartz (1917-2009), un pionnier de l'épidémiologie française, « affirmer la causalité dans le cadre de l'observation et non de l'expérimentation est un exercice difficile ». Il rappelait, sur un mode humoristique, l'histoire de Chantecler d'Edmond Rostand (1868-1918). Est-ce le soleil qui se lève qui fait chanter le coq ? Ou est-ce le coq qui fait lever le soleil ? La relation entre le soleil et le coq vérifie beaucoup des critères de la liste de Bradford Hill : l'ordre chronologique, le coq ne chante pas au lever de la lune, les canards ne chantent pas au lever du soleil, etc. Mais dans la pièce d'Edmond Rostand, une faisane dorée distrait le coq qui oublie de chanter, et le soleil se lève quand même.

Dans le cadre de ce livre, je ne peux guère aller plus loin dans le raisonnement épidémiologique. Le lecteur intéressé pourra se référer à mon livre[1]. Mais je veux souligner quelques découvertes marquantes que l'on doit à l'épidémiologie, outre celles évoquées ci-dessus : le repérage précoce de l'épidémie de sida ; le rôle du travail dans le stress et ses conséquences ; les effets mortels des médicaments anorexigènes que j'ai évoqués à l'article sur **Lucien Abenhaim** ; l'éradication de la variole ; les risques de cancers liés aux faibles de doses de rayonnements ionisants.

L'épidémiologie a des forces et des faiblesses. Elle analyse la santé dans les conditions réelles de la vie. Ses vérités sont longues à construire. Mais une connaissance même approximative des facteurs de risque des maladies permet de mettre en œuvre avec succès des actions de prévention. John Snow a montré une association entre la consommation de l'eau d'une pompe et le choléra. La fermeture de la pompe a stoppé l'épidémie. On ne savait pas à l'époque quel était l'agent du choléra. Robert Koch l'identifiera quelque trente ans après. Mais d'un point de vue pragmatique, il suffisait de savoir que l'exposition à l'eau provoquait la maladie pour qu'une décision efficace soit prise.

On doit à l'épidémiologie la reconnaissance que la mesure est une condition nécessaire à la prévention. Quand on veut perdre du poids, il faut connaître le poids de départ et suivre son évolution. On peut le mesurer par le tour de taille ou on peut se peser, mais sans un repère, il n'est pas possible de savoir si on maigrit. Même si elle ne doit pas éclipser les contributions des autres sciences au service de la santé publique, on peut dire de l'épidémiologie qu'elle est la balance de la santé publique.

La quantification des risques est parfois réductrice, voire normalisatrice ; mais elle a permis de rendre visibles des dangers indétectables au niveau individuel et de supprimer des expositions qui menaçaient la santé des travailleurs ou de la population générale.

Ainsi, l'épidémiologie répond à quatre types de questions : quel est l'état de santé de la population ? Quels sont les facteurs de risques des problèmes

---

[1] Dab W. *Les fondamentaux de l'épidémiologie*. Presses de l'EHESP, 2021.

de santé ? Quelles sont les causes des maladies ? Quelle est l'efficacité des actions de santé ? Chacune de ces questions mobilise des outils spécifiques. Les réponses à chacune de ces questions sont importantes pour la santé publique. Les épidémiologistes comptent, mais ce ne sont pas des comptables. Surtout, ils réfléchissent aux données pertinentes au regard des objectifs poursuivis, à leur mode de recueil pour éviter les biais, à la façon de les analyser et de leur donner un sens.

Risques et facteurs de risque : une abstraction utile

Le concept de risque me fascine. À la fois abstrait et opérationnel. À la fois simple et terriblement complexe. À la fois tangible dans la vie de tous les jours et évanescent. À la fois objectif et subjectif. C'est le concept qui structure la santé publique. Voici pourquoi.

Ulrich Beck (1944-2015) en a donné la définition que je préfère : « événement non encore survenu et qui motive l'action ». Tout est là : un événement non encore survenu, mais qui ne surviendra pas forcément ; l'idée d'être proactif et de refuser la fatalité, c'est-à-dire l'essence même de la santé publique ; le verbe motiver qui indique une certaine liberté du décideur selon son niveau d'exigence. C'est l'une des grandes questions de la santé publique : alors que les décideurs sont généralement incompétents dans le domaine : comment les motiver ?

Ce que nous dit Beck aussi, c'est que, même sans données, il peut exister un risque. Quand on introduit un nouveau produit chimique sur le marché, on ne peut pas savoir s'il va créer un risque de cancer puisque personne n'a encore été exposé et que les tests de toxicité réglementairement exigés concernent les effets à court terme. On n'a pas d'observations, mais il existe une possibilité, une éventualité, donc un risque. Pour la **décision** en santé publique, c'est une des questions les plus complexes, celle de la **précaution**.

Commençons par les bases. Si les problèmes de santé étaient répartis uniformément dans la population, l'analyse populationnelle serait évidemment sans intérêt. Le risque serait une constante. Ce n'est pas le cas : l'irrégularité de la distribution des risques est le fait fondateur de l'épidémiologie. Dès lors que cette distribution est hétérogène, la raison humaine va en chercher les explications possibles.

Le concept de risque n'a pas une définition univoque pour les différentes sciences. L'épidémiologiste, le psychologue, l'économiste ou le sociologue ont chacun une définition de ce terme. En épidémiologie et en statistique, le risque est la probabilité de survenue d'un danger dans une population donnée pendant une durée donnée. C'est une question de fréquence pendant une certaine durée. Sa valeur possible va de 0 à 1 (ou de 0 à 100 %). Votre probabilité de mourir est de 1 si je ne précise pas l'horizon temporel de cette affirmation. Celle de mourir avant d'avoir fini ce livre est plus faible, minime, je l'espère !

Pour le psychologue, le risque renvoie à un trait de personnalité lorsque l'on fait face à une situation incertaine. Il y a ceux qui sont stimulés par la prise de risque (en gros, les joueurs de poker) et ceux que le risque effraie et qui s'organisent pour l'éviter.

Pour l'économiste, l'actuaire et l'assureur, le risque est le produit de la fréquence d'un dommage et de sa gravité. C'est le souci de tarification qui justifie cette approche. Pour un assureur, un risque faible, mais grave a la même valeur qu'un risque élevé et peu grave. En santé publique, cette approche n'est pas acceptable. Mentionnons John Maynard Keynes (1883-1946) qui considérait que « le risque est de l'incertitude structurée par des probabilités objectives ».

Pour le sociologue, le risque est une construction sociale. Les organismes génétiquement modifiés sont perçus comme un risque même s'il n'existe aucune donnée sur leur éventuel impact sanitaire. L'**alcool**, en dehors d'une consommation excessive, n'est pas considéré comme un risque, alors qu'il existe des données probantes pour affirmer que c'en est un même à faible dose. D'ailleurs, encore en 2023, une campagne d'éducation à la santé préparée sur ce thème par Santé publique France a été censurée par le pouvoir politique. Pendant longtemps, l'**amiante** n'a pas été considéré comme un risque. Ce sont des facteurs culturels, un système de valeurs, les préférences des acteurs, des représentations, des intérêts économiques et des rapports de force dans la société qui font que telle situation est définie comme un risque et telle autre non. On ne peut donc pas réduire le risque à sa seule dimension quantitative et fréquentiste. Le fonctionnement de la société doit être pris en compte dans son analyse. Sinon, on ne peut pas comprendre que, face à une même situation, certains se sentent menacés et d'autres non. La perception sociale des risques est au cœur de la réflexion sur les stratégies d'intervention en santé publique et c'est un apport indéniable de la sociologie du risque.

Dans les entreprises, j'ai souvent rencontré comme définition du risque : événement qui empêche l'organisation d'atteindre ses objectifs. Une vision purement pragmatique et opérationnelle du phénomène. Et les normes internationales de la famille ISO que beaucoup d'entreprises appliquent définissent le risque comme une incertitude, j'y reviendrais.

On pourrait encore évoquer la philosophie avec le fameux pari de Blaise Pascal (1623-1662) qui l'amène à conclure qu'il est préférable de croire en Dieu, car c'est l'option qui comporte le moins d'inconvénients. Là, le risque est ce qui dicte les conduites humaines. Mais Pascal était aussi mathématicien. Travaillant sur les jeux de hasard avec le modèle du dé, il aboutit à la notion de probabilité comme une « géométrie du hasard ».

Revenons à l'**épidémiologie** et à la santé publique. Il faut faire la distinction entre le risque et le danger. Le danger (*hazard* en anglais) est une propriété pathogène. C'est une possibilité, une éventualité, une capacité de créer un dommage. Par exemple, les virus, l'amiante, les rayonnements ionisants sont des agents dangereux, des sources de dangers.

Le risque (*risk* en anglais) est un indicateur de la vraisemblance de la réalisation du danger. C'est comme je l'ai déjà indiqué la probabilité (de 0 à 1) pour un individu que le danger survienne dans un laps de temps défini. Un risque nul signifie que le danger ne se produira pas. Un risque de 1 indique un danger inéluctable. À première vue, la notion de probabilité est simple à comprendre. Si vous lancez un dé à six faces, parfaitement équilibré, il y a une chance sur six que la valeur quatre apparaisse. Mais il ne faut pas oublier que c'est mathématiquement valable dans le cas où il y a une infinité de lancers de dé. Cette condition est souvent oubliée.

Cette distinction entre le risque et le danger est importante à plusieurs titres. D'abord, elle permet de comprendre que ce qui compte pour la santé, c'est l'exposition. S'il existe une source de danger, mais que personne n'y est exposé, c'est-à-dire qu'il n'y a pas de contact entre des individus et une source de danger, le risque est nul. Ainsi, contrairement à ce que l'on entend régulièrement, le risque zéro existe. Entendons-nous bien : il n'y a évidemment pas de vie sans risque. Mais cette affirmation générale ne peut pas justifier qu'en santé publique des risques liés à des expositions à des facteurs pathogènes se réalisent alors qu'ils auraient pu être évités. Ensuite, les outils de prévention des dangers et des risques ne sont pas les mêmes. Pour agir contre une source de danger, on peut recourir à l'interdiction éventuellement en faisant appel à un produit de substitution moins dangereux. Pour agir sur le risque, il faut éviter ou diminuer l'exposition, par exemple en isolant la source de danger ; en informant la population ; en installant des équipements de protection collective ou individuelle. Enfin, distinguer le risque et le danger est nécessaire pour concevoir une stratégie d'intervention intégrée et efficace.

Ce concept est central en épidémiologie. Chaque fois que le risque n'est pas homogène dans la population, ce qui est quasiment toujours le cas, la logique est d'identifier les facteurs associés à un risque élevé ou faible : ce sont les facteurs de risque, ceux que la **prévention** cherche à maîtriser. Dans un premier temps, l'épidémiologie établit une relation statistique entre un ou plusieurs facteurs d'exposition et un problème de santé. C'est une corrélation et la statistique nous dit à quel point elle peut être due au hasard. Si elle n'est pas le produit du hasard, alors on va rentrer dans la discussion de la causalité.

Si l'on admet que la relation observée entre un facteur et une maladie n'est pas la résultante d'un biais, on se trouve dans deux cas de figure. Soit, le facteur est causal, c'est-à-dire qu'il intervient directement dans le mécanisme de production de la maladie. C'est le cas, par exemple, du tabac, de l'amiante, des rayonnements ionisants, etc. Soit, le facteur n'est pas causal au sens strict, c'est un marqueur qui reflète des facteurs causaux sans qu'ils jouent un rôle propre dans le mécanisme pathogène. Par exemple, le niveau d'éducation est un facteur de risque de mortalité. Moins il est élevé et plus on meurt jeune. Ce facteur de risque n'est pas seulement créé par le niveau scolaire en soi. C'est un indicateur qui intègre les conditions de vie, la qualité de l'environnement, les conditions de travail, etc. Concevoir une **stratégie d'intervention** en santé publique qui viserait uniquement à faire monter le niveau d'éducation serait voué à l'échec.

Par ailleurs, la notion de risque permet de comprendre que toutes les personnes exposées ne seront pas malades et que toutes les personnes malades n'ont pas nécessairement été exposées. Il permet de quantifier la vraisemblance qu'une personne exposée devienne malade. Et il permet de tenir compte du fait que plusieurs facteurs de risque peuvent intervenir pour produire une même maladie. L'épidémiologie sait d'ailleurs estimer le rôle propre de chacun de ces facteurs.

Le risque est une probabilité, je l'ai précisé plus haut, mais il faut bien réaliser que c'est en réalité une vraisemblance, une vraisemblance quantifiée. Évaluer un risque, c'est réduire l'incertitude, la réduire, mais pas l'annuler complètement. Cela permet de situer le niveau du risque dans une plage de vraisemblance qui s'appelle en statistique un intervalle de confiance. D'ailleurs, certains font l'équivalence entre risque et incertitude, ce qui est très intéressant sur le plan de la perception des risques.

Comment mesure-t-on les risques ? Nous avons deux types d'approches.

Dans la première approche, on utilise les données du passé et on les projette dans le futur. C'est l'approche dite fréquentiste. Le risque d'une maladie est en première approximation sa fréquence actuelle ou passée dans une population.

Mais quand aucun événement n'est encore survenu, cette approche ne fonctionne pas puisque la fréquence est indéfinie. On utilise alors une démarche fondée sur des avis d'experts qui donnent une évaluation subjective fondée sur leur expérience. Quel est le risque d'une nouvelle pandémie due à un nouvel agent infectieux ? Les données du passé ne vont pas nous aider à répondre à cette question. Mais il existe des méthodes permettant à des groupes d'experts de construire une prédiction collective et pluridisciplinaire. Parfois, cette approche est décrite comme produisant des « probabilités subjectives ». Ce terme ne me semble pas heureux, car nous l'avons vu, l'approche fréquentiste a l'apparence de l'objectivité alors qu'en réalité, elle produit une croyance, une vraisemblance, donc elle aussi une subjectivité. Je préfère distinguer l'approche fréquentiste et l'approche expertale. Dans tous les cas, le risque est une croyance quantifiée.

L'évaluation épidémiologique des risques appliquée aux maladies chroniques a permis de révéler la plurifactorialité des maladies et d'identifier les grands déterminants des états de santé que sont la génétique et la biologie, les comportements, l'environnement et les soins médicaux. C'est le concept de risque qui a rendu cela possible, c'est un des faits fondateurs de la santé publique.

Au-delà de ces aspects opérationnels, la notion de risque a introduit une rupture dans les modes de décision. Avant la notion de risque, les succès ou les échecs du passé venaient déterminer les décisions présentes. Edward

Jenner (1749-1823) a inoculé avec succès en 1796 un jeune garçon de huit ans avec du pus contenant la vaccine de la vache. Il ouvre la voie à la vaccination généralisée. **Louis Pasteur** fera la même démarche avec le vaccin contre la rage. Un grand magasin parisien brûle et la brigade des sapeurs-pompiers de Paris est créée. Aucune de ces décisions ne repose sur un risque quantifié.

Aujourd'hui, l'épidémiologie et la **modélisation** permettent d'anticiper l'impact des décisions. Autrement dit, ce n'est plus le passé qui dicte les décisions actuelles, c'est aussi l'avenir modélisé, exactement ce que Isaac Asimov (1920-1992) décrit dans sa fameuse trilogie Fondation[1]. Dans ce roman, l'évaluation des risques s'appelle la psychohistoire.

Le fait que le futur modélisé devienne le déterminant du présent ne va pas de soi. Dès lors que les décisions vont menacer des intérêts ou introduire des contraintes, leur justification par le risque va susciter des controverses. Le **climat** en fournit une illustration parfaite. Modifier nos modes de production et de consommation au nom d'un bénéfice modélisé, hypothétique et lointain est tout sauf évident. Les résistances à la généralisation du Nutri-Score sont du même type.

Un autre aspect du risque est à prendre en considération. Le nombre de cas d'une maladie dans une population donnée – plus rigoureusement le nombre de nouveaux cas dans un temps donné (l'incidence, en terme technique) – permet de calculer le risque individuel moyen pour les membres de la population. Si on multiplie ce risque par le nombre de personnes exposées, on a le risque collectif. Dès lors, on voit bien qu'il peut y avoir des risques individuels forts, mais collectifs faibles si peu de personnes sont concernées. Inversement, il peut y avoir des risques individuels faibles, mais collectifs forts. C'est le cas, par exemple, de la **pollution atmosphérique** urbaine avec 100 % de la population exposée puisque tout le monde respire. C'est une question importante pour la **décision** de santé publique de savoir sur quel type d'indicateur on justifie l'option retenue. Et ce choix n'est pas technique, mais politique.

La notion de risque a permis le développement des assurances, la construction de l'État-providence et l'émergence du principe de **précaution**. Fondamentalement, elle soulève la question de la gouvernance de l'incertitude. C'est un enjeu crucial pour la démocratie, mais qui ne reçoit pas encore une traduction suffisamment forte pour la santé publique et la **sécurité sanitaire**.

Dans mon expérience, en particulier dans la gestion des **crises**, sans évaluation des risques, la gestion est erratique. Dès qu'on peut mesurer un risque, l'horizon de la décision s'éclaircit. Est-ce à dire que, lorsqu'on ne peut pas mesurer le risque, il n'existe pas ? Certainement pas. Il y a beaucoup de raisons qui font qu'un risque n'est pas mesurable : les données nécessaires ne sont pas disponibles ou sont de mauvaise qualité ; le risque individuel est

---

[1] Asimov I. *La trilogie Fondation.* Pocket, 1998.

faible et l'épidémiologie n'a pas la puissance nécessaire pour le mettre en évidence ; le problème qui se pose est plurifactoriel et on manque d'études pour estimer le rôle de chacun des facteurs de risque ; le temps de latence entre l'exposition et la maladie est si long que la traçabilité de l'exposition ne peut pas être faite.

En santé publique, faut-il n'agir que sur les risques mesurables ? Je ne le crois pas, l'incertitude ne doit pas justifier l'inaction. C'est la problématique du principe de précaution. Le risque en santé publique est une notion sociotechnique. Quelle que soit l'approche que l'on utilise pour l'estimer, une part d'incertitude résiduelle persiste. Dans cette incertitude, les rapports de forces entre les acteurs vont être déterminants. Pour les uns, en général les acteurs économiques, tant que la causalité n'est pas démontrée, il n'y a pas de risque. Pour les autres, en général les associations, mais aussi la plupart des citoyens, dès qu'il existe un doute, il existe un risque. Par conséquent, la définition de ce qu'est un risque devrait être la première pierre d'une politique de sécurité sanitaire. En 2025, celle-ci n'existe pas.

Ainsi, rendre visible l'invisible est devenu le principal enjeu autour des risques sanitaires. Nous faisons face à une incertitude de plus en plus radicale, au point que l'on peut se demander si ce n'est pas l'incertitude non quantifiée qui est devenue la figure dominante du risque.

Surveillance : observer pour agir

Reconnaissons-le, le mot n'inspire pas la sympathie en raison de sa connotation policière et répressive. Si on surveille, c'est en général pour repérer et punir les délinquants. Et pourtant, c'est le rôle de l'épidémiologie que je préfère, peut-être le plus important. Pourquoi ?

Quand je suis rentré du **Québec** avec mon diplôme d'épidémiologiste en poche et que dans le milieu hospitalo-universitaire l'épidémiologie était ignorée, voire méprisée (un doyen de faculté de médecine m'a clairement dit un jour que l'épidémiologie était un contre-pouvoir à la médecine, une affirmation totalement stupide), j'ai accepté l'offre de Mme **Ruth Ferry** de rejoindre l'Observatoire régional de la Santé d'Île-de-France.

Un ensemble de considérations tactiques m'a conduit à lui proposer un programme d'études comprenant surtout des systèmes de surveillance épidémiologique. Essentiellement parce que c'est l'approche qui peut fournir des résultats rapides, que c'est un bon support pédagogique pour sensibiliser les médecins, les pharmaciens, les entreprises, les journalistes et les responsables politiques à l'intérêt de l'épidémiologie et surtout parce que la finalité de la surveillance, c'est l'action, plus précisément l'aide à la décision. C'est ainsi qu'au sein de l'Observatoire régional de la Santé d'Île-de-France, trois dispositifs de surveillance ont été construits : pour les épidémies de grippes (le GROG, groupe régional d'observation de la grippe) ; pour la perception sociale du risque du sida ; et pour les effets de la pollution atmosphérique (ERPURS, évaluation des risques de la pollution urbaine sur la santé).

L'intérêt et la nécessité de la surveillance étaient devenus tellement évidents que c'est ce qui a permis au professeur Jean-François Girard, en tant que directeur général de la santé, de convaincre Mme Simone Veil (1927-2017), sa ministre, de créer le Réseau national de Santé publique qui deviendra l'Institut de Veille sanitaire, puis Santé publique France.

L'épidémie de **covid-19** a encore montré le rôle crucial de la surveillance et de la détection précoce des problèmes émergents. Pour la première fois, une pandémie a été suivie quasiment en temps réel. Si la détection des **épidémies** est la première préoccupation qui a conduit à son développement, la surveillance épidémiologique a un champ d'application plus large. Tous les problèmes sanitaires aigus ou chroniques peuvent faire l'objet de programmes de surveillance, y compris leurs facteurs de risque, par exemple le changement climatique. La surveillance a deux caractéristiques marquantes : un recueil de données en continu et orienté vers la prise de décision pour la prévention.

C'est l'une des plus anciennes activités de santé publique. Les premiers travaux de surveillance remontent au XVe siècle, notamment avec les études de John Graunt (1620-1674) sur la mortalité. William Farr (1807-1883), superintendant du Département des statistiques à l'Office du registre général pour l'Angleterre et le Pays de Galles, structura le premier la surveillance épidémiologique en posant trois prérequis : des données issues des activités du système de soins ; une classification des phénomènes pathologiques ; l'utilisation de techniques standardisées d'analyse des tableaux des données.

Le terme de surveillance fut introduit dans la langue anglaise au temps des guerres napoléoniennes. Il signifiait alors maintenir une garde étroite sur un individu ou un groupe d'individus afin de détecter toute tendance subversive. Aujourd'hui, il s'agit d'identifier des situations dans lesquelles la santé d'une population est menacée, ce qui inscrit la surveillance sur un registre de police sanitaire débouchant par exemple sur un possible isolement. La préoccupation est donc clairement décisionnelle.

Les applications de la surveillance épidémiologique sont nombreuses : description de l'évolution des maladies ; détection des épidémies ; recherche des causes des maladies ; évaluation des interventions de santé publique ; détection de nouveaux agents infectieux ; analyses des pratiques de santé par les professionnels et la population ; évaluation des besoins de santé.

La détection des épidémies et des foyers de cas (*clusters*) est un rôle crucial qui a motivé le développement de cette activité. Un de ses plus grands succès est la détection du **sida** par les ***Centers for Disease Control*** (USCDC) des États-Unis en 1981. L'épidémiologiste chargée de surveiller l'usage des médicaments avait constaté que les prescriptions de pentamidine, un médicament antiparasitaire utilisé pour traiter la pneumocystose, augmentaient de façon inhabituelle. C'est ce clignotant qui a abouti à la reconnaissance de cette nouvelle maladie.

L'autre rôle majeur est d'informer les autorités et la population et il y a là un besoin de pédagogie. Ainsi, j'ai été amené à participer à une réunion publique à Vincennes en 2017. Le Conseil départemental avait pris la décision d'évacuer un collège dans le sous-sol duquel avait été trouvé du tétrachloréthylène, une substance cancérigène. Évidemment, le mot cancer avait soulevé une énorme émotion chez les parents d'élèves et les personnels. Sans aucune évaluation du risque, le conseil général a pris la décision de fermeture comme s'il s'agissait d'une urgence absolue.

Or, une évaluation du risque montrait que celui-ci était minime compte tenu des concentrations observées et qu'une solution simple de ventilation permettait de maîtriser l'exposition. Quelques dizaines de minutes ont suffi pour rassurer les parents rassemblés à la mairie sur la proposition de la Maire. Non seulement il n'y avait aucune urgence, mais la dispersion des élèves dans d'autres établissements plus éloignés leur faisait courir des risques bien plus grands.

Sans revenir sur les questions de méthodes[1], la surveillance soulève des questions pratiques, éthiques et décisionnelles. J'ai en tête cette phrase de Dino Buzzati (1906-1972), dans son fascinant roman *Le désert des Tartares* : « Je désire que la surveillance effectuée par les sentinelles le soit avec des moyens normaux, et que, surtout, il ne soit pas fait recours à l'usage d'instruments d'optique d'un modèle non réglementaire, et qui, souvent employés sans discernement, prêtent facilement à l'erreur et aux fausses interprétations. » Question cruciale, plus les outils de surveillance sont performants, plus il y aura de vraies alertes, mais aussi des fausses. En termes techniques, cela s'appelle la sensibilité (proportion de vraies alertes) et la spécificité (proportion d'absence d'alerte signalée comme telle). On ne peut pas gagner sur les deux tableaux. Si on augmente un critère, l'autre va diminuer.

Or, avec les algorithmes de l'intelligence artificielle qui vont s'appliquer à de grandes bases de données de santé informatisées et les applications numériques, il va y avoir des gains de sensibilité considérables. Beaucoup de clignotants vont s'allumer. Ce sont des signaux. La question est de savoir si ce sont des alertes qui appellent une action de prévention ou de correction. Autrement dit, s'agit-il d'un phénomène réel, d'un artefact statistique ou d'un biais ? Vaut-il mieux être exact, mais arriver trop tard sur le plan décisionnel, ou faire une épidémiologie approximative, mais qui fait gagner du temps, donc de la santé ? Quel est le niveau de preuve requis pour prendre une **décision** d'intervention dans la population et déclencher des actions ? Comme le dit l'adage, trop d'alertes tuent l'alerte. C'est ce qui explique en partie notre impréparation face à l'épidémie de covid-19, après l'alerte grippale de 2009

[1] Le lecteur intéressé pourra se référer à : Dab W. *Les fondamentaux de l'épidémiologie*. Presses de l'Ehesp, 2021.

qui a été jugée comme non fondée. Il y a donc un équilibre délicat à trouver entre le fait d'alerter trop tardivement et d'alerter inutilement.

En France, la loi confie la surveillance de la santé de la population à l'agence Santé publique France. D'autres agences de sécurité sanitaire opèrent des systèmes spécialisés, notamment sur la pharmacovigilance, l'hémovigilance et les événements iatrogènes.

Au niveau européen, la surveillance est coordonnée par l'*European Center for Disease Control* (ECDC), qui gère le *Early Warning and Response System of the European Union* (EWRS). Au niveau mondial, l'OMS porte le Règlement sanitaire international (RSI). Ce règlement exige des États de déclarer les événements de santé significatifs survenant chez eux et que l'OMS analysera pour éventuellement proclamer une urgence de santé publique de portée internationale (USPPI). Elle gère le Réseau mondial d'alerte et d'action en cas d'épidémie (GOARN pour *Global Outbreak Alert and Response Network*). En matière d'épizooties, le dispositif de détection des alertes associe l'OMS, l'Organisation mondiale de la Santé animale (OIE) et l'Organisation des Nations unies pour l'alimentation et l'agriculture (FAO).

Outre ces acteurs institutionnels, de très nombreux acteurs publics ou privés ont des activités de surveillance dans des secteurs comme l'environnement, le travail, les transports, la consommation, la morbidité hospitalière, les urgences hospitalières ou ambulatoires.

La question éthique est de savoir jusqu'où il est justifié de recueillir des données individuelles au nom de la protection de l'ensemble de la population. Depuis l'origine de la santé publique, il y a une tension entre la sécurité et la liberté. Dans la plupart des pays, certaines maladies doivent obligatoirement être déclarées à une autorité. Pour maîtriser le Covid-19, il fallait tracer les contacts des cas. C'est là où se discute l'acceptabilité sociale de la surveillance, une notion qui n'est pas sans soulever de la méfiance et des résistances. Ainsi, la crainte de la stigmatisation sociale a paralysé en France la surveillance du sida pendant plusieurs années. Et les applications numériques pour suivre l'épidémie de covid-19 ont aussi suscité des craintes, notamment pour la **sécurité des données de santé**.

Enfin, le couplage des systèmes d'information et des processus décisionnels est au cœur de la problématique de la surveillance. C'est cette finalité d'intervention qui la caractérise. Détecter des situations sanitaires anormales n'a d'intérêt que si on réagit promptement et efficacement. En théorie, donc, le système de surveillance est connecté à un système de décision. Comment celui-ci va-t-il réagir ? Et pour commencer, va-t-il réagir ? En France, nous avons accumulé beaucoup de dossiers dans lesquels les signaux d'alerte ont été minorés ou incorrectement interprétés : Tchernobyl, transmission transfusionnelle du **sida**, amiante, canicule, **Médiator**. Ou encore, l'alerte a été lancée, mais les capacités de réponse n'étaient pas disponibles. C'est ce que nous avons vécu au début du covid-19 : pas de test, pas de ressources pour tracer les contacts, pas de soutien social pour accompagner la quarantaine, pas de masques.

Il n'y a pas de réponse unique à la question de savoir comment un système de décision réagit face à une alerte. Cela dépend des circonstances, des moyens disponibles, de la psychologie des décideurs, de la perception du risque par la population, du degré d'urgence ressentie et bien souvent, des intérêts en présence. Mais l'absence d'une véritable politique de **sécurité sanitaire** fait que notre organisation administrative n'est pas suffisamment en capacité pour utiliser à bon escient les alertes épidémiologiques.

Les connaissances épidémiologiques peuvent s'apprécier de deux façons différentes et complémentaires. D'une part, par leur validité scientifique. D'autre part, par leur valeur décisionnelle. Cette dernière notion peut être définie comme la capacité d'une connaissance à influencer un ou plusieurs critères utilisés dans la prise de décision. Autrement dit, la valeur décisionnelle recouvre deux aspects distincts : les caractéristiques intrinsèques des connaissances produites et celles propres au système de décision dans lequel ces connaissances s'inscrivent. Ces deux aspects ne sont pas indépendants. Les connaissances produites découlent en partie des contraintes exprimées et imposées par les décideurs, ce qui se traduit notamment par les modes de financement des projets d'études épidémiologiques.

Un autre facteur important en santé publique est la capacité d'agir sur le terrain. Prendre des décisions est une chose. En assurer l'effectivité en est une autre. Quand il n'y a pas, ou peu, de professionnels de santé publique de première ligne, ce qui est le cas en France, il y a peu de chances que la surveillance épidémiologique soit pleinement utile.

La surveillance amplifie le dilemme du décideur de santé publique toujours pris entre la sur et la sous-réaction. Ce dilemme ne peut être dépassé que si la population a **confiance** dans le fait que sa santé va primer. On en est loin. Et en l'absence de confiance et aussi face au risque juridique pour le décideur, il y a aujourd'hui une tendance à surréagir avec le gaspillage que cela peut entraîner.

Statistique : mesurer le doute avec certitude

On conçoit aisément que si l'on parle de paramètres populationnels, l'outil statistique est incontournable. La meilleure définition de la statistique que je connais est celle du regretté Raymond Devos (1922-2006) : « la statistique, c'est mesurer le doute avec certitude ». Et de fait, fondamentalement, la statistique consiste à tenter de cerner la réalité quand les informations disponibles sont incomplètes. Quelles sont les notions indispensables pour comprendre l'usage des statistiques en santé publique ?

En latin, *status* signifie État et *statisticum* veut dire : qui concerne l'État. Cela renvoie aux données nécessaires pour gérer les affaires de l'État. Certains affirment que le mot vient de l'allemand *staatistik* en tant que science de l'État (*staatswissenschaft*). Cela correspond bien au génie organisationnel de cette nation (pour le meilleur et le pire).

Au fil des siècles, ces données vont devenir de plus en plus quantitatives. Plus elles sont nombreuses et plus il faut des outils pour les analyser et les interpréter. La statistique va devenir une science que l'on peut situer au sein de la mathématique avec ses théorèmes et ses équations sous-tendues par la théorie des probabilités.

La statistique est un outil de base pour l'épidémiologie. La démarche épidémiologique se fonde en effet sur une analyse statistique de la répartition des maladies et des expositions dans différents groupes humains. Et le risque se définit comme une probabilité.

Trois notions sont importantes à connaître dans ce cadre : ce que cela implique de travailler sur des échantillons et non sur des populations exhaustives ; l'impossibilité de démontrer l'absence de risque ; la question de la puissance statistique.

En **épidémiologie**, il faut le plus souvent travailler sur un échantillon. Pour être représentatif, cet échantillon doit être tiré au sort, il ne suffit pas d'avoir un échantillon de grande taille. Si on tire plusieurs échantillons au sort, le résultat ne sera pas toujours le même. C'est la fluctuation d'échantillonnage. Quel est le résultat exact ? Impossible de le savoir, sauf à étudier toute la population. Mais on peut calculer un intervalle de confiance dans lequel on a x % de chances que se situe la valeur exacte que l'on cherche. Usuellement, c'est un intervalle de confiance à 95 %. Si on veut connaître la proportion de fumeurs dans un groupe, on aura par exemple un résultat comme : 28 % [26-30]. Cela signifie qu'il y a 95 % de chances que la proportion exacte des fumeurs soit entre 26 et 30 %. En toute rigueur, il faudrait formuler l'intervalle de confiance à 95 % comme l'intervalle qui contient la vraie valeur du paramètre 95 fois sur 100. Il est évidemment souhaitable d'avoir des intervalles de confiance les plus petits possibles. Plus l'échantillon est grand, plus l'intervalle sera étroit. Mais, comme le rappelait souvent le professeur Daniel Schwartz (1917-2009) « dans la quasi-totalité des problèmes posés par la recherche biomédicale, une réponse certaine est exclue ».

La comparaison de variables entre deux ou plusieurs groupes doit faire appel à des tests statistiques dont l'objet est de savoir si les différences observées sont dues au hasard ou non. Par exemple, on compare le taux de mortalité dans deux groupes (disons de même âge et de même sexe) à niveau fort et faible d'activité physique. On trouve respectivement 1 pour 10 000 et par an et 3 pour 10 000 et par an. Ces groupes sont des échantillons. Si on avait pris d'autres groupes, on aurait obtenu d'autres valeurs. Alors, cette différence (risque de décès multiplié par 3 pour le groupe à faible activité) observée est-elle réelle ou est-elle due à la fluctuation d'échantillonnage ? Les tests statistiques permettent de répondre à la question.

Un test statistique commence par poser l'hypothèse qu'il n'y a pas de différence entre les groupes. C'est l'hypothèse nulle H0 qui est un axiome, donc non démontrable. L'hypothèse alternative est H1 : il existe une différence réelle. Un test statistique consiste à tester H0 avec l'axiome de départ : H0 est vraie. Le calcul du test fournit une valeur p qui indique la probabilité pour que la différence observée soit due au hasard. Conventionnellement dans les sciences du vivant, si p est inférieur à 5 %, l'hypothèse nulle est rejetée et on accepte H1 : il existe une différence significative entre les deux groupes. Si p vaut plus de 5 %, l'hypothèse nulle n'est pas rejetée. Mais cela ne signifie pas qu'on l'accepte, puisque c'était le postulat de départ. Donc, cela ne veut pas dire que les valeurs sont les mêmes dans les deux groupes. Pour être précis, cela veut dire qu'on ne peut pas affirmer qu'elles sont différentes.

Autrement dit, à partir d'échantillons, on ne peut pas démontrer l'égalité de deux variables ou l'égalité de deux risques, c'est-à-dire qu'on ne peut pas montrer l'absence d'un excès de risque. C'est perturbant intellectuellement et c'est un point difficile à comprendre pour la population, les journalistes et les décideurs non scientifiques. Quand un ministre de l'Agriculture demande qu'on lui apporte la preuve que les organismes génétiquement modifiés (OGM) sont sans risque, cela relève de l'impossibilité.

Quand on obtient un p supérieur à 5 % et qu'on ne peut pas rejeter l'hypothèse d'égalité, il faut toujours se dire que, si on avait eu des groupes de plus grande taille, la différence serait devenue significative. La probabilité d'observer une différence qui existe correspond à la puissance statistique de l'étude. Plus p est petit et moins il y a de chances que la relation observée entre deux variables soit due au hasard. Si p vaut 1 ‰, il n'y a qu'une chance sur 1 000 pour que ce soit le cas. La puissance de l'étude dépend du nombre de sujets inclus. Réaliser une étude avec une puissance statistique faible s'avère inutile et même nuisible, car il y a de fortes chances qu'elle ne montre aucune association significative, alors que celle-ci peut très bien exister dans la réalité, ce qu'une taille de population plus grande aurait montré. Autrement dit, on pourrait démontrer (à la rigueur…) que les fantômes existent, mais démontrer leur non-existence, c'est une question que la science ne peut pas résoudre. Dès lors, l'innocuité ne peut pas, en toute rigueur, se démontrer. On peut toujours penser qu'avec d'autres outils d'observation, d'autres populations ou des tailles d'échantillons plus grandes, on aurait pu voir un effet jusque-là invisible. Ce n'est pas nouveau. Avant le microscope, les microbes ne pouvaient pas s'observer. Mais le fait qu'ils ne soient pas observables ne voulait pas dire qu'ils n'existaient pas.

Donc, si on est rigoureux au regard des raisonnements exposés ci-dessus, il n'est pas vrai « qu'on ne peut faire dire ce qu'on veut aux données ». Si je propose ces raisonnements au lecteur (que je remercie pour son effort), ce n'est pas juste par souci de pédagogie scientifique. Ils ont des implications concrètes en santé publique. Ainsi, tout peut être considéré comme potentiellement dangereux puisque l'on ne peut pas démontrer l'absence de danger. Tout étant potentiellement risqué, tout pourrait faire l'objet de **précaution**. C'est inquiétant, voire angoissant. On arriverait alors à une situation de blocage. Lever ce blocage en prétendant à tort « qu'il est démontré que tel ou tel agent physique, chimique ou biologique n'est pas dangereux » ne fait que produire un autre blocage. Il faut donc reconnaître que la science n'a pas réponse à tout. Dès lors, il ne faut pas masquer les incertitudes, mais au contraire, les mettre au centre de la démocratie scientifique, pourrait-on dire. Ce qui veut dire débattre de ce qui constitue ou non un risque, de ce qui constitue un risque qui en vaut la peine. Il n'y a pas d'autre manière de sortir des affrontements stériles qui constituent une sorte de sport national.

L'analyse statistique permet de mesurer le **risque** sanitaire. La comparaison des risques entre différents groupes permet d'identifier des facteurs de risque. Par exemple, on sait que fumer 15 cigarettes par jour pendant 15 ans multiplie par 15 le risque de cancer du poumon (entre autres dangers). Mais comment appliquer cette observation à un fumeur donné ? Comment passe-t-on d'une indication de niveau populationnel à une décision individuelle ? Il ne faut jamais perdre de vue que pour les personnes, ce qui compte, ce n'est pas le risque collectif, c'est le risque individuel. C'est celui-là qui influe sur sa perception du risque et donc sa motivation à changer de comportement.

Pour prendre une analogie concrète : la prévision météorologique vous dit que la probabilité de pluie est de 10 % dans la journée. Cela n'incite pas à prendre son parapluie. Mais si vous voyez un gros nuage dans le ciel, vous aurez une évaluation différente du risque et vous le prendrez.

Dernier point à discuter : une association peut être statistiquement significative sans qu'elle soit nécessairement importante pour la santé de la population. En particulier si le nombre de personnes exposées au facteur étudié est très faible. Le raisonnement statistique est une étape obligée dans une étude épidémiologique, mais ses résultats doivent être mis en perspective pour en apprécier la portée en termes de santé publique.

L'utilisation de la statistique en médecine et en santé publique depuis le début du XXe siècle a permis de construire un nombre impressionnant de connaissances qui ont joué un rôle majeur dans l'amélioration de la santé humaine. La quantification des phénomènes de santé a ouvert la voie à une prévention rationnelle des risques. Pour autant, il y a des phénomènes non quantifiables qui jouent un rôle important pour la santé, comme les émotions, l'estime de soi, la solidarité, l'inconscient, le désir ou l'amour. Alain Supiot, dans un de ses livres,[1] émet des critiques contre la quantification à outrance qui permet « la quête d'un pouvoir impersonnel, dont le modèle serait une machine à gouverner et qui a abouti à la gouvernance par les nombres ». Les indicateurs sont utiles, mais ils peuvent aussi avoir des effets pervers. Même

[1] Supiot A. *La gouvernance par les nombres*. Fayard, 2015.

si mes outils de recherche sont de nature quantitative, j'entends cette critique. Elle est salutaire. La statistique est un outil pour la santé publique. Elle peut aussi servir un pouvoir totalitaire. Il ne faut ni la magnifier ni la récuser.

Dans les écrits hippocratiques, il est dit « qu'il est plus important de savoir quelle sorte de personne a une maladie que de savoir quelle sorte de maladie a une personne ». Les professionnels de santé publique ne doivent pas oublier cette maxime.

Modélisation : une nouvelle façon de décider

La prédiction est un art bien difficile, surtout en ce qui concerne l'avenir. Cette boutade qui a une paternité multiple (selon les sources, Mark Twain, Tristan Bernard, Edmond Malinvaud et même Jacques Chirac) dit bien l'humilité et la prudence qu'il convient de cultiver lorsque l'on tente de prévoir le futur pour prendre les décisions du présent.

On pourrait écrire un livre avec les projections fournies par des modèles mathématiques ou statistiques qui se sont révélées fausses. Mais comme le dit justement la professeure Laura Temime, une excellente modélisatrice qui m'a succédé comme directrice du laboratoire de Modélisation, Épidémiologie, Surveillance des Risques sanitaires (MESuRS) du Conservatoire national des Arts et Métiers : « Certains évoquent une grande défiance vis-à-vis des « prédictions » effectuées, tandis que d'autres voient les modèles comme une réponse possible à tous les problèmes. Ces deux points de vue opposés sont bien entendu tout aussi faux l'un que l'autre. Les modèles ne visent qu'à nous aider à appréhender l'éventail des options qui s'offre à nous, en nous informant sur les conséquences potentielles associées à certains choix qui pourraient être faits. Le choix lui-même reste une décision politique. »[1]

Un modèle est une représentation simplifiée de la réalité que l'on schématise par un système d'équations qui peut être mathématique ou statistique. Évaluer un **risque**, c'est toujours le pré-voir ou le pré-dire puisque, par définition, le risque est un événement non encore survenu, mais qui est susceptible de survenir. La distinction entre prévision et prédiction n'est pas univoque. Les deux mots sont souvent utilisés de façon interchangeable. Dans mon laboratoire, des doctorants talentueux construisant des modèles mathématiques complexes m'ont expliqué que prévoir consiste à estimer les tendances futures sur la base de données passées et d'analyses statistiques, tandis que prédire découle d'un schéma conceptuel reliant entre elles un ensemble de variables. Ainsi, on parlera de prévisions budgétaires ou météorologiques. Et de prédictions de l'évolution de la fréquence d'une maladie à un horizon de 10 ou 20 ans en fonction d'un jeu d'hypothèses. Je

---

[1] Temime L. *Intérêt et limites de la modélisation en matière de gestion des épidémies*. Responsabilité & environnement. 2022, n°108, pages 52-56.

retiens cette distinction en sachant qu'elle n'est pas consensuelle. Mais elle est parlante en santé publique.

Lorsque la prédiction ne prend en compte qu'un seul facteur, elle est robuste. Par exemple, il est constant que le taux global de mortalité est plus élevé en hiver que durant les autres saisons. C'est suffisamment établi pour pouvoir l'anticiper chaque année. Ensuite, avec l'avancée des connaissances, l'anticipation est devenue plus complexe en raison du nombre de facteurs à prendre en compte simultanément. Dès lors, la prédiction ne peut plus reposer sur une relation simple, les outils mathématiques permettent d'évaluer le rôle propre de chaque facteur. Ceux que les résultats dérangent ont alors beau jeu d'arguer que ces modèles ne disent pas la vérité et qu'il ne faut ni les croire ni les utiliser.

Ainsi, pour évaluer l'impact sanitaire du changement climatique, il faut d'abord modéliser les évolutions climatiques et faire varier les hypothèses de départ pour produire des scénarios. Puis modéliser les impacts de ces différents scénarios sur un ensemble de paramètres de santé avec différentes évolutions démographiques possibles.

Faut-il croire les résultats de cette cascade de modèles ? Pas aveuglément en tout cas. Il y a souvent des hypothèses qui ne sont pas validées, qu'il n'est pas possible de vérifier. Mais ne sont-ils pour autant sans valeur ni sans intérêt ? Je ne le crois pas pour deux raisons principales. D'une part, ils fournissent des projections qui sont certes imprécises, mais qui dessinent un futur vraisemblable. Il est toujours possible de faire varier les hypothèses de départ et de voir quel impact cela a sur les résultats. D'autre part, au fur et à mesure que l'on avancera dans le temps, il sera possible de comparer les observations aux prévisions pour ainsi améliorer la capacité prédictive des modèles utilisés.

En somme, l'alternative est simple. Soit on prend en compte les résultats des modèles comme données d'entrée des décisions de santé publique, malgré leurs limites et les incertitudes dont ils sont entachés. On fait alors de l'avenir un déterminant des décisions présentes, plutôt que de baser celles-ci sur les seules données du passé. C'est une nouvelle manière de décider, un vrai changement de paradigme. Soit, on estime qu'il ne faut prendre des décisions que sur la base d'un niveau de preuves élevé et on accepte de prendre le risque de réagir trop tard, donc d'être inefficace. C'est la problématique de la **précaution**.

La modélisation mathématique cherche, par exemple, à reproduire dans le temps une **épidémie**, c'est-à-dire le devenir d'une population en présence d'un agent ou d'une condition pathogène en fonction des caractéristiques de cet agent (son temps de reproduction et le nombre moyen de nouvelles infections causées par un unique individu infecté dans une population non immunisée, ce qui définit le coefficient R_0, si c'est un agent infectieux), de la maladie (notamment son temps d'incubation et la fréquence des porteurs asymptomatiques si c'est une maladie infectieuse) et de cette population.

Plus les projections fournies par les modèles sont lointaines, plus elles sont entachées d'incertitudes. Dans le cas de l'épidémie de **covid-19**, les modèles proposés par le Comité scientifique se sont révélés fiables sur un horizon d'une dizaine de semaines. Mais aucun modèle ne permet de prédire l'émergence de nouveaux variants. Cependant, pour prendre des décisions de prévention face à une épidémie, une prédiction sur deux mois était suffisante.

En particulier, la modélisation permet d'estimer le temps de doublement des cas à court terme. Ainsi, dès septembre 2020, il était prédit que, fin octobre, le système hospitalier serait à nouveau saturé par des cas de covid-19. Ce temps de doublement suit un modèle exponentiel. Au début, la progression semble faible. On passe par exemple de 200 à 400 cas en cinq jours. On se dit qu'il n'y a pas péril en la demeure. Mais quand on passe de 5 000 à 10 000 cas, c'est une autre paire de manches. Donc, il valait mieux confiner tôt pendant quelques semaines plutôt que tard et longtemps, comme cela fût décidé en Conseil de défense malgré l'avis du Conseil scientifique et sans que ce soit publiquement justifié. Ce fut à nouveau le cas au printemps de 2021. Il y avait 400 décès par covid-19 chaque jour et on nous disait « encore un jour de gagner sans confinement ». Certains ont déploré que le gouvernement se soit mis en situation d'être otage des modélisateurs. Mais ce n'est pas ce qui s'est produit.

Tous les modèles sont faux ou plus exactement simplificateurs, les modélisateurs le reconnaissent eux-mêmes. Mais il faut distinguer plusieurs types de modèles. Il y a ceux qui partent d'un schéma conceptuel et qui utilisent des données mises en équation pour construire des scénarios. Et il y a ceux qui n'utilisent pas un tel schéma et qui utilisent la puissance de calcul de l'**intelligence artificielle** pour établir des relations entre des variables sans schéma a priori. Ceux-là sont des « boîtes noires » qui ne permettent pas de valider les résultats.

Les modèles simples n'ont besoin que de peu de données d'observation, ils sont donc souvent simplistes. Les modèles complexes représentent mieux la réalité des phénomènes, mais ils demandent des données qui ne sont pas toujours disponibles. À condition de garder en tête ces limites et d'être transparent sur les schémas et les hypothèses utilisées, le principal intérêt des modèles est de réduire les marges d'incertitudes et d'identifier les variables clés pour lesquelles des données sont nécessaires. On peut ainsi simuler l'impact des décisions et choisir les stratégies les plus coût-efficaces.

Moyennant quoi, ce sont des outils utiles d'aide à la **décision** qui offrent aux décideurs une nouvelle façon de concevoir et dévaluer les interventions de santé publique. Cela étant, la question est de savoir si les décideurs veulent prendre des décisions fondées sur la science. Ce n'est pas toujours le cas.

Mesures et indicateurs de la santé : on ne peut améliorer que ce que l'on mesure

Les outils présentés ci-dessus demandent d'être synthétisés sous forme d'indicateurs pour être utilisables dans une démarche décisionnelle. Pour connaître les besoins de santé, la première chose à faire est évidemment de définir la santé.

Peut-on mesurer la **santé** ? Cette notion est tellement variable d'une personne à une autre, elle est tellement subjective, qu'on peut légitimement se demander si sa mesure n'est pas un exercice vain, voire vaniteux.

C'est un sujet sur lequel je réfléchis depuis longtemps. C'est même la première question de santé publique que je me suis posée. C'était le sujet de ma thèse de doctorat en médecine sous la direction de **Marcel Goldberg**.

Il faut reconnaître la difficulté d'une telle mesure, comme il faut admettre d'emblée qu'elle sera nécessairement appauvrissante. Aucun indicateur ne peut refléter la complexité de la santé et la façon dont elle s'inscrit dans la vie de chacun. Pour autant, la santé publique, qui vise à améliorer la santé de la population, ne peut pas se passer de mesures. Une des premières choses que je dis à mes étudiants est : « on ne peut améliorer que ce que l'on mesure. » Imagine-t-on un médecin sans données biologiques, une entreprise sans chiffre d'affaires, un avion sans altimètre ? Non, et c'est pareil en santé publique : pour agir au niveau des populations, il faut des données sur la santé, les **risques** et les facteurs de risques. Reste à savoir ce que l'on mesure, comment le mesure-t-on et avec quelle distance critique utilise-t-on les indicateurs de santé. C'est le même type de questions qui se posent quand on veut mesurer l'intelligence, la douleur, la souffrance mentale, tout phénomène marqué d'une subjectivité.

La mesure de la santé est passée du zéro (la mort) à l'infini (la santé). Historiquement, la santé a été mesurée par son état zéro, c'est-à-dire la mort, ce qui est assez paradoxal. Avant le XXe siècle, les connaissances médicales ne permettaient pas de faire autrement. Ce sont les taux de décès dans une population et l'âge des décès qui caractérisaient l'état de santé des pays. Autrement dit, c'était la durée de vie qui était le principal indicateur de santé. C'était certes imparfait, mais pas totalement aberrant.

La mortalité et ses causes sont enregistrées systématiquement dans quasiment tous les pays. En France, ce sont l'Institut national de la Statistique et des Études économiques et le Centre d'Épidémiologie sur les Causes médicales de Décès (au sein de l'Institut national de la Santé et de la Recherche médicale) qui en font l'analyse grâce à la **classification internationale des Maladies**.

Les progrès de la médecine et de l'épidémiologie vont permettre d'affiner le diagnostic sanitaire de trois façons. D'abord en calculant l'espérance de vie, c'est-à-dire la durée de vie moyenne des individus nés la même année. Le mode de construction de cet indicateur permet une comparaison directe entre différentes populations, ce que ne permettent pas les taux de mortalité, ceux-ci dépendant de la structure d'âge et de sexe des populations. Pour fixer les idées, l'espérance de vie en 2019 était dans le monde de 75 années chez les femmes et 71 années chez les hommes. En France, c'est respectivement 85,6 et 79,7 années, ce qui montre que, globalement, les Français ont un des meilleurs états de santé dans le monde.

Cependant, ce diagnostic mérite d'être nuancé. Car, lorsque l'on fait une analyse plus fine de cet indicateur, on s'aperçoit du paradoxe suivant : l'espérance de vie des personnes de 65 ans (le nombre moyen d'années à vivre quand on atteint cet âge) est l'une des meilleures du monde. Mais la mortalité prématurée, des hommes en particulier, celle qui survient avant 60 ans est l'une des plus fortes en Europe. Une grande partie de cette surmortalité est évitable par la **prévention**, car elle est liée à des facteurs de risques que l'on peut prévenir (tabac, alcool, nutrition, exercice physique, environnement, travail, etc.). Ainsi, en 2010, le taux de mortalité évitable par la prévention chez les hommes était le pire en Europe, plus du double de celui des Suédois (92 pour 100.000 contre 40), l'Allemagne étant à 72 et le Royaume-Uni à 56. Il est peu connu que, sur les quelques 100 000 décès annuels dans les deux sexes considérés comme prématurés et évitables par la prévention, les **cancers** en sont la première cause représentant environ 60 000 de ces décès (20 000 pour les seuls cancers respiratoires). La responsabilité du **tabac** est écrasante, celle de l'**alcool** est forte ; mais cela ne peut pas expliquer la totalité de cette situation. L'**environnement** peut aussi jouer un rôle, mais c'est avant tout le **travail** et les expositions professionnelles aux produits cancérigènes qui expliquent cet excès de cancers.

Ce paradoxe est révélateur du mélange d'excellence et de médiocrité de notre système de santé. Excellence de la médecine quand elle devient un déterminant important de la santé au fur et à mesure que l'on vieillit. Médiocrité de la santé publique quand il s'agit d'agir sur les déterminants de la santé aux âges jeunes, ces déterminants étant peu accessibles à l'action médicale.

Si nous arrivions à gommer la surmortalité des hommes jeunes, notre espérance de vie augmenterait de sept années. Non pas parce que nous vivrions plus vieux, mais parce que les jeunes mourraient moins.

Une autre donnée illustre la faiblesse de la santé publique française. Entre les 5 % des Français les plus riches et les 5 % les plus pauvres, il y a un écart de 12 ans d'espérance de vie. Je suis étonné que cette donnée, qui n'est pas confidentielle – elle figure dans les statistiques officielles – n'entraîne pas plus d'indignation.

Ainsi, l'analyse de la mortalité permet déjà de faire un diagnostic de santé publique. Cela s'améliore encore quand on analyse la morbidité, ce terme désignant l'ensemble des maladies. Dans un premier temps, c'est la morbidité médicale telle qu'elle est définie par la Classification internationale des Maladies qui va être recueillie.

Il y a plusieurs manières de recueillir les données de morbidité. Elles ne donnent pas des résultats identiques et il faut donc faire attention au mode de recueil avant de poser des jugements. Ainsi, on peut rechercher les maladies de façon exhaustive dans une population en faisant passer à celle-ci des examens médicaux et des tests paracliniques systématiques. C'est le dépistage. Une autre façon est de s'intéresser à la morbidité qui est soignée dans les hôpitaux ou en médecine de ville, il s'agit donc d'une morbidité diagnostiquée. On peut aussi analyser la morbidité ressentie par les individus en la recueillant sous la forme d'un questionnaire. On s'intéresse ici à la santé perçue ou vécue, ainsi qu'à la qualité de vie. Pour une même pathologie, ces trois approches de la morbidité peuvent donner des résultats très différents.

Par exemple, on peut faire une mesure systématique de la pression artérielle dans une population qui ne se plaint d'aucun symptôme. Ou bien, on peut estimer la fréquence de l'hypertension artérielle en analysant la consommation des médicaments antihypertenseurs. Ou encore, on peut demander aux individus s'ils ont des symptômes d'hypertension ou s'ils prennent des médicaments pour la tension. Comme cette maladie est souvent silencieuse, la première méthode va fournir une estimation de sa fréquence beaucoup plus importante que les deux autres méthodes.

Enfin, troisième évolution majeure, la mesure de la santé va s'enrichir en s'intéressant non seulement à la présence ou l'absence de maladie, mais au retentissement de la maladie sur la vie quotidienne des personnes. C'est une évolution majeure parce qu'alors, la santé n'est plus qu'une affaire de médecins. Le point de vue de chacun est pris en compte. Prenons une personne asthmatique. Elle a un traitement léger sans effet indésirable, elle travaille sans gêne. Elle ne fait aucune crise et n'est jamais hospitalisée. Bref, son asthme ne retentit pas sur sa qualité de vie. Prenons une autre personne malade d'asthme. Le traitement contrôle mal son état respiratoire ; elle est vite essoufflée ; plusieurs fois par an, il faut l'hospitaliser pour une insuffisance respiratoire grave. Du point de vue de la Classification des Maladies, c'est le même code qui s'applique à ces deux personnes asthmatiques. Et pourtant, il est évident que leur état de santé n'est pas comparable.

Ainsi, les épidémiologistes s'intéressent non seulement à la survenue des maladies, mais aussi à leurs conséquences en distinguant les déficiences, les incapacités et les désavantages. Ces termes ont été définis dans la Classification internationale du Fonctionnement, du Handicap et de la Santé de l'**Organisation mondiale de la Santé** (OMS).

La déficience correspond à la perte ou à l'altération d'une structure ou d'une fonction psychologique, physiologique ou anatomique. L'incapacité est une réduction (résultant d'une déficience) partielle ou totale de la capacité d'accomplir une activité de la manière ou dans les limites considérées comme normales pour un être humain. Le désavantage social, terme que l'OMS préfère à celui de handicap, est une limite ou un interdit résultant d'une déficience ou d'une incapacité qui, pour un individu donné, compromet l'accomplissement d'un rôle normal (en rapport avec l'âge, le sexe et les facteurs sociaux et culturels) pour cet individu.

Illustrons cela avec l'exemple du diabète de type I. La déficience est la perte de la synthèse de l'insuline, l'hormone qui régule le taux de sucre dans le sang, par le pancréas. L'incapacité peut se manifester de beaucoup de façons selon les organes dont le fonctionnement est perturbé, comme une baisse de l'acuité visuelle, une mobilité réduite, un essoufflement à l'effort, une difficulté d'érection. Le désavantage peut être psychologique (isolement) ou professionnel (chômage).

Dans ce schéma, le désavantage résulte du croisement entre une incapacité et un environnement. Si bien qu'il peut être compensé soit par des soins médicaux appropriés, soit par un environnement favorable, comme des dispositifs permettant par exemple aux personnes à mobilité réduite d'accéder à leur travail, aux lieux culturels, aux transports publics, etc.

Comment mesure-t-on l'incapacité ? On peut le faire de trois façons. D'abord, il existe des échelles standardisées qui peuvent être renseignées par les individus ou par les soignants. Beaucoup d'échelles sont disponibles. Elles permettent de calculer des scores. Par exemple, une des échelles les plus utilisées s'intitule le SF12 qui comporte 12 questions :

1. Dans l'ensemble, pensez-vous que votre santé est :
☐ 1 Excellente ☐ 2 Très bonne ☐ 3 Bonne ☐ 4 Médiocre ☐ 5 Mauvaise

En raison de votre état de santé actuel, êtes-vous limité pour :
2. des efforts physiques modérés (déplacer une table, passer l'aspirateur, jouer aux boules…)
☐ 1 Oui, beaucoup limité ☐ 2 Oui, un peu limité ☐ 3 Non, pas du tout limité
3. monter plusieurs étages par l'escalier
☐ 1 Oui, beaucoup limité ☐ 2 Oui, un peu limité ☐ 3 Non, pas du tout limité

Au cours de ces 4 dernières semaines, et en raison de votre état physique :
4. Avez-vous accompli moins de choses que vous auriez souhaité ?
☐ 1 Toujours ☐ 2 La plupart du temps ☐ 3 Souvent ☐ 4 Parfois ☐ 5 Jamais
5. Avez-vous été limité pour faire certaines choses ?
☐ 1 Toujours ☐ 2 La plupart du temps ☐ 3 Souvent ☐ 4 Parfois ☐ 5 Jamais

Au cours de ces 4 dernières semaines, et en raison de votre état émotionnel (comme vous sentir triste, nerveux ou déprimé) :
6. Avez-vous accompli moins de choses que vous auriez souhaité ?
☐ 1 Toujours ☐ 2 La plupart du temps ☐ 3 Souvent ☐ 4 Parfois ☐ 5 Jamais
7. Avez-vous eu des difficultés à faire ce que vous aviez à faire avec autant de soin et d'attention que d'habitude ?
☐ 1 Toujours ☐ 2 La plupart du temps ☐ 3 Souvent ☐ 4 Parfois ☐ 5 Jamais

8. Au cours de ces 4 dernières semaines, dans quelle mesure vos douleurs physiques vous ont -elles limité dans votre travail ou vos activités domestiques ?
☐ 1 Pas du tout ☐ 2 Un petit peu ☐ 3 Moyennement ☐ 4 Beaucoup ☐ 5 Enormément

Les questions qui suivent portent sur comment vous vous êtes senti au cours de ces 4 dernières semaines.
9. Y a-t-il eu des moments où vous vous êtes senti calme et détendu ?
☐ 1 Toujours ☐ 2 La plupart du temps ☐ 3 Souvent ☐ 4 Parfois ☐ 5 Jamais
10. Y a-t-il eu des moments où vous vous êtes senti débordant d'énergie ?
☐ 1 Toujours ☐ 2 La plupart du temps ☐ 3 Souvent ☐ 4 Parfois ☐ 5 Jamais
11. Y a-t-il eu des moments où vous vous êtes senti triste et abattu ?
☐ 1 Toujours ☐ 2 La plupart du temps ☐ 3 Souvent ☐ 4 Parfois ☐ 5 Jamais
12. Au cours de ces 4 dernières semaines, y a-t-il eu des moments où votre état de santé physique ou émotionnel vous a gêné dans votre vie sociale et vos relations avec les autres, votre famille, vos amis, vos connaissances ?
☐ 1 Toujours ☐ 2 La plupart du temps ☐ 3 Souvent ☐ 4 Parfois ☐ 5 Jamais

À partir des réponses, on peut calculer un score global et trois sous-scores pour les domaines physiques, psychologiques et sociaux. Il peut sembler étonnant que des questions aussi simples puissent être réellement utiles. En réalité, le SF12 a été utilisé par des milliers d'études médicales, y compris celles qui permettent d'obtenir une autorisation de mise sur le marché de médicaments. Et en santé publique, elle permet d'analyser la qualité de vie et de donner des indications sur les besoins de santé.

C'est une démarche du même type qui est utilisée pour déterminer le degré d'autonomie des personnes qui ont besoin d'aides dans leur vie quotidienne. L'outil réglementaire est la grille AGGIR (pour autonomie-gérontologie-groupe iso ressources) qui permet de distinguer six niveaux de dépendance qui va déterminer les aides reçues par les personnes qui en ont besoin, notamment l'allocation personnalisée d'autonomie (voir https://www.pour-les-personnes-agees.gouv.fr/).

Une deuxième manière de mesurer l'incapacité s'intéresse à la consommation de soins, qui comprend les consultations médicales, la consommation de médicaments, les hospitalisations, les aides reçues par les personnes handicapées, etc.

La troisième façon d'appréhender l'incapacité est la mesure de l'absence au travail en fréquence et en durée.

Ces différents phénomènes mesurés pour connaître l'état de santé d'une population peuvent se combiner. On peut ainsi calculer :

– L'espérance de vie sans incapacité : c'est une espérance de vie dont on retranche les périodes passées en incapacité. C'est un indicateur qui combine le risque de mortalité et le risque de morbidité dans sa composante incapacitaire.

– Les années potentielles de vie perdue : c'est la différence entre le nombre d'années réellement vécues et le nombre d'années que l'on pouvait espérer vivre compte tenu de l'espérance de vie applicable à sa catégorie.

– Les années de vie ajustées sur la qualité de vie : c'est une combinaison de la mortalité et de la morbidité. Une année en bonne santé compte pour un. Si durant une année, on est malade pendant six mois, l'année comptera pour 0,5. On peut ainsi calculer une espérance de vie en bonne santé. Ou encore l'espérance de vie ajustée sur l'incapacité (DALY, pour *Disability Adjusted Life Years* en anglais). Cet indicateur permet d'apprécier le fardeau des maladies (*burden of disease* en anglais) attribuable aux différents problèmes de santé.

Ainsi, les dix problèmes de santé entraînant le plus de fardeaux pour la santé dans le monde selon l'Institut pour la Mesure et l'Évaluation de la Santé (www.healthdata.org) sont les maladies ischémiques du cœur, les accidents vasculaires cérébraux, la bronchopneumopathie obstructive, les infections pulmonaires, les problèmes néonataux, les cancers des voies respiratoires, les démences, dont la maladie d'Alzheimer, et les maladies diarrhéiques.

Il y a aussi la question des paramètres biologiques qui sont de plus en plus souvent proposés dans des « check up » ou des **dépistages**. Je suis plutôt critique vis-à-vis de ces pratiques pour plusieurs raisons. D'abord, elles renvoient à une conception purement biologique de ce qu'est la santé. Ensuite, les valeurs biologiques dans le sang ou l'urine semblent fiables. En réalité, elles sont sujettes à de nombreuses sources de variations, qu'il s'agisse du moment où les prélèvements sont réalisés, des techniques utilisées par le laboratoire ou des habitudes alimentaires. Enfin, aucune mesure n'a une fiabilité totale. Il y a toujours une certaine proportion de faux positifs et de faux négatifs qui peuvent inquiéter ou rassurer à tort. Ces mesures biologiques ont leur utilité en prévention si elles sont rigoureusement organisées et interprétées dans un contexte donné et il ne faut donc pas les magnifier.

Finalement les épidémiologistes n'analysent pas seulement la mauvaise santé et ses conséquences. Ils cherchent les facteurs explicatifs des états de santé, bons ou mauvais, autrement dit, les **déterminants** de la santé. Un des grands intérêts de la mesure de la santé est d'avoir permis d'identifier les facteurs qui influencent l'état de santé de la population. Si on met de côté la qualité de l'eau, qui est un facteur majeur de la **sécurité sanitaire** et qui est globalement satisfaisante en France, les principaux déterminants sont les facteurs sociaux, incluant les conditions de travail et l'environnement général (40 % du fardeau des maladies), les comportements (environ 30 % du fardeau des maladies), les facteurs biologiques et génétiques (15 %) et les soins médicaux (15 %). Deux remarques : d'une part, la contribution des déterminants varie beaucoup selon l'âge. Chez l'enfant, le rôle de l'environnement est important. Chez les personnes âgées de plus de 65 ans, les soins médicaux deviennent premiers. D'autre part, ces différents déterminants ne forment pas des compartiments étanches. Environnement et comportements sont liés de même que génétique et environnement. Mais cette analyse permet de structurer une cartographie des problèmes qui forme la première étape de toute politique de santé publique.

De la même façon qu'un médecin doit faire un diagnostic avant de traiter, un praticien de santé publique doit analyser les problèmes de santé dans une population donnée pour savoir sur quoi et comment agir.

5.2. Les outils d'intervention

Agir pour la santé, c'est toujours essayer de prévenir des événements indésirables avec les trois niveaux primaire, secondaire et tertiaire rappelés au début de ce chapitre. Une des grandes difficultés pour bâtir de **stratégies d'intervention** robustes que nous avons évoquées au chapitre 4.2., est le manque de connaissance pour anticiper les impacts des actions. La recherche est surtout tournée vers les outils de diagnostic. L'évaluation des actions de prévention reçoit moins d'investissement, sauf dans certains domaines comme le dépistage.

Comme nous l'avons déjà dit, les décideurs sont volontiers activistes pensant ainsi obtenir des résultats rapides. On ne perd jamais son temps et ses moyens – au contraire – à préparer soigneusement les interventions de santé publique. Comme nous allons le voir, le fait d'agir en l'absence de preuve d'efficacité est non seulement un gâchis, mais aussi une perte de chance pour la population.

Dépistage et bilans de santé : à utiliser avec rigueur

Mieux vaut prévenir que guérir, n'est-ce pas, ou même : mieux vaut prévenir que de ne pas guérir. Logique et dès lors, il est tentant de se tourner vers la technique biologique ou radiologique et de faire des « check-up ». Cela d'autant que les innovations technologiques dans ces domaines sont nombreuses avec l'arrivée de tests génétiques bon marché, de même que les progrès thérapeutiques. La prévention, le dépistage, « si cela ne fait pas de bien, cela ne fait pas de mal », entend-on souvent. C'est souvent une erreur et voici pourquoi.

Toute intervention préventive mise en œuvre au niveau des populations peut comporter des effets indésirables. Et l'**éthique** de santé publique est une éthique de résultats, c'est-à-dire que l'action est fondée sur des preuves scientifiques, il ne s'agit pas simplement d'être conformes à des règles ou à des normes.

Il ne suffit pas qu'un test soit disponible pour qu'un dépistage soit indiqué. Car les tests biologiques donnent une fausse impression d'exactitude. Bien sûr, ils sont soigneusement évalués et certifiés avant d'être proposés dans les laboratoires d'analyse. Mais la perfection n'existe pas. Il y aura toujours des faux positifs et des faux négatifs. Très peu, certes, mais pas zéro. Les résultats des examens biologiques sont interprétés dans un système de normes qui est souvent statistique et basé sur la loi normale, dite aussi de Gauss-Laplace. La probabilité de trouver un résultat faussement positif dépend du seuil de positivité retenu, qui est plus de nature statistique que biologique.

Un résultat faussement négatif va rassurer à tort (« je peux continuer ma consommation d'alcool, de tabac, tout va bien, je n'ai pas besoin de faire du sport, etc. »). Un faux positif va déclencher une cascade d'examens complémentaires, comportant parfois des risques, et une inquiétude, voire un stress et une anxiété.

Il faut distinguer deux situations : celle du médecin qui écoute la demande de ses patients, qui a son intuition et qui est guidé par l'examen clinique. Il n'y a pas d'inconvénients à ce qu'il prescrive en conscience une batterie d'examens après avoir pesé les risques évoqués plus haut. C'est de la bonne médecine, ce n'est pas de la santé publique.

L'autre situation est celle de décider de lancer un dépistage généralisé dans la population. C'est une autre affaire, plus complexe. C'est une **décision** de santé publique. Le dépistage consiste à faire passer un test relativement simple, peu dangereux et peu coûteux dans une population non symptomatique. Cela permet d'identifier deux sous-groupes : l'un ayant un risque faible d'être porteur du problème recherché et qui ne fera l'objet d'aucune investigation supplémentaire ; l'autre ayant un risque élevé, ce qui justifie de poursuivre la démarche diagnostique. Autrement dit, si le test est positif, on est fondé à poursuivre les investigations pour confirmer le diagnostic. Si le test est négatif, on ne fait rien de plus, sinon le refaire dans un délai fixé.

Sur le papier, c'est une stratégie habile pour optimiser les ressources. Ajoutons à ce propos que les économies de dépenses ne sont jamais une justification valable pour lancer un dépistage dans la population.

Pour qu'un tel dépistage soit justifié, certaines conditions définies depuis longtemps et qui sont consensuelles doivent être respectées. La première est que le problème dépisté ait une certaine fréquence et une certaine gravité. La deuxième est d'avoir la preuve scientifique que le dépistage procure un bénéfice en termes de mortalité, de morbidité ou de qualité de vie. Il semble logique qu'une maladie diagnostiquée précocement ait un meilleur pronostic. En réalité, cela n'est pas évident. Il faut bien réaliser que, si on détecte une maladie au stade asymptomatique, cela veut dire que la personne va vivre plus longtemps en se sachant malade. Pourquoi pas, mais encore faut-il qu'il existe un traitement efficace, sinon c'est plutôt nuisible. Le dépistage s'adresse à une population ou à des personnes a priori en bonne santé et qui ne sont pas demandeuses. Dès lors, on doit être certain que l'on va faire plus de bien que de mal.

De plus, un ensemble de critères doivent être remplis par le test de dépistage proposé. Un test de dépistage ne suffit pas, en règle générale, à assurer un diagnostic. Il fournit un résultat binaire et automatique (positif / négatif), alors qu'un diagnostic est un acte intellectuel complexe. Si un test utilisé pour un dépistage se doit d'être rapide et non dangereux, on admet que, dans une démarche diagnostique, le médecin fasse appel à des examens longs, inconfortables et parfois même dangereux. De plus, le test de dépistage doit être valide, fiable, peu coûteux et acceptable par la population. Il doit avoir une bonne sensibilité et une spécificité pas trop mauvaise pour éviter les faux négatifs sans créer trop de faux positifs.

Dans la réalité, on obtient le résultat du test, mais pas la vérité. La question est de savoir quelle est la probabilité d'être malade quand le test est positif (valeur prédictive positive) et la probabilité d'être sain quand le test est négatif (valeur prédictive négative). Ces indicateurs varient selon les caractéristiques du test de dépistage, mais surtout de la fréquence de la maladie dans la population. Si la fréquence est faible, mathématiquement, il y aura plus de faux positifs que de vrais positifs et dans ce cas, le dépistage est contre-indiqué. Pour cette raison, il peut être justifié de dépister des malades hospitalisés, mais non justifié de le pratiquer en ville. En général, la fréquence des maladies est plus forte dans les services hospitaliers.

En réalité, il y a peu de maladies qui justifient un dépistage de masse organisé. Les trois principales chez les adultes sont des cancers : du sein et de l'utérus chez les femmes ; du colon et du rectum dans les deux sexes. C'est une recommandation partagée dans tous les pays. Pour le cancer de la prostate chez les hommes, son dépistage systématique par le dosage sanguin de PSA ne fait pas partie des recommandations internationales. Les médecins peuvent le prescrire, mais il n'est pas indiqué de le proposer chez tous les hommes.

Prenons le cas du cancer du sein chez les femmes, on utilise la radiographie des seins (mammographie) comme test de dépistage. Si la radio est normale, l'intervention s'arrête. Si elle révèle une image suspecte, on pratiquera une biopsie pour examiner les cellules au microscope. Quel inconvénient cela peut-il avoir ? Il y en a deux principaux. Le premier est le faux positif, ce que l'on croit être un cancer n'en est pas un, c'est une fausse alerte. Le second est le surdiagnostic ou, plus exactement, le surtraitement. Le dépistage peut révéler de petites tumeurs cancéreuses qui vont être traitées par chirurgie, chimiothérapie ou radiothérapie, alors même qu'elles auraient pu régresser spontanément. Dans les deux cas, des femmes subissent donc inutilement des traitements lourds, comportant des effets secondaires et, de surcroît, ces femmes sont évidemment inquiètes.

Plusieurs études ont permis d'estimer les risques de faux positifs et de surtraitements. Ils sont non négligeables. Ces résultats ont suscité des controverses : médicalisation inutile, coûts injustifiés et même accusation que le dépistage n'avait comme seul intérêt d'enrichir les professionnels et les industries de santé.

D'un autre côté, plusieurs études ont montré que le dépistage de masse de ce cancer réduisait significativement le risque de mortalité et c'est sur cette base que de nombreux pays, dont la France, ont organisé des campagnes de dépistage systématique.

On voit ici à quel point il est important de raisonner sur les bénéfices et les risques et d'éviter les raisonnements simplistes en termes de tout ou rien. Aucune intervention de dépistage n'est parfaitement efficace et encore une fois, il faut savoir si l'on fait plus de bien que de mal.

Quels enseignements tirer de ces considérations ? Pour les autorités sanitaires, deux leçons s'imposent. D'une part, il faut informer honnêtement les femmes. La mammographie de dépistage n'est pas une baguette magique, c'est un outil efficace, mais imparfait. D'autre part, il faut mettre en œuvre des stratégies pour améliorer la qualité et la performance du test, par exemple, en organisant, comme cela est fait, une double lecture des radios par deux spécialistes indépendants et en optimisant la fréquence des mammographies (la recommandation française actuelle de la Haute Autorité de Santé est de la faire tous les deux ans) dans les différents groupes d'âge.

Pour les femmes et les médecins, ces données devraient servir à une décision éclairée et partagée. La médecine n'est pas une affaire de robot ni d'intelligence artificielle, même si celle-ci peut améliorer la fiabilité de la lecture des radiographies.

Un point important à souligner est que le bénéfice populationnel du dépistage du cancer du sein chez les femmes est obtenu si le taux d'adhésion au programme est de 80 %. On n'y est pas, loin de là. De nombreux pays européens ou le Québec font mieux que nous. C'est un exemple de la faiblesse de la santé publique en France. Cela veut bien dire qu'il ne suffit pas d'avoir un bon test. Il faut une **stratégie d'intervention**. D'autant plus, que les femmes vivant dans des milieux peu favorisés sur les plans financiers et culturels sont les moins touchées par le programme. Ces femmes ne vont pas répondre spontanément aux courriers d'invitation. Il faut aller les chercher. Cela est valable pour les deux autres cancers faisant l'objet d'un programme de dépistage de masse.

Si la stratégie d'intervention était uniquement organisationnelle, ce serait facile à améliorer. Mais elle est surtout due au manque de ressources compétentes sur le terrain. Dans ce domaine, comme dans tous les secteurs de la santé publique, une bonne expertise est nécessaire et nous l'avons. Mais sans relais sur le terrain, l'efficacité observée dans les études d'évaluation ne peut pas se traduire dans les faits.

En ce qui concerne les bilans de santé systématique, les « check-up », je suis plutôt réservé pour toutes les raisons évoquées ci-dessus. Cependant, les récents résultats britanniques incitent à la réflexion. Le service national de santé, le *National Health Service* (NHS), a lancé en 2009 une campagne, *le NHS Health Check*, demandant aux médecins généralistes de dépister les principaux facteurs de risque cardiovasculaire chez des personnes âgées de 40 à 74 ans. Les personnes qui ont bénéficié de ce service avaient au bout de 9 ans une moindre mortalité et aussi moins de maladies cardiaques, neurodégénératives, hépatiques et rénales[1]. Jusqu'à présent, les évaluations des bilans de santé chez les personnes asymptomatiques ne montraient pas de bénéfice sur la mortalité.

Plusieurs conditions sont associées à ce résultat favorable : formation des médecins, protocole standardisé, suivi régulier des patients, communication à grande échelle. Environ la moitié des personnes invitées à suivre ce programme l'ont suivi. Il faut noter que les Britanniques ont un risque de base cardiovasculaire plus élevé que les Français. Par ailleurs, les médecins britanniques ont une bonne culture de prévention sur le plan individuel comme populationnel. Il n'est pas évident que des résultats analogues seraient observés en France, mais il y a là un modèle de prévention qui mérite d'être testé.

---

[1] https://www.gov.uk/government/publications/nhs-health-check-programme-review/preventing-illness-and-improving-health-for-all-a-review-of-the-nhs-health-check-programme-and-recommendations

Une innovation sanitaire ne constitue pas toujours un progrès. Le dépistage et les bilans de santé sont des outils puissants de prévention sous certaines conditions. Quand le président de la République demande un dépistage systématique des troubles du spectre autistique pour tous les enfants, a-t-il été informé de ces conditions, en particulier celles sur la fiabilité des tests de dépistage et sur l'efficacité des thérapeutiques disponibles ? Si elles ne sont pas respectées, on tombe dans une illusion technique qui s'apparente à une religion.

Éducation à la santé : l'importance de la littératie

La **santé** est omniprésente dans notre vie. Quasiment à chaque instant. Chaque mouvement, chaque décision engage notre santé. Mais en sommes-nous conscients ? Le but de l'éducation à la santé est de faciliter cette prise de conscience. Certains, dont moi, préfèrent parler de promotion de la santé, ce qui suppose une certaine dynamique d'appropriation quand le terme d'éducation a une connotation plus passive dans un mouvement univoque entre ceux qui croient savoir et ceux qui sont censés ne rien savoir.

Le cerveau est le meilleur allié de la santé. C'est un organe fascinant. Il travaille en permanence, même pendant le sommeil, en consommant 20 % de l'énergie qui nous est nécessaire. Et il a une capacité d'apprentissage et d'adaptation qui semble infinie. Reste à savoir comment utiliser au mieux les quelque 100 milliards de neurones qu'il comporte.

Récemment, un mot bizarre a émergé dans le petit monde de la promotion de la santé : littératie. Cette notion concerne la capacité de tout un chacun non seulement de trouver de l'information fiable sur la santé, mais surtout de la comprendre, de l'interpréter et de l'utiliser correctement pour prendre des **décisions** personnelles de **prévention**[1].

Par exemple, si je dis que le port d'un masque chirurgical diminue de 50 % le **risque** que je transmette le coronavirus ou si je dis qu'il diminue par deux le risque que je contamine ma mère dont la santé est fragile, ce n'est pas pareil, mais en termes de probabilité, cela se vaut, ce qui n'est pas évident quand on n'est pas familier avec la notion de probabilité. Cependant, la deuxième proposition induit une charge émotive qui va peser sur la décision du port du masque dans une proportion qui est propre à chacun. C'est ça la littératie : la compétence de savoir interpréter une information ou une connaissance afin de prendre les décisions de santé jugées les meilleures pour soi et ses proches.

Différentes études européennes montrent que la population se partage en deux parties à peu près égales entre celle qui a une littératie en santé correcte et celle pour qui elle est insuffisante. C'est un des moteurs des inégalités de santé.

---

[1] Un intéressant guide de communication est proposé par : Ruel J et Allaire C. (dir.). *Communiquer pour tous. Guide pour une information accessible.* 110 pages. Accessible sur www.santepublique.fr

À plusieurs reprises dans ce livre, j'affirme qu'on ne peut améliorer que ce que l'on mesure. Ce n'est pas une raison pour magnifier les chiffres sans esprit critique. Le risque ne signifie pas la même chose pour tout le monde. Si j'affirme devant une audience non spécialisée que le fait d'être exposé en permanence pendant un an à 40 $\mu g/m^3$ de particules fines d'origine automobile augmente le risque d'asthme de 50 %, je vais sûrement générer une inquiétude assez forte. Si je dis exactement la même chose devant des épidémiologistes en utilisant un terme technique qui me fera dire que cette exposition correspond à un risque relatif de 1,5, le référentiel mental ne sera pas du tout le même. En épidémiologie, un risque relatif de 1,5 est jugé faible.

Une autre difficulté classique est celle de la causalité. J'aime beaucoup ce dessin de Vouch qui fait dire à un personnage : « Mon mari est mort dans son lit, je vais donc attaquer en justice la société Dunlopillo ».

Est-ce à dire qu'il faut enseigner l'épidémiologie dès l'école maternelle ? Bien sûr que non. Mais tous ceux qui sont en position de délivrer des informations sanitaires doivent faire l'effort d'en expliquer la portée et d'avoir l'honnêteté de présenter les différentes implications possibles, incluant les incertitudes.

Certains considèrent que communiquer sur les **incertitudes** d'une situation est anxiogène et peut constituer un prétexte pour ne pas changer ses habitudes. C'est possible. Personnellement, je ne vois pas au nom de quoi il faudrait cacher la complexité dans une situation comportant des risques pour la santé. Dans les très nombreux débats sur des sujets controversés auxquels j'ai participé, j'ai souvent constaté que reconnaître les incertitudes et les expliquer était une source de confiance.

Trop souvent, l'éducation à la santé mobilise des arguments d'autorité avec l'idée que quand les gens savent, ils changent leurs comportements dans un sens favorable à la santé. Si c'était le cas, plus personne ne fumerait. Il ne suffit pas d'expliquer qu'une situation ou un produit sont dangereux. Il faut aussi comprendre pourquoi, le sachant, certains continuent de prendre le risque. Si ce n'est pas par ignorance, alors quoi ? Il y a un ensemble de raisons que la psychologie et la sociologie ont exploré. Pour ce qui concerne la santé publique, je retiens tout d'abord que les décisions individuelles face au risque s'inscrivent dans un réseau de contraintes.

Certaines personnes ont une vie quotidienne si difficile qu'elles ne peuvent pas se projeter loin dans le futur. Adopter un mode de vie sain, changer ses habitudes, parfois inscrites dans une culture familiale, pour un bénéfice probabiliste lointain n'est pas concevable.

Il y a ensuite une question de **perception des risques**. Entre ce que dit la science et ce qui est perçu, il peut y avoir des écarts qui n'ont rien à voir avec le niveau de connaissances. Nous l'avons vu, l'incertitude sur les causes et les effets, les coûts et les bénéfices personnels d'un changement de comportement jouent un rôle déterminant.

Enfin, il y a les normes sociales et leur valeur symbolique. Fumer fait de plus en plus souvent l'objet d'une désapprobation. On ne fume plus sur les plateaux de télévision. En revanche, en France, l'**alcool** reste un marqueur de convivialité.

Les approches paternalistes et autoritaires sont donc peu efficaces. Dans mon expérience de la prévention du **sida** dans les années 80 avec le programme Sida-Stop initié dans les collèges par le professeur **Didier Jayle** et qui a été évalué par l'Observatoire régional de la Santé d'Île-de-France, de jeunes intervenants formés étaient plus efficaces que des médecins pour faire passer les messages clés de la prévention du sida. D'ailleurs, en médecine aujourd'hui, pour faire de l'éducation thérapeutique des patients atteints de maladies chroniques pour lesquelles ils doivent gérer eux-mêmes en partie les traitements et les contrôles, on a de plus en plus souvent recours à des patients « experts » (je préfère le terme de partenaires) qui, bénévoles ou rémunérés, comprennent mieux les leviers à activer pour obtenir une meilleure adhérence aux traitements et aux recommandations. Joue ici la capacité à s'identifier à son interlocuteur et la confiance qu'on lui porte. Et un principe fort : l'exemplarité, dont le docteur Albert Schweitzer (1875-1965), prix Nobel de la Paix en 1952, disait : « L'exemplarité n'est pas une façon d'influencer, c'est la seule. »

Formations en santé publique : « apprends comme si tu devais vivre toujours »

Cette citation du Mahatma Gandhi (1869-1948) s'applique bien au Conservatoire national des Arts et Métiers, le pionnier de la formation tout au long de la vie. Et elle est pertinente pour la santé publique dont la compétence s'acquiert patiemment couche après couche.

Sigmund Freud (1856-1939) a dit : « il y a trois métiers impossibles : éduquer, guérir et gouverner ». Dans mon cas, c'est problématique ! Mais ma vraie passion, c'est la santé publique. J'ai suivi le cursus de formation des médecins en santé publique au **Québec** en choisissant comme maîtrise *es* Sciences, l'épidémiologie. Mais la compétence en santé publique se construit beaucoup avec l'expérience. C'est un domaine quasi infini, une formation dont on ne peut jamais se dire qu'elle est achevée. Comment se former et où se former en santé publique ?

Je ne vais pas faire ici un annuaire des formations, mais quelques réflexions pour guider les choix des personnes motivées. Première remarque : il n'est jamais trop tard pour se former dans ce domaine. Avoir une vingtaine d'années d'expérience et vouloir se réorienter en santé publique est raisonnable. Et cela en provenant d'à peu près tous les domaines.

Deuxième remarque : il n'est pas nécessaire d'être médecin. Évidemment, il vaut mieux avoir des bases scientifiques (quel que soit le domaine, quantitatif ou qualitatif, je suis formel sur ce point). Mais j'ai connu des collègues ayant une formation initiale littéraire ou en sciences politiques et qui étaient d'excellents professionnels de santé publique.

Si on souhaite travailler en santé publique, il faut se poser la question de savoir dans quel type de métiers. Car le domaine est très vaste. Schématiquement, il y a trois grands champs : la production de connaissances (la recherche), la conception des politiques et l'intervention sur le terrain. Il y a un choix préalable entre les deux grands secteurs de la santé publique : la **sécurité sanitaire** centrée sur la notion de **risque**, ce qui inclut l'**environnement** et le **travail**, et les problématiques de santé centrées sur une population ou un territoire et qui vont concerner les grandes pathologies, la prévention des facteurs de risque, des groupes spécifiques comme les travailleurs, les enfants, les **femmes**, les **personnes handicapées**, etc. Il est difficile de couvrir des deux secteurs à la fois. Cela peut venir avec l'expérience, mais au départ, je recommande d'en privilégier un.

En ce qui concerne la production de connaissances, la recherche et les études, donc, les principales disciplines concernées sont l'épidémiologie (incluant la statistique, la modélisation et les systèmes d'information), l'économie, la sociologie, la psychologie sociale et les sciences politiques et de gestion. Cette activité peut s'exercer dans les organismes de recherche publique ou privée, comme des *think tank* ou de grandes entreprises, ou encore dans des organisations non gouvernementales, comme Médecins sans Frontières ou la Croix rouge. Mais il a aussi un besoin d'études appliquées, proches du terrain, pour analyser les besoins d'une population ou évaluer l'efficacité des interventions, ce qui peut se pratiquer dans une Agence régionale de Santé (ARS), un Observatoire régional de la Santé, une Collectivité ou une association comme Aides.

Ensuite, il y a le champ de la planification : conception des politiques et des programmes, au niveau international (européen ou mondial), national (ministères) ou régional (ARS). Il faut ici articuler une dimension de diagnostic (quels sont les problèmes à résoudre ?) et une dimension de management de projet (ressources, outils, activités, stratégie d'intervention). Le droit et l'éthique jouent ici un rôle de cadrage incontournable.

Quant au champ de l'intervention, il demande des compétences en éducation à la santé, en communication, en gestion de projet, en logistique et en travail social.

Ces champs peuvent s'appliquer au niveau international. Il est alors utile d'avoir une formation en santé et développement.

Quel que soit le champ, la santé publique est éminemment pluridisciplinaire. Même en recherche, si on reste enfermé dans sa discipline, on ne produira pas des connaissances pertinentes pour la santé publique.

Ainsi, une formation de base en santé publique comprend en général quatre domaines : l'épidémiologie et la biostatistique, avec une ouverture sur les autres disciplines pertinentes (démographie, économie, sociologie) ; la sécurité sanitaire (évaluation et gestion des risques collectifs) ; les approches populationnelles de la prévention ; la politique de santé. Idéalement, les enseignants doivent être issus des trois champs nommés ci-dessus.

Mais je le répète, j'ai connu de remarquables professionnels de santé publique, certains mentionnés dans ce livre, comme **France Lert**, les professeurs **Lucien Abenhaim** ou **Didier Jayle**, qui n'ont suivi aucune formation dans ce domaine. J'ai connu des mathématiciens, des physiciens, des dentistes, des sages-femmes, des ingénieurs qui étaient des épidémiologistes expérimentés. Il n'y a aucune figure imposée. La première chose qui compte, c'est la motivation, le désir de partager et de rendre service, l'envie de lire pour apprendre et comprendre.

En termes de compétences, voici les dix qui me semblent être au cœur de la pratique de la santé publique au niveau français :

1. Surveiller et analyser les déterminants de la santé sur un territoire de façon scientifique.
2. Définir les problèmes en termes de santé publique.
3. Évaluer et gérer les risques collectifs.
4. Utiliser les ressources de santé publique disponibles et susciter les collaborations nécessaires pour agir efficacement.
5. Mettre en place des actions d'efficacité démontrée.
6. Respecter les lois et règlements, incluant ceux concernant la bioéthique.
7. Construire une stratégie d'intervention tenant compte des contraintes et opportunités.
8. Communiquer pour motiver, éduquer, promouvoir la santé.
9. Prévenir et gérer les crises de santé publique.
10. Manager les équipes avec leadership.

Ainsi, par analogie avec la pratique médicale, on peut distinguer les compétences à visée diagnostique, à visée d'intervention et à visée organisationnelle. Il n'est pas possible qu'un seul professionnel, aussi talentueux soit-il, puisse maîtriser toutes ces compétences. La pratique de la santé publique est toujours une affaire d'équipe pluridisciplinaire.

Il existe désormais une dizaine de pôles de formation en France qui peuvent se comparer aux écoles étrangères. Les États-Unis, la Grande-Bretagne, le Québec, les pays scandinaves restent des leaders mondiaux. J'ai collaboré avec la *Harvard School of Public Health* et *Columbia University*. À elles seules, ces deux universités ont plus d'épidémiologistes que toute la France. Le fait que l'épidémiologie et la santé publique soient sur le plan universitaire (Conseil national des Universités) enfermées dans le domaine de la médecine, dont la formation est hospitalo-centrée est un frein qui reflète encore l'incompréhension de ce qu'est la santé publique. Cela explique que parfois, des enseignants chargés de la santé publique n'ont pas d'expérience réelle dans ce domaine, tandis que des professionnels chevronnés ne peuvent pas intégrer les équipes enseignantes. Cependant, un regard dans le rétroviseur montre que beaucoup de progrès ont été faits. C'est dans le champ de l'intervention que les besoins sont aujourd'hui les plus grands.

Comme le disait Nelson Mandela (1918-2013) « L'éducation est l'arme la plus puissante qu'on puisse utiliser pour changer le monde. »

Information : le moteur de la santé publique ; désinformation, la menace

La pandémie de **covid-19** a montré que l'approche scientifique des risques a été d'une grande efficacité, notamment grâce à la mise au point de **vaccins** qui ont sauvé des millions de vies. La population dans son ensemble a aussi montré une grande capacité d'adaptation en respectant largement les gestes barrières, les confinements et les couvre-feux. À partir des recommandations des autorités nationales ou internationales, de très nombreux acteurs ont été le vecteur des informations qui ont provoqué des changements de comportements dans le sens de la prévention. Mais comment s'informer de façon fiable en santé publique ?

Question importante, car ce que l'on a vu aussi dans cette pandémie, c'est une vague de désinformations qui a entravé les mesures de prévention et effondré la **confiance** vis-à-vis des experts et des pouvoirs publics. Le terme d'« infodémie » a été prononcé pour nommer une épidémie d'informations dont les non-spécialistes ont des difficultés à apprécier le bien-fondé.

Conséquence : toutes les décisions sanitaires prises par les autorités pour lutter contre le covid-19 ont fait l'objet de controverses, notamment en France : confinements et couvre-feux, masques, hydroxychloroquine, passe sanitaire, surveillance épidémiologique, dépistage, isolement des cas et des contacts, définition de ce qu'est un commerce « essentiel », etc. C'est en partie la faute de nos responsables qui ont choisi de prendre des décisions en Conseil de défense, une instance prévue pour protéger le secret, ce qui, évidemment, ne favorise pas la pédagogie du risque. Mais c'est aussi que la désinformation est alimentée par des officines puissantes.

Comme le souligne justement Alain Minc[1], il y a deux sortes de désinformations. Les fausses nouvelles (*fake news*) et les vérités alternatives. Les fausses nouvelles, volontaires ou non, ne sont pas récentes. Les acteurs économiques et politiques les ont souvent utilisées à leurs fins. Côté industriel, la palme revient aux fabricants de cigarettes et juste derrière la remise en cause de la réalité du changement climatique et de son origine humaine. La stratégie est toujours la même : on commence par mettre en cause la qualité des études scientifiques gênantes, puis on les relativise, on pointe leurs faiblesses, on souligne que plus d'études sont nécessaires pour conclure, bref, on fabrique du doute et on gagne du temps, donc de l'argent. Côté politique, j'hésite tant le choix est abondant. Mais la manipulation des citoyens par les partisans du

---

[1] Minc A. *Dictionnaire amoureux du pouvoir*. Plon, 2023.

Brexit me semble devoir être au sommet du podium : une si courte majorité pour une si grande conséquence. Côté covid-19, on peut primer un hypermédiatique médecin marseillais qui a annoncé en 2020 que c'était une maladie facile à traiter et que l'épidémie allait se terminer.

Les vérités alternatives sont d'une autre nature. Il s'agit de remettre en question des faits établis pour promouvoir une autre perspective parce que tout ce que l'on nous raconte est inspiré de pouvoirs occultes qui veulent nous manipuler. Les astronautes américains n'ont pas marché sur la lune ; la pandémie de covid-19 est un vaste complot pour contrôler les populations ; les vaccins contre le covid-19 nous injectent des puces pour nous contrôler ; les attentats du 11 septembre 2001 ont été organisés par le gouvernement américain ; l'holocauste est une invention des Juifs, etc. Il est quasiment impossible de convaincre du contraire ceux qui ont ces croyances. Plus vous leur expliquez qu'ils ont tort et plus cela renforce leurs convictions. Comme le disait Albert Einstein (1879-1955) : « il est plus facile de dissocier un atome qu'un préjugé ».

Mais le véritable problème pour la santé publique, ce n'est pas qu'une proportion de la population soit complotiste, climatosceptique ou croît que la Terre est plate. Personne n'est obligé d'avoir un cerveau en bon état. Le problème est que ces opinions, marginales pour l'instant, sont relayées en toute impunité à des fins idéologiques de façon industrielle – épidémique pourrait-on dire – par des trolls malveillants qui visent à neutraliser les défenseurs de la santé publique sans que l'on puisse savoir qui finance ces hordes. Leur objectif est clair : décourager les scientifiques et les journalistes qui alertent sur telle ou telle menace ou les médecins qui défendent les vaccins, en les harcelant, en les menaçant, en les insultant. C'est le but : retirer d'Internet ou illégitimer des informations qui dérangent des intérêts politiques ou économiques dans un combat inégal : les scientifiques n'ont que leurs connaissances et leur temps. Les terroristes du savoir n'ont pas de connaissances, mais ils ont un temps de nuisance quasi infini qui leur donne une influence dominante. Ce n'est pas une menace théorique, les usines à trolls ont eu un rôle déterminant dans l'élection de Donald Trump et le Brexit. Une étude publiée dans la revue *Nature*, l'une des revues scientifiques les plus réputées du monde, a montré que le discours antivaccin contre le covid avait, à force d'être martelé sur Facebook, convaincu une majorité des hésitants de ne pas se faire vacciner.

En plus, avec les réseaux sociaux, il n'y a plus de hiérarchie dans le sérieux des informations. Tout est mis sur le même plan, il n'y a pas de régulation possible. C'est à chacun de vérifier, de valider, de juger, ce qui demande un certain niveau de conscience et d'éducation. La **formation** est le principal levier pour donner à chacun les clés pour se forger une opinion sensée. Il y a des domaines où il existe des vérités universelles : la loi de la gravitation, la théorie des germes, les lois génétiques mendéliennes, la vitesse de la lumière, etc. Mais il faut reconnaître que, dans le domaine des sciences du vivant, des sciences sociales et économiques, de telles lois sont peu fréquentes. Des associations entre des facteurs et un phénomène étudié sont observées, mais s'agit-il de causes ou d'artefacts ? Ces associations sont de nature probabiliste. Tous les fumeurs ne feront pas un cancer et des non-fumeurs en font. Mais les fumeurs ont un risque élevé de cancer. Pourquoi certains en auront-ils et d'autres pas ? Il n'est pas encore possible de le savoir, mais cela viendra.

Dans ces situations, les informations relatives à la santé publique permettent un « jeu » d'interprétation qui va être influencé par ses intérêts, ses perceptions, sa personnalité, son expérience. « J'ai envie de me faire plaisir en fumant ou buvant de l'alcool, il n'est pas sûr que cela me rendra malade et, de toute façon, ce sera dans longtemps ». L'information vise à convaincre le plus grand nombre pour que sa représentation des risques soit aussi proche que possible de la vérité du moment. Et que les décisions personnelles ne soient pas prises sur des préjugés ou des suppositions, mais sur des faits.

Comment s'informer en santé publique ? Grâce aux outils numériques, jamais l'information n'a été aussi facilement accessible, mais ce n'est pas pour autant qu'elle est utile et fiable. Les agences de santé publique françaises ou étrangères, les ministères concernés, les assemblées élues, les associations professionnelles ou catégorielles, les organisations internationales fournissent des informations qui ont fait l'objet d'un processus de validation plus ou moins approfondi, mais qui offre quelques garanties de sérieux.

Les organisations non gouvernementales, les *think tanks*, les journaux, les blogs, les podcasts, etc., ont chacun des sites qui regorgent de documents présentant des données, des avis, des rapports, des prises de position sur telle ou telle problématique de santé publique. Je ne remets pas en cause a priori l'honnêteté de ces sources, mais il faut être conscient qu'elles peuvent être orientées en fonction des intérêts ou des valeurs défendues.

Il y a eu plusieurs tentatives dans le monde anglo-saxon de créer des plateformes de synthèses faisant ressortir le vrai, le faux et l'incertain. Elles n'ont pas forcément réussi à être pérennes. Si les financeurs sont publics, on suspecte le site de visées politiques. S'ils sont privés, alors le projet est critiqué sur son indépendance.

L'**intelligence artificielle** peut amplifier la désinformation comme elle peut faciliter l'information. Si son développement est inéluctable et en partie incontrôlable, le danger principal vient d'un usage sans esprit critique. Sans cela, elle peut menacer la démocratie et la santé publique avec elle. Il ne faut pas laisser aux terroristes de l'information le monopole de ces outils. Les avocats de la santé publique vont devoir se les approprier.

L'Institut national de la Santé et de la Recherche médicale a pris l'intelligente initiative du Canal Détox[1]. C'est salutaire, mais cela ressemble à un arc et une flèche contre une bombe atomique. S'il n'y a pas de sources d'informations parfaitement et constamment fiables, la seule solution est que

[1] presse.inserm.fr/le-canal-detox/

chacun développe son sens critique et cela devrait s'apprendre dès le collège pour promouvoir une pédagogie du risque fondée sur une approche factuelle mettant en balance les risques et les bénéfices, permettant d'éviter le piège consistant à croire que c'est forcément la dernière étude publiée qui a raison.

Je ne peux ici que donner quelques repères généraux, mais intangibles :

- Le conseil le plus important est de toujours faire la distinction entre une opinion et un fait.
- Bien distinguer d'où vient l'information : un article scientifique, une organisation, une personne, un journaliste, un post ?
- Confronter systématiquement différentes sources sur un même sujet. Il y a une tendance naturelle à sélectionner les informations qui renforcent son opinion de départ. Une bonne hygiène intellectuelle cherche à lutter contre cette tendance.
- Les réseaux sociaux ne sont pas une source d'informations fiables. Ils sont utiles en tant qu'alerte ou repérage, mais il est impératif d'aller vérifier les informations sur des sources sérieuses, c'est-à-dire des sources qui ont un processus de vérification de l'information.

Il ne s'agit pas d'identifier à coup sûr « la bonne information ». Il s'agit que chacun se construise sa propre expérience, sa propre compétence.

La liberté d'expression est un repère intangible dans une démocratie. Mais quand les fausses informations tuent, il faut se poser la question de la responsabilité. La diffamation est punie, les accusations malveillantes, l'incitation à la haine et le racisme aussi. Je pense que le moment est venu de réfléchir à la manière dont les informations susceptibles de porter atteinte à la santé des citoyens pourraient être punies par la loi.

Nudges : utiles ou dangereux ?

On ne s'en rend pas toujours compte, mais les *nudges* sont partout. Ont-ils un intérêt pour la santé publique ?

Vous roulez à 55 km/h en entrant dans une ville, un panneau lumineux rouge s'affiche et vous fait la grimace : vous ralentissez (d'autant plus qu'il vous reste peu de points sur votre permis). Vous voyez un dos d'âne sur la route, vous ralentissez. Au moment de saisir le code de votre carte bancaire, on vous propose d'arrondir votre paiement pour faire un don à une œuvre de bienfaisance à qui vous n'auriez rien donné sinon. Les marches d'escalier émettent des notes quand vous marchez dessus, c'est ludique, vous ne prenez pas l'escalier roulant. Même idée en vous indiquant le nombre de calories dépensées si vous montez à pied. Tous les commerçants savent que placer un article en tête de rayon va en favoriser l'achat. Le vaccin contre le covid-19 n'était pas obligatoire (sauf pour les soignants), mais le passe sanitaire limitait drastiquement vos possibilités d'aller et venir si vous n'étiez pas vaccinés. Des lignes tracées sur le sol vous incitent à respecter une distance minimale avec vos voisins. Tous les Français sont donneurs d'organes par défaut ; si vous ne voulez pas être donneur, vous devez faire une démarche active.

Tous ces petits trucs qui visent à obtenir un certain comportement, ce sont des *nudges*, coup de coude pour dire discrètement à votre voisin de faire attention ou coup de pouce qui signale un bon choix. Bref, il s'agit de vous faire prendre une « bonne » décision sans trop y réfléchir, comme par automatisme.

On parle de théorie du *nudge*. C'est exagéré. Ce n'est pas théorique, c'est pratique. Il y a l'idée que nos décisions ne sont pas toujours rationnelles, car elles sont influencées par nos sens (qui peuvent être biaisés), nos émotions et l'environnement. À partir de ce constat, le *nudge* est un outil de manipulation pour influencer le comportement de façon non coercitive. C'est une incitation douce, plus subtile qu'une incitation financière ou qu'une interdiction et qui joue sur la tendance naturelle de faire le moins d'effort possible.

Ces coups de pouce privilégient ce que les neurobiologistes appellent le système un, celui de la décision rapide, automatique et intuitive, qui fonctionne de manière quasi inconsciente. C'est un système réflexe pour parer aux situations dangereuses ou aux opportunités, sans nécessiter une réflexion consciente approfondie. Le système deux est cognitif et réfléchi. On le mobilise consciemment pour résoudre des problèmes complexes qui nécessitent une analyse critique et une argumentation.

Daniel Kahneman, qui a reçu le prix de la Banque de Suède en sciences économiques en mémoire d'Alfred Nobel (faussement appelé prix Nobel d'économie, ce qui est un *nudge* !) a introduit cette distinction en économie comportementale (Richard Thaler a lui aussi obtenu le même prix sur ce thème en 2017). Il souligne que les deux circuits ne s'opposent pas. Ils sont complémentaires et le système un contribue au système deux.

Le marketing fait cela de longue date. Ce qui est plus nouveau, c'est de reprendre cette approche pour faciliter l'adoption de comportements jugés favorables à la santé, ce qui soulève évidemment des questions éthiques. Clairement, il s'agit de manipulation comportementale, faite quasiment à l'insu des personnes, niant en quelque sorte leur liberté de choix. Le profilage psychologique fait désormais partie de la routine du marketing. Il a été systématiquement utilisé par la compagnie *Cambridge Analytica* et cela a joué un rôle certain dans l'élection de Donald Trump en 2016.

D'un côté, il faut souligner que nous passons notre vie à influencer, à manipuler les autres, à vouloir obtenir d'eux certaines actions. Nous faisons cela avec nos enfants. Les politiciens font cela avec l'électorat. La séduction amoureuse, c'est cela aussi. Donc, les *nudges* n'ont pas le monopole de la manipulation. D'un autre côté, quand il s'agit de la santé des personnes, il y a des prudences et des limites à respecter parce qu'il ne s'agit plus de savoir si les bonbons rouges sont plus attractifs que les bonbons verts. Qui définit ce qu'est un comportement favorable à la santé ?

Je pense que l'utilisation des *nudges* en santé publique devrait faire l'objet d'une autorisation de mise sur le marché, comme les médicaments. Une commission veillerait au respect de certains critères : transparence ; absence de biais culturels, sociaux ou politiques ; analyse des effets indésirables possibles ; détection des conflits d'objectifs (monter les escaliers à pied, c'est bien pour le poids ; c'est mal pour les accidents) ; protection des données privées. C'est d'autant plus important que les outils d'intelligence artificielle vont donner un surcroît de puissance aux *nudges*. Les comportements recherchés peuvent être utiles. Ils peuvent aussi être nuisibles, par exemple en induisant une discrimination ethnique, sociale ou sexuelle. Ils peuvent aisément se transformer en outil de contrôle social.

Ces inconvénients étant gérés, je ne vois aucune raison de se priver de ces outils et d'ailleurs, je ne vois pas comment on pourrait le faire. Les outils de santé publique ne sont pas si fréquemment efficaces que l'on peut négliger ceux qui peuvent l'être. Ils ont permis d'augmenter la couverture vaccinale contre le covid-19.

Il y a cependant une critique de fond à garder à l'esprit : les *nudges* n'agissent que sur les comportements individuels et pas sur les **déterminants** sociaux et environnementaux de la santé.

Intelligence artificielle : opportunités et menaces

Le terme d'intelligence artificielle (IA) est mal choisi. Ce n'est pas le contraire de la bêtise naturelle. Il ne s'agit ni d'intelligence ni d'artifice, puisque derrière, ce sont des humains qui écrivent les algorithmes et les programmes informatiques capables de réaliser des tâches qui demandent des processus mentaux avancés. D'autres définitions existent, mais celle-là est suffisante dans une optique de santé publique. Mais qu'est-ce que l'IA a à voir avec la santé publique ?

En janvier 2025, j'ai demandé à ChatGPT, si l'IA peut être utile en santé publique. La réponse propose huit domaines d'application :

1. Surveillance et prévision des épidémies.
2. Analyse de données médicales facilitant le diagnostic et la prise de décision clinique.
3. Recherche médicale.
4. Personnalisation des soins de santé basés sur le profil génétique et les antécédents médicaux des patients.
5. Amélioration de l'accès aux soins grâce à la télémédecine.
6. Optimisation des ressources et amélioration de la gestion.
7. Éducation et formation.
8. Prévention et promotion de la santé en analysant les comportements des populations.

Je trouve que c'est une réponse pertinente. Recherche médicale, c'est vague. J'aurais au moins indiqué la formulation de nouveaux médicaments.

En ce qui concerne la prévention, j'aurai deux compléments à apporter. D'une part, l'IA peut permettre d'identifier finement les prédicteurs de risque permettant ainsi de guider les actions de prévention, tant au niveau individuel que populationnel. D'autre part, l'IA peut faire gagner du temps aux médecins en les aidant dans leur mission de diagnostic ou en rédigeant des résumés d'observation, ce qui permet de libérer du temps médical pour mieux accompagner et éduquer les patients.

ChatGPT conclut : « Cependant, il est important de noter que l'utilisation de l'IA dans la santé publique soulève également des questions éthiques et de confidentialité des données, nécessitant une réglementation et une supervision appropriées. »

Je poursuis ma conversation avec l'agent conversationnel en lui demandant de préciser les risques éthiques de l'IA en santé publique. Voici sa réponse :

« Les risques éthiques associés à l'utilisation de l'IA en santé publique sont divers et importants ;

1. Confidentialité et sécurité des données : Il existe un risque de fuites de données ou d'utilisation abusive des informations sensibles.
2. Biais et discrimination : Les algorithmes d'IA peuvent incorporer des biais présents dans les données d'entraînement. Cela peut entraîner des diagnostics ou des traitements inéquitables pour certains groupes de patients, exacerbant les disparités en matière de santé.
3. Consentement éclairé : Dans le contexte de l'utilisation des données de santé, obtenir un consentement éclairé pour l'utilisation de ces données par l'IA est un défi. Les patients doivent comprendre comment leurs données seront utilisées et les implications potentielles.
4. Responsabilité : En cas d'erreur de diagnostic ou de traitement basé sur l'IA, déterminer la responsabilité peut être compliqué. Cela soulève des questions sur qui est responsable : le fournisseur de soins, le développeur de l'IA, ou les algorithmes eux-mêmes.
5. Transparence et explicabilité : Beaucoup d'algorithmes d'IA sont considérés comme des boîtes noires, ce qui signifie que leurs processus de prise de décision ne sont pas transparents. Les professionnels de la santé et les patients ont besoin de comprendre comment et pourquoi certaines décisions sont prises par l'IA.
6. Accès et équité : L'accès à des technologies de santé avancées n'est pas uniformément réparti, ce qui peut accroître les inégalités en matière de santé entre différentes régions et groupes socio-économiques.
7. Autonomie du patient : L'utilisation de l'IA dans la prise de décision médicale peut potentiellement réduire l'autonomie des patients en matière de choix de traitement, en particulier si les recommandations de l'IA sont perçues comme autoritaires.
8. Dépendance à la technologie : Une dépendance excessive à l'IA dans la prise de décision médicale pourrait diminuer les compétences et le jugement clinique des professionnels de santé.

Pour gérer ces risques éthiques auxquels on peut ajouter un risque de déshumanisation des soins, il est essentiel d'adopter des cadres réglementaires solides, de promouvoir la transparence, de garantir une formation adéquate des utilisateurs de l'IA en santé, et d'engager des discussions éthiques continues dans la communauté médicale et au sein du public. »

Franchement, je suis impressionné par cette réponse qui est plus complète que ce à quoi je pensais moi-même. Cela m'aurait pris des heures de lectures et de réflexions pour arriver à un tel résultat. ChatGPT me l'a donné en 5 secondes. C'est une réponse honnête qui ne masque ni les difficultés ni les risques de dérives. Toute nouvelle technologie fait des gagnants et des perdants. Plutôt que de magnifier les prouesses de l'IA qui sont réelles, il faut considérer lucidement cette question des avantages et des inconvénients. Même ChatGPT le dit !

On parle de biais algorithmiques qui conduiraient à des discriminations fondées sur le sexe, la religion ou toute autre caractéristique humaine. Ce risque est réel, mais ces biais ne sont pas inhérents à l'IA, car elle ne fait qu'apprendre à partir de données humaines. Les biais qu'elle recèle sont nos propres biais. Cependant, il y a une réelle possibilité d'amplification des biais. En utilisant des algorithmes biaisés, les humains peuvent reproduire les biais sans même parfois s'en rendre compte. D'où un phénomène en boucle qui vient les renforcer. Un peu comme si les biais étaient contagieux.

J'ai peu utilisé cet outil pour écrire ce livre, mais pour analyser les perspectives de santé ouvertes par l'IA, je me suis dit que le mieux était de faire appel à l'IA. Dès lors que la machine peut reproduire une partie du fonctionnement du cerveau humain, nul doute qu'elle va apporter de profonds bouleversements en santé publique. En particulier, quand il s'agit de traiter des signaux, de produire des associations entre différents phénomènes, de soulager les tâches répétitives ou d'aider à prendre des décisions.

Je ne pense pas que l'IA viendra se substituer aux processus de décisions humaines sur la santé publique, en tout cas pas dans un avenir prévisible. Cela supposerait une machine ayant l'intelligence globale du cerveau humain. En santé publique, on doit toujours croiser des connaissances techniques, un contexte social et économique et un ensemble de valeurs. Cela explique que, face à des données identiques sur un même problème, différentes autorités de santé publique prennent des décisions différentes, on l'a bien vu lors de la pandémie de covid-19. C'est parce qu'une **décision** de santé publique ne relève jamais d'un automatisme et que les décideurs sont des humains avec leurs préférences, leurs croyances et leurs intérêts.

Mais pour rassembler les éléments techniques nécessaires pour comprendre une problématique de santé publique, l'IA va permettre un gain de productivité, de fiabilité, de réactivité et de performances par rapport à un cerveau humain même très intelligent. C'est particulièrement vrai pour la surveillance épidémiologique et aussi pour les possibilités d'éducation à la santé. L'alliance des algorithmes de l'IA avec les nouvelles méthodes statistiques pour analyser les grandes bases de données (*big data* en anglais) ouvre des perspectives que l'épidémiologie traditionnelle ne peut pas fournir. En particulier, pour l'analyse des effets désirables ou indésirables des traitements et leur personnalisation. L'évaluation des risques et leur **modélisation** utilisent les données du passé pour projeter l'avenir. Le couplage des algorithmes avec les données massives va donner aux prédictions une puissance inatteignable jusqu'à présent.

Il faut bien voir que nous sommes au début d'une nouvelle aventure. Actuellement, les machines fondées sur de l'IA font encore beaucoup d'erreurs. Certains établissements de formation interdisent à leurs étudiants d'utiliser ChatGPT. C'est antipédagogique. Personnellement, j'apprends à mes étudiants à l'utiliser et à repérer ce qui est pertinent et ce qui est erroné dans les réponses proposées.

Par exemple, si je pose la question : quel est le plus grand problème de santé publique dans le monde, ChatGPT me répond les maladies non transmissibles « qui correspondent à 71 % des causes de décès chez les humains ». Je fais remarquer à mes étudiants qu'un autre critère de jugement aurait produit des résultats différents. Ainsi, si je demande quel est le problème qui altère le plus la qualité de vie, la réponse devient les troubles mentaux et la douleur chronique.

Et si je formule la question non plus en termes de problèmes, mais de risques, la réponse est très différente. ChatGPT me dit :

1. Maladies infectieuses et pandémies.
2. Résistance aux antimicrobiens.
3. Changement climatique.
4. Maladies non transmissibles.
5. Inégalités en matière de santé.
6. Crises humanitaires et conflits.
7. Insécurité alimentaire et malnutrition.
8. Santé mentale.
9. Pollution et détérioration de l'environnement.
10. Défis technologiques et numériques : cyberrisques et désinformation sur la santé publique.

Là où on voit que la machine n'est pas prête à remplacer l'humain, c'est que quand on lui demande quel est le meilleur critère pour juger de l'importance d'un problème de santé publique. Il me répond que c'est complexe et que cela peut varier beaucoup en fonction du contexte et il refuse de prendre position. Pour autant, lorsque des décisions sont prises sur la base de l'IA, il devrait être obligatoire de le signaler.

Encore une fois, nous sommes au début du chemin. L'IA est fondée sur des techniques d'apprentissage puissantes. C'est un développement rapide dont on ne peut guère prévoir les sauts qualitatifs. Actuellement, l'IA peut nous éviter un certain nombre de bêtises naturelles. Comment évoluera-t-elle, menacera-t-elle nos libertés ? Il est possible qu'en prenant l'habitude de s'en remettre à la machine, nous perdions des compétences de base et devenions dépendants d'un système qui peut être victime de pannes.

L'IA peut apporter beaucoup à la santé publique, en particulier l'IA dite générative, qui est capable de créer de nouveaux contenus, comme du texte ou des images. Elle peut aussi devenir un outil d'oppression ou de manipulation. Mais on n'empêchera pas son développement. La question, ce n'est pas l'innovation, c'est le progrès. La question, ce n'est jamais l'outil, ce sont les usages. Ceux-ci doivent être régulés. Reste à savoir quelle autorité sera légitime pour le faire, sachant que c'est une question qui ne peut qu'être traitée que sur le plan mondial avec d'énormes intérêts scientifiques et économiques en jeu. L'**Union européenne** a commencé de le faire. Mais les géants du numérique imposeront-ils leur vision ? Les États pourront-ils encadrer voire certifier les applications basées sur l'IA ?

L'IA en santé publique sera éthique si la santé publique elle-même se fonde sur des principes éthiques. Maintenant, si l'IA se met à créer des algorithmes de façon autonome, nous ferons face à une menace existentielle. Mais il ne s'agira pas seulement de santé publique...

Normes : un filet de protection utile, mais limité

« Les normes sont respectées, donc il ne faut pas s'inquiéter. » Une phrase que l'on entend souvent et qui éveille toujours chez moi une réaction de prudence. Pourquoi ?

Une norme est une spécification technique, un repère ou un critère qui a plusieurs fonctions : signaler un seuil de danger ; uniformiser et sécuriser les produits, les services, les processus ou les pratiques.

Certaines normes ont une valeur réglementaire. D'autres sont des recommandations. Les normes environnementales, par exemple les valeurs limites d'exposition aux polluants chimiques ou microbiologiques de l'atmosphère ou de l'eau, indiquent que les milieux sont sains lorsqu'elles sont respectées. C'est leur usage le plus courant en santé publique.

Cependant, ces normes n'offrent pas toujours une protection parfaitement fiable. Le plus souvent, elles sont établies pour un seul polluant évalué pour des expositions de courte durée. Elles n'ont donc pas de valeur de protection pour des expositions à des mélanges complexes pendant une durée longue. Cela d'autant que les tests qui ont permis de les établir ont été faits sur des populations de taille restreinte et en bonne santé. Elles ne sont pas forcément valables pour des populations comportant des personnes fragiles ou pour les femmes enceintes. Par ailleurs, les polluants cancérigènes, comme les particules fines, n'ont pas de seuil absolu en dessous duquel le risque est nul. On considère sur le plan international que ces polluants peuvent créer des excès de risque même pour de faibles doses.

Dans les entreprises, les normes sont de nature procédurale. C'est le cas des normes de l'*International Stantard Organization* (ISO). La norme ISO de la série 9 000 vise la qualité. Celle de la série 14 000 concerne l'environnement. Celle de la série 45 000 est relative à la santé et la sécurité au travail. On a aussi une norme de gestion des risques, l'ISO 31 000 et une norme pour la responsabilité sociale des entreprises, l'ISO 26 000.

Dans mon expérience, ce type de norme est utile. Elles aident les entreprises à s'organiser face à des problèmes complexes qui impliquent un nombre important d'acteurs. Lorsque je présidais le Comité européen en Santé environnementale de l'Organisation mondiale de la Santé, je plaidais pour que les politiques nationales en santé – environnement soient certifiées par un processus de ce type. Les gouvernements représentés dans ce Comité n'ont jamais accepté que leur politique soit ainsi évaluée. Pourtant, cela serait utile dans de nombreux domaines de la santé publique.

On peut reconnaître que l'existence de normes facilite les décisions et les simplifie. Elles ont donc leur utilité. Le fait qu'elles soient valables sur le plan international offre une garantie que les coûts de production ne sont pas réduits par certains pays aux dépens des standards de qualité ou de santé.

Pour autant, leurs limites doivent être connues. Elles peuvent devenir obsolètes rapidement en raison de l'évolution rapide des technologies. Or, leur actualisation demande un long travail d'expertise et de négociation entre les parties prenantes. C'est un grand sujet de lobbying de l'industrie auprès des gouvernements et des instances internationales.

Parfois, la mise en place d'une norme se résume à un processus purement bureaucratique qui vise à obtenir une certification permettant de répondre à des appels d'offres, sans que les risques soient vraiment correctement traités. Il y a eu aussi des cas de corruption des organismes certificateurs. Il y a eu aussi des fraudes, comme l'a fait Volkswagen, qui a faussé ses tests d'émission de polluants. Le fait que, le plus souvent, ce sont les entreprises elles-mêmes qui vérifient le respect des normes est évidemment une faiblesse. L'administration n'est pas suffisamment équipée pour le faire. D'un autre côté, il est logique que les coûts du respect des normes soient internalisés dans les coûts de production plutôt que d'être payé par le contribuable. Mais quand la probabilité d'un contrôle public est faible, la porte est ouverte à toutes sortes de dérives.

Malgré ces limites, les normes restent un outil utile pour assurer la qualité, la santé, la sécurité ou la compatibilité. Il ne faut ni y renoncer ni les magnifier.

Vaccins : convaincre ou contraindre ?

Le lecteur est prévenu : mes vaccinations sont à jour, j'ai reçu cinq doses du vaccin à technologie ARN contre le covid-19, je suis vacciné contre le zona et mes enfants ont été régulièrement vaccinés. On peut être provaccin sans pour autant être fanatique. Alors, pourquoi y a-t-il tant de réticences et de controverses ?

Administrer une substance externe pour déclencher une réaction immunitaire protectrice contre des agents infectieux est une idée qui ne va pas de soi. Longtemps, elle a procédé d'un pragmatisme fondé sur une approche essai / erreur sans support scientifique.

Avec l'hygiène de l'eau et la sécurité alimentaire, le vaccin a contribué à l'amélioration de l'espérance de vie tout au long du XXe siècle. L'éradication de la variole en 1980 est son plus beau trophée. L'idée de « l'inoculation » semble ancienne, mais on doit à Edward Jenner (1749-1823) sa popularisation. Assurément, la vaccination est l'un des outils de **prévention** les plus efficaces.

En France, plus que dans d'autres pays riches, la politique vaccinale s'est appuyée sur la stratégie de l'obligation, encore que je pense que l'obligation signe l'absence d'une véritable stratégie. Trois raisons principales à cela. D'abord, une idée universaliste léguée par la Révolution. Si une mesure est bonne, elle doit être accessible à tous, ce que signe l'obligation. Ensuite, la volonté de permettre la gratuité de l'acte vaccinal. À l'origine, l'assurance maladie ne remboursait que les soins. Pour permettre la prise en charge des vaccinations, il fallait à l'époque les rendre obligatoires. Enfin, la vaccination a une efficacité individuelle, mais aussi collective. Pour protéger la population, chacun doit y contribuer. En diminuant le nombre de personnes infectées, on diminue le risque de contagion. Le prix à payer pour cela est d'accepter que la protection du groupe se fasse aux dépens d'une minorité qui souffrira des effets indésirables des vaccins, voire d'une restriction des libertés individuelles.

Évidemment, ce dernier point ne peut pas faire consensus, bien que le Conseil constitutionnel a jugé que cette obligation n'était pas contraire à la Constitution. C'est une source de controverses qui ternit l'image d'un des plus grands succès de la science. Comme l'affrontement idéologique est notre sport national, il n'y a pas de nuance : on est pour ou on est contre. On pourrait ranger cela au rang des polémiques inutiles qui font parfois le charme et la vivacité des conversations de bistrot, si derrière, il n'y avait pas des vies en jeu.

Malheureusement, le premier vaccin rendu obligatoire fut celui contre la variole par la loi du 15 février 1902. Je dis malheureusement, car ce vaccin provoquait de nombreuses complications, y compris des décès. Et la motivation du législateur n'était pas que sanitaire. La défaite militaire de 1870 face à la Prusse était en partie due au fait que l'armée prussienne était vaccinée contre la variole, contrairement à l'armée française. Ce fut le début du mouvement antivaccinal qui existe encore de nos jours.

Comment traiter cette question en termes de santé publique ? Il y a d'abord une question de communication. Il est juste de rappeler le bilan des vies sauvées par la vaccination. La variole tuait un malade sur trois (300 millions de morts au XXe siècle) ; le vaccin contre la rougeole a évité 23 millions de décès entre 2 000 et 2 018 ; celui contre la polio a évité 18 millions de cas ; toutes les études épidémiologiques montrent que les vaccins contre le **covid-**

19 ont sauvé des millions de vies. Sans eux, le covid-19 n'aurait pas été une tornade, mais un tsunami. Mis au point en moins d'un an, les vaccins qui utilisent l'ARN messager représentent un exploit scientifique et industriel.

Les réticences à la vaccination sont diverses. Mais il ne faut pas confondre hésitation et opposition. Il y a de farouches opposants de principe que rien ne peut convaincre. Mais il s'agit d'une petite proportion de la population autour de 5 %. Et puis, il y a les hésitants et c'est à eux qu'il faut s'intéresser, non pas en les culpabilisant, mais en les comprenant. L'hésitation n'est pas choquante. Il est sain de se forger une opinion avant d'accepter une intervention sur son immunité. Donc, ce qu'il faut avant tout, c'est d'analyser les motivations de l'hésitation. Celles-ci sont bien cernées, elles sont de nature diverse.

On ne peut pas attendre de seules données médicales, scientifiques ou économiques qu'elles suffisent à convaincre de l'intérêt des vaccins. Si le risque est mesuré au niveau populationnel, il est vécu au niveau individuel. Des facteurs démographiques, psychologiques (très liés à l'expérience vécue), sociaux, culturels, politiques, religieux, éducationnels jouent également un rôle, de même que l'opinion des personnes en qui on a confiance, notamment son médecin. Les faits scientifiques, aussi probants soient-ils, pèsent moins lourd dans les décisions de se faire vacciner que les proximités idéologiques. C'est la **perception** des risques (en termes de fréquence et de gravité) et des bénéfices qui déterminent les décisions individuelles. Le décideur de santé publique analyse logiquement le risque et le bénéfice populationnels. Mais au niveau individuel, ces données ne sont qu'un élément de la décision de se faire vacciner ou pas.

Autre facteur qui influence les décisions de vaccination : les succès ou les erreurs du passé. En France, les erreurs commises avec le vaccin contre l'hépatite B dans les années 90 ont créé une méfiance durable qui s'est manifestée lors de la pandémie grippale de 2009 au cours de laquelle seuls 7 % des adultes se sont fait vacciner. La Grande-Bretagne a connu un phénomène similaire quand un chercheur fraudeur a affirmé un lien entre la vaccination contre la rougeole et l'autisme.

Alors que l'Organisation mondiale de la Santé recommandait le vaccin contre l'hépatite B pour les nourrissons et les adolescents non-vaccinés à la naissance (populations pour lesquelles aucun effet indésirable n'a été repéré), la France a voulu faire du zèle (peut-être pour faire oublier l'échec de la transmission transfusionnelle du sida) et s'est lancée en 1994 dans une campagne de masse qui a surtout touché des millions d'adultes hors de la cible recommandée. Avec des messages alarmistes sur le niveau de risque qui étaient scientifiquement faux et une campagne de communication laissée à l'initiative des firmes pharmaceutiques[1].

[1] Bégaud B. *La France malade du médicament,* Éditions de l'Observatoire, 2020.

Or, c'est chez les adultes que la suspicion d'un lien entre le vaccin et la sclérose en plaques a été faite. Certaines études plaidaient pour l'existence de ce lien, d'autres non. L'excès de risque quand il était observé était faible, ce qui explique en partie ces divergences : s'il avait été important, toutes les études l'auraient vu. La question reste irrésolue. Il est irresponsable d'avoir lancé un tel programme sans mettre en place une surveillance rigoureuse des effets du vaccin. Or, il a fallu attendre que l'association REVABH (Réseau d'évaluation du vaccin contre l'hépatite B) se structure pour qu'une vaccinovigilance se mette en place en 1997.

Que faire ? Face à cette incertitude sur les effets indésirables de ce vaccin, j'ai appliqué en tant que directeur général de la santé ma posture de référence : plus l'incertitude est grande et plus il faut en débattre publiquement pour retrouver la confiance perdue. C'est ainsi que j'ai demandé au professeur Marc Brodin de présider une conférence de consensus sous l'égide de l'Institut national de la santé et de la recherche médicale pour identifier les points de divergences, voir si un consensus d'action pouvait être obtenu et faire des recommandations. Dans un premier avis, le jury de cette conférence a ouvert la voie à une reprise de la vaccination chez les nourrissons. Peu après, une nouvelle étude épidémiologique a été publiée qui était en faveur d'un lien entre le vaccin et la sclérose en plaques chez les adultes. J'ai demandé que le jury de la conférence soit à nouveau réuni pour qu'il reconsidère ses recommandations à l'aune de cette nouvelle donnée. Le jury a estimé que la dernière étude ne justifiait pas qu'il modifie son avis. Cela montre qu'en situation de controverse, on peut dépasser les blocages grâce au dialogue et à la pédagogie.

L'arrivée de la vaccination contre le SARS-COV2 a été accueillie avec réserve. Mais, l'efficacité spectaculaire de ces vaccins, l'importance du risque de mortalité chez les personnes âgées, couplées à une surveillance rigoureuse de leurs effets indésirables, ont produit une bien meilleure adhésion avec un taux de couverture vaccinale supérieur à 80 %.

En particulier, l'erreur de l'insuffisante surveillance des effets indésirables du vaccin contre l'hépatite B n'a pas été répétée pour les vaccins contre le covid-19. Une étude portant sur près de 100 millions de personnes vaccinées dans huit pays a montré des complications peu fréquentes, en général peu graves et lorsque c'était le cas, les risques créés par les vaccins étaient inférieurs à ceux induits par le covid.

Il faut toujours rappeler que, comme toute intervention de santé, la vaccination comporte des effets indésirables. Cette posture vous désigne comme un ennemi dans les deux camps. Mais il faut tenir, sinon la **confiance** ne peut pas être gagnée. Ensuite, il est utile de faire la pédagogie du raisonnement bénéfice-risque. Je prends souvent l'exemple de la ceinture de sécurité. Elle n'offre pas une protection parfaite, elle a des inconvénients (la fracture de la clavicule est un classique), mais tout le monde a compris que son bilan est positif. Quand une ministre de la Santé déclare que « la vaccination ne se discute pas » et que la responsabilité d'un médecin « est de rassurer, d'expliquer, et non pas d'inquiéter et de faire peur », il y a une négation d'interrogations légitimes des citoyens et une posture autoritaire qui ne peut que susciter la méfiance. Et est-ce bien aux responsables politiques de dicter leur conduite aux médecins ? Le rôle d'un médecin n'est ni d'inquiéter ni de rassurer, il est de comprendre les patients et de leur proposer des solutions avec leurs avantages et leurs risques possibles, bref de les éclairer. En situation d'incertitude – et il y a toujours une part d'incertitudes avec des vaccinations à grande échelle –, les arguments d'autorité sont peu convaincants. Ce n'est pas parce que **Louis Pasteur** était Français que l'on doit magnifier sans réserve l'outil vaccinal.

Il faut réfléchir en termes de stratégie, c'est-à-dire définir la ligne qui favorisera l'atteinte des objectifs espérés. La question est ici de savoir qui décide la politique vaccinale. La réponse n'est pas limpide. A priori, c'est sans ambigüité : les autorités de santé publique et au premier rang, le ministre chargé de la Santé. Certes, mais la loi de décembre 2011 votée à la suite de l'affaire du Mediator contient une disposition curieuse. Elle stipule que les campagnes publicitaires non institutionnelles auprès du public pour des vaccins soumis à prescription médicale ou remboursables sont autorisées à certaines conditions. Ainsi, on autorise les firmes pharmaceutiques à financer des campagnes de publicité pour les vaccins. Ce n'est pas faire un procès d'intention aux firmes pharmaceutiques que de dire que cette disposition n'est pas habile. Il faut un tiers garant entre le producteur et la population. En autorisant des entreprises privées à décider de promouvoir un outil de santé publique majeur et qui engage les ressources collectives, on laisse des intérêts particuliers influencer l'allocation de l'argent public et in fine l'efficacité de la politique de prévention des risques infectieux.

Mais il faut aller plus loin sur le couple obligation – conviction. On peut prendre le problème sous différents angles : éthique, religieux, économique, médical… Quel que soit le point de vue considéré, la question centrale n'est pas une question de principe. Elle est de savoir si la stratégie fondée sur l'obligation est efficace. Seules la Belgique et l'Italie ont avec nous des obligations universelles. Dans tous les autres pays, l'obligation quand elle existe est ciblée sur certains groupes (collectivités d'enfants, professions particulièrement exposées, soignants, etc.). Dans un pays dans lequel la relation entre la santé et l'argent est suspecte, l'obligation donne prise à l'argument que ce n'est qu'une question de bénéfice pour les firmes pharmaceutiques.

Personnellement, avec une certaine dose d'idéalisme, je ferais le pari de la confiance. Ainsi, je n'étais pas favorable à l'élargissement de l'obligation à 11 vaccins chez le nourrisson. Mais je dois reconnaître que la décision de la ministre Agnès Buzyn a fonctionné. Il faut éviter le dogmatisme et privilégier le pragmatisme. C'est pour cela que dans la **loi de santé publique** de 2004 préparée alors que j'étais directeur général de la santé, il est prévu que s'il faut une loi pour rendre un vaccin obligatoire, ce qui est justifié s'agissant d'une mesure touchant la liberté individuelle, un décret suffit pour interrompre cette obligation. Cette disposition a été utilisée pour lever l'obligation du BCG en 2007.

Mais la question est complexe, il n'y a pas ici de politique universelle, ce qui explique que chaque pays en fonction de sa culture, de ses ressources, de ses croyances, de ses valeurs, de ses compétences en santé publique, ait une politique vaccinale qui lui soit propre.

La technologie ARN est une révolution scientifique dont les applications ne vont pas seulement concerner les maladies infectieuses. De nombreuses maladies chroniques, notamment les cancers, vont pouvoir être ainsi prévenues ou traitées.

Quand on sait combien de pays manquent encore de vaccins, on peut se dire que nos débats sont un luxe. Quand on sait que les connaissances à la base de la mise au point de modèles vaccinaux sont des résultats de la recherche publique, on peut se dire que les bénéfices tirés de la vente des vaccins pourraient être mieux partagés. Quand on sait l'importance d'une couverture vaccinale globale pour assurer la meilleure protection à l'ensemble de la population, on peut se dire que les vaccins devraient être un bien commun mondial.

Avant les vaccins basés sur la technologie ARN, il fallait au minimum quatre ans pour mettre au point un vaccin, le tester et le faire approuver par les autorités. Que la séquence puisse être réduite à une année a été une surprise. Cependant, il faut se souvenir que la technologie ARN pour laquelle la Hongroise Katalin Kariko et l'Américain Drew Weissman ont reçu le prix Nobel en 2023 était développée depuis plusieurs années. Il manquait les investissements pour les tester et c'est cela que l'administration américaine a apporté grâce à la *Biomedical Advanced Resarch and Development Autority* (BARDA). Cependant, sa politique de propriété intellectuelle a créé une inégalité d'accès au vaccin contre le covid-19. Malgré les efforts des gouvernements et d'organisations privées comme la Fondation **Bill et Melinda Gates** qui ont œuvré pour réduire ces inégalités, celles-ci n'ont pas été totalement corrigées. C'est regrettable et choquant.

Confinement et quarantaine : le prix de l'impréparation

Quarantaine : la plus ancienne mesure de sécurité sanitaire utilisée au Moyen Âge face à des épidémies de peste, notamment, auxquelles on ne comprenait rien et pour lesquelles on n'avait ni traitement ni vaccin. Avec la quarantaine naît la **sécurité sanitaire**. Rompant avec une vision religieuse de la maladie comme punition de Dieu, l'isolement des malades ou des personnes suspectes de porter la maladie vient dire que les prières et les pénitences sont inefficaces et qu'il faut prendre des mesures populationnelles pour endiguer la propagation des maladies. La notion de contagion, comme celle des microbes, est inconnue, mais il y a l'idée que l'isolement permet de contrôler la propagation des épidémies. Une idée à l'origine fondée sur l'observation que les terribles épidémies de peste qui laissent les médecins désemparés sont synchrones avec l'arrivée de bateaux venant d'Extrême-Orient. C'est cela qui va conduire les autorités de l'époque à prendre des mesures de police sanitaire. On en trouve la trace historique en 1377 dans le port de Raguse, puis à Venise, qui institue la quarantaine, obligeant les bateaux à rester au large quarante jours avant de pouvoir débarquer. Gênes va suivre.

Il faut priver de libertés certaines pour protéger le groupe. C'est la dimension liberticide de la sécurité sanitaire. Cela a créé une tension toujours présente entre deux objectifs – liberté et sécurité – et inévitablement des controverses, car des intérêts particuliers ou commerciaux sont en jeu.

Au XIXe siècle, la quarantaine a disparu, les découvertes de **Louis Pasteur** et de **Robert Koch** ont révolutionné la compréhension des maladies infectieuses. Pasteur travaille surtout sur l'arme vaccinale. Koch réfléchit plus largement aux moyens de maîtriser les épidémies et comprend l'importance d'isoler les personnes contagieuses. L'isolement sera utilisé sporadiquement lors de la grande pandémie grippale de 1918-1920, puis, tout au long du XXe siècle, il n'est plus prescrit que ponctuellement.

L'épidémie de sras de 2003 réactive cette mesure mise en œuvre ponctuellement en Europe et de façon plus large en Chine et au Canada. Elle permet l'éradication de la maladie. Lorsque j'ai préparé le premier plan de lutte contre une pandémie grippale en 2003, l'isolement a été discuté de même que l'usage des masques, mais j'avoue que le confinement à large échelle n'a pas été envisagé.

Les Chinois l'ont mis en œuvre à grande échelle dans la province de Wuhan en janvier 2020, face à l'émergence du **covid-19**. Ce n'est pas tant la saturation des hôpitaux qui le justifiait que la volonté de protéger les centres vitaux du pays. Ils ont adopté une doctrine de « zéro covid ». En Europe, début mars 2020, la Lombardie fut la première à être durement touchée et à être confinée.

En France, la première réaction des autorités fut de dire que « nous ne sommes pas des Italiens », un constat un peu méprisant, tout de même. Le reste de la séquence est connue : le 10 mars, le président de la République et son épouse vont au théâtre pour montrer que la vie ne doit pas s'arrêter. Les élections municipales du 15 mars sont maintenues et le 17 mars, c'est le confinement national jusqu'au 11 mai.

Pourquoi a-t-il fallu confiner ? Principalement parce que l'hôpital s'est retrouvé au bord de l'effondrement. Aurait-il été mieux doté que le confinement aurait pu être moins strict et moins long. Mais en introduisant les approches de management des entreprises dans le monde hospitalier, on l'a mis dans une logique de flux tendus. Cela, couplé à un manque de préparation et d'anticipation, a créé un péril qui ne laissait plus le choix.

Pour être juste, il faut remarquer que tous les pays ont peu ou prou eu recours à cette arme au moment où la prise en charge médicale tâtonnait. Mais en fin de compte, le bilan sanitaire de la France, sans être parmi les pires, n'est pas non plus parmi les meilleurs. Car il ne suffit pas de décréter le confinement. Il faut l'accompagner sur le terrain. Comment faire pour les personnes isolées et à mobilité réduite ? Pour les personnes en grande précarité ? Pour les personnes ayant des logements exigus dont l'un des membres travaille parce qu'il est un travailleur « essentiel » qui étant contaminé va inévitablement contaminer ces proches ? Pour répondre à ces besoins, il faut un maillage d'intervenants de santé publique sur le terrain. Nous ne l'avons pas.

Le confinement n'est pas une panacée en situation d'épidémie de maladie contagieuse. Il doit s'inscrire dans une stratégie de santé publique. C'est une mesure d'extrême recours pour éviter qu'un microbe gagne la guerre. Il faut tout faire pour l'éviter, car elle comporte des inconvénients, non seulement économiques, mais aussi sanitaires (santé mentale, retards de prise en charge), sociaux (isolement) et scolaires.

Puisse cette leçon être retenue et les ressources de santé publique renforcées pour éviter que cela se reproduise lors de l'inévitable prochaine pandémie.

Réduction des risques : aider est plus efficace que punir

La modification des comportements défavorables à la santé est l'une des grandes difficultés de l'action en santé publique. C'est aussi l'une des plus importantes, car les comportements représentent un déterminant important de l'état de santé. Pourquoi est-ce difficile ? En grande partie, parce que nous n'avons pas de théorie complète des comportements humains.

Une première stratégie de modifications des comportements repose sur l'interdiction. C'est celle qui est utilisée par exemple dans le Code de la route, qui constitue pour l'essentiel un ensemble d'interdits. Parfois, il donne des informations (« attention chute de pierres »), mais le plus souvent, il ordonne et sanctionne en cas de non-respect. L'efficacité repose alors sur l'intensité de la surveillance qui diminue le risque d'impunité. Ainsi, la généralisation des radars a eu un impact majeur sur le respect des limitations de vitesse et la réduction de la mortalité sur les routes.

Dans beaucoup d'autres domaines de la santé publique, cette stratégie est peu ou pas applicable pour une série de raisons : conflit de valeurs entre la liberté et la sécurité ; impossibilité d'exercer un contrôle effectif ; considérations éthiques. Et puis, donner l'image que la santé publique est liberticide, puritaine, moralisatrice, basée sur un contrôle policier des comportements n'est pas un service à lui rendre.

On peut toujours prôner l'abstinence. Mais on sait qu'elle est difficile à tenir sur la durée, qu'elle crée une spirale de l'échec qui altère l'estime de soi et la santé mentale, avec des rechutes neurotoxiques.

Que faire alors pour la prévention ? Éduquer et informer. Utile, indispensable, certes, mais cela ne suffit pas. Tous les fumeurs savent que le **tabac** est dangereux. Tous les consommateurs de cannabis savent que c'est illégal. S'il est impossible d'éliminer complètement les comportements indésirables, la réduction des risques, parfois nommée approche du moindre risque, qui vise une réduction de la consommation plutôt que sa suppression est une approche possible. Elle reconnaît que certaines personnes peuvent s'engager dans des comportements risqués, tels que la consommation de drogues, les rapports sexuels non protégés ou d'autres comportements dangereux, comme la consommation d'alcool ou de médicaments. Plutôt que de les stigmatiser, voire de les punir, elle vise à réduire les risques en sachant que ce n'est pas satisfaisant, mais que c'est mieux que rien.

Cette stratégie pragmatique, qui ne cherche pas à imposer des normes, mais qui part des difficultés quotidiennes de la vie des personnes concernées, a donné des résultats en particulier pour le **sida**, les infections transmises par voie sexuelle ou intraveineuse, la toxicomanie, la dépendance à l'**alcool**. Par exemple, la fourniture de seringues propres aux personnes qui s'injectent des drogues a diminué les contaminations par les agents infectieux. La distribution gratuite de préservatifs a favorisé leur usage ; les lieux de consommation supervisée de drogues de même que les traitements substitutifs aux drogues ont permis de sortir de l'emprise des trafiquants et de diminuer les surdoses. L'accès facilité au dépistage des infections virales a limité la contagion. Le vapotage aide à stopper la consommation de tabac.

Les bons résultats sont aussi liés au fait que sont impliqués non seulement des professionnels du soin, mais aussi les communautés concernées tant dans la conception que dans la mise en œuvre des programmes et des actions. C'est une approche sociosanitaire qui vise à accompagner et à outiller les personnes qui ont des comportements dangereux pour eux-mêmes. Des ***nudges*** intelligemment pensés peuvent y contribuer.

Depuis la **loi de santé publique** de 2004, la politique de réduction des risques est dans le Code de la santé publique. Un décret de 2005 en fournit un référentiel. Elle a été élargie dans la loi de 2016. C'est une politique qui demande du courage et de la pédagogie, tant les approches répressives semblent (faussement) rassurantes.

Les personnes qui se mettent en danger ne sont pas des coupables. Ce sont des victimes. Comme la médecine, la santé publique n'a pas à juger les comportements. Les personnes qui mettent leur santé en danger sont suffisamment punies comme cela. Il faut les aider et les accompagner.

Résilience : se reconstruire après un traumatisme

La résilience, qui évoque la résistance et l'élasticité, est un concept qui vient de la science des matériaux. Étymologiquement, le mot vient du latin *re* (en arrière) et *salire* (sauter). À l'origine, il concerne la façon dont un matériau se comporte après avoir subi un choc. Pourquoi cela concerne-t-il la santé publique ?

Aujourd'hui, la notion de résilience s'est considérablement élargie. On l'utilise en médecine, en psychologie, en environnement, en économie, en urbanisme, etc. Il en résulte une multitude de définitions qui ont en commun de s'intéresser aux capacités d'adaptation des personnes, des organisations et des sociétés. La résilience a donc un caractère dynamique et systémique. Lorsqu'on en parle pour les systèmes humains, elle n'est pas naturelle, mais résulte d'une construction, d'un effort organisé de la société.

Boris Cyrulnik, psychiatre et psychanalyste, a beaucoup contribué à l'application de ce concept dans le domaine de la santé, notamment par ses travaux sur la psychologie des survivants des camps de concentration (ses parents y sont morts). La résilience signe un refus de la fatalité et nous indique que nous pouvons agir pour que les sociétés, les groupes humains et les territoires soient mieux armés pour faire face aux violences, aux événements traumatisants et aux souffrances. C'est donc une notion pertinente pour la gestion des risques, notamment pour les risques de catastrophes. C'est à la fois un signe de désespoir et d'espoir.

La résilience doit être pensée dans la durée. Trop souvent, passée la phase des secours d'urgence, on pense que l'on a fait ce que l'on a pu pour limiter les dégâts. On pense à reconstruire les installations détruites, mais on ne réalise pas que les êtres humains ont aussi besoin de se reconstruire. À la fois sur le plan personnel et social. Car la résilience n'est pas seulement une notion individuelle permettant aux individus de faire face à un stress aigu. C'est aussi et surtout, une notion collective qui demande une action systémique allant de la préparation à la reconstruction. Il faut profiter de celle-ci pour envisager des modes de développement et d'organisation qui permettent de solidifier les sociétés, leurs économies et leur système de santé.

Sur le plan personnel, la résilience renvoie aux attitudes face à l'adversité. Elle dépend de la structure de la personnalité, des événements traumatisants qui ont été surmontés ou pas pendant l'enfance. Cet aspect peut relever d'une approche psychothérapeutique. Mais cela ne suffit pas.

Il faut aussi envisager la résilience sur le plan social. À ce niveau, la résilience dépend de la façon dont les sociétés se préparent à faire face à des événements traumatisants, comment elles pensent les réseaux d'aides et de soutiens, comment elles aident les personnes à rebondir sur les plans familiaux, professionnels et éducatifs.

La véritable résilience ne consiste pas à psychiatriser à outrance le stress et la détresse. Elle aide à résister aux coups durs de la vie, à surmonter les épreuves dans l'espoir d'en sortir plus fort. Par son modèle, c'est ce que ma sœur, **Françoise Rudetzki**, m'a appris.

CHAPITRE 6

Les institutions et les acteurs de santé publique

Personne n'a le monopole de la santé publique, je l'ai déjà mentionné. Le fait qu'un nombre important d'acteurs œuvrent consciemment ou inconsciemment à l'amélioration de la santé de la population est une force. Mais c'est aussi une faiblesse, car créer des synergies entre ces acteurs est un défi organisationnel.

On peut distinguer trois groupes d'acteurs : les non-professionnels, les professionnels et le institutionnels.

6.1. Les acteurs non professionnels

Ce sont les plus nombreux et il n'est pas possible d'en dresser une liste exhaustive. Par non professionnels, j'entends que ce ne sont pas des acteurs qui œuvrent dans des services dont la mission est explicitement une mission de santé publique. Sans le savoir, ils jouent des rôles de santé publique et cela n'est pas assez souligné.

Associations et autres acteurs : le cœur battant de la santé publique

Dès lors que l'on a compris que la santé publique n'est pas que l'intervention de l'État dans le domaine de la santé, la question est de savoir qui sont les acteurs de santé publique. Il y a des organismes publics qui ont des rôles directs ou indirects en santé publique, mais, en réalité, ce sont les associations qui font vivre la santé publique en France. Pourquoi ?

Il y a de nombreux acteurs de santé. Ils sont de deux types. Le premier type, ce sont les organisations qui poursuivent explicitement des objectifs de santé publique, c'est-à-dire qui inscrivent leur action au niveau populationnel. Du côté des pouvoirs publics, il y a les services de l'État qui ont des missions de santé publique explicites. Du côté des associations à but non lucratif régies par la loi de 1901 ou des fondations, c'est une myriade d'acteurs de taille et d'activités diversifiées.

Ces acteurs sont donc de statut privé et beaucoup ne sont pas considérés, à tort, comme des organisations comportant des professionnels de santé publique. Des organismes privés reconnus comme acteurs de santé publique ? L'accusation de vouloir privatiser la santé publique n'est pas loin.

Lors de la préparation de la loi relative à la politique de santé publique promulguée en 2004, j'ai expliqué devant la Commission des Affaires sociales de l'Assemblée nationale que le projet de loi prévoyait que la responsabilité de la santé publique était celle de l'État et seulement celle de l'État, pas celle de l'assurance-maladie, pas celle des Collectivités. C'était la vision politique du ministre de la Santé, **Jean-François Mattei**. Cela se traduisait concrètement par le fait que l'État prépare la politique de santé publique et l'évalue. Autrement dit, conception en amont et évaluation en aval. Entre les deux, il pouvait y avoir de nombreux opérateurs, dont des opérateurs privés, ce qui soulevait des critiques, notamment chez les députés de gauche. Je leur faisais remarquer que, par exemple, pour la prévention du sida sur le terrain, c'étaient les associations qui œuvraient faute que l'État ait les agents compétents en nombre suffisant. Bien sûr, ces associations agissaient grâce à des subventions du ministère de la Santé, mais elles avaient aussi d'autres sources de financement. Qui pouvait refuser de considérer comme acteurs de santé publique des associations privées qui font de la prévention sur le terrain, telles qu'AIDES, Act-up, la Croix-Rouge, la Ligue contre le Cancer, etc. ? Cela montre à quel point à l'époque, la culture de santé publique était purement étatique. Mais peu à peu, cela a évolué.

La Société française de Santé publique, dont j'ai été le vice-président quand Denis Zmirou en était le président, fédère ceux qui se reconnaissent comme des professionnels ou des organisations de santé publique. Certaines travaillent autour d'une maladie, comme le sida, l'endométriose, les maladies du rein (Renaloo) ou de problèmes, comme ceux que vivent les personnes amputées, les personnes handicapées ou les personnes victimes des effets indésirables des médicaments. D'autres s'intéressent à des facteurs de risque, comme l'alcool. D'autres encore se focalisent sur l'environnement comme l'Association pour la prévention de la pollution atmosphérique, dont j'ai été le délégué général. Certaines s'intéressent au milieu de travail, notamment l'importante Association des Accidentés de la Vie (FNATH, 100 000 adhérents). Il y a aussi les associations de consommateurs comme Que choisir, le Planning familial et tout un ensemble d'associations regroupant des médecins dans différentes spécialités.

On a fini par reconnaître que ces organisations ont une expertise qui leur est propre, qu'elle est originale et indispensable pour accroître la pertinence et l'effectivité de la politique et des programmes de santé publique. Pour qu'elles aient une place reconnue dans le système de santé publique, une procédure d'agrément a été instituée par la loi qui précise que « l'agrément est notamment subordonné à l'activité effective et publique de l'association en vue de la défense des droits des personnes malades et des usagers du système de santé ainsi qu'aux actions de formation et d'information qu'elle conduit, à la transparence de sa gestion, à sa représentativité et à son indépendance. » En 2024, environ 150 associations sont agréées au niveau national.

Dans un premier temps, des associations ayant joué un rôle historique se sont regroupées dans un collectif, le CISS. En 2016, la loi a créé l'Union nationale des associations agréées d'usagers du système de santé, communément connue comme France Assos Santé qui regroupe 85 associations.

Historiquement, la démocratisation des questions de santé et la montée en puissance des acteurs de la société civile est liée au mouvement associatif autour du sida. Mais dès la fin du XIXe siècle, les personnes malades de la tuberculose s'étaient constituées en association. Si la plupart des associations s'identifient autour d'une maladie avec un rôle de défense des usagers, elles mènent aussi des actions d'information, d'éducation, d'animation, de publication qui s'inscrivent clairement dans un référentiel de santé publique. Elles ont fait émerger la notion de patients experts ou patients ressources (je préfère le terme de patients partenaires) qui s'intègrent dans des équipes médicales pour mieux répondre aux besoins des personnes soignées, les accompagner, les former ainsi que les futurs soignants. Le terme de patient montre bien que la médecine a longtemps été, comme l'école d'ailleurs, un domaine où le principal concerné était censé rester passif.

On retrouve cette dynamique au niveau européen, avec par exemple l'Alliance pour la Santé et l'Environnement, *Health and Environment Alliance* en anglais, ce qui fait l'acronyme HEAL qui signifie guérir, soulager en français.

Localisée à Bruxelles, HEAL[1], créée en 2003, rassemble plus de 70 organisations adhérentes présentes dans 26 pays européens. Il s'agit d'associations de professionnels de santé, de patients, d'activistes investis sur des questions d'environnement. On note aussi des sociétés savantes et des universités prestigieuses, comme la *London School of Hygiene & Tropical Medicine*. L'organisation reçoit des subventions de l'Union européenne, de gouvernements, de fondations, mais pas d'entreprises. HEAL participe régulièrement et activement à des groupes de travail du bureau européen de l'Organisation mondiale de la Santé. J'ai personnellement pu apprécier la qualité de ses contributions lorsque j'ai présidé le Comité européen pour l'environnement et la santé. Il existe aussi une Fédération mondiale des associations de santé publique[2] dont le siège est à Genève.

Face à la mondialisation des risques, il est intéressant de voir émerger des réseaux d'expertise alternative de grande ampleur capables de faire contrepoids aux lobbys économiques. Il ne s'agit pas seulement de protester ou de dénoncer, mais aussi de faire entendre un autre point de vue sur les questions de risques sanitaires.

Le second type d'acteurs de santé publique, ce sont des organisations qui ne travaillent pas explicitement dans le champ de la santé, mais dont l'action a des impacts sur la santé, en particulier parce qu'elles agissent sur les déterminants environnementaux de la santé. Il serait plus facile de lister celles qui ne sont pas concernées. Car les Collectivités (régions, départements, communes), les entreprises, les syndicats et les organisations professionnelles, les médias, les assureurs rentrent dans cette catégorie. Parfois, la sociologie

---

[1] www.env-health.org/

[2] www.wfpha.org/

fait la distinction entre les acteurs (qui jouent explicitement un rôle de santé publique) et les agents (dont le rôle de santé publique est une retombée directe ou indirecte de leur activité principale, dont ce n'est pas le but premier).

Ce qui est avant tout intéressant, c'est de remarquer la diversité et la complémentarité de cette myriade d'acteurs qui construisent la santé publique au quotidien et qui forment le cœur battant de la santé publique. Un cœur qui aurait besoin d'un chef d'orchestre fort, bienveillant et inspirant.

Aidants : des acteurs de santé publique méconnus

Environ onze millions de Français accompagnent un de leur proche qui a besoin d'une aide sur la durée en raison de son âge ou d'un problème de santé, pour l'un au moins des trois grands types d'aides : activités de la vie quotidienne, soutien moral, aide financière ou matérielle. On les appelle des aidants. Il y a des rôles d'aide que l'on peut dire naturels, comme élever ses enfants, soigner son conjoint alité pour une maladie banale et de courte durée. Mais il y a aussi des situations dans lesquelles le rôle d'aide n'est pas habituel et qui s'inscrit dans la durée en plus de ce que l'on doit faire tous les jours. Ce sont de ces aidants dont je parle ici. Quels sont leurs liens avec la santé publique ?

Aucun aidant n'est vraiment préparé à cela. Certains se sentent valorisés dans ce rôle. D'autres payent de leur santé et de leur situation financière, en sont malades, stressés, désemparés et menacés d'épuisement. Voir chaque jour un être que l'on aime souffrir, s'enfoncer dans la maladie et la perte d'autonomie, craindre pour l'avenir de ses proches lorsque l'on ne sera plus là peut être une situation traumatisante. Nous sommes tous des aidés ou des aidants en puissance. Avec l'allongement de la vie, il y ce que l'on appelle une génération « sandwich » qui n'a pas fini d'élever ses enfants et qui doit s'occuper de ses parents.

Au-delà de la dimension individuelle de cette situation, il s'agit d'un rôle de santé publique qui n'est pas reconnu comme tel. Souvent, les aidants le font spontanément, sans s'identifier comme tels, ce qui les prive des aides qui existent même si elles sont disparates et dispersées. Leur rôle est trop souvent socialement invisible.

Si on prenait la question en termes de santé publique, on disposerait d'une vision d'ensemble de ce dossier qui renseignerait sur : les différentes situations d'aide à domicile ou en institution (perte d'autonomie physique ou mentale ; soutien moral ; soutien financier) ; la fréquence des différents problèmes de santé ou problèmes sociaux sous-jacents ; la nature des relations entre personnes aidantes et personnes aidées en fonction de leur âge, de leur sexe et de leur état de santé ; les impacts positifs ou négatifs de la situation d'aide et leurs facteurs associés tant pour les personnes aidées qu'aidantes. On serait alors en mesure de cerner les besoins et de proposer des réponses adaptées au sein des différents territoires (urbains, semi-urbains, ruraux).

Réaliser un tel tableau et suivre son évolution dans le temps ne présente aucune difficulté méthodologique. Mais les données existantes sont parcellaires.

En France métropolitaine, environ 4 millions de proches d'une personne âgée de plus de 60 ans vivant à domicile lui apportent une aide régulière. La moitié des aidants sont des enfants, un quart sont des conjoints. Environ 40 % des aidants s'occupent de deux proches. Les seniors vivant en établissement d'hébergement pour personnes âgées sont également aidés par 720 000 proches. Pour une majorité d'aidants, le temps consacré est de plus de 20 heures par semaine. Cela soulève la question du retentissement professionnel de l'activité d'aide, sachant que 70 % des employés concernés n'en ont pas informé leurs employeurs, vraisemblablement par crainte de compromettre sa carrière. Chez les étudiants, 16 % sont des aidants, une situation qui retentit sur leur santé, leurs finances et leurs chances de réussite.

Pour les personnes aidantes, une étude sur échantillon représentatif a montré que 58 % déclarent des difficultés physiques et morales. Les aidants de personnes souffrant de maladies neurodégénératives sont davantage affectés. Un tiers déclarent que cela affecte leur propre santé, contre 20 % parmi les autres aidants.

Pourquoi n'a-t-on pas de données plus complètes ? C'est en grande partie parce que les responsabilités sont dispersées entre les services de l'État (santé, social) et ceux des Collectivités (départements, communes), sachant que les entreprises, de nombreuses associations et les assureurs jouent également des rôles de soutien parfois importants. En particulier, le lien entre la médecine de ville, la médecine hospitalière et les services sociaux manque de fluidité. Il y a beaucoup d'initiatives associatives pour apporter un soutien aux aidants, par exemple des services de répit à domicile. Mais cela se fait de façon anarchique, sans organisation planifiée. Seule une approche territoriale pourrait remédier à cela, ce qui demande de coordonner les différents services concernés de sorte que les personnes aidantes aient un guichet unique pour leur faciliter la vie.

Ainsi, le rôle des personnes aidantes est trop souvent méconnu. Parfois la situation d'aide est valorisante. Parfois, elle est culpabilisante parce que l'on a le sentiment de ne pas en faire assez. Ce sont des acteurs qu'il faut appuyer dans leurs capacités à agir. Il ne faut pas considérer l'aide de façon uniquement négative. Elle apporte aussi des satisfactions. C'est une preuve d'amour et de dévouement, une situation qui a du sens dans une vie. Il faudrait renforcer les aspects positifs et réduire les impacts négatifs. Une politique sociosanitaire pour les personnes âgées, malades ou handicapées devrait intégrer la relation entre la santé des aidants et celle des aidés. Peut-être faudrait-il aussi réfléchir à définir un statut pour les personnes aidantes.

Le problème de fond est que notre système de santé a été fondé à une époque où dominaient les maladies infectieuses de courte durée avec une espérance de vie d'environ soixante ans. Aujourd'hui, nous avons à affronter des maladies de longue durée dans un contexte où le nombre de personnes âgées augmente tandis que la natalité diminue. Le nombre de personnes aidantes va donc nécessairement augmenter.

Sans une politique globale et intégrée, la situation va s'aggraver. Le système n'a pas changé ses principes organisationnels qui ne se sont plus adaptés à cette évolution épidémiologique. La situation des personnes aidantes ou aidées en est la conséquence.

Entreprises : solutions et problèmes pour la santé publique

Il peut sembler curieux d'insérer un chapitre « entreprises » dans un livre de santé publique. Et pourtant, il est évident que les entreprises sont des acteurs de santé publique de premier plan. Pour le meilleur et pour le pire. Pourquoi ?

Une entreprise, c'est une organisation humaine pour produire des richesses. Pas d'activité, pas de richesse, donc pas de santé publique. Il m'arrive de dénoncer des entreprises peu vertueuses qui menacent la santé publique. Ce n'est pas une majorité, loin de là. Pour avoir travaillé dans des administrations publiques et des entreprises (publiques, pour l'essentiel, notamment EDF), je dois dire que le fonctionnement des premières est moins performant que celui des deuxièmes. Je ne veux pas dire par là que l'État doit fonctionner comme une entreprise. Ce n'est ni souhaitable ni possible, ne serait-ce que parce que l'État ne peut pas construire une stratégie sur le moyen terme en raison du turn-over de ses responsables en régime démocratique et de l'annualisation des budgets. Mais ce que je retiens du fonctionnement de l'entreprise et qui pourrait et devrait s'appliquer au service public, c'est le souci de l'adéquation entre les missions et les moyens. Une entreprise qui n'utilise pas correctement ses moyens pour alimenter sa chaîne de valeur est fragile. L'État, lui, se croit immortel et c'est sa principale fragilité.

Santé publique et entreprise, donc. Notons tout d'abord que, dans la plupart des pays, les employeurs sont pleinement responsables de la santé de leurs employés. Or, parmi les déterminants de la santé, le travail occupe une place importante. Donc, la santé au travail fait intégralement partie du champ de la santé publique. De ce fait, les chefs d'entreprise sont des acteurs de santé publique de même que les organisations syndicales, mais pas au même niveau de responsabilité.

Ensuite, les entreprises produisent des risques de nature environnementale qui concernent les riverains de leurs installations, les clients, les consommateurs de leurs produits, les sous-traitants et les intervenants extérieurs. Avec la mondialisation des marchés économiques, leurs produits ou leurs pollutions peuvent exposer des milliards d'êtres humains à des substances dangereuses.

Enfin, les entreprises sont des sources d'outils et de solutions pour la santé publique. On pense bien sûr aux industries de santé qui produisent des médicaments, des vaccins et autres produits de santé ou qui proposent des analyses biologiques ou environnementales. Mais en réalité, bien d'autres filières industrielles et agricoles offrent des produits utiles pour la santé publique. Que l'on pense notamment aux énergéticiens (pas d'électricité, pas de médecine...), aux géants de l'informatique et du numérique, aux assureurs, aux industriels de l'agroalimentaire, aux fournisseurs de matériaux de construction. Dans ces entreprises, surtout les grandes, il existe des services de recherche parfois très importants qui consacrent une partie de leurs travaux à des questions de santé.

Les entreprises sont-elles conscientes qu'elles sont des actrices de santé publique ? Pas complètement, je pense. Certes, elles comprennent leurs responsabilités de fournir des produits et services qui ne nuisent pas à la santé et développent pour cela des procédures de qualité. Elles se dotent aussi de service de prévention sous l'appellation courante d'hygiène, sécurité et environnement (HSE). Ce sont d'ailleurs ces professionnels HSE que nous formons au Conservatoire national des Arts et Métiers. Certes, elles utilisent des allégations de santé dans leur marketing. Mais quand je pose la question à des chefs d'entreprise « pensez-vous que vous êtes des acteurs de santé publique ? », la réponse habituelle est « notre activité améliore la santé, mais la santé publique, c'est l'État ».

Il arrive que la recherche du profit se fasse aux dépens de la santé publique, mais ce n'est pas une généralité. On l'a vu avec le scandale de Volkswagen, qui a massivement fraudé pour camoufler ses émissions de polluants atmosphériques. Ces pratiques altèrent la **confiance** vis-à-vis des industriels dans leur ensemble et vis-à-vis des autorités chargées des contrôles de qualité des produits de consommation. Dans la plupart des cas, il revient aux industriels d'évaluer les risques sanitaires de leurs activités, les administrations ayant une mission de contrôle. D'une certaine façon, il est logique que les coûts de la prévention soient internalisés au sein des entreprises plutôt que financés par nos impôts. Encore faudrait-il que les services de l'État soient correctement dimensionnés pour limiter la tentation de la fraude.

Les entreprises qui obtiennent les meilleurs résultats en maîtrise des risques professionnels sont celles qui travaillent intelligemment avec les représentants du personnel. Faut-il que les entreprises se concentrent uniquement sur les risques induits par les expositions professionnelles ou faut-il élargir l'intervention à la qualité de vie dans son ensemble, ce qui va inclure la nutrition, le sommeil, l'activité physique, etc. Le débat est intéressant. D'un côté, si l'on agit que sur une partie des facteurs de risques, on obtiendra des résultats partiels. D'un autre côté, une action globale intégrant l'ensemble des déterminants de la santé a plus de chance de produire des résultats tangibles. Mais cette perspective n'est pas toujours consensuelle. Les organisations syndicales redoutent que l'on dilue ainsi la dimension professionnelle des atteintes à la santé. Et certains patrons refusent de payer pour des problèmes qui ne sont pas directement liés au travail. C'est à chaque entreprise, dans le cadre du dialogue social, de trouver un juste équilibre entre ces deux positions.

En somme, les entreprises peuvent être des amies ou des ennemies de la santé publique. Il n'est pas justifié de les diaboliser outre mesure. Il vaut mieux en faire des partenaires en conscience et en éthique.

6.2. Les acteurs professionnels

Ces acteurs travaillent dans des organisations qui ont une mission de santé publique explicite. Cela peut être au niveau de l'État (administrations centrales et déconcentrées), des collectivités (communes et régions), des établissements hospitaliers publics ou privés, des assureurs, des médias, et de certaines associations comme nous l'avons vu plus haut. Il y a également les organismes européens et internationaux. Les acteurs institutionnels sont regroupés dans un chapitre spécifique.

Expertise : collective sinon nuisible

Expert judiciaire, expert-comptable, géomètre-expert, expert psychiatre, expert immobilier, expert en œuvres d'art, expert d'assurance, etc. Les experts sont partout ! On désigne ainsi un professionnel spécialiste d'une question qui peut mettre en œuvre une compétence professionnelle spécifique pour apprécier la valeur d'un objet, la régularité d'une procédure, la justesse d'un diagnostic. C'est celui qui sait faire la « part des choses », comme l'indique son étymologie latine, *expertus* (éprouvé, qui a fait ses preuves, participe passé de *experiri*, faire l'essai de). Il éclaire une situation comportant une certaine incertitude et sur laquelle le « profane » ne peut pas se prononcer de façon fiable et vérifiable. Qu'en est-il en santé publique ?

Dans ce domaine, l'expert est celui qui a une compétence scientifique lui permettant de prendre position sur la réalité du risque, son ampleur, les moyens à mettre en œuvre pour s'en prémunir. Ou celui qui a les connaissances pour comprendre les déterminants d'un problème, l'efficacité des outils disponibles pour le résoudre et concevoir une stratégie d'intervention.

Longtemps, lorsqu'une autorité publique avait besoin d'y voir clair sur un problème complexe, elle nommait « un » expert censé dire la « vérité ». Peu à peu, cette manière de procéder s'est révélée insuffisante pour deux grandes raisons. D'une part, la compréhension des questions de santé publique requiert un ensemble de savoirs provenant de disciplines multiples qu'aucune personne, aussi compétente soit-elle dans son domaine professionnel, ne peut maîtriser totalement. Si bien que les conclusions de l'expert pouvaient facilement être contestées, en particulier quand elles venaient déranger des intérêts économiques. Au lieu de faciliter la décision, la désignation d'un expert unique ne faisait, en fait, qu'ajouter à la confusion. On en est ainsi venu à opposer les experts « officiels » et les experts « indépendants » sans que l'on soit capable de définir rigoureusement ce que recouvre cette indépendance.

D'autre part, comme en matière de **justice**, l'importance d'une procédure contradictoire s'est imposée. Dès lors que l'on mène une expertise collective et pluridisciplinaire, les avis ne seront pas unanimes. On a compris que ces divergences étaient une source de connaissances. On peut chercher à les réduire et viser un consensus, c'est préférable à condition de ne pas écarter les avis marginaux. Si le consensus n'est pas obtenu, la mention des divergences dans le rapport doit être portée à la connaissance des décideurs.

Cependant, si le respect d'une procédure contradictoire est un principe qui vient de la justice, celle-ci continue de mobiliser, dans la plupart des situations, une expertise individuelle. Je le vois en tant qu'expert près de la Cour d'appel de Paris et cela ne me semble pas raisonnable pour des contentieux de santé publique.

Dans les années 1990, j'ai participé à l'organisation de la première conférence de consensus en France. Il s'agissait de prendre position sur le niveau de cholestérol sanguin qui justifiait un traitement. La méthode était inspirée de celle d'un procès d'assise. Elle est en usage dans les pays du nord de l'Europe. Un comité d'organisation joue le rôle de juge d'instruction. Il instruit la question et la décompose en sous-questions. Un jury est constitué, composé de non-spécialistes, y compris de non-médecins. Les experts du domaine sont appelés devant le jury comme témoin. Ils présentent leur point de vue et répondent aux questions. Le jury délibère et propose une réponse aux questions. Il les présente devant les experts qui donnent leur avis. Puis le jury rend ses conclusions définitives.

Les réactions dans le milieu médical à la suite de cette première conférence ont été violentes. Comment ? Des incompétents qui formulent un avis ? Des experts rabaissés au rang de témoins ? Mais la méthode a fini par s'imposer, notamment parce qu'elle garantit que les conclusions sont le moins possible influencées par les liens d'intérêts.

On lit souvent qu'il faut séparer l'évaluation des risques et leur gestion. L'idée est venue du drame du sang contaminé par le virus du **sida** dans lequel l'expertise initiale dépendait entièrement des spécialistes de la transfusion qui étaient ainsi juges et parties, ce qui a faussé leur jugement. Cependant, je crois que la séparation évaluation / gestion est une mauvaise réponse à un vrai problème.

Dans la réalité, évaluation et gestion sont intrinsèquement liées. Par exemple, quand on évalue les risques d'une substance cancérigène, on utilise une modélisation qui permet d'extrapoler les résultats observés à fortes doses vers les faibles doses. Cette modélisation se fait sans seuil, c'est-à-dire que l'on admet qu'une seule molécule de la substance peut déclencher un cancer avec un risque certes faible, mais pas nul. Cette manière de faire est utilisée par toutes les agences de sécurité sanitaire dans le monde. Ce n'est pas un choix scientifique. C'est un choix de précaution, donc de gestion. Pour pousser un peu le paradoxe, imagine-t-on que, face à un incendie, on commence par envoyer un pompier évaluateur qui appellera si nécessaire un pompier extincteur ? Dans les entreprises, les ressources consacrées à la santé sont limitées. Quand elles ont un service d'hygiène, santé, sécurité, environnement, c'est déjà bien. Leur demander d'avoir un service chargé de l'évaluation et un autre chargé de la gestion n'est pas réaliste.

Quel est le problème ? Il faut éviter de fausser l'évaluation par les difficultés anticipées de la gestion. Par exemple, ne pas retenir un scénario d'exposition maximale à un polluant toxique parce que cela coûtera trop cher de l'éviter. Ce problème ne se règle pas par la multiplication des instances, mais par des procédures et un phasage clair. D'abord, évaluer un problème dans toutes ses composantes et ensuite, envisager les stratégies d'intervention articulant la faisabilité et l'acceptabilité des solutions possibles.

Il est désormais évident que, pour analyser une situation incertaine, ce n'est pas à un expert qu'il faut recourir. C'est bien une véritable procédure, un protocole d'expertise qu'il convient de mettre en place. Un décret[1] définit les règles à respecter. Il fait référence à la norme AFNOR NF X 50-110. « L'expertise est un ensemble d'activités ayant pour objet de fournir à un commanditaire, en réponse à la question posée, une interprétation, un avis ou une recommandation aussi objectivement fondés que possible, élaborés à partir des connaissances disponibles et de démonstrations, accompagnés d'un jugement professionnel. » Ainsi, l'expertise ne consiste pas à fournir des connaissances nouvelles. Il s'agit plutôt de synthétiser le savoir existant au regard d'une question bien définie. La charte définit les principes devant être respectés dans ce cadre : impartialité, transparence, pluralité, contradiction, qualité et traçabilité des arguments. Elle précise les modalités selon lesquelles les experts sont choisis, la manière dont leurs éventuels conflits d'intérêts sont déclarés et traités. Elle insiste sur l'importance de l'expertise collective. Le rapport d'expertise doit faire état des positions divergentes ou minoritaires.

Il est étonnant que ce décret soit signé du seul ministre de la Santé, mais pas des autres ministres ayant des responsabilités directes en matière de sécurité sanitaire, notamment ceux chargés de l'environnement, de l'industrie, de la consommation, du travail et de l'agriculture.

Cela renvoie à l'organisation, j'ai envie de dire plutôt la désorganisation, de l'**État** et de ses agences en matière de santé publique.

Prescrire (revue) : la rigueur au service de la santé publique

Moi qui prescris peu de médicaments, je suis un lecteur assidu de cette revue depuis sa création en 1981. Pourquoi ? Pas seulement parce qu'elle offre une expertise sur les médicaments qui est indépendante des firmes

---

[1] Décret n° 2013-413 du 21 mai 2013 portant approbation de la charte de l'expertise sanitaire.

pharmaceutiques et des pouvoirs publics. Mais surtout pour deux raisons. D'une part, elle a élargi le champ qu'elle couvre à des problématiques plus larges que les produits de santé. D'autre part, c'est un modèle de rigueur collective. Et en plus, elle est toujours écrite dans une langue précise et agréable.

Je peux témoigner du fait que je lui ai proposé une subvention lorsque j'étais directeur général de la santé. Elle a été poliment refusée.

On accuse souvent Prescrire d'avoir un parti pris contre l'industrie pharmaceutique et les agences réglementaires française ou européenne. C'est faux, ce n'est pas une revue militante. C'est une revue médicale et scientifique. Elle est intransigeante face à des méthodes manipulatrices, corruptrices et trompeuses. Elle est vigilante. C'est elle qui, la première, a mis en cause le **Mediator** pour une balance bénéfices-risques défavorable. Elle dénonce des publicités trompeuses qui confondent le marketing et l'information médicale. Le service rendu aux patients doit primer le profit, c'est sa ligne constante. Mais elle sait aussi reconnaître de vrais progrès, comme ceux apportés par les vaccins contre le papillomavirus et le SARS-CoV-2.

Prescrire utilise les méthodes de l'**expertise** pluraliste, pluridisciplinaire, contradictoire et des procédures de qualité pour apporter des jugements sur les risques et les bénéfices des thérapeutiques qui sont fondés sur les connaissances scientifiques disponibles, leur portée, mais aussi leurs limites. Les prises de position de Prescrire s'appuient sur un regard croisant la pharmacologie, la biologie, la médecine et l'épidémiologie. Elles conjuguent la dimension individuelle et populationnelle des soins.

Elle n'attend pas forcément que l'on dispose d'un niveau de preuve certain pour recommander une action thérapeutique. L'incertitude fait partie du soin, elle ne doit ni bloquer la décision ni faire prendre des risques inconsidérés. Elle dénonce des autorisations de mise sur le marché données trop rapidement sans que les effets indésirables soient clairement moindres que les effets bénéfiques.

La prescription doit toujours résulter d'un débat transparent, d'un dialogue loyal entre les soignants et les soignés, de données à l'appui pour trouver la « meilleure option raisonnable » comme on le lit souvent dans ses colonnes. Cette posture serait-elle plus fréquemment adoptée que nombre d'affrontements stériles seraient évités.

C'est un modèle de pédagogie (les tests de lecture proposés dans chaque numéro de la revue sont un modèle du genre), de modestie, d'humilité, de rigueur et de sagesse. Prescrire est une revue de santé publique, la meilleure en France. Elle est d'utilité publique.

6.3. Les acteurs institutionnels

De façon générale, les organismes qui œuvrent en santé publique sont faibles, peu coordonnés et dotés de peu de moyens. Les notices qui suivent sont loin d'être exhaustives, mais elles sont suffisantes pour avoir une compréhension de leur fonctionnement.

L'État : Gulliver au pays de Lilliput

La France s'est construite dans un système de pouvoir très centralisé qu'incarnait Louis XIV (« l'État, c'est moi » aurait-il dit, mais, même s'il ne l'a pas dit, c'était l'essence de la monarchie absolue) et qui perdure par maints aspects dans la Constitution de la Ve République. Cette approche a permis d'unifier un pays d'une grande diversité. On se souvient de la phrase de Charles de Gaulle : « Comment voulez-vous gouverner un pays où il existe 258 variétés de fromage ? »

La santé est un droit de niveau constitutionnel et la **loi de santé publique** de 2004 a donné à l'État la responsabilité pleine et entière de la santé publique (à l'exception de la santé au travail, qui est principalement la responsabilité de l'employeur). Comment l'État assure-t-il cette responsabilité ?

Deux généralités pour commencer. Les Français dans leur ensemble ont une relation à leur État qui est quelque peu schizophrénique. Le sport national est de le critiquer. Mais au moindre problème, c'est vers lui que l'on se tourne. La somme des problèmes à régler est donc considérable, mais ce n'est pas pour déplaire ni aux ministres ni à leur administration.

Par ailleurs, la culture dominante au sein de l'État assimile la santé aux soins médicaux. C'est principalement pour cela que le ministère de la Santé existe. En travaillant pour l'État, j'ai compris que sur les autres déterminants de l'état de santé, l'**environnement**, le **travail**, la consommation, l'habitat, l'**alimentation**, la **violence**, etc., le ministère de la Santé n'a pas une pleine légitimité. Au contraire, ce sont d'autres ministères qui en sont principalement chargés. Pour justifier cela, il y a un argument qui n'a pas le moindre fondement scientifique : il vaut mieux pour la santé publique que tout le monde s'en occupe. Je me suis vite aperçu qu'en réalité, ce discours creux visait à masquer une incompréhension de ce qu'est la santé publique doublée d'un manque de moyens.

Le Code de la santé publique a une épaisseur trompeuse (800 pages du Journal officiel et 10 000 articles) qui reflète ce rapport de force. C'est surtout un code de la médecine qui inclut le Code de déontologie médicale et énonce des règles pour les établissements de santé, les produits de santé, les laboratoires d'analyses biologiques, les transports sanitaires, la bioéthique.

Il comporte bien sûr des articles issus des lois à fort contenu de santé publique (2002, 2004, 2016) et à ce titre traite les agences de **sécurité sanitaire** sous la tutelle du ministère de la Santé. Mais beaucoup de déterminants de l'état de santé de la population lui échappent. Dans le domaine de l'environnement, seule la qualité de l'eau d'alimentation est une compétence propre à ce ministère. Pour le reste, les dispositions sont dans les Codes de la Sécurité sociale, de la mutualité, des familles, de l'environnement, du travail, de l'habitat, de la consommation, du commerce, des assurances, de l'agriculture, de l'industrie, de la sécurité intérieure et bien sûr les Codes civil et pénal.

Est-ce un problème ? Oui, je le pense, car cette fragmentation du champ de la santé publique ne permet pas de lui donner une identité claire. En particulier le fait d'avoir deux Codes pour la santé publique et la Sécurité sociale est une aberration qui sépare la santé et son financement. En ce qui concerne les règles relatives aux déterminants de la santé, il serait utile d'avoir un outil numérique rassemblant tous les articles législatifs et réglementaires concernant la santé publique dans les différents Codes. Mais ce qu'il faut bien voir, c'est que tout cela reflète le faible poids du ministère de la Santé dans le concert interministériel.

Ainsi, si la découverte du fonctionnement de l'État m'a intéressé et m'a apporté des satisfactions liées au sens de la mission de protection de la santé, je suis allé d'étonnements en étonnements. Premier étonnement : les problématiques générales de santé publique (prévention du tabagisme et de l'alcoolisme, dépistages, etc.) se traitent surtout entre la direction générale de la santé (DGS) chargée d'élaborer la politique de santé publique du ministre et la Caisse nationale d'**assurance maladie** (Cnam) qui a les budgets. Dans mon expérience, cela se passait plutôt bien. Pour généraliser le dépistage du cancer du sein chez les femmes, il fallait un dispositif de rémunération pour les radiologues et les médecins coordonnateurs. Une solution a été trouvée. Quand j'ai voulu instaurer un forfait pour que des médecins libéraux puissent participer à des actions de santé publique, cela a interféré avec les négociations conventionnelles, toujours complexes, et cela n'a pas pu se faire. Chacun a ses préoccupations, mais le niveau du dialogue était serein.

En revanche, pour la sécurité sanitaire, c'est plus compliqué. La plupart des problèmes doivent se traiter en interministériel. Avec le ministère de l'Environnement, il y avait un peu de rivalité. Conscient qu'à l'époque, la santé avait plus de poids dans l'opinion que la protection de la nature, il y avait quelques réticences à accepter nos propositions, mais les deux ministères partagent la même valeur de protection de la population et il n'y a pas eu de grands blocages. Le fait que le sous-directeur de l'environnement à la DGS était un ingénieur des Mines a mis de l'huile dans les rouages. En revanche, avec la direction générale de l'alimentation au sein du ministère de l'Agriculture, les sujets de friction étaient nombreux. Cela se terminait chez le Premier ministre et les arbitrages étaient rarement favorables à la santé.

Le fonctionnement des réunions interministérielles à Matignon m'a vraiment étonné. Les convocations arrivent inopinément. Tant pis pour l'agenda prévisionnel. Il n'y a pas vraiment d'ordre du jour ou de façon très générale, comme « suivi du dossier amiante » ou « organismes génétiquement modifiés ». L'heure de début de la réunion est indiquée, mais pas l'heure de fin. Souvent, il n'y a pas le temps de préparer un dossier circonstancié. C'est un régime d'urgence permanente, même pour des problèmes qui ne le sont pas.

Les relations avec le cabinet du ministre sont variables. Lorsque j'étais conseiller technique de **Jean-François Mattei**, j'avais avec la DGS une procédure de suivi des demandes du cabinet pour en réguler le flux et avoir un ordre de priorité. Ensuite, quand j'étais directeur de la DGS, il fallait faire face à des demandes parfois contradictoires des différents conseillers techniques qui « pleuvaient », tout étant urgent, voire très urgent, voire très très urgent (le fameux TTU). Quand on a connu le fonctionnement d'une grande entreprise, c'est surprenant.

Autour de la DGS, gravitent de nombreuses entités. Les agences : Institut de Veille sanitaire (InVS, aujourd'hui Santé publique France), agence de la Sécurité sanitaire de l'Environnement, du Travail et de l'Alimentation (l'Anses). Avec l'InVS, la relation est simple, la DGS exerce une tutelle unique. En prenant mes fonctions de DGS, tirant les leçons de la canicule, j'ai demandé que, chaque jour à 17 heures, je reçoive ainsi que le cabinet un bulletin des alertes sanitaires. Cela a été mis en place. Avec l'Anses, la tutelle est partagée avec les ministères de l'Environnement et de l'Agriculture. Il fallait parfois plusieurs semaines pour que l'on se mette d'accord sur le contenu d'une saisine.

En matière d'expertise, outre les agences, il y a le Haut Conseil de la Santé publique, plusieurs dizaines d'experts bénévoles, comme au Comité consultatif national d'Éthique. La Haute Autorité de Santé également, mais avec une indépendance qui est garantie dans la loi.

Il faut encore compter sur l'expertise juridique du Conseil d'État, obligatoirement consulté pour les textes législatifs et réglementaires. Et répondre aux inspections, notamment l'Inspection générale des Affaires sociales et la Cour des comptes. Et encore participer aux commissions parlementaires et à celles du Comité économique, social et environnemental.

Tout ce dispositif est impressionnant, utile et nécessaire (j'épargne au lecteur son exhaustivité, il y a une vingtaine d'organismes publics qui dépendent de l'État et qui lui donnent des avis en matière de santé), même s'il est très coûteux en temps de travail. Mais il cache une réalité : la santé publique française est comme l'armée mexicaine avec beaucoup d'officiers et peu de troupes. C'est un nain lilliputien au sein de l'État. Lors des réunions budgétaires à Bercy, invariablement, on entendait : « bon, la Sécurité sociale a un budget supérieur à celui de l'État, alors arrangez-vous avec elle ». De fait, le budget du ministère de la Santé est microscopique (0,4 % du budget de l'État). Je pouvais bien expliquer que la quasi-totalité du budget de l'assurance maladie allait au financement des soins individuels et non aux programmes de santé publique, c'était ainsi. Le ministère de la Santé est classé dans la catégorie ministère « dépensier », ce qui veut dire du côté des Finances que c'est un coût qui ne rapporte rien. Que la protection de la santé n'est pas considérée comme un investissement. Quand on sait ce qu'ont coûté les confinements successifs au plus fort de l'épidémie de covid-19, moins de 1 % de cette somme (quelque 300 milliards d'euros) aurait suffi à avoir une défense de santé publique efficace.

Déjà au niveau régional, les compétences de santé publique sont quantitativement faibles, c'est frappant dans les Agences régionales de Santé. Et sur le terrain, c'est un quasi-désert. Sans les associations, il ne se passerait quasiment rien.

Un autre motif d'étonnement lié au précédent est la magie des textes. J'ai en tête ce que me disait le regretté et malicieux professeur Jean-Louis Portos (1931-2015), cardiologue, ancien doyen de faculté de médecine avec qui j'avais plaisir à échanger : « les circulaires, c'est pour tourner en rond et les arrêtés, c'est pour ne pas avancer ». C'est bien sûr exagéré, mais dans les administrations centrales, quand un texte est publié, on croit que le problème est résolu. Quand nous obtenions la signature d'un décret chez le Premier ministre, je réunissais les collaborateurs concernés pour les remercier et je terminais invariablement par : « maintenant au boulot. Mais monsieur le directeur, le travail est fait, non ? » Et ma réponse : « le travail sera fait quand le texte sera appliqué sur le terrain ». Quelles étaient les ressources nécessaires pour qu'il en soit ainsi est un impensé dans l'appareil d'État.

Je n'étais plus en fonction quand a été lancée en 2007 la Révision générale des politiques publiques. Son objectif était de réduire les dépenses publiques. Ce n'est pas illégitime. La principale variable d'ajustement est le nombre de fonctionnaires, puisque la masse salariale représente 40 % du budget général de l'État. Pilotée en grande partie par des cabinets privés de consultants, cette Révision a conduit à fusionner et remodeler les services centraux et préfectoraux. La logique aurait voulu que l'on commence à lister les missions indispensables et celles qui peuvent être déléguées aux Collectivités ou au secteur privé. Ce travail ne peut être fait que par ceux qui connaissent le fonctionnement des services au quotidien. Ensuite, il aurait fallu définir des critères de qualité du service rendu aux citoyens. Et sur ces bases, ajuster la force de travail aux objectifs de missions et de qualité. Aucune entreprise ne peut fonctionner sans faire cela. Sur le papier, c'est ce qui était annoncé. Mais ce n'est pas ce qui s'est passé.

Dans une démarche hiérarchique descendante, des plafonds d'emploi ont été définis, notamment le non-remplacement d'un fonctionnaire sur deux partant à la retraite, et l'organisation devait faire en sorte de les respecter. Mais les missions à assumer n'ont pas été redéfinies. Non seulement elles n'ont pas diminué, mais parfois elles se sont enrichies. Ainsi, la DGS a perdu une centaine de postes en quelques années. Les gains de productivité ont leurs limites, de même que la motivation des fonctionnaires. Il faut bien voir que, sans le dévouement de leurs agents, nombre de services de l'État s'effondreraient.

Et pour couronner le tout, l'évaluation du dispositif a été surtout confiée aux mêmes cabinets privés qui avaient conseillé le gouvernement au départ.

La dégradation du service rendu devient visible dans la santé, la justice et l'éducation. Si la population n'a plus confiance dans le rôle protecteur de l'État, sa légitimité est menacée et avec elle la démocratie.

En un mot, l'État est administré, mais il n'est pas géré. Il ne sait pas piloter une stratégie de changement en associant ses agents à la définition du sens des missions. Les ressources expertes ne sont pas organisées. Quand survient un nouveau problème, le réflexe des responsables politiques est de créer une nouvelle instance d'expertise. La dernière en date est le Comité de Veille et d'Anticipation des Risques sanitaires, dont je ne comprends pas la place à côté du Haut Conseil de la Santé publique. Cette façon de faire gaspille les ressources expertes. Si on veut être machiavélien, on peut aussi se dire que cela est voulu. Plus il y a d'avis, moins les responsables politiques y sont liés. C'est un mauvais calcul.

En clair, le fonctionnement de l'État ne lui permet pas d'assurer correctement ses responsabilités de santé publique. C'est une responsabilité formelle dont aucune entité étatique n'est comptable. C'est un Gulliver au sein duquel, la santé publique est lilliputienne.

Nous héritons d'un État napoléonien qui a été construit de façon verticale et qui s'est révélé efficace pour transformer les connaissances scientifiques en forces productives. Aujourd'hui, la question est moins de gérer les certitudes que les **incertitudes**. C'est une question transversale qui met nos organisations en porte à faux. Une réforme des principes organisationnels de l'État n'est pas réaliste, je pense pragmatiquement qu'il faut plutôt travailler les procédures de coopération et les processus managériaux.

Pour l'heure, comment ne pas s'étonner que des **crises** sanitaires surviennent avec une telle fréquence ? Comment ne pas s'étonner des inégalités sociales de santé ? Comment ne pas s'étonner de la médiocre performance de la prévention ?

Direction générale de la santé : si nécessaire, si faible

« Il ne peut pas y avoir de crise la semaine prochaine, mon agenda est déjà plein ». Si seulement cette phrase d'Henry Kissinger (1923-2023) était vraie !

Le stress se définit comme un écart entre les tâches que l'on doit faire et les moyens que l'on a pour les faire. De ce point de vue, la DGS est un stresseur de catégorie olympique ! Aucune entreprise ne mettrait ses cadres dirigeants dans une telle situation sans que sa pérennité soit menacée. Vous savez tous les matins, en arrivant au ministère non seulement que votre agenda prévisionnel est une fiction, mais que vous n'avez pas les moyens d'accomplir votre mission.

En tant qu'administration centrale, la DGS est de création assez récente : 1956. Son rôle premier est de préparer la politique de santé publique du ministre. Le lecteur comprendra vite que cela demande une culture historique, une réflexion prospective, une analyse stratégique des enjeux et une capacité de mobiliser les services extérieurs du ministère, les DDASS et les DRASS à mon époque, les Agences régionales de Santé aujourd'hui, et l'ensemble des acteurs concernés sur chaque problématique. C'est une mission passionnante, motivante. Mais en même temps, alors qu'élaborer une politique relève d'un processus éminemment complexe, vous devez sans arrêt gérer des urgences sanitaires, voire des **crises**. En septembre 2003, alors que je pensais les plaies de la crise de la canicule meurtrière et que je lançais la préparation des plans de réponse aux situations d'urgence, une grande partie de mon emploi du temps fut consacré à faire la chasse d'un chien enragé, Tiki, qui semait la panique dans les campings du Sud-Ouest.

Au sein de l'appareil d'État, la question de l'adéquation entre les missions et les moyens n'est pas traitée. Personnellement, je n'ai pas eu trop à me plaindre, car, bénéficiant de la confiance du ministre **Jean-François Mattei**, mes demandes de postes et de crédits ont été soutenues. Quand j'ai réalisé au début de l'épidémie de **covid-19**, que, depuis mon départ, la DGS avait perdu une centaine d'emplois sans que ses missions aient été revues, j'étais vraiment effondré.

Mais il n'y a pas que la dimension quantitative. Il y a aussi la question des compétences en santé publique. Je veux d'abord dire à quel point, le dévouement de mes collaborateurs m'a véritablement impressionné. Vous pouvez tout leur demander, travailler le soir, le weekend, personne ne le refusera. On n'arrive pas à la DGS par hasard. Mais ce n'est pas leur faire injure que de souligner que peu d'entre eux ont une formation en santé publique. Ce n'est ni le cas des administrateurs civils qui forment l'ossature de cette maison et à qui on n'a pas enseigné la santé publique à l'École nationale d'Administration. Ni le cas des juristes, si importants dans une administration qui doit avant tout produire des textes de niveau législatif et réglementaire. La moindre des choses est de se présenter devant le Conseil d'État avec des dossiers conformes au Code de la santé publique, entre autres. C'est une compétence, cela ne s'improvise pas. Il faut bien réaliser que les hauts fonctionnaires statutaires passent régulièrement d'une administration à l'autre, en général tous les trois ans, ce qui ne leur laisse guère le temps de s'approprier les bases d'une démarche de santé publique et quand c'est le cas, ils mutent. C'est Sisyphe dans la réalité !

Il y a des médecins, des infirmiers, des pharmaciens, des dentistes qui ont été formés en santé publique et qui œuvrent à la DGS. Cette ressource rare (une vingtaine de collaborateurs) était précieuse. Il y a aussi les agences de sécurité sanitaire et le Haut Conseil de la Santé publique, une source d'expertise de haut niveau. Quand je pense à l'un de mes prédécesseurs, le professeur Jean-François Girard, néphrologue de formation, qui est resté à ce poste de 1986 à 2017 et qui n'avait pas à l'époque cette ressource, je suis plus qu'admiratif. En quittant ses fonctions, Jean-François Girard a écrit un livre « *Quand la santé devient publique* » (Hachette Littérature, 1998). J'avais de nombreuses discussions avec lui et oui, il a compris le premier que la DGS ne pouvait plus seulement être la représentation de la médecine au sein de l'appareil d'État. C'est lui qui a réussi à convaincre les nombreux ministres qu'il a servis, dont madame Simone Veil, que la France avait besoin d'une institution capable d'investiguer les épidémies qui faisait défaut de façon anachronique, alors que la plupart des pays en disposaient. Ce sera la création de l'Institut de Veille sanitaire, en 1998, aujourd'hui Santé publique France. Le professeur Joël Ménard, grand spécialiste de l'hypertension artérielle, a poursuivi cette voie avec la rigueur du chercheur qu'il était.

En 2000, sous l'autorité de **Lucien Abenhaim**, l'organisation de la DGS a été entièrement repensée pour en faire une maison de santé publique. Cette organisation a montré sa pertinence dans la préparation de la loi relative à la politique de santé publique de 2004. Après mon mandat, le professeur Didier Houssin, un spécialiste réputé de la greffe du foie, a dirigé la rédaction des décrets d'application de cette loi. Face aux menaces pandémiques, il a été nommé délégué interministériel à la **grippe** aviaire, ce qui lui a conféré un niveau de responsabilité que Jean-François Girard avait eu comme délégué interministériel à la lutte contre le **sida**. Il était aussi le président du Comité de pilotage interministériel du Plan cancer. À cette époque, la DGS jouait un rôle de premier plan. Puis, tout au long de la décennie 1990-2000, j'ai constaté un reflux. Quelles que soient les qualités de ceux qui ont eu la charge de la diriger à cette époque, le docteur Jean-Yves Grall et le professeur Benoît Vallet, sans un appui fort du ministre de la Santé et du Premier ministre, l'organisation est sous-performante. Ajoutez à cela, une volonté idéologique et comptable de réduire les moyens de l'État, vous perdez le principal moteur de la santé publique en France, jusqu'à constater son effacement dans les débats publics lors de l'épidémie de covid-19. Cependant Didier Houssin a présidé le Comité d'urgence covid-19 de l'Organisation mondiale de la Santé.

En somme, la DGS est censée être le cerveau de la santé publique. Le moins qu'on peut dire, c'est qu'il est insuffisamment irrigué.

Lois de santé publique : peu appliquées

Beaucoup de lois ont à voir avec la santé publique et les déterminants de la santé. Mais peu de lois comportent ce terme dans son titre. Ce n'est pas le plus préoccupant. Ce qui est vraiment inquiétant, c'est que ce sont des textes déclaratifs peu mis en application. Pourquoi en est-il ainsi et quelle en est la conséquence en termes démocratiques ?

Après un très long débat parlementaire qui illustre à quel point la France a toujours été mal à l'aise avec la santé publique, la loi relative à la protection de la santé publique fut promulguée en 1902. Vingt ans après les grandes découvertes de **Pasteur** et **Koch**, elle était fondée sur un paradigme hygiéniste. Elle donnait aux maires la responsabilité première de la lutte contre les épidémies. Elle rendait obligatoires la déclaration de certaines maladies et la vaccination contre la variole. Le ministère de la Santé n'existait pas à l'époque (il sera créé après la pandémie de grippe « espagnole »). La santé publique dépendait du ministère de l'Intérieur. C'était une question d'ordre public, de police sanitaire, plutôt que de santé.

Il fallut attendre plus de cent ans pour qu'une autre loi vise explicitement la santé publique : la loi relative à la politique de santé publique promulguée en 2004. Cette loi préparée entre 2002 et 2003 à la demande du ministre **Jean-François Mattei** était avant tout une loi de procédures dont le but premier était de définir une méthode pour élaborer la politique de santé publique de la Nation. Elle affirmait que la définition des priorités et des objectifs, la conception des plans et l'évaluation de la politique étaient la responsabilité de l'État. Elle indiquait pour la première fois l'objet de la politique de santé publique :

1. La surveillance et l'observation de l'état de santé de la population et de ses déterminants ;
2. La lutte contre les épidémies ;
3. La prévention des maladies, des traumatismes et des incapacités ;
4. L'amélioration de l'état de santé de la population et de la qualité de vie des personnes malades, handicapées et des personnes dépendantes ;
5. L'information et l'éducation à la santé de la population et l'organisation de débats publics sur les questions de santé et de risques sanitaires ;
6. L'identification et la réduction des risques éventuels pour la santé liés à des facteurs d'environnement et des conditions de travail, de transport, d'alimentation ou de consommation de produits et de services susceptibles de l'altérer ;
7. La réduction des inégalités de santé, par la promotion de la santé, par le développement de l'accès aux soins et aux diagnostics sur l'ensemble du territoire ;
8. La qualité et la sécurité des soins et des produits de santé ;
9. L'organisation du système de santé et sa capacité à répondre aux besoins de prévention et de prise en charge des maladies et handicaps ;
10. La démographie des professions de santé.

Elle indiquait les principes auxquels il faut se référer pour la définition des objectifs et pour l'élaboration et la mise en œuvre des plans stratégiques de santé publique :

1. Principe de connaissance : les objectifs sont définis et les actions sont choisies en tenant compte des meilleures connaissances disponibles ; réciproquement, la production de connaissances doit répondre aux besoins d'informations nécessaires pour éclairer les décisions.
2. Principe de réduction des inégalités : la définition des objectifs et l'élaboration des plans stratégiques doivent systématiquement prendre en compte les groupes les plus vulnérables en raison de leur exposition à des déterminants spécifiques de la fréquence et/ou de la gravité du problème visé, y compris les déterminants liés à des spécificités géographiques.

3. Principe de parité : la définition des objectifs et l'élaboration des plans stratégiques doivent systématiquement prendre en compte les spécificités de la santé des hommes et de la santé des femmes.

4. Principe de protection de la jeunesse : la définition des objectifs et l'élaboration des plans stratégiques doivent systématiquement prendre en compte l'amélioration de la santé des nourrissons, des enfants et des adolescents.

5. Principe de précocité : la définition des objectifs et l'élaboration des plans stratégiques doivent privilégier les actions les plus précoces sur les déterminants de la santé pour éviter la survenue ou l'aggravation de leurs conséquences, y compris dans une optique de **précaution**.

6. Principe d'efficacité économique : le choix des actions et des stratégies qu'elles composent s'appuie sur l'analyse préalable de leur efficacité et des ressources nécessaires.

7. Principe d'intersectorialité : les stratégies d'action coordonnent autant que nécessaire les interventions de l'ensemble des secteurs concernés pour atteindre un objectif défini.

8. Principe de concertation : la discussion des objectifs et l'élaboration des plans de santé publique doivent comporter une concertation avec les professionnels de santé, les acteurs économiques et le milieu associatif.

9. Principe d'évaluation : les objectifs de santé et les plans stratégiques doivent comporter dès leur conception les éléments qui permettront de faire l'évaluation des actions menées.

Les autres dispositions importantes concernaient :

- La définition par la loi tous les cinq ans des objectifs de la politique de santé publique.
- La possibilité de prendre des mesures individuelles en cas de menace sanitaire grave.
- La création de l'Institut national du Cancer.
- La création de l'École des hautes Études en Santé publique.
- La création au niveau régional d'un groupement régional de santé publique pour financer les actions de santé publique.

Les plans prioritaires prévus pour la période 2004-2008 concernaient les cancers, la violence routière, le handicap, la santé environnementale et les maladies rares. L'ensemble de la politique était appelé à être piloté par un jeu d'une centaine d'indicateurs quantifiés. Certains, plus ou moins bien intentionnés, y ont vu une centaine d'objectifs, ce qui n'avait pas de sens.

En réalité, ce type de loi procédurale n'intéresse pas grand monde. Les préoccupations politiques sont court-termistes. Un changement de ministre et la loi devient obsolète, sauf quand elle introduit des dispositions opposables.

La loi relative à la politique de santé publique, promulguée le 9 août 2004, devait être révisée cinq ans plus tard. Cette disposition avait été introduite à la demande des parlementaires. En 2025, cette révision n'a pas été faite sans que cela n'émeuve quiconque.

D'ailleurs, le parcours du projet de loi est intéressant à relater. Il était prévu que la première lecture soit faite par l'Assemblée nationale en juillet 2003. En mai 2003, le projet avait été reporté *sine die* par le Premier ministre. Or, ce qui justifiait cette loi était précisément ce qui manquera au moment de la canicule de 2003 : un système de santé publique organisé. Fort de ce constat, le ministre a obtenu que le projet de loi sur la santé publique soit le premier texte discuté lors de la session parlementaire d'octobre 2003.

C'est une constante dans notre histoire. Il faut des crises sanitaires pour moderniser l'appareil de santé publique. La transmission transfusionnelle du **sida** pour obtenir la création des premières agences de sécurité sanitaire en 1993. La vache folle pour que soit votée la grande loi de sécurité sanitaire de 1998. **L'amiante** et l'Erika pour que soit créée une agence de sécurité sanitaire de l'environnement et du travail. Et encore, en 2011, l'affaire du **Mediator** pour qu'une pharmacovigilance performante soit envisagée.

Certaines lois n'ont pas porté le nom de santé publique tout en ayant un contenu important de santé publique. Notamment :

- La loi de 2002 relative aux droits des malades et à la qualité du système de santé, qui a apporté des changements pour la protection des droits des patients et leur participation active des patients dans leur prise en charge médicale. C'est la loi la plus importante pour la démocratie sanitaire. Elle prévoit une indemnisation de l'aléa thérapeutique (accident médical sans faute du professionnel).
- Loi « Hôpital, patients, santé et territoires » de 2009 qui crée des Agences régionales de Santé (ARS) intégrant le pilotage de la politique de santé publique et la régulation de l'offre de santé en région. La dimension de santé publique concerne la veille et la sécurité sanitaires, la définition, le financement et l'évaluation des actions de prévention et de promotion de la santé, l'anticipation, la préparation et la gestion des crises sanitaires, en liaison avec le préfet. Ce dernier point est important, car le choix a été fait de placer les ARS, comme les Rectorats, hors du système préfectoral. En situation d'urgence, c'est problématique parce que les préfets ont la main sur des ressources humaines et logistiques que n'ont pas les ARS. Au plus fort de l'épidémie de covid-19, si l'articulation entre l'ARS et le préfet s'est parfois faite de façon satisfaisante, cela n'a pas été le cas partout.
- Loi de « Modernisation de notre système de santé » de 2016 qui crée l'Agence nationale de Santé publique (Santé publique France) et le système national des données de santé.

Ainsi, à plusieurs reprises, les conditions d'élaboration et d'évaluation des politiques de santé ont été définies par la loi. Mais ces dispositions n'ont pas, ou très partiellement, été appliquées. Le principe de la publication d'un rapport annexe à la loi de financement de la Sécurité sociale, à la suite des ordonnances de 1996, a vite été abandonné. La présentation d'un rapport annuel du gouvernement au Parlement sur les politiques de santé, prévue dans la loi de 2002, n'a jamais vu le jour. La réévaluation des objectifs de santé publique tous les cinq ans figurant dans la loi de 2004 ne s'est pas non plus concrétisée.

J'en suis venu à douter que la notion de priorités ait un quelconque intérêt dans la mesure où elles dépendent des fluctuations politiques, ce qui n'est pas choquant en démocratie. De plus, en termes de **stratégie d'intervention**, c'est risqué. Soit il y a un nombre important de priorités et rien n'est en réalité prioritaire. Soit, il y a un nombre restreint de priorités et vous allez avoir contre vous tous ceux qui se sentent exclus, c'est-à-dire beaucoup d'acteurs. Je pense qu'il vaut mieux parler d'enjeux, de stratégie et de problématiques de santé publique et d'essayer de les faire partager dans la société. Mais il faut admettre de façon pragmatique que l'actualité, les circonstances, le profil des majorités politiques viennent déterminer le choix des actions et l'allocation des ressources.

La santé publique demande une vision proactive sur le moyen terme pour que les différents acteurs puissent s'en approprier les principes et le cadre d'actions. Mais domine une vision réactive à court terme. Tant que l'on n'aura pas inversé ces deux visions, la santé de la population ne sera pas aussi bonne que ce que les connaissances et les moyens permettent d'espérer.

Assurance maladie : un assureur myope

Comme son nom l'indique, l'assurance maladie ne vise pas la santé, mais l'accès aux soins médicaux, ce qui est évidemment une mission d'intérêt premier. À l'origine de la Sécurité sociale, telle qu'elle fut conçue par le Comité national de la résistance, il y a le besoin de main-d'œuvre pour reconstruire le pays après la Libération. « Un travailleur malade est un travailleur inutile pour la reconstruction du pays » entend-on en 1945 sur les bancs de l'Assemblée nationale provisoire. Aujourd'hui, quel regard de santé publique peut-on porter sur ce dispositif ?

Dans une première logique, l'assurance maladie obligatoire a d'abord couvert les travailleurs salariés. Il faudra attendre 1999 pour avoir une couverture maladie universelle. Le fait d'assurer la maladie et non la santé obère une vision prospective des besoins. L'assureur rembourse ou prend en charge les dépenses de soins. Ce n'est pas un investisseur dans la santé. Plus les professionnels et les établissements prennent en charge des malades et plus ils ont de moyens. C'est un peu caricatural de présenter les choses ainsi, mais c'est quand même l'approche dominante. La dimension volumétrique l'emporte sur l'efficacité du service rendu aux personnes comme à la population. D'ailleurs, le parlement fixe chaque année un objectif national de Dépenses d'assurance maladie (ONDAM) dans une logique comptable, annuelle (ce qui est aberrant), déconnectée des besoins de santé et dont toute réflexion sur le retour sur investissement est exclue. Si au lieu d'avoir chaque année une loi de financement de la Sécurité sociale, il y avait une loi de financement de la santé, ce serait déjà une avancée.

Résultat : nous sommes, avec l'Allemagne, le pays qui consacre la plus grande part de sa richesse à la santé en Europe (en réalité aux soins, pour l'essentiel, un peu plus de 12 %), mais avec des résultats contrastés, comme le montrent nos indicateurs de santé.

L'assurance maladie et l'assurance maternité font partie du vaste ensemble de la Sécurité sociale qui concerne la retraite, l'invalidité, le chômage, la famille et les accidents du travail et les maladies professionnelles. Le dispositif est tellement complexe qu'on peut se demander s'il est maîtrisé et maîtrisable. En fonction du périmètre retenu, le budget de l'ensemble varie selon les sources. Pour la Cour des comptes, il représente environ 800 milliards d'euros en 2020 (35 % du produit intérieur brut) dont le premier poste est la retraite. Le budget de l'État *stricto sensu* est de l'ordre de 350 milliards d'euros (dont 0,4 % pour le ministère de la Santé).

Les recettes viennent majoritairement des cotisations des employés et des employeurs. Puis vient l'impôt (contribution sociale généralisée) et les taxes, principalement sur l'alcool et le tabac. L'ensemble dessine un cadre budgétaire complexe tant pour les recettes que les dépenses. La dette sociale est d'environ 300 milliards d'euros, la dette publique d'environ 3 000 milliards.

En ce qui concerne la maladie (environ 250 milliards d'euros par an), la part des cotisations et celle de l'impôt sont à peu près égales comme source de financement. Il faut y ajouter les Organismes complémentaires d'assurance maladie qui couvrent environ 13 % des dépenses de soins, le régime obligatoire en finançant 80 %. Les 7 % restant sont à la charge des ménages, soit environ 200 € par habitant et par an, un montant parmi les plus faibles en Europe. Sur 1 000 € dépensés pour les soins, 423 sont consacrés à l'hospitalisation, 227 aux consultations et aux examens, 175 aux médicaments et dispositifs médicaux, 101 aux arrêts de travail, 44 aux actions sociales et 30 à la gestion du système.

Plus intéressante est la question de savoir à quoi cela sert pour la santé de la population. Aucune source officielle n'y répond. Le site de l'assurance maladie, ameli, a fait un progrès en donnant une répartition des dépenses par pathologie[1]. Mais, on y apprend que près de 56 % des dépenses sont indiquées comme « pathologies non repérées » et 13 % comme « hospitalisations ponctuelles ». Pour le reste ressortent le risque vasculaire et les traitements psychotropes. Cette assurance maladie, dispositif essentiel dans la vie des citoyens, est quasiment aveugle, disons qu'à tout le moins, il est myope.

Ainsi, on sait que la dépense de soins des assurés bénéficiant du dispositif d'affection de longue durée (ALD) s'élève à environ 9 000 € en moyenne, soit presque sept fois plus que pour le reste des patients. Ces assurés, qui représentent près de 20 % des patients, concentrent près des deux tiers des dépenses de soins.

---

[1] data.ameli.fr/pages/data-pathologies

Avec le vieillissement de la population, la fréquence de ces **maladies chroniques** va augmenter. Pour limiter l'augmentation attendue des dépenses de soins correspondantes, la réflexion habituelle est de restreindre la nature des soins remboursés sans s'interroger sur leur bien-fondé. Est-ce que cet énorme budget répond aux besoins ? Est-ce que ceux qui en le plus besoin reçoivent les soins nécessaires ? Quels sont les dépenses évitables et les gaspillages dans le système de soins ? Quel est le coût de la non-prévention ? Les soins sont-ils pertinents ? Ce sont les questions de santé publique auxquelles l'approche par trop comptable qui prévaut actuellement ne répond pas.

Une si grande part de notre richesse sans en connaître l'utilité réelle, c'est tout de même perturbant en toute rationalité.

Organismes complémentaires d'assurance maladie : la tentation de la « grande sécu »

La France a une certaine appétence pour les dispositifs sociaux complexes comportant une multitude d'organisations de statut varié. Ainsi, l'**assurance maladie** obligatoire (AMO) est un régime dit de base (80 % des dépenses de soins) qui est complété par des organismes complémentaires d'assurance maladie (OCAM). Ces centaines d'OCAM peuvent être des mutuelles ou des assureurs privés qui relèvent de trois Codes différents (sécurité sociale, assurances, mutualité). Ils prennent en charge tout ou partie des tickets modérateurs, des dépassements d'honoraires et différentes dépenses non prises en charge par le régime obligatoire (environ 13 % des dépenses de soins). Environ 5 % des résidents en France n'ont pas de couverture complémentaire.

Nous avons donc un modèle mixte ni entièrement étatique, comme les systèmes britannique, italien, scandinave, espagnol ou celui du **Québec**, ni fortement libéral et en grande partie privé, comme celui des États-Unis. Évidemment, pour certains hauts-fonctionnaires, mais aussi, il faut le souligner pour les associations du domaine de la santé, la tentation est grande de vouloir tout regrouper dans un système unique. On en attend une meilleure lisibilité, une réduction des coûts et une simplification des processus de remboursements. Donc une étatisation complète de l'assurance maladie.

C'est une question complexe pour laquelle je n'ai pas de compétence particulière. Un système centralisé sera-t-il moins coûteux qu'un système pluriel ? Il y aurait sans doute des économies sur les budgets de publicité, de gestion et de marketing qui se situent autour de 10 milliards d'euros annuels, soit 5 % du budget de l'assurance maladie. Faut-il pour cela bouleverser l'organisation actuelle ? Quels seraient les coûts d'une telle « nationalisation » ? Quelles conséquences cela aurait-il pour ceux qui travaillent actuellement dans les OCAM ? Faut-il faire disparaître un réseau d'acteurs sociaux qui incarnent une certaine culture sociale au travers de la gestion des mutuelles ? Un système unique réduirait-il les inégalités ? Et les gaspillages dans le système de soins ?

Il faudrait répondre en toute transparence à ces questions et s'en poser d'autres en termes de santé publique. Car ce qui importe en fin de compte, c'est l'efficacité et la qualité des services offerts aux citoyens. Il n'est pas évident qu'un mécano bureaucratique changerait quoi que ce soit dans un sens positif. Ce qui importe aussi, c'est l'organisation de la prévention au niveau populationnel, laquelle est indigente. Mais ce ne sont pas les payeurs qui peuvent décider d'une telle organisation, dont la **loi de santé publique** de 2004 donne sans ambigüité la responsabilité à l'État.

La répartition actuelle des dépenses prises en charge par l'AMO ou les OCAM relève d'un bricolage historique qui ne favorise pas les synergies. Il n'y aucune stratégie de santé publique qui la sous-tend. Je pense que les OCAM auraient tout intérêt à se doter d'une politique de prévention commune en commençant par faire l'inventaire de leurs actions et évaluer les ressources qu'ils consacrent à la prévention au niveau individuel et populationnel. Actuellement, ils mènent une multitude d'actions ponctuelles, pas toujours cohérentes entre elles, non coordonnées, non évaluées, pour un coût inconnu. Incontestablement, c'est un gâchis, de même que les dépenses publicitaires pour attirer les adhérents. Par exemple, s'agissant des vaccinations non prises en charge par l'AMO, les politiques des OCAM sont disparates. Il en est de même pour la prise en charge de soins non remboursés pour éviter des complications chez des personnes diabétiques, incontinentes ou amputées. Tout cela manque de visibilité, de cohérence et ne résout pas le problème des inégalités sociales de santé.

Cependant, il y a un potentiel de progrès qui pourrait être obtenu par des procédures contractuelles plutôt que par des réorganisations structurelles. Le double système de financement des soins représente une complication certaine, mais qui peut être résolue informatiquement. Si la politique de santé publique est une responsabilité de l'État, celui-ci n'a pas le monopole des actions à mener. Cette politique peut prévoir une répartition des rôles coordonnée au niveau des territoires en fonction de la façon dont les différentes OCAM sont implantés. C'est d'autant plus important que, globalement, l'État manque de bras sur le terrain, tandis que les OCAM ont des milliers d'agents de prévention. Un autre levier serait que l'État lance des appels d'offres de prévention auxquels les OCAM pourraient répondre seuls ou en association.

Les comparaisons internationales ne font pas ressortir un modèle idéal d'assurance maladie. Plutôt que déstabiliser l'existant, qui se défend en termes économiques, il vaudrait mieux travailler les processus de coordination, d'articulation et mieux évaluer le service rendu pour la santé de la population.

Europe : un espoir pour une meilleure coopération en santé publique

Entre l'Organisation mondiale de la Santé d'une part, et la souveraineté sanitaire que les États membres refusent de déléguer d'autre part, l'Europe de la santé peut-elle exister ?

L'Union européenne (UE) ne peut qu'appuyer, coordonner ou compléter l'action des États membres. C'est le principe de subsidiarité : elle n'intervient que lorsque l'action au niveau national est insuffisante ou que les problèmes de santé ont des implications transfrontalières. À deux exceptions près : les crises et les dispositions pour éviter une distorsion de la concurrence.

L'Union s'est d'abord construite comme un « marché commun » avec une libre circulation des travailleurs, du capital et des biens. Les exigences de sécurité sanitaire étant variables d'un pays à l'autre, il fallait les harmoniser pour éviter de fausser la concurrence. C'est ainsi que la santé et la sécurité au travail, les pollutions environnementales, certains aspects de la protection des consommateurs, la sécurité chimique (règlement Reach et Agence européenne des Produits chimiques), la sécurité industrielle (directives Seveso) et l'évaluation des médicaments et des produits de santé font l'objet de règlements ou de directives européennes. Cela s'incarne dans une série d'entités :

- Direction générale de la santé et de la sécurité alimentaire de la Commission européenne (DG SANTÉ) avec une Agence exécutive pour les consommateurs, la santé, l'agriculture et l'alimentation (CHAFEA) pour mettre en œuvre les programme pour la santé et les consommateurs.
- Agence européenne des médicaments (EMA) gère l'évaluation scientifique de la qualité, de la sécurité et de l'efficacité de tous les médicaments dans l'UE.
- Agence européenne pour la sécurité et la santé au travail (EU-OSHA) et Fondation européenne pour l'amélioration des conditions de vie et de travail (Eurofound).
- Autorité européenne de sécurité des aliments (EFSA).
- Observatoire européen des drogues et des toxicomanies (OEDT) créé en 1993 à finalité surtout statistique.
- Eurostat est l'Office statistique de l'Union européenne qui fournit de nombreux indicateurs de santé harmonisés.

Par ailleurs, des **crises** sanitaires sont survenues qui impliquaient plusieurs pays avec des décisions nationales différentes. Ce fût le cas au moment de la crise de la vache folle d'où la création de l'Agence européenne de la sécurité alimentaire. Ce fût le cas aussi au moment du sras en 2003, où il n'y avait aucune articulation entre la surveillance épidémiologique entre les États membres. Le ministre de la Santé **Jean-François Mattei** a obtenu une réunion d'urgence des ministres européens de la Santé qui prirent la décision de créer le Centre européen de contrôle des maladies (ECDC), un peu sur le modèle des *Centers for disease contrôl* des Américains pour évaluer et surveiller les risques infectieux afin de coordonner les réponses à ces risques.

L'épidémie de **covid-19** a créé une nouvelle crise qui a entraîné des décisions très différentes d'un pays à l'autre, dont certaines avaient des retentissements sur les pays voisins, comme la fermeture des frontières ou les obligations de tests pour entrer sur le territoire. L'Union n'avait pas les compétences pour gérer ces aspects, mais la Commission a reçu un mandat pour négocier et conclure des contrats d'achats anticipés avec les firmes pharmaceutiques. Et cela a fonctionné mieux que ce qui aurait été obtenu isolément chacun des pays.

On peut aussi noter que l'Union a participé à l'initiative Covax pour fournir des vaccins aux pays les plus pauvres. Elle a créé la *Health Emergency Preparedness and Response Authority* (HERA) qui prévoit notamment un dispositif d'évaluation des menaces, la collecte de renseignements, des modèles de prévision, des stocks stratégiques et des programmes de recherche. Il n'est pas prévu pour l'instant que les états membres lui délèguent des responsabilités opérationnelles (sauf pour la constitution de stocks stratégiques).

Un nouveau règlement relatif aux menaces transfrontières graves pour la santé est entré en vigueur en décembre 2022. Il renforce le rôle du comité de sécurité sanitaire de l'UE.

Qu'en est-il du système de soins ? Il y a une libre circulation et une autorisation d'exercer pour les professionnels de santé, notamment les médecins, dès lors que leur diplôme est certifié dans un pays de l'Union. L'assurance maladie, ses règles, ses modes de financement, ses statuts sont un domaine strictement national avec juste des dispositions de prise en charge quand on se fait soigner dans un autre pays membre que le sien.

En somme, c'est beaucoup et peu. Beaucoup, parce que l'Europe de la santé publique a notablement progressé souvent de façon réactive aux crises, notamment, plutôt que de procéder d'une vision stratégique du rôle de la santé pour renforcer les pays membres et l'Union. Pour autant, le bilan n'est pas négligeable.

Mais c'est peu, parce que se dégage des dispositifs existants une vision que la santé contribue à l'économie et non l'inverse. La santé n'est pas au cœur de la construction européenne. Ce n'est pas étranger au fait que la population en a souvent la vision d'une machine technocratique éloignée des problèmes vécus par les gens. Tôt ou tard, une gouvernance européenne de la santé publique émergera au-delà de la gestion des urgences sanitaires.

Conservatoire national des Arts et Métiers : *Omnes docet ubique*

Il enseigne à tous et partout : c'est la devise du Conservatoire national des Arts et Métiers (Cnam), un établissement unique qui m'a fait l'honneur de m'élire en 2001 au poste de titulaire de la chaire d'Hygiène et sécurité. Il enseigne à tous, partout et presque sur tout, pourrait-on dire tant on y trouve des compétences d'enseignement et de recherche allant des sciences qualitatives aux sciences quantitatives. La santé publique n'y occupe pas une place importante, mais elle est respectée et écoutée. Que s'y passe-t-il ?

Comme l'École polytechnique et l'École normale supérieure, le Cnam est un enfant de la Révolution française dont la figure tutélaire est l'abbé Grégoire qui en présente le projet devant la Convention en 1794 : « Je viens vous présenter des moyens de perfectionner l'industrie nationale. »

Cette même Révolution qui, la même année, a commis une erreur impardonnable en décapitant Antoine Laurent Lavoisier (1743-1794), dans un réquisitoire qui fait froid dans le dos : « la République n'a pas besoin de savants ni de chimistes ». Monstrueux. On peut se consoler en allant se recueillir au musée du Cnam, qui abrite son laboratoire.

L'abbé Grégoire (1750-1831), l'éclaireur, panthéonisé lors de la célébration du bicentenaire de la Révolution. Une vie, un sans-faute. Élu député du Clergé, il rejoint le Tiers-État en 1789, demande l'abolition de l'esclavage, le suffrage universel masculin (personne n'est parfait…), dénonce la discrimination des Juifs et des Noirs, plaide pour l'unité du genre humain, s'oppose à la peine de mort. Robert Badinter (1928-2024) sera en bonne compagnie. On voit distinctement l'abbé dans le tableau que Jacques-Louis David (1748-1825) a peint, représentant le « Serment du Jeu de Paume ». C'est aussi sur son insistance que le prieuré de Saint-Martin-des-Champs est affecté au Cnam. Son siège est toujours là. L'ancien réfectoire du prieuré est l'une des plus belles bibliothèques de Paris.

Dirigé par la professeure Bénédicte Fauvarque-Cosson, ce grand établissement de l'enseignement supérieur a deux particularités : il n'est pas organisé par discipline, mais par métiers ; il est présent sur tout le territoire avec ses centres régionaux. J'y ai enseigné l'épidémiologie et l'évaluation des risques, mais la mission de ma chaire était de former des préventeurs et des ingénieurs en prévention des risques sanitaires du travail et de l'environnement. Le titulaire de chaire est un chef d'orchestre. Il lui revient d'assembler les compétences pertinentes et dans mon domaine, cela allait du droit à la modélisation, en passant par le management, la biologie, la statistique, la physique et la chimie. Environ la moitié des heures de cours est délivrée par des professionnels de terrain.

Une autre caractéristique du Cnam est que s'il donne peu de moyens, il n'empêche pas de faire. J'ai pu créer des certificats d'enseignements en trois semaines. En s'alliant avec l'Institut Pasteur, sur l'initiative des professeurs Jean de Kervasdoué et Arnaud Fontanet, il offre un mastère spécialisé en santé publique. En partenariat avec Malakoff Humanis, avec notamment Anne-Sophie Godon et Marie-Anne Cousin-Renié, qui sont devenues professeures associées, il a créé une chaire « Entreprises et santé » pour développer la formation des managers aux bases de la santé et de la sécurité au travail.

Le lecteur de ce livre l'aura compris, la santé publique n'est pas une discipline. Comme la médecine, c'est un champ de pratique qui s'appuie sur des connaissances scientifiques. De nombreuses compétences utiles pour exercer des métiers de santé publique existent au sein du Cnam. Parfois, des collègues juristes, chimistes, physiciens, biologistes, sociologues, ergonomes, psychologues s'étonnent d'être sollicités pour donner des cours au sein de nos parcours de santé publique. Ils en comprennent vite la pertinence. Nous avons désormais une dizaine de bonnes écoles offrant des formations en santé publique en France, même si cela n'a rien à voir quantitativement avec ce qui existe en Grande-Bretagne ou aux États-Unis. Je pense notamment à l'École des hautes Études en Santé publique créée à Rennes par la **loi de santé publique** en 2004 avec un statut équivalent à celui du Cnam. Il existe aussi des formations en santé publique dans plusieurs facultés de Médecine. Je considère que la diversité des enseignants du Cnam est un atout par rapport à ce qui existe dans ces facultés.

Dans la filière d'ingénieur en gestion des risques qui existe au Cnam, j'avais l'habitude de poser trois questions aux nouveaux étudiants : « êtes-vous des professionnels de santé ? Êtes-vous des professionnels de santé publique ? Êtes-vous des professionnels de sécurité sanitaire ? » Invariablement, on me répondait « non » aux trois questions. Je demandais : « pourquoi dîtes-vous ça ? » Réponse habituelle : « nous ne sommes pas médecin ». Alors, je commençais par travailler avec eux leur identité professionnelle, jusqu'à ce qu'ils réalisent qu'ils pouvaient répondre « oui » à ces trois questions.

Quand le regretté professeur Christian Forestier (1945-2025) a dirigé le Cnam, celui-ci était organisé en deux écoles qui regroupaient logiquement d'un côté, les sciences de l'ingénieur et les technologies de l'information et de l'autre, le management et les métiers du social. En 2012, j'ai été élu au poste de directeur de la première de ces écoles. J'ai pu alors mesurer l'attachement de tous les collègues, quel que soit leur statut, aux valeurs portées par l'établissement depuis sa création. Des valeurs de promotion sociale, de respect, de solidarité, d'égalité des chances.

C'est la professeure Sylvie Znaty qui m'a succédé. Depuis sa création en 1929, cette chaire a été occupée par des spécialistes de différents domaines : ingénieur, médecin, ergonome, épidémiologiste. Quand je l'occupais, elle était intitulée « Hygiène et sécurité ». Désormais, elle porte le nom de « Prévention des risques professionnels et environnementaux ».

Sylvie Znaty est une praticienne. Elle a exercé des fonctions opérationnelles de prévention dans la construction pour l'énergie éolienne, pétrolière et gazière. Elle a une forte expérience dans la prévention sur des chantiers de construction complexes. Elle mêle des compétences d'analyse de risques sur le terrain avec une pédagogie centrée sur les facteurs humains de la prévention.

C'est la première fois qu'une femme occupe ce poste. Mais surtout, elle est venue un jour au Cnam pour transformer son expérience en diplôme. C'est moi qui l'ai reçue aux journées portes ouvertes et qui lui ai proposé son plan de formation.

C'est ainsi qu'après beaucoup de travail, elle fût la première diplômée de la filière d'ingénieur en sécurité sanitaire que j'avais réussi à créer après un long combat. Seul le Cnam peut fabriquer de telles aventures. Pour moi, cette histoire est une source d'espoir. Elle me donne le sentiment d'une mission en partie accomplie.

Je pense aussi à un homme d'une quarantaine d'années qui n'avait pas eu le baccalauréat à qui j'ai délivré un diplôme d'ingénieur. Je me souviens de ses parents en pleurs après que j'ai annoncé la décision du jury. Je me suis rapproché d'eux : « vous pleurez, vous devriez plutôt être heureux, non ? » Réponse : « vous ne pouvez pas savoir, professeur… euh, vous êtes bien professeur, n'est-ce pas ? » Je souris : « oui, je vous le confirme ». Soupir du père : « et ce diplôme, c'est un vrai diplôme d'ingénieur ? » Je souris à nouveau : « je vous le confirme, il est reconnu par la Commission du Titre d'Ingénieur. » Alors, la mère en sanglots : « vous ne pouvez pas savoir, on nous a toujours dit que c'était un incapable. »

Le Cnam donne sa chance à tout le monde, il peut déroger à des normes ou des prérequis après une discussion collégiale. Ceux qui font des efforts ne sont jamais abandonnés. L'année où j'ai été élu professeur du Cnam, une autre porte s'était ouverte en faculté de Médecine. Sur le moment, j'ai un peu hésité, mais je n'ai jamais regretté mon choix.

Justice et santé publique : inadaptée pour les risques systémiques

La justice protège-t-elle efficacement la santé de la population ? Rien n'est moins sûr et voici pourquoi (je ne traite pas ici de la judiciarisation de la médecine).

À l'évidence, sans la justice, la santé serait facilement sacrifiée à l'aune des intérêts particuliers, économiques, médiatiques, corporatistes ou politiques. En théorie, c'est un rempart pour protéger des dangers liés à l'environnement, aux produits de consommation, aux produits et techniques de santé. En pratique, la réalité est décevante.

De grandes populations ont été sciemment exposées à des polluants qui ont créé un fardeau sanitaire considérable pouvant atteindre des milliers, voire des millions de décès. Citons notamment : le **tabac**, la transmission transfusionnelle du virus du **sida**, l'**amiante**, les opioïdes, le **Mediator**, le chlordécone. Ces dossiers partagent trois caractéristiques. D'abord, ils résultent d'acteurs qui ont privilégié les profits en niant en toute connaissance de cause leurs impacts sanitaires. Bien au-delà de la simple négligence ou du déni, malheureusement habituels, des actions ont été menées pour cacher les risques ou les nier.

Ensuite, aucune condamnation pénale significative n'a eu lieu pour les individus impliqués dans ces homicides. Si, dans quelques cas, les juridictions civiles ont pu accorder des indemnisations aux victimes, les juridictions pénales ont parfois condamné des responsables à des amendes ou des peines de prison avec sursis (dans le cas du Mediator). Ce n'est jamais pour homicide ou blessure involontaire, mais pour « tromperie sur la marchandise » ou « corruption ». La plupart des instructions sur des affaires de santé publique ont abouti à un non-lieu.

Enfin, il en résulte que les personnes qui ont provoqué cyniquement la survenue de nombreux décès ont un sentiment d'impunité. Les dirigeants et les actionnaires intègrent dans leurs décisions un risque financier ou une atteinte à la réputation, mais ils se sentent personnellement à l'abri des poursuites. Et donc irresponsables, dans tous les sens du terme. Par conséquent, les conditions existent pour que d'autres situations du même type continuent de survenir.

Plusieurs raisons se conjuguent pour expliquer une telle situation. La justice pénale juge les personnes et pour prononcer une condamnation, il faut lui apporter la preuve d'une relation « certaine et directe » entre une décision et la maladie ou la mort d'une personne en particulier. C'est-à-dire qu'elle connaît les préjudices individuels, mais pas les préjudices populationnels. En règle générale, les atteintes à la santé concernées sont multifactorielles. En dehors du cas de l'amiante, qui crée de façon univoque le mésothéliome, les autres risques sanitaires induits par les pratiques économiques ont plusieurs causes qui agissent en combinaison : environnementales, comportementales, génétiques, nutritionnelles, etc. Les acteurs économiques profitent de cette situation pour nier leur responsabilité. Ainsi, il peut exister une certitude de causalité au niveau populationnel, mais une incertitude pour le cas particulier de monsieur X ou de madame Y. Il peut exister une certitude épidémiologique, mais une incertitude sur le mécanisme d'action toxicologique. Quel type de preuves le juge va-t-il retenir ?

Fabriquer du doute fait partie des stratégies usuelles de certaines entreprises et parfois des responsables politiques pour leur permettre de poursuivre leurs activités toxiques. La présomption d'innocence fait le reste. Résultat : il existe des victimes, mais pas de coupables.

Les seuls acteurs qui payent un prix fort en termes de réputation, donc de carrière, ce sont les responsables politiques. Même s'ils sont innocentés, leur image est altérée. C'est ce qui est arrivé à Laurent Fabius dans le dossier de la transmission transfusionnelle du virus du sida. Et c'est ce qui a motivé le président Chirac à donner une valeur constitutionnelle au principe de précaution avec le risque que le décideur se protège plutôt que de protéger la population. Mais ce risque est théorique dans mon expérience.

Par ailleurs, je le vois bien en tant qu'expert auprès de la Cour d'appel de Paris, l'expertise scientifique et médicale au service de la justice fonctionne sur des bases obsolètes. Dans le monde entier, il y a un mouvement pour une médecine et une santé publique « fondées sur des preuves ». Ces preuves, elles sont construites par des expertises scientifiques collectives et pluridisciplinaires, travaillant avec des méthodes précises et pas par des experts isolés dont les méthodes sont variables et à qui on pose des questions qui n'ont parfois pas de sens scientifique.

Pour couronner le tout, la justice manque de moyens et les délais des instructions peuvent être très longs, avec des victimes qui décèdent avant le procès, comme ce fut le cas pour l'**amiante** ou le **Mediator**. Soyons clairs : ce n'est pas la compétence ni le dévouement des magistrats qui est en cause. Ce sont les principes du droit qui sont inadaptés pour les risques de santé publique.

Les actions dites de classe n'ont pas vraiment apporté de solution à ce problème. La question de la preuve au niveau individuelle reste entière. La justice n'est pas équipée pour juger des atteintes collectives et systémiques à la santé. Il n'y a pas un dossier pour lequel la justice a éclairé les dysfonctionnements du système de décision. Évidemment, cela contribue à l'effondrement de la confiance et joue le jeu des populistes. Un « Grenelle » de la justice et de la santé publique est urgent et indispensable.

Organisation mondiale de la santé : si utile, si faible

Dès que l'on parle de santé sur le plan international, le rôle de l'Organisation mondiale de la Santé (OMS) semble évident. Cependant, il faut bien réaliser que l'OMS, au sein de l'Organisation des Nations unies (ONU), est un organisme intergouvernemental (194 pays membres) qui émet principalement des recommandations qui n'ont pas force de loi.

L'OMS est créée en 1948. Sa charte constitutive propose une définition novatrice de la santé. Elle énonce aussi que : « l'inégalité des divers pays en ce qui concerne l'amélioration de la santé et la lutte contre les maladies, en particulier les maladies transmissibles, est un péril pour tous. »

Des recommandations, donc, de portée générale ou normative avec trois exceptions. D'une part, la Convention-cadre sur le contrôle du tabagisme, adoptée en 2003. D'autre part, le Règlement qui institue la Classification internationale des maladies et des causes de décès et le Règlement sanitaire international (RSI) révisé en 2005 à la suite de l'épidémie de syndrome respiratoire aigu sévère (SRAS) qui donne à l'OMS un certain pouvoir de police sanitaire mondiale. Pour le reste, l'OMS conseille, recommande, guide, coordonne, mais il s'agit d'un pouvoir d'influence pour l'essentiel. Les gouvernements en font ce qu'ils veulent. Et son budget est relativement modeste : environ 1 milliard d'euros, moins que le budget de la fondation Gates.

J'ai participé aux négociations sur la révision du RSI lorsque j'étais membre du comité exécutif de l'OMS. Entré en vigueur en 2007, son but est de « prévenir la propagation internationale des maladies », mais aussi d'éviter « de créer des entraves inutiles au trafic et au commerce internationaux ». Une concession inévitable, car, pour la plupart des gouvernements, défendre le commerce est prioritaire par rapport à la santé. Le RSI ne s'appuie plus sur une liste de maladies à déclaration obligatoire, mais sur un algorithme prenant en compte la gravité de l'événement, son caractère inhabituel ou inattendu, son risque de propagation internationale et le risque de restrictions aux voyages et au commerce international. Il impose aux États membres des obligations de surveillance des agents pathogènes, de riposte contre l'infection, de partage des connaissances sur l'agent en cause et la maladie qu'elle engendre, notamment lorsqu'est déclarée par le directeur général une urgence de santé publique de portée internationale, telle que celle provoquée par le **Covid-19**.

Cette pandémie a montré à la fois les insuffisances de l'OMS et son besoin. Son rôle aurait dû s'imposer, mais elle n'a pas été en mesure de le faire. Non par incompétence, mais parce que sa gouvernance est complexe. Les marges de manœuvre de l'exécutif sont limitées. L'OMS, c'est un magistère de la parole et un appui technique précieux pour les pays les plus pauvres. Parfois, il vaut mieux passer par l'Assemblée mondiale de l'ONU pour faire face à un énorme enjeu multisectoriel. C'est ainsi que fût obtenue la création de l'ONUSIDA en 1995. Je pense que cela n'était pas logique, mais il est vrai que cela a permis de mobiliser des ressources spécifiques. Peut-être une ONUPANDEMIE sera créée sur le même modèle. Un traité international sur les pandémies a été adopté en 2025. C'est une avancée modeste et la non-participation des États-Unis à ce traité en limite fortement la portée. Il comporte de bons principes, mais peu de mesures concrètes et surtout, pas de financement dédié. Peut-être, la décision d'accroître les financements « non fléchés » de l'OMS va-t-elle permettre un renforcement de ses fonctions d'alerte et de réaction précoces. Actuellement, ces financements de base représentent moins de 20 % de son budget. Le reste vient de demandes spécifiques, ce qui montre que les États utilisent l'OMS comme un bureau d'étude et non comme une organisation à l'utilité structurelle.

On est donc loin d'une gouvernance mondiale efficace de la santé. Plus on la retardera, plus on aura à déplorer les dégâts humains et économiques du manque de contrôle des risques qui ne connaissent pas de frontières.

USCDC : *US Centers for Disease Control and Prevention*, la Mecque de l'épidémiologie

La première fois que j'ai visité le siège des USCDC à Atlanta, j'ai eu un choc : 4 000 épidémiologistes au même endroit quand il n'y en avait pas 40 en France à l'époque ! Alors que la santé est avant tout une responsabilité de chaque État américain, pourquoi un tel organisme fédéral a-t-il été créé ?

Comme souvent, la motivation n'est pas aussi noble que la protection de la santé. En 1946, la perspective de conflits militaires en Asie du Sud-Est demandait une protection des soldats contre le paludisme. Pour cela, il fallait un système de surveillance efficace. C'est pour ce rôle que le *Communicable*

Disease Center a été créé avec un statut fédéral et militaire (encore partiellement en vigueur aujourd'hui). Et peu à peu, le périmètre de missions va s'élargir pour couvrir tous les phénomènes épidémiques d'origine infectieuse ou non. Les USCDC regroupent désormais une douzaine de centres avec près de 13 milliards $ de budget annuel.

Il existait déjà à l'époque de solides formations universitaires en épidémiologie aux États-Unis. Mais elles étaient orientées vers la recherche plus que vers la surveillance et l'investigation des épidémies. Les USCDC ont donc investi dans la formation d'épidémiologistes « de terrain », à la fois solides sur les bases méthodologiques, mais aussi capables de « bricoler », une épidémiologie qui m'a été présentée comme « quick and dirty », impure, mais rapide. Ces épidémiologistes sont regroupés dans un corps « *d'Epidemiology Intelligence Service (EIS)* ».

À plusieurs reprises, la France a dû faire venir une équipe d'EIS. En 1981, une épidémie de légionellose a touché le nouvel hôpital Bichat à Paris. Cette maladie avait été révélée en 1976 par les épidémiologistes des USCDC lors d'une épidémie survenue chez des légionnaires en congrès à Philadelphie en 1976. L'équipe américaine a mis en évidence le rôle de la climatisation de l'hôpital Bichat.

En 1988, un épisode catastrophique d'inondation a touché la ville de Nîmes. Le bilan n'était « que » de huit morts, ce qui n'était pas cohérent avec la violence de l'événement. Des rumeurs de décès cachés ont commencé à circuler. Le professeur Jean-François Girard à la direction générale de la santé a fait appel à l'EIS qui a réalisé en quelques jours un modèle d'enquête « quick and dirty » que je continue de présenter aujourd'hui à mes étudiants. Elle a montré que compte tenu de l'heure très matinale de l'inondation, peu de personnes étaient dans la rue ; elles n'ont pas été exposées à la fureur des flots qui se déversaient dans la ville. Le risque observé était cohérent avec la moyenne des épisodes analogues. Une demi-heure plus tard, les enfants auraient été sur le chemin de l'école et cela aurait été terriblement meurtrier. Les rumeurs ont cessé dès la publication des résultats.

Qu'il ait fallu faire venir des épidémiologistes américains pour un travail aussi trivial a été habillement utilisé par le professeur Girard pour convaincre les ministres de la Santé, notamment Simone Veil, que la France ne pouvait pas continuer de se ridiculiser ainsi. C'est ainsi que Santé publique France existe aujourd'hui.

Dans les années 1990, une petite vingtaine d'épidémiologistes français avaient été formés par les USCDC. Grâce à ce noyau, et sous l'impulsion du professeur Jacques Drucker, lui-même formé en épidémiologie aux États-Unis, avec l'appui des USCDC et de la fondation Mérieux, un programme de formation à l'épidémiologie de terrain a été implanté en France. Vingt professionnels, c'est une chose. Quand vous en avez 300 regroupés dans une association EPITER, dont j'ai été le vice-président, cela s'appelle une masse critique et c'est ce qui a permis le développement de la surveillance épidémiologique en France.

La contribution des USCDC à la santé publique mondiale est considérable[1]. Pour moi, le repérage du début de l'épidémie de **sida** en juin 1981 à partir de 5 cas californiens d'une même maladie infectieuse chez des hommes jeunes en bonne santé ayant des rapports sexuels avec d'autres hommes est leur plus grand fait d'armes.

En prenant mes fonctions à la direction générale de la santé en août 2003 après la terrible **canicule**, j'ai demandé un appui aux USCDC qui avaient l'expérience de nombreux épisodes de canicules. Leur expertise a permis de gagner un temps précieux dans l'élaboration du plan de lutte contre les canicules, dont la première version était prête au printemps de 2004.

Le modèle des USCDC a essaimé partout dans le monde (ECDC, en Europe). Mais personne n'a encore leur force de frappe. Il est menacé par la démagogie trumpienne, mais je reste confiant, tant le besoin est évident et la santé une valeur forte.

---

[1] www.cdc.gov/museum/timeline/1940-1970.html

CHAPITRE 7

Quelques figures de la santé publique

Dans ce chapitre, je présente quelques personnalités qui ont joué des rôles notables en santé publique. Il y a ceux qui ont joué un rôle historique majeur et ceux qui m'ont influencé et beaucoup appris. Cette sélection est subjective et n'a pas de prétention historique.

Je les ai choisis soit parce qu'ils incarnent une science au service de l'action, soit parce qu'ils incarnent une vision démocratique de la santé publique.

7.1. Les figures historiques

Hippocrate, l'incarnation de l'universel

Que s'est-il passé en Grèce au Ve siècle avant notre ère pour que soient inventés, en quelques années, dans un élan d'universalisme, la philosophie, le théâtre, la démocratie, la république, la géométrie et... l'épidémiologie ?

Je ne sais pas comment expliquer ce miracle. Jacqueline de Romilly[1] souligne que le polythéisme sans prêtres des Grecs les protégeait de toute sujétion et qu'il donnait la primauté à l'Homme dans un esprit de tolérance.

Il faut en effet une certaine ouverture d'esprit pour reconnaître que la maladie n'est pas seulement une question individuelle, mais qu'elle a aussi des déterminants extérieurs qui « s'abattent sur le peuple », comme l'indique l'étymologie du mot épidémiologie. Il faut une curiosité d'ordre scientifique pour s'interroger sur les causes du mal en refusant les explications divines. Et il faut une volonté émancipatrice pour dépasser les apparences et s'interroger sur ce qui est vrai, comme le fait Platon dans le mythe fondateur de la caverne.

Périclès, Socrate, Platon, Thucydide, Hérodote, Pythagore, Hippocrate, etc. : tous ces personnages qui ont une réputation universelle ne sont pas identifiés par un prénom et un nom comme on le fait habituellement. Pour ce qui nous intéresse ici, le nom complet d'Hippocrate est Hippocrate de Cos. Les Grecs indiquaient ainsi l'origine des personnes.

Hippocrate n'a pas grandi dans le creuset athénien. Il semble qu'il ne soit jamais venu à Athènes même si l'île de Cos faisait partie de l'espace athénien. Ce qui indique que les fondements de la société grecque de l'époque étaient largement répandus. Il est né vers 460 et mort en 377 avant Jésus-Christ.

Tous les textes hippocratiques montrent une volonté de refuser les explications venant du sacré pour s'intéresser à celles qui viennent de la nature, du climat, de l'environnement, de l'alimentation et de l'homme. Pour

---

[1] Romilly J. *Pourquoi la Grèce ?* Le Livre de poche, 1992.

cela, il faut décrire aussi objectivement et rationnellement que possible les signes et les symptômes, repérer les régularités qui vont leur donner un pouvoir de prédiction. Dès lors, la médecine peut faire l'objet d'un enseignement par capitalisation des observations et bien plus tard, c'est ainsi que la médecine moderne va se construire.

Avec Hippocrate, la médecine devient un champ distinct et spécifique avec ses propres règles d'acquisition des connaissances. C'est une science et un art. La dissymétrie de la relation entre l'homme souffrant et son thérapeute impose une éthique qui est universellement reconnue et que résume le serment prononcé par tous les nouveaux médecins : « Je jure par Apollon, médecin, par Asclépios, par Hygie et Panacée, par tous les dieux et toutes les déesses, les prenant à témoin que je remplirai, suivant mes forces et ma capacité, le serment et l'engagement suivant. »

Parmi les textes hippocratiques les plus célèbres, il y a le traité « *Des airs, des eaux et des lieux* » que l'on peut considérer comme le premier texte écologique et plusieurs traités sur les épidémies. La légende dit qu'appelé en consultation sur l'île de Thasos, Hippocrate constate que tous les adolescents souffrent d'un gonflement du cou (on sait aujourd'hui qu'il s'agissait vraisemblablement des oreillons, une maladie virale qui touche les glandes salivaires, en particulier la parotide). Quelque chose s'était « abattu sur le peuple » et c'est là qu'il aurait forgé les notions d'épidémie et d'épidémiologie.

Il ne faut pas magnifier Hippocrate parce que l'on manque de sources historiques fiables et que beaucoup de légendes non vérifiables ne permettent pas de savoir ce qui lui revient vraiment. Mais à coup sûr, il incarne une vision du monde qui ouvre la voie à la santé publique en tant qu'approche populationnelle et holistique de la santé.

Louis Pasteur, le géant

Dans un village au fin fond du Mexique, j'ai vu une rue Pasteur. Pas de rue Einstein, ni Darwin, ni Newton, ni Curie. Non, une rue Pasteur, et là, je me suis dit qu'on avait vraiment à faire à un géant de la science, qui est devenu plus populaire que d'autres géants, parce que ses découvertes ont eu des conséquences sur ce que chacun a de plus précieux : la santé. Peu de scientifiques ont vu leur découverte se traduire par un nom commun : pasteurisation.

Ses apports sont connus, tous majeurs pour la santé de la population : méthode expérimentale, théorie des germes, vaccination. Chacun aurait mérité un prix Nobel s'il avait existé à l'époque de Pasteur. Son collègue allemand, Robert Koch, l'a obtenu. Tous les deux incarnent la biologie moderne naissante.

Louis Pasteur (1822-1895) : physicien autant que chimiste, fondateur de la stéréochimie en révélant l'asymétrie du vivant et de la microbiologie, botaniste, membre de l'Académie de médecine sans être médecin, avocat de l'asepsie. Il n'a pas inventé la vaccination, mais il en conçoit la fabrication industrielle et ouvre la voie à l'immunologie. C'est un génie protéiforme qui dira : « Dans les champs de l'observation, le hasard ne favorise que les esprits préparés ».

Normalien, doyen de l'université de Lille, directeur des études de l'École normale supérieure, professeur à la Sorbonne, académicien de Médecine et de Science ainsi que de l'Académie vétérinaire et pour finir de l'Académie française, proche de Napoléon III et célébré par les républicains : bref, un des hommes les plus puissants et les plus respectés de son temps, dans son pays comme ailleurs, maîtrisant les rouages institutionnels, bénis par des industriels et des éleveurs qu'il a sauvés de la faillite.

Et quel choix fait-il pour l'Institut Pasteur proposé par l'Académie des sciences ? Un département ou une chaire universitaire ? Non. Une grande école publique ? Non : un établissement de statut privé financé par une souscription nationale. C'est dire s'il avait compris que les conservatismes et les corporatismes académiques feraient obstacle à l'émergence de nouvelles disciplines scientifiques. Lui, qui n'était pas médecin, avait compris que les facultés de médecine qui continuaient à l'époque d'enseigner la théorie des humeurs, le rôle des miasmes et les saignées ne pouvaient pas accueillir en leur sein les notions de microbes, de contagion, d'immunité et d'asepsie, sauf à y être poussées par des forces externes.

Pour être juste, il faut mentionner quelques zones d'ombre. Si sa rigueur et sa ténacité scientifique sont incommensurables, sa soif de convaincre a pu l'amener à tordre la réalité, en particulier quand un des enfants qu'il a traité contre la rage est mort quelques semaines après les injections du vaccin antirabique. Aujourd'hui, on ne pourrait plus prendre ce genre de risque sur la base d'une décision individuelle sans obtenir un accord d'un comité d'éthique et c'est une bonne chose. Koch n'est pas exempt, non plus, de ce genre de reproches.

« Au lieu de s'ingénier à tuer les microbes dans les plaies, ne serait-il pas plus raisonnable de ne pas en introduire ? » Cette phrase méritait bien une rue dans une bourgade mexicaine. Il est regrettable que tant de découvertes majeures pour la protection de la santé (auxquelles il est juste d'associer Ignace Semmelweis (1818-1865), Joseph Lister (1827-1912) et Alexander Flemming (1881-1955)) ne se soient qu'imparfaitement traduites au bénéfice des populations et que le péril infectieux ne soit pas mieux maîtrisé.

La France a Pasteur. L'Allemagne a Koch. L'Europe de la santé s'est construite sur les épaules de ces deux géants. Ce ne sont pas des modèles de démocratie, mais ils nous ont apporté les fondements scientifiques de la santé publique moderne.

Robert Koch, l'autre géant

Il y a des « matchs » (dans tous les sens du terme) fascinants. Tout les oppose, tout les rassemble. Louis Pasteur, chimiste, est associé à la pasteurisation, mais aucun microbe ne porte son nom. Robert Koch (1843-1910), médecin, n'est associé à aucun nom commun, mais le bacille de la tuberculose porte son nom. Le premier est mort avant que le premier prix Nobel de médecine soit décerné (1901) et on ne voit pas comment il ne l'aurait pas obtenu. Le second l'a eu en 1905. Le premier n'était pas médecin, Robert Koch a eu une carrière médicale fournie. Pasteur a privilégié la voie vaccinale. Koch, la voie médicamenteuse. Le Français avait une vision individualiste de la maladie. L'Allemand s'est intéressé au phénomène épidémique et aux approches populationnelles pour le contrôler.

Koch a posé les bases du contrôle des **épidémies** à partir des éclosions de fièvre typhoïde : tester, tracer, isoler, ce que l'on aurait dû faire dès le début de l'épidémie de covid-19. Il prône le diagnostic à grande échelle, le dépistage des porteurs asymptomatiques, l'isolement des personnes ayant une coproculture positive. Il faut pour cela des intervenants de santé publique et des laboratoires de diagnostic. Si on faisait cela sérieusement, Koch pensait qu'un vaccin était inutile.

Sur la balance de la science, les plateaux sont équilibrés. Koch et Pasteur sont différents, mais complémentaires, mais avec un point commun intangible : observer avec curiosité, décrire avec rigueur, associer les observations de façon critique, expérimenter avec méthode, privilégier les faits sur les opinions.

Ce sont deux géants jumeaux. Institut Pasteur à Paris ; Institut Koch à Berlin.

Parmi tous les microbes isolés par Koch, il y a le *Vibrio cholerae*. John Snow avait apporté la preuve épidémiologique de sa transmission par l'eau souillée. Robert Koch en apporta la preuve bactériologique. C'est habituel, la connaissance épidémiologique a souvent précédé la connaissance microbiologique.

Koch et, semble-t-il, son maître Henle ont proposé des postulats pour affirmer qu'une maladie est causée par un microbe :

1. Le microorganisme doit être présent chez tous les organismes malades et absent des organismes sains.
2. Le microorganisme doit pouvoir être prélevé sur un organisme malade et mis en culture pure et stable sur plusieurs générations.
3. Le microorganisme prélevé sur un organisme malade et mis en culture peut être inoculé à un nouvel organisme qui développe alors la maladie avec tous ses symptômes.
4. Le microorganisme isolé de cet organisme doit être identique à celui précédemment isolé.

Ce fut longtemps un guide précieux. Mais avec les progrès de la science, ils ne sont plus exacts. Une même maladie peut être créée par plusieurs germes (les angines, les septicémies) ; des microbes peuvent créer plusieurs maladies (le virus de l'hépatite B, celui du sida) ; certains germes pathogènes ne sont pas cultivables (le virus du sida, les mycoplasmes) ; il existe des porteurs sains de microbes (notamment du bacille de Koch ! Le SARS-CoV-2, le méningocoque) ; certains germes, en particulier des virus, peuvent muter en changeant d'hôte.

Koch et Pasteur ont pu se tromper et jouer avec l'honnêteté, peut-être poussés par la préservation de leur réputation ou l'appât du gain. Avec la tuberculine, Koch a affirmé trop vite, oubliant ses propres postulats, avoir trouvé le traitement de la tuberculose.

Au regard des services rendus à l'humanité, je pense qu'on peut leur pardonner.

John Snow, mon héros

C'est mon héros. Pourquoi ? Parce qu'en quelques semaines, au mitan du XIXe siècle, il a inventé l'épidémiologie moderne, trouvé la cause du choléra, inventé et mis en œuvre le principe de précaution.

Quand le Conservatoire national des Arts et Métiers m'a attribué des locaux pour la chaire et le laboratoire que je dirigeais, il y avait trois grandes salles à qui je voulais donner un nom en relation avec l'objet du travail de notre équipe : la surveillance, l'évaluation et la prévention des risques pour la santé. Le choix n'était pas facile et cela a fait l'objet de débats intéressants. Louis Pasteur s'imposait. Comme son nom commence par un p, nous avons ainsi nommé la salle du premier étage. Comme beaucoup de nos travaux concernent les risques professionnels, la figure de Bernardino Ramazzini (1633-1714), dont le *Traité des maladies des artisans* est fondateur de la médecine du travail, était logique. Avec un raisonnement analogue, nous lui avons attribué la salle du rez-de-chaussée. Restait le sous-sol et là, sans hésiter, c'est John Snow (1813-1858) qui a gagné. Grâce à lui, une multitude de vies humaines a été sauvée. Sa découverte que le choléra est d'origine hydrique a débouché sur les travaux d'assainissement de l'eau, alors que jusqu'à lui, le choléra était attribué aux « miasmes ». Même sans cette correspondance de lettre, nous aurions célébré son nom. Le prix Nobel aurait-il existé à cette époque qu'il l'aurait mérité.

Les jeunes chercheurs qui arrivent chez nous s'étonnent que ce nom très connu des fans de la série *Games of Throne* ait sa place chez nous. Alors, je leur explique que John Snow est le premier à avoir fait prendre une décision de santé publique sur la base d'un risque mesuré et qu'il a stoppé une épidémie de choléra, dix ans avant que Louis Pasteur formule la théorie des germes et trente ans avant que Robert Koch identifie le *vibrio cholerae*, le microbe responsable du choléra.

Nous sommes à Londres en 1854. John Snow est déjà un médecin connu, accoucheur de la reine Victoria chez qui il a utilisé le chloroforme comme anesthésiant. Quand l'épidémie débute, son réflexe est de décrire les caractéristiques des décès : leur âge et leur sexe, leur lieu d'habitation et la compagnie distribuant l'eau dans les pompes avoisinant celui-ci. Ce temps descriptif a permis de montrer un foyer de cas autour d'une pompe, celle de *Broad Street*, dans le quartier de *Soho*. Partant de ce fait, John Snow a soulevé l'hypothèse que le choléra était transmis par l'eau de cette pompe. Il réalisa alors ce qu'on appelle aujourd'hui une enquête cas-témoins[1]. En bref, il y avait deux compagnies qui distribuaient l'eau à Londres, l'une qui prélevait l'eau de la Tamise au niveau de la ville, donc une eau très polluée, et l'autre, qui était prélevait l'eau dans une partie moins souillée du fleuve. Dans les habitations desservies par la première, il y avait cinq fois plus de décès par choléra que dans celles desservies par la seconde.

Le 8 septembre, John Snow, malgré le scepticisme des milieux médicaux, a réussi à convaincre les autorités londoniennes de mettre la pompe de Broad Street hors d'usage. L'intensité de l'épidémie s'atténua et, à la fin du mois, elle était terminée. Au cours des deux années qui suivirent, une législation obligeant les fournisseurs d'eau à s'assurer de leur potabilité fut promulguée. Je ne vais jamais à Londres sans boire une bière au *John Snow pub* en face de l'emplacement de la pompe dans *Broad street*. L'original de la pompe est conservé à la *London School of Hygiene and Tropical Medicine*.

Cette démarche résume l'ensemble des méthodes qui peuvent être mises en œuvre en épidémiologie pour étudier une maladie dans la population, identifier ses causes et agir de façon rationnelle. Elle fait de John Snow le précurseur du principe de précaution : l'épidémiologie a permis d'agir efficacement dans l'incertitude, alors que l'agent responsable du choléra ne sera identifié que trente ans plus tard. Il était suffisant pour prévenir la maladie que l'on sache que cet agent était transmis par l'eau.

Agir efficacement sans connaître la cause microbienne d'une maladie transmissible est un des grands apports de l'épidémiologie. Un peu avant Snow, un médecin prussien (Rudolf Virchow, 1821-1902) avait investigué une épidémie de typhus en Haute-Silésie. Le microbe responsable n'était pas connu non plus (une bactérie transmise par le pou et la puce du rat), mais Virchow constata que la promiscuité et la malnutrition, tout facteur dont l'État ne s'occupait pas, étaient associées à la fréquence de la maladie. Ce qui lui fit dire que la médecine est une science sociale et que « la politique n'est rien d'autre que la médecine en grand ».

Volonté de rendre service, clairvoyance, courage, raison, rigueur, observation : cela mérite bien le nom de héros. John Snow mériterait à tout le moins une série dont il serait la figure centrale non pas pour gagner le pouvoir,

[1] Je raconte l'épisode en détail dans mon livre *Les fondamentaux de l'épidémiologie*. Presses de l'Ehesp, 2021.

mais pour sauver des vies.

7.2. Les scientifiques

Je ne peux pas ici évoquer les centaines de scientifiques qui ont compté en santé publique. Mais je veux rendre hommage à ceux qui ont compté pour moi, soit par leur niveau d'excellence, soit par leurs engagement démocratique.

Lucien Abenhaim, le scientifique incorruptible

Il est plaisant que l'ordre alphabétique mette en premier ici celui qui est un ami cher et pour qui j'éprouve des sentiments fraternels.

Médecin et épidémiologiste mondialement réputé pour ses travaux sur les médicaments, porteur d'une vision de la santé publique qui articule la science et la pratique, il n'a de diplômes ni en épidémiologie ni en santé publique. Comme créateur d'entreprises de recherche en épidémiologie, il a inventé des méthodes originales pour évaluer les effets des médicaments dans la vie réelle et c'est un des fondateurs et pionniers d'une discipline scientifique, la pharmacoépidémiologie. Ses résultats en collaboration avec Lamiae Grimaldi (aujourd'hui professeure à l'université de Paris-Saclay, pharmacologue clinicienne de talent, un nom que je vous conseille de ne pas oublier) ont abondamment alimenté les revues scientifiques.

Tout cela était déjà suffisant pour susciter mon admiration et justifier sa place ici, mais il y a eu encore plus impressionnant. Dans les années 1990, alors qu'il était professeur d'Épidémiologie à l'université McGill de Montréal, il parvient à faire financer par le Laboratoire Servier une étude sur les effets indésirables mortels possibles des coupe-faim, dont un produit de ce laboratoire, la fenfluramine. Son étude a confirmé cette hypothèse. Elle a été publiée dans la meilleure revue médicale du monde *The New England Journal of Medicine*. Des pressions énormes se sont exercées sur lui. Car, au lieu de se réfugier dans la conclusion facile et habituelle de trop de publications sur le mode « d'autres recherches sont nécessaires », il conclut formellement à la causalité entre la fenfluramine et les atteintes cardiopulmonaires et mène un combat en Europe et aux États-Unis pour faire reconnaître ce risque.

Cette conclusion a permis le retrait de cette molécule sur le plan international en 1997 et a été citée comme fondatrice de la décision du juge pour condamner Servier en 2023 dans l'affaire du Médiator, une molécule proche.

Lucien Abenhaim a évité des milliers de morts. Il incarne une santé publique de combat, qui met la science avant toute chose, qu'aucune pression ne fait dévier de la route d'honneur qu'il a suivie toute sa vie.

Cela l'amènera à être sollicité pour prendre le poste de directeur général de la santé en 1999. Il me proposera alors de le rejoindre comme un proche collaborateur.

Goldberg Marcel, le pionnier

Je suis au début de mon internat. Je me présente au choix et je vois un poste en informatique médicale à l'hôpital de la Pitié-Salpêtrière. Nous sommes en 1977 et je me dis, informatique et médecine, cela mérite-t-il d'être exploré ?

Comme de coutume, je me présente au « patron », le professeur François Grémy (1929-2014). Il m'accueille avec bienveillance et m'explique qu'il n'a pas souvent eu des internes et qu'il n'a pas de missions spécifiques pour eux. Il a quatre équipes dans son service. Il me propose de les visiter chacune pendant une semaine et de revenir le voir avec des propositions.

Sur ce, le docteur Marcel Goldberg, qui n'était pas encore professeur, entre dans le bureau et François Grémy me dit, « voilà, commencez avec Marcel, c'est un informaticien, il veut développer l'épidémiologie ». Je me retrouve dans une équipe, le groupe d'étude et de recherche sur les systèmes de santé, le GERSS. Marcel me demande : « l'épidémiologie, ça te dit quoi ? » Réponse : « à part de cycle de l'anophèle femelle qui transmet le paludisme, pas grand-chose, on ne m'en a pas parlé pendant mes études ». Marcel : « je vois, il va y avoir du boulot ».

Il me donne un livre en me précisant que c'est le seul livre d'épidémiologie en français, écrit par Milos Jenicek, d'origine tchèque, professeur à l'université McGill de Montréal. C'est une révélation. Après mon bac, j'avais hésité entre les mathématiques et la médecine. Je n'étais pas doué en maths, cela me demandait beaucoup de travail, mais je trouvais intéressant cet exercice d'abstraction appliquée. De l'autre côté, la dimension humaine de la médecine me motivait aussi et ce choix l'a emporté. Et là, je vois la possibilité de concilier les deux : étudier la santé avec des outils quantitatifs. Je n'ai pas visité les trois autres équipes du professeur Grémy.

Avec une ténacité admirable, Marcel Goldberg a patiemment construit les pièces d'un puzzle qui l'a amené à se spécialiser en épidémiologie des risques professionnels. Collaborant avec Électricité et Gaz de France, il a bâti une des premières cohortes françaises. Une cohorte, c'est un ensemble de personnes que l'on suit dans le temps. Il a fait appel au volontariat des gaziers et électriciens qui ont constitué la cohorte « GAZEL » qui a suscité des milliers de publications scientifiques.

Plus récemment, il a mis sur pied avec la professeure Marie Zins, une des plus grandes cohortes du monde : un échantillon représentatif de 200 000 adultes français, âgés de 18 à 69 ans à l'inclusion, tirés au sort parmi les consultants des centres d'examens de santé de la Sécurité sociale qui s'intitule

Constances[1] pour Consultants des centres d'examens de santé. C'est une plateforme ouverte à tous les chercheurs du monde qui peuvent y greffer leur projet. Il y en a déjà plus de 150.

Mon parcours professionnel a été moins persévérant et plus éclectique que celui de Marcel Goldberg. Mais nous sommes toujours restés proches. Je lui dois de m'être ouvert à des perspectives bien plus larges que ce que procuraient les études médicales. Seule la science l'intéresse, pas les postes honorifiques, pas les honneurs. Toujours modeste, des dizaines d'élèves lui doivent, comme moi, leur parcours.

Il n'est pas le seul qui a permis de construire l'épidémiologie française. Une équipe de polytechniciens autour de Daniel Schwartz (1917-2009) a aussi joué un rôle important. Mais par l'originalité et l'ampleur des projets qu'il a construits, je tiens le professeur Marcel Goldberg comme un des principaux pionniers de l'épidémiologie en France.

France Lert, la science et l'engagement au service de la justice sociale

Une des plus grandes spécialistes de santé publique que je connais, une compétence acquise en scientifique et praticienne, sans avoir de diplôme dans ce domaine.

J'ai rencontré France en 1978 dans l'équipe de l'Institut national de la Santé et de Recherche médicale que dirigeait Marcel Goldberg, dont elle prendra la direction en 2005. C'était au début de ma carrière et nos chemins n'ont cessé de s'entrecroiser. Ce n'est pas sa formation en économie qui compte. Quelle que soit la problématique sur laquelle France travaille, elle en analyse très vite les enjeux avec une pensée stratégique qui m'a toujours impressionné.

Qu'il s'agisse de la tuberculose, des conditions de travail des soignants, du sida, de la toxicomanie, des médicaments, des migrants, de l'administration de la recherche, elle nomme les nœuds à travailler pour déclencher des actions de santé publique avec un impératif de justesse scientifique et de justice sociale.

À la direction générale de la santé, quand Lucien Abenhaim m'a fait venir à ses côtés, nous avons créé ensemble la cellule d'appui scientifique. Ce petit groupe de chercheurs et de praticiens était à la disposition des bureaux pour les aider à intégrer les données scientifiques dans leurs propositions. Puis, elle a rejoint Didier Jayle quand il a présidé la mission interministérielle de lutte contre la drogue et la toxicomanie.

Elle excelle en conception des politiques publiques de la recherche et de la santé. Et pour commencer, par formuler des diagnostics pluridisciplinaires, intégrant l'économie, la sociologie et l'épidémiologie. Dans ses analyses stratégiques, il y a une constante : prendre en compte les déterminants sociaux

[1] www.constances.fr

pour lutter contre les inégalités, comme elle l'a encore fait récemment comme présidente de l'association « Vers Paris sans sida ».

J'ai en tête, par exemple, que dès 2010, elle avait compris que l'approche « traitement comme outil de prévention » devait s'intégrer dans la stratégie de lutte contre le sida qui ne pouvait pas reposer exclusivement sur la promotion de l'usage du préservatif. Je me souviens aussi que, si elle reconnaissait que l'augmentation de certaines taxes sur le tabac, l'alcool, l'essence pouvait avoir une efficacité préventive, elle soulevait le fait que cela était injuste pour les plus pauvres qui avaient plus de difficultés à sortir de leurs dépendances, y compris pour la voiture, pour toutes sortes de raisons, notamment les contraintes dans leur vie quotidienne.

Je me suis souvent demandé ce qu'il fallait acquérir pour avoir un tel niveau de compétences en santé publique. La réponse que nous offre France Lert est l'assemblage de la science, de la conscience sociale et de l'engagement.

7.3. Les intellectuels

Attali Jacques, le prophète polymorphe

On ne présente plus Jacques Attali (major de l'École polytechnique), ingénieur, énarque, docteur en sciences économiques, écrivain, homme politique, banquier, chef d'entreprise, chef d'orchestre, conférencier hors pair qui peut tenir un discours structuré d'une heure sans notes écrites.

Il figure ici parce qu'il a publié en 1979 un livre, *L'Ordre cannibale* (Grasset), que j'ai lu alors que j'étais étudiant au Québec et qui m'a fasciné. Balayant dans une vaste fresque l'histoire de la médecine et des rapports entre les Hommes et le mal, il m'a fait comprendre deux choses importantes pour la santé publique.

En premier lieu, il y a le passage où il présente les principes d'hygiène promus par le régime nazi. Rien de choquant : porter attention à sa santé, à ses dents, faire du sport, manger sainement (fruits et légumes), ne pas fumer, faire attention à l'alcool, aller à l'air pur, dormir neuf heures par nuit, etc. Il y a aussi les pages où il explique le rôle du discours médical et du pouvoir médical dans la stratégie de prise de pouvoir du parti nazi.

Bon, admettons. Mais voilà qu'un médecin nazi déclare : « autrefois, le médecin s'occupait de l'individu. Aujourd'hui, il est au service du peuple allemand. » Là, j'ai réalisé que la santé publique n'était pas une question de ministères ni une question technique. Ses principes s'inscrivent dans un régime de valeurs qui fait qu'elle peut être émancipatrice ou oppressive. Pour le régime nazi, le corps des jeunes ne leur appartient pas, il appartient au peuple. Il faut une race aryenne en santé pour produire et faire la guerre.

En second lieu, Jacques Attali explique que des rapports sociaux vont être remplacés par des prothèses. Il évoque l'automobile, prothèse du déplacement, la machine à laver, prothèse de l'entretien, les copies de vie, les prothèses de reproduction, « extension absolue de la marchandise à l'homme lui-même, déjà vendeur de sa force de travail consommée par la classe capitaliste, futur consommateur de copies de l'homme vendues par le capital. » Or, à l'époque, il n'y avait ni Internet ni la notion d'intelligence artificielle. C'était étonnamment prémonitoire.

Ces deux idées fortes m'accompagnent en permanence, de même que la dimension prophétique qui s'est exprimée dans un livre remarquable : *Une brève histoire de l'avenir* (Fayard, 2006).

Beck Ulrich, le penseur de la modernité

Ulrich Beck (1944-2015) fait partie des pionniers qui, comme Patrick Lagadec en France, ont compris dès les années 1970 que les risques auxquels nous faisions désormais face avaient changé de nature. En particulier, que nous dit-il des risques sanitaires ?

Beck incarne le meilleur de la pensée allemande faite d'humanisme, de rigueur, d'une réflexion qui allie la philosophie, l'éthique, la sociologie, la psychologie et l'économie. Alors que le terme de risque est si chargé de malentendus, Beck en a donné une définition lumineusement simple et profonde que tous mes étudiants connaissent : « un événement non encore survenu qui motive l'action ».

Surtout, il a montré comment et pourquoi le développement industriel de nos sociétés était intrinsèquement créateur de risques faits d'incertitudes radicales. Mais il n'y a rien de dénonciateur ou de pessimisme dans la pensée de Beck. Certes, il considère que notre capacité à générer des risques est supérieure à celle de les maîtriser. Mais il fournit aussi des clés pour se mobiliser, pour réagir. Des clés qui précisément appellent à plus de démocratie, de lucidité, de débat social, de responsabilité. Des clés qui demandent de mettre l'humain au cœur de nos décisions et de nos actions. Des clés qui appellent à une gouvernance mondiale des risques que les nouvelles technologies de communication rendent possibles.

Les risques de la modernité, selon Beck, effacent une triple frontière : spatiale, temporelle et sociale. Les risques ne sont plus locaux, on ne peut pas simplement s'en protéger en construisant des barrières, en s'isolant. Leurs conséquences ne sont pas qu'immédiates, ils ne concernent pas spécifiquement une catégorie sociale. Pour Beck, la répartition mondiale et sociale des risques sera un déterminant de l'histoire au même titre que la répartition du capital au 20e siècle. Nous sommes une « *société du risque* », le titre de son livre pionnier[1].

Il nous montre que ce que nous sommes en train de vivre, c'est que les risques ne sont pas que technologiques et que les innovations techniques

[1] Beck U. *La Société du risque : Sur la voie d'une autre modernité.* Aubier, 2001,

peuvent servir la démocratie comme le fanatisme. Les menaces qui pèsent sur les humains ne sont plus tant d'origine naturelle que d'origine anthropique. Au point que l'on peut même dire que les catastrophes naturelles ne sont plus aussi naturelles que cela. Cette situation a tendance à faire naître des engagements de nature quasi religieuse entre ceux qui pensent qu'une nouvelle technique est sûre tant qu'on n'a pas démontré qu'elle pouvait être dangereuse et certains adeptes extrémistes du principe de précaution pour qui aucune innovation n'est inoffensive tant qu'on n'a pas réussi à prouver qu'elle est sans danger.

Beck nous dit qu'il nous faut réfléchir urgemment aux mécanismes de liens sociaux qui seuls peuvent nous permettre de combattre les menaces systémiques qui pèsent sur nous. Dans un monde marqué par une forte poussée individualiste, la notion de risque introduit un lien potentiel créateur de solidarité. Elle incite à développer nos capacités d'anticipation. Les solutions ne seront jamais purement techniques. « La mobilisation sociale sans données scientifiques est aveugle, mais d'un autre côté, la mobilisation scientifique qui n'est pas relayée par une prise de conscience sociale est stérile. » Du point de vue d'une santé publique éclairée, tout est dit.

Albert Camus, le talent et l'engagement

Faire le lien entre Albert Camus (1913-1960) et la santé publique, c'est évidemment évoquer son roman *La peste* (1947) qui peut se lire comme une allégorie de la montée du nazisme, du régime pétainiste et plus généralement des réactions humaines face aux menaces communes et incertaines.

Effectivement, ce roman que je lis et relis est une source inépuisable de réflexions sur la santé publique. Au travers du docteur Rieux, on traverse la triade classique : négation du risque – atténuation de sa gravité – et quand il est réalisé et grave, recherche des boucs émissaires. Tellement justes sont les pages relatives à la décision sous incertitude devant l'alerte. Deux citations l'expriment fortement. « Les fléaux, en effet, sont une chose commune, mais on croit difficilement aux fléaux lorsqu'ils vous tombent sur la tête. » Les êtres humains ont un cerveau qui les rend capables d'anticipation, ce qui, de façon générale, les distingue du monde animal. Mais ce n'est pas à cela qu'il l'utilise fréquemment. La pression du court terme écrase toute réflexion et on ne réalise pas que c'est suicidaire.

Et puis, il y a cette scène si réaliste que j'ai vécue de façon analogue avec des responsables politiques ou préfectoraux. C'est le dialogue entre le docteur Rieux et le préfet :

« – La question, insista Rieux, n'est pas de savoir si les mesures prévues par la loi sont graves, mais si elles sont nécessaires pour empêcher la moitié de la ville d'être tuée. […]

– Votre pensée, dit le préfet, serait que, même s'il ne s'agissait pas de la peste, les mesures prophylactiques indiquées en temps de peste devraient cependant être appliquées. [...]

– La formule m'est indifférente, dit Rieux. Disons seulement que nous ne devons pas agir comme si la moitié de la ville ne risquait pas d'être tuée, car alors elle le serait. »

Nous sommes là cinquante ans avant que le principe de précaution émerge. Il faut une compréhension profonde de la psychologie humaine pour écrire un tel dialogue. Tout dans le roman annonce le chaos créé par des épidémies comme le **covid-19** : décision de confiner ou pas, réactions délirantes de certains, charlatans qui vendent la solution qu'ils ont inventée, héros et lâches, solidarités et égoïsmes, science et religion, contagieux et symptomatiques.

Mais Camus, c'est aussi la lutte contre les inégalités, le sort inhumain que la France réserve aux populations qu'elle a colonisées, notamment en Afrique du Nord, « le malheur ouvrier ». Camus, c'est la Résistance et le journal *Combat*, une expérience qui lui servira pour écrire *La Peste*.

Dans son discours lors de la réception de son prix Nobel, il rend hommage à son instituteur, monsieur Germain, un passage que je ne peux pas lire sans avoir les larmes aux yeux et dans lequel il annonce les périls à venir : « Chaque génération, sans doute, se croit vouée à refaire le monde. La mienne sait pourtant qu'elle ne le refera pas. Mais sa tâche est peut-être plus grande. Elle consiste à empêcher que le monde se défasse. » C'est une bonne définition de la mission de la santé publique.

Mozart Wolfgang Amadeus, la musique comme bien-être

Mozart (1756-1791) dans un livre de santé publique ? Quel rapport me direz-vous ? Le rapport, c'est que je le considère comme un bienfaiteur de l'humanité. Il figure ici comme producteur de bien-être. J'avoue que c'est une coquetterie de ma part.

J'ai des connaissances limitées en musique, j'ai des goûts éclectiques et je suis incapable de parler savamment de l'œuvre de Mozart comme Eve Ruggieri a su le faire[1]. Pour moi, la musique est avant tout une source d'émotions et une ressource spirituelle. Voici quelques exemples de ce que la musique de Mozart m'inspire.

La symphonie concertante (KV 364) : quoi de mieux pour se mettre en forme le matin que le premier mouvement de cette symphonie qui offre un dialogue joyeux, délicat et enthousiaste entre le violon et l'alto ? Quelle plus belle lettre d'amour, tendre et poétique, que son deuxième mouvement ? Et ce troisième mouvement qui donne envie de bouger, de danser dans une atmosphère d'éveil printanier. Toute la journée en une symphonie.

---

[1] Ruggieri E. *Dictionnaire amoureux de Mozart*. Plon, 2017.

L'adagio de la sonate *Gran Partita* (KV 361), un rythme lancinant qui met en valeur la clarinette. Je l'écoute pour effacer une journée stressante.

Le *Confutatis maledictis flammis addictis* (« une fois les maudits confondus et livrés aux flammes ») du *Requiem* (KV 626) qui exprime la peur de la mort autant que l'espoir d'un apaisement de l'âme.

Le *Laudate dominum* (« Louons le seigneur ») des *Vesperæ solennes de confessore* (« Vêpres solennelles d'un confesseur », KV 339) empreint de sérénité, de sagesse et de recueillement. Une source d'inspiration, même si l'on n'est pas croyant.

Chaque fois que j'écoute un opéra de Mozart, je me dis que c'est celui-là que je préfère. *Die Zauberflöte* (« La Flûte enchantée », KV 620), bien sûr, peut-être d'ailleurs que Flûte enchanteresse aurait été une meilleure traduction. Le duo de Pamina et Pamino (« Pa-pa-pa-Papagena ! Pa-pa-pa-Papageno ! ») exprime tout ce que l'amour peut offrir de grâce et de joie. L'air de la Comtesse dans le troisième acte des *Nozze di Figaro* (« Les noces de Figaro », KV 492), immense plainte autant que cri d'amour et d'espoir. *Cosi fan tutte* (« Ainsi font-elles toutes » KV 588) avec son *Soave sia il vento*, (« que le vent soit doux ») qui dit la douceur d'un au revoir et la promesse d'une retrouvaille tendre. *Zaide* (KV 344) dont le *Ruhe sanft* (« repose-toi doucement ») incite à lâcher prise. *Die Entführung aus dem Serail* (« L'Enlèvement au sérail », KV 384) dont l'air de *Kostanze Ach ich liebte* (« Ah j'ai aimé ») préfigure la Reine de la nuit de la Flûte.

Je n'ai pas de sympathie pour le personnage de *Don Giovani* (KV 527), malgré sa revendication de liberté, ce qui ne peut pas l'autoriser ni à violer, ni à tuer, ni à mentir sans arrêt. Mais la musique est sublime. L'ouverture résume toute la trame et ne laisse aucun doute sur l'issue tragique, malgré quelques passages dans lesquels on devine qu'un autre destin était possible.

Mozart m'a fait découvrir et aimé la clarinette si moelleuse, langoureuse, veloutée, comme dans le Quintette pour clarinette en la majeur (KV 581), en particulier son adagio. Tantôt, il m'évoque l'amour, tantôt le deuil.

Outre la clarinette, l'instrument de mes émotions est le piano. Le violon ne m'apaise pas autant, mais il y a des exceptions comme le troisième concerto pour violon (KV 216) dont la tendresse infinie de l'adagio me permet de gommer les instants pénibles d'une journée.

Tout le piano de Mozart dans son apparente simplicité est un antistress d'une grande efficacité. Difficile de faire mon palmarès : l'andante de la sonate n° 7 (KV 309) ; le premier mouvement de la sonate n°8 (KV 310) ; l'andante de la sonate n°16 (KV 545) d'une douceur absolue ; l'adagio du concerto pour piano n°23 (KV 488) qui, selon mon humeur, est rêverie, solitude ou tristesse, mais d'une délicatesse sublime, une caresse pour les oreilles.

Sans oublier le chef-d'œuvre de Milos Forman (1932-2018) : Amadeus, Oscar du meilleur film en 1985, qui se termine par la sublime romance du concerto pour piano n°20 (KV 466) et qui met en valeur l'allegro du concerto n°22 (KV 482). Le scénario d'un Mozart tué sur ordre d'Antonio Salieri (1750-1825) n'est pas crédible, mais qu'importe, ce n'est pas un documentaire. Pas une année sans que je le revoie.

Mais pourquoi n'a-t-il pas vécu aussi longtemps de Joseph Haydn (1732-1809) que j'aime beaucoup aussi, mais qui ne m'atteint pas aussi profondément ? Que ne nous aurait-il pas alors offert ?

Les mélomanes me pardonneront, je l'espère, mon écoute de béotien. Je fais miens les propos de Jacques Attali : « La musique donne à entendre le meilleur de l'humain et permet d'espérer, dans une formidable utopie, quelque chose de beau et d'harmonieux. En cela, elle est consolatrice. »

7.4. Les praticiens

Mattei Jean-François, l'homme honnête et sincère

« Je veux réformer l'hôpital, la Sécurité sociale et la santé publique avec la création d'une grande école ». C'est ce que me dit le ministre de la Santé, de la Famille et des Personnes handicapées quand il me propose de rejoindre son cabinet peu de temps après la réélection de Jacques Chirac à la présidence de la République en 2002. Comment refuser ?

Si j'avais bien eu quelques activités militantes dans les années 1970 (comme tout le monde, ai-je envie de dire), je n'ai appartenu à aucun mouvement politique. Je me situe plutôt sur la gauche parce que je considère que les conditions sociales déterminent les parcours de vie et qu'on ne peut pas tout imputer aux individus même s'il revient à chacun de faire des efforts. En 2001, j'avais été élu professeur titulaire de la chaire « Hygiène et sécurité » du **Conservatoire national des Arts et Métiers**. La chaire dont je prenais la responsabilité n'était pas en bonne forme, il fallait la régénérer. J'avais accompagné **Lucien Abenhaim** comme directeur général de la santé pendant trois ans. J'étais à la fois satisfait de cette expérience et soulagé des tensions que crée une situation dans laquelle on réalise vite que l'on n'a pas les moyens de sa mission.

Bref, « faire du cabinet » n'était pas du tout dans mes plans. D'ailleurs, croyez-le ou pas, je n'ai jamais eu de plan de carrière. J'avais un fil directeur, la santé publique. Pour le reste, chaque carrefour de ma carrière a été choisi pour les qualités des hommes et des femmes que j'ai eu la chance de croiser.

J'avais rencontré le ministre quand il était député et qu'il avait rédigé un rapport remarqué sur la santé et l'environnement (intéressant pour un médecin généticien et bioéthicien). Un rapport qui avait permis de donner un contenu de santé publique à la loi sur l'air et l'utilisation rationnelle de l'énergie portée par Corinne Lepage en 1996. L'année suivante, nous avions échangé sur la mission de l'Assemblée nationale sur la **vache folle** dont il était rapporteur. Ces échanges m'avaient donné le sentiment rare pour un responsable politique d'un homme sincère croyant que la seule compétence assortie d'une grande capacité de travail était suffisante pour exercer des responsabilités politiques de premier plan. C'était sa principale faiblesse parce qu'en politique, seuls comptent finalement les rapports de forces. En voulant tout réformer à la fois pour donner une cohérence au système de santé, Jean-François Mattei multipliait inévitablement les ennemis du changement, donc les siens.

Alors, un homme sincère, respectable et respecté, qui me proposait de travailler avec lui pour réformer la santé publique, ce qui avait motivé mes grands choix professionnels. Cela ne se refuse pas.

Le ministre avait une vision de la santé publique et de la loi qui devait la porter. Il voulait affirmer que la politique de santé publique était la responsabilité de l'État et de lui seul. Ni l'assurance maladie ni les collectivités, l'État. Plus précisément, cette responsabilité s'exerçait dans la définition de la politique, de ses objectifs, de ses priorités ainsi que de son évaluation. Entre la définition et l'évaluation de la politique, le champ était ouvert aux acteurs privés dès lors qu'ils se conformaient à la volonté politique. Il voulait un grand établissement d'enseignement et de recherche en santé publique, ce sera l'École des hautes études en santé publique. Il voulait renforcer la capacité à faire face aux épidémies. En matière de dépendance et de toxicomanie, il souhaitait que l'approche de réduction des risques figure dans la loi.

Des centaines de spécialistes ont participé à la définition des indicateurs permettant de connaître les secteurs en progression et ceux qui demandaient des efforts accrus. Les priorités pour la période 2004-2008 étaient celles voulues par le président de la République – le cancer et la sécurité routière – auxquelles se sont ajoutées la lutte contre les violences, la santé environnementale et les maladies rares.

Jean-François Mattei a quitté le ministère en 2004, après les élections régionales. Il présidera alors la Croix-Rouge française de 2004 à 2013. Il a été critiqué pour la gestion de la canicule de 2003. En particulier pour un entretien rassurant donné à la télévision en tenue décontractée depuis sa résidence en Provence. La réalité est que s'il avait été alarmiste, ce qui n'était pas la volonté au sommet de l'État, cela n'aurait pas changé grand-chose, car rien n'était prêt pour faire face à cette catastrophe. Plus profondément, je pense qu'il a payé une erreur de communication. La règle au cabinet était que les conseillers ne pouvaient pas parler aux journalistes sans le filtre de sa directrice de la communication. Les journalistes y ont vu un signe de défiance et c'est de cela qu'ils se sont en quelque sorte « vengés ».

Je n'étais pas toujours d'accord avec lui, par exemple sur le Pacte civil de solidarité, mais on pouvait le lui dire. Il était ouvert à la critique, il écoutait et se donnait la peine d'expliquer pourquoi il décidait autrement que ce que je pouvais suggérer. Tant qu'il a été ministre, je n'ai jamais eu à exécuter un ordre contraire à mes convictions. Dans un ministère, il y a un patron et un seul, celui qui porte la responsabilité politique.

J'ai énormément apprécié les échanges intellectuels avec lui. Tout simplement parce que c'est un honnête homme. Un homme libre, un homme de dialogue. Un homme avec une vision humaniste et démocratique de la santé. Je suis fier d'avoir été à son service et à travers lui, au service de la Nation.

Gates Bill et Melinda, les ministres de la Santé du monde

Bill et Melinda Gates dirigent la plus importante fondation œuvrant pour la santé mondiale. La *Bill et Melinda Gates Foundation* (BMGF) est depuis des années le deuxième plus grand contributeur volontaire du budget de l'Organisation mondiale de la Santé (OMS), depuis le retrait des États-Unis. Est-il souhaitable qu'une fondation privée joue un tel rôle ?

Au-delà de son influence stratégique, la BMGF participe de façon majeure au façonnage de l'agenda mondial de la recherche et de l'intervention en santé, principalement dans le domaine des maladies infectieuses, incluant le sida, la tuberculose et le paludisme. Sa puissance financière (son budget d'environ 9 milliards $ est supérieur à celui de l'OMS), la qualité scientifique de ses équipes et conseillers, donnent à cette fondation une voix et des moyens inégalés pour contribuer à son objectif principal, qui est de créer les outils et produits de santé de demain pour la planète, notamment les outils numériques, biotechnologiques et les vaccins.

Si on considère que la santé publique est un bien commun mondial, une telle puissance privée peut choquer. Mais je n'aime pas les procès d'intention et je me dis que, dans l'état de faiblesse dans laquelle se trouve la santé publique dans le monde, il est heureux qu'une des plus grandes fortunes en ait fait sa raison d'être, quand d'autres investissent dans les arts, les sports de compétition, ou des voyages touristiques dans l'espace, avec des motivations moins humanistes.

Ce qui m'importe, c'est de regarder concrètement l'action de La BMGF. La lutte contre les épidémies est un axe fort de ses financements et de ses réflexions. Bill Gates dans ses articles et ses conférences s'est attaché à lancer des alertes qui ont peu été écoutées et à tirer les leçons des flambées épidémiques, notamment celle de la maladie à virus Ebola qui a touché la Guinée, la Sierra Leone et le Liberia en 2014 et qui a fait plus de 11 000 décès et 28 000 malades. Il a identifié de nombreuses faiblesses :

- Manque de préparation et d'entraînement à faire face à des épidémies massives se traduisant par un retard au diagnostic et une absence de coordination des ressources sanitaires, l'OMS n'ayant pas les moyens de jouer efficacement ce rôle.
- Insuffisance des systèmes de santé dans les pays les plus pauvres, ce qui d'une part, obère leur développement et ce qui, d'autre part, crée des menaces globales. Les pays touchés manquent de professionnels de santé

compétents. Un programme de grande ampleur pour en former des milliers est urgent.

- Déficience de la surveillance épidémiologique qui requiert des laboratoires de biologie performants sur le terrain et des capacités de traitement en continu des données sanitaires.
- Déficit de logistique, notamment en matière de transport et de communications.
- Insuffisance des capacités scientifiques et financières pour produire rapidement et massivement des vaccins et des médicaments spécifiques.
- Manque de réflexion sur l'usage de la quarantaine.
- Faiblesse des outils d'éducation à la santé tenant compte des cultures nationales et locales. Réactions contre-productives des autorités politiques créant de la méfiance quand la confiance est une condition sine qua non pour combattre une épidémie.

Grâce à la BMGF, a été créée l'Alliance des vaccins (Gavi) pour permettre aux pays pauvres d'obtenir des vaccins. Depuis 2000, près d'un milliard d'enfants ont été vaccinés. Il est estimé que cela a sauvé 15 millions de vies.

Tirant les leçons de la pandémie de covid-19, Bill Gates a fait des propositions concrètes dans son livre[1]. On peut y voir un plaidoyer pour les outils pharmaceutiques, vaccinaux et technologiques. Mais il n'y a pas que cela. Je suis frappé du fait qu'il ne cherche pas à remettre en cause l'OMS, au contraire, il plaide pour son renforcement. Il ne se substitue pas non plus à l'autorité des gouvernements. Il comprend bien qu'elle est irremplaçable. Il ne méconnaît pas le poids des facteurs culturels et sociaux dans les inégalités de santé qui sont immenses. Il soutient la cause des femmes qui sont des actrices de santé de premier plan. Il a compris le rôle clé de l'épidémiologie et de la modélisation.

Il est vrai que sa posture est celle du ministre de la Santé du monde. Un ministre qui ne rend des comptes à personne. Un ministre qui ne fait pas l'agenda de la santé publique mondiale, mais qui utilise ses ressources pour aider les autorités légitimes à investir le champ de la prévention. Personnellement et modestement, je lui dis merci.

Didier Tabuteau, le père de la sécurité sanitaire

Pur produit de la méritocratie républicaine française, d'origine modeste, Didier Tabuteau est polytechnicien, énarque et membre du Conseil d'État, dont il est aujourd'hui le vice-président, sachant que le président est de droit le président de la République. Il est aussi docteur en droit. Je le considère comme le père de la **sécurité sanitaire**. Pourquoi ?

À la suite de la crise de la transmission transfusionnelle du sida, il a d'abord œuvré pour la création de l'Agence du Médicament en 1993 qu'il a dirigée. Il

[1] Gates B. *Comment éviter la prochaine pandémie*. Flammarion, 2022.

fut à deux reprises le directeur de cabinet du ministre de la Santé, Bernard Kouchner. Il fut également le directeur adjoint du cabinet du ministre des Affaires sociales, Claude Évin, puis Martine Aubry.

C'est lui, le premier, qui a forgé la notion de sécurité sanitaire et qui en a défini les principes. Il a inspiré la loi relative aux droits des malades et à la qualité du système de santé de 2002 en lien avec la direction générale de la santé.

Il a écrit une quinzaine de livres sur des sujets de santé, notamment *La sécurité sanitaire* (Berger-Levrault, 2002) et *La santé publique*, avec Aquilino Morelle (Que sais-je ? Presses universitaires de France, 2022). Il a enseigné à l'Institut d'études politiques de Paris, dont il a dirigé la chaire Santé.

Bref, c'est un des meilleurs spécialistes de santé publique, un défenseur inlassable d'un service public efficace emprunt des valeurs d'égalité et de solidarité. Il est discret et modeste. Son rôle crucial n'est connu que dans un cercle restreint.

Ruth Ferry, une délicatesse qui masque une volonté inébranlable

Je souhaite à tout le monde d'avoir pour patron une personne de la qualité de Ruth Ferry (1938-2024) qui m'a fait venir à l'Observatoire régional de la Santé d'Île-de-France (ORS) qu'elle dirigeait. Psychologue de formation, elle a succédé à Eve Errahmani qui a créé l'ORS en 1974. Son action a eu un rôle important pour le développement de la santé publique en France. Sa modestie a fait que ce rôle n'a pas été salué comme il aurait dû l'être. Pourquoi ?

Au début, l'ORS faisait surtout la cartographie des équipements sanitaires et sociaux de la Région. En 1983, elle m'a entendu dans un colloque présenter le rôle de l'épidémiologie pour évaluer les besoins de santé de la population. Intriguée, elle m'a demandé de venir la voir.

Nous avons échangé sur le fait que faire l'inventaire des équipements, c'était utile, mais que la question de santé publique était de savoir si cela répondait aux besoins. Curieuse, elle m'a demandé comment c'était faisable.

Ruth Ferry ne disait jamais non. Elle était plutôt du genre à dire : « pourquoi pas » ? Je lui ai écrit une note sur ce que pourrait être le programme d'études épidémiologiques de l'ORS. Elle était convaincue, mais n'avait pas de poste à m'offrir. J'étais encore Interne des Hôpitaux de Paris et elle a eu une idée de génie. Aller voir le directeur du Plan de l'Assistance publique-Hôpitaux de Paris, le regretté professeur Dominique Jolly (1934-2010), pour qu'il me prenne comme interne et me détache à l'ORS pour mener des études conjointes. Au cours de cette réunion, j'ai vu à quel point elle était habile, attentive aux préoccupations de son interlocuteur, se plaçant tout de suite dans une logique de service rendu. Le tout avec une telle gentillesse qu'il était impossible de lui dire non. C'est ainsi que j'ai terminé mon internat.

Ensuite, j'ai pris un poste d'assistant à l'hôpital Saint-Antoine où je me suis vite rendu compte que je n'arriverai pas à développer l'épidémiologie. En

1986, Ruth Ferry m'annonce qu'elle a un poste d'épidémiologiste et me le propose. J'ai démissionné de mon poste d'assistant, ce qui a fait craindre à mes amis que ma santé mentale soit au plus mal, et j'ai rejoint l'ORS.

Ce fut mes premiers contacts avec des élus, ceux du Conseil régional. Ce fut une grande leçon de diplomatie. J'accompagnais Ruth Ferry pour présenter nos nouveaux projets. Elle négociait tranquillement. Les élus voulaient une étude sur les risques de la pollution atmosphérique urbaine. Elle disait oui, bien sûr, mais je voudrais aussi monter un réseau de surveillance de la grippe avec l'Institut Pasteur et des médecins généralistes. Donnant donnant, le tout avec un grand sourire et c'est ainsi que j'ai lancé l'étude ERPURS (Évaluation des risques de pollution urbaine sur la santé) et le GROG (Groupe régional d'observation de la grippe). Ce n'était pas de la séduction, c'est une arme que Ruth Ferry n'utilisait pas. C'était de la persuasion, une façon d'entrer dans la logique du décideur pour comprendre ses critères de satisfaction.

Notre seul échec a été le refus politique que l'ORS s'occupe de la surveillance du sida. Nous ne sommes pas arrivés à faire comprendre le potentiel épidémique du problème qui était perçu comme touchant exclusivement des populations « suspectes ». Mais Ruth Ferry s'est vengée. Quelques années après, comprenant la gravité du problème, le Conseil régional a demandé à l'ORS s'il pouvait « faire quelque chose pour le sida ». Ruth Ferry n'a pas dit « vous voyez, je vous l'avais dit ». On ne fait pas perdre la face à un décideur. Elle a juste dit : « bien sûr, mais il faut créer un Centre régional d'Information et de Prévention du Sida (CRIPS) et nous voulons réaliser une étude sur ce que les gens savent du sida ». C'est ainsi qu'est né le premier CRIPS dont le professeur Didier Jayle fut le premier directeur. Et nous avons lancé la première étude sur les connaissances, attitudes, croyances et comportements de la population face au sida, une étude dite KABP pour *Knowledge, Attitude, Beliefs and Practices*, comme recommandé par l'Organisation mondiale de la Santé.

En 1990, j'ai quitté l'ORS pour devenir professeur à l'École nationale de la Santé publique. Mais je suis toujours resté proche de Ruth, une personne totalement dépourvue de méchanceté et qui a joué un rôle majeur pour le développement de la santé publique en France, en toute discrétion.

Jean Rochon, mon maître, ma carte chance

Jamais un étudiant n'a été aussi triste de terminer sa maîtrise que moi. Le professeur Jean Rochon (1938-2021) était mon directeur de ma thèse d'épidémiologie. Chaque rencontre avec lui était une source d'inspiration. **Marcel Goldberg** m'a ouvert à l'épidémiologie. Jean Rochon m'a fait découvrir la santé publique dans toute sa profondeur. Comment ?

Tout a commencé quand j'étais interne dans le service d'informatique médicale du professeur François Grémy à l'hôpital de La Pitié-Salpêtrière. Jean Rochon, alors directeur du département de médecine préventive et sociale de l'Université Laval à **Québec**, est venu y donner un séminaire sur la relation entre la médecine et la santé publique, soulignant la nature populationnelle de celle-ci et le fait qu'agir en santé publique demande une approche programmée. Je vais le voir à la fin de sa présentation et lui demande « où peut-on apprendre ce que vous venez de développer ? ». Il me répond « mais chez nous, au Québec, laisse-moi répondre à quelques questions et nous irons ensuite boire un café ».

Je n'en reviens pas, il me tutoie et m'invite à prendre un verre. Quel mandarin français aurait fait ça ? Première chance. Nous discutons, je lui dis mon intérêt pour l'épidémiologie. « C'est bien, mais veux-tu faire de la recherche ou de la pratique de santé publique ? » Je ne sais pas bien. « C'est normal, me répond-il, c'est trop tôt. Viens chez nous faire la spécialité médicale de santé communautaire (c'est ainsi qu'on nomme la santé publique au Québec). Cela inclut une maîtrise d'épidémiologie. Tu choisiras alors en connaissance de cause ». Je réponds « cela m'intéresse beaucoup, mais comment faire ? ». Il m'explique alors qu'il existe un programme d'échanges entre les internes français et les résidents québécois. Fais ton dossier et tiens-moi au courant.

Je fais mon dossier et je reçois comme réponse : « refus : la spécialité demandée n'existe pas ». C'est dire ce qu'était la santé publique à l'époque en France. Je téléphone à Jean Rochon qui me dit : « ne t'inquiète pas, je m'en occupe ». Quelque temps après, je suis convoqué par le service qui s'occupe des échanges médicaux franco-québécois où l'on m'explique que ma candidature a été retenue, car les Québécois ont fait savoir que, si ce n'était pas le cas, il n'y aurait aucun échange cette année-là. Deuxième chance.

C'est ainsi qu'en juillet 1979, j'arrive boursier au Québec. Je me présente au bureau de Jean Rochon et j'apprends qu'il vient d'être élu doyen de la faculté de médecine de l'Université Laval. Je vais le voir dans son nouveau bureau, je le remercie de tout ce qu'il a fait pour moi et lui dit mon regret de ne pas être son élève. « Mais pas du tout, me répond-il. Je t'ai fait venir, j'en suis responsable, je vais diriger ton mémoire de maîtrise d'épidémiologie ». Troisième chance. On le dit souvent, mais cela m'est arrivé : une seule rencontre peut changer une vie. Devenu professeur, je ne l'ai jamais oublié.

D'une famille modeste, juriste, puis médecin, Jean Rochon était docteur en santé publique de l'université Harvard. Je souhaitais que ma thèse d'épidémiologie porte sur une question de risque professionnel. « Bonne idée me dit-il, mais il te faut des données et les seules qui existent dans le temps que tu as pour faire ton mémoire, ce sont les épisodes d'absence au travail. Fais-moi une proposition. » Je réfléchis, j'analyse la littérature scientifique existante et je lui propose une étude pour identifier les facteurs de risque de la durée d'absence. Là, on voit ce qu'est un grand professeur : « oui pourquoi pas (Jean Rochon ne disait jamais non). Mais l'inverse ne serait-il pas aussi intéressant ? Prendre l'absence comme un indicateur d'alerte et analyser si les travailleurs les plus absents sont ceux qui vont faire une maladie grave. »

Passionnant, original. Mon étude montrera que la durée d'absence et non la fréquence est un prédicteur d'infarctus du myocarde, un résultat qui sera confirmé ensuite par d'autres chercheurs.

En 1982, je reviens en France pour terminer mon internat. Chaque fois que Jean Rochon venait à Paris, nous nous voyions pour travailler sur mon manuscrit de maîtrise. À l'automne 1982, il me dit « William, ta thèse est terminée, envoie là à l'université ». Ah non, ce n'était pas possible, je ne voulais pas que nos échanges s'arrêtent. Je tente : « Tu ne crois pas que ce point mériterait une vérification ? ». Il rit : « William, ta thèse est terminée ». Normalement, c'est un soulagement pour tout étudiant heureux d'en finir, mais pas pour moi.

Mais lot de consolation : « quand tu auras fini ton internat, envisagerais-tu de prendre un poste de professeur chez nous ? » Quoi, à trente ans, quand en France, sauf exception, le système professoral est calé sur quarante ans minimum ! « Je suis prêt à envisager cela », lui dis-je. Cela aurait pu être ma quatrième chance, mais ce qui est arrivé à ma sœur, **Françoise Rudetzki** en 1983, ne m'a pas permis de la vivre. C'est ainsi, mais ce petit sacrifice n'était rien à côté de ce que Françoise m'a apporté.

Dans les années qui ont suivi, Jean Rochon a occupé des responsabilités de premier plan. Il fut le président de la Commission royale d'enquête sur les services de santé et les services sociaux, le premier document programmatique pour transformer un système de santé trop hospitalo-centré. Il sera l'adjoint au directeur général pour l'Europe de l'Organisation mondiale de la Santé (OMS). Puis responsable de la création d'une direction des programmes en santé au siège de l'OMS. En 1994, il fut élu député, ce qui lui ouvrit une carrière ministérielle qui le mènera de la santé à la recherche, en passant par le travail.

À plusieurs reprises, il m'a demandé des contributions écrites ou des présentations orales. Nous avons toujours gardé un lien. La dernière fois que je l'ai vu, c'était à Paris. Nous l'avions invité dans le cadre de la formation en santé publique que le **Conservatoire national des arts et métiers** et l'Institut Pasteur ont créée. Jusqu'à la fin de sa vie, il continuait a apporter son concours à l'Institut national de santé publique du Québec qu'il avait conçu quand il était ministre de la Santé. J'ai lui ai rendu publiquement hommage lorsque j'étais directeur général de la santé en visite au Québec.

Un jour, je lui ai demandé ce qu'il retenait de ses années passées au pouvoir. Il m'a répondu « j'aurais aimé faire plus de science, mais réfléchir à l'exercice du pouvoir m'a aussi intéressé. J'ai compris qu'il y a deux conceptions du pouvoir. Ceux qui l'utilisent pour empêcher les autres de faire et ceux qui l'utilisent pour aider les autres à faire ».

Je n'oublierai jamais cette leçon de démocratie. Ce sera ma quatrième vraie chance.

Didier Jayle, le créatif

Un autre grand professionnel de santé publique qui n'a pas été formé dans ce domaine. Ce n'est pas parce que nous sommes amis depuis nos communes études de médecine que Didier Jayle figure ici. Ancien interne des Hôpitaux de Paris, dermatologue à l'hôpital Cochin, il fut vite confronté aux premiers malades du **sida**. À l'époque, pas de traitement, un pronostic uniformément sombre. Seul outil possible : la prévention. Il va s'y lancer à corps perdu.

En 1986, il lance le premier programme de formation du sida dans les établissements scolaires : Sida-stop. C'est l'Observatoire régional de la Santé d'Île-de-France (ORS) qui en fera l'évaluation. En 1988, Mme **Ruth Ferry** qui dirige l'ORS obtint du Conseil régional la création du CRIPS, le Centre régional d'information et de prévention du sida. Il en sera le premier directeur jusqu'en 2002. C'est là qu'il va donner la pleine mesure de sa créativité : actions de formation et de formation ; ateliers ; films, rien d'original en soi. Avec le concours 3 000 scénarios contre un virus, il marquera un tournant dans l'histoire de l'éducation pour la santé. Proposés par des lycéens pour des courts métrages de cinéma, les scénarios furent évalués par un jury. Trente-et-un furent sélectionnés et réalisés bénévolement par des metteurs en scène et des acteurs de renom. Les films furent montrés gratuitement à une heure de grande écoute par les chaînes de télévision[1]. Le choc de sensibilisation fut immense et toute la perception du risque du sida en fut transformée.

Avec la création de la revue Transcriptase, il a proposé un nouveau modèle pour rendre accessible au plus grand nombre les travaux de recherche publiés dans des revues scientifiques.

Avoir des idées originales est une chose, les concrétiser, savoir motiver, convaincre, créer des liens empathiques, donner envie de faire, ce ne sont pas des qualités si fréquentes. Didier Jayle les possède.

Logiquement, il va élargir son champ de préoccupation aux addictions et aux toxicomanies. En 1995, il a participé à la création de Nova Dona, un des deux premiers centres délivrant de la méthadone, à l'Assistance publique-Hôpitaux de Paris. En octobre 2002, il est nommé président de la Mission interministérielle de lutte contre la drogue et la toxicomanie, qu'il quitte fin 2007, congédié sans un mot d'explication ni de remerciements par le nouveau gouvernement.

Il devint alors professeur titulaire de la Chaire d'addictologie au **Conservatoire national des Arts et Métiers** et reprend son exercice médical. Il est à l'origine du site vih.org et de la revue Swaps sur la réduction des risques que l'on peut lire sur ce site.

Je me suis souvent demandé d'où venait cette invincible détermination. Sans vouloir faire des liens de causalité sauvage, j'y associe la mémoire de son père, le professeur Max-Fernand Jayle (1913-1978), un biochimiste de

---

[1] fr.wikipedia.org/wiki/3000_Scénarios_contre_un_virus

réputation mondiale. En 1941, un mois après son mariage, un accident dans son laboratoire le rend aveugle. Max Jayle a vingt-sept ans, il ne verra pas ses enfants, mais va continuer son travail d'enseignant-chercheur. Il y a des témoignages émouvants sur la qualité de ses cours en amphithéâtre assisté de son épouse. En outre, le professeur Jayle a animé le Groupement des intellectuels aveugles et amblyopes, obtenant notamment le droit pour les étudiants malvoyants de se présenter au Capes, aux agrégations et au concours commun des Mines. Profitant des innovations technologiques, il les mit au service de l'enseignement en développant les premières magnétothèques.

Un tel engagement, du père comme du fils, est par nature un engagement de santé publique de haut niveau.

Claude Got, l'intransigeant

Encore un grand avocat de la santé publique qui n'a pas été formé dans ce domaine. Le professeur Claude Got (1936-2023) était médecin et professeur d'anatomopathologie à l'hôpital de Garches. Pour simplifier, il observait les tissus au microscope chez les personnes vivantes ou décédées pour faire des diagnostics ou trouver la cause du décès.

Garches, c'est proche de l'autoroute de l'Ouest, c'est là qu'on accueille les victimes des accidents de la circulation, notamment le dimanche soir. Face à l'hécatombe, il devient un militant de la prévention, dans une démarche analogue à celle du professeur Didier Jayle. Il devient alors spécialiste d'accidentologie, prône la ceinture de sécurité et dénonce les ravages de l'alcool au volant.

Cela le fait connaître et deux ministres de la Santé, Simone Veil, puis Jacques Barrot, l'appellent à leur cabinet. Dès qu'une loi ou une décision mettent en danger la santé publique, il tempête, alerte les médias, démissionne en hurlant. En 1987, il passe de l'indignation individuelle au lobbying organisé. Avec quatre collègues, les professeurs Gérard Dubois, François Grémy (2029-2014), Albert Hirsch et Maurice Tubiana (1920-2013), il fonde un groupe de « Sages » qui interpelle les candidats à l'élection présidentielle. Et ça marche, la santé publique entre dans les campagnes électorales.

Il jouera des rôles majeurs pour organiser la prévention et la recherche sur le sida. J'aurais à discuter avec lui de ses propositions pour renforcer la prévention des risques de l'amiante. Non seulement ses analyses étaient toujours scientifiquement fondées, mais ses propositions ne se contentaient pas, comme c'est souvent le cas, d'être un catalogue hétéroclite. Il avait une réflexion stratégique et avait compris qu'une action de santé publique doit être faisable et acceptable. Avec lui, j'ai compris l'importance de construire une stratégie d'intervention en santé publique.

Ce qui a fait mon admiration aussi, c'est le calme et la précision avec lesquels il s'exprimait. De lui, émanait tout de suite un leadership parce qu'on sentait son honnêteté, sa bienveillance et que son seul intérêt était la protection de la santé.

En août 2023, il a fait le choix de l'euthanasie en Belgique, dernier message d'exigence et de liberté. Sa voix va énormément nous manquer.

Françoise Rudetzki, mon modèle

Quelle chance ai-je eue d'avoir une sœur pareille. Ce n'est pas seulement du fait de notre différence d'âge, elle est mon aînée de presque six ans. C'est sa force de caractère, sa détermination inébranlable, son courage, son souci des autres, son éthique, sa volonté d'agir, sa capacité d'entreprendre, sa posture de révolte contre l'injustice. Quand j'avais douze ans et elle, dix-huit, nous n'avions évidemment pas les mêmes centres d'intérêt. Je l'observais agir, j'étais très intimidé, parfois inquiet quand elle refusait l'autorité excessive de notre mère que mon père n'arrivait pas à modérer. Puis, peu à peu, la différence d'âge s'est effacée et notre complicité s'est installée.

Pourquoi est-elle dans ce livre ? Pour l'amour, sans aucun doute. Mais cela a-t-il à voir avec la santé publique ? Oui, et voici pourquoi.

En décembre 1983, deux jours après mes 30 ans, célébrant son dixième anniversaire de mariage avec Maurice dans une bonne table parisienne, le restaurant est soufflé par une bombe. Grièvement blessée aux jambes, Françoise (1948-2022) est transportée à l'hôpital de la Pitié où j'étais interne. Je suis prévenu rapidement. J'arrive, et je vois que sa jambe gauche est dans un état désespéré. Pas question de lui mentir, je le lui dis. « Tu t'arranges comme tu veux, mais je refuse l'amputation », me dit-elle. Je demande au chirurgien de faire le minimum pour avoir le temps de réfléchir. Il me dit que ce n'est pas une bonne idée, mais il m'écoute.

Le reste de son parcours chirurgical pour reconstruire sa jambe, elle l'a raconté dans son livre[1]. Ce qui est pertinent ici, c'est le combat qu'elle a mené pour faire reconnaître les droits des victimes du terrorisme – en fait des victimes de toute forme de violence – et obtenir un dispositif de résilience pour les aider à se reconstruire.

Tout a commencé sur son lit d'hôpital quand elle découvre dans un magazine un article relatant la réouverture du restaurant dévasté, classé au titre des monuments historiques, entièrement rénové, avec un titre : « plus de bruit que de mal ». Cela aurait pu la déprimer. Pas du tout, elle a dit « je vais leur faire comprendre que les victimes ne sont pas que des victimes mortes ». Elle a tout de suite réalisé qu'elle n'était pas seule dans la situation d'être une victime survivante oubliée. En créant l'association SOS-ATTENTATS, elle pose la première pierre d'un combat de santé publique.

D'abord, il fallait une vision, une définition du problème sans lesquelles on part dans tous les sens. Pour Françoise, le problème qui devait servir de

[1] Rudetzki F. *Triple peine*. Calmann-Lévy, 2004.

matrice était celui de la reconnaissance des victimes. Il fallait l'envisager dans toutes ses dimensions. Au départ, une victime était une personne décédée, puis c'est devenu une personne blessée demandant des soins chirurgicaux, puis c'était une personne handicapée et enfin une personne souffrant sur les plans psychologiques, relationnels et sociaux. Tout cela devait être intégré dans un ensemble facilitant la résilience, la capacité de rebondir et de retrouver le chemin de la santé dans toutes ses dimensions.

Ensuite, il fallait des outils d'intervention. Ce sera le droit, la justice « rien que la justice, mais toute la justice » comme elle le rappelait sans arrêt. La justice, non pas pour réclamer vengeance ou susciter la pitié, mais pour que la Nation, qui était la vraie cible des attentats, prennent ses responsabilités vis-à-vis des victimes de la violence aveugle. Elle était juriste de formation, elle a identifié les points clés sur lesquels agir. Notamment, la création d'un Fonds de garantie pour indemniser les victimes (françaises et étrangères) et la possibilité pour les associations de victimes de se porter partie civile dans les instructions judiciaires. Autour de ces deux acquis, il y eut un ensemble de dispositions concrètes, par exemple le fait que les orphelins ayant perdu leurs parents dans un attentat étaient reconnus comme pupilles de la Nation.

Enfin, il fallait une stratégie d'intervention. Ce sera la mobilisation médiatique. Elle a révélé des talents de communicatrice hors pair, sachant utiliser l'émotion non pas pour que les victimes soient plaintes, mais pour qu'on leur apporte l'aide nécessaire. Non pas pour parler d'elle, mais pour être la voie des victimes.

Sa ligne constante sera de rendre visible l'invisible, ce qui est un problème fondamental de santé publique comme je l'ai écrit dans l'introduction de ce livre. Sa conviction était que l'invisibilité des victimes était la victoire des terroristes. Un jour, je lui ai dit « tu es une bonne professionnelle de santé publique ». Elle m'a regardé, étonnée : « mais la santé publique, c'est toi, pas moi ». Je lui ai expliqué qu'en donnant tout de suite à son combat une dimension populationnelle, elle en avait fait un combat de santé publique.

Lorsque j'ai dit à Françoise qu'un jour elle mériterait l'hommage de la Nation, une cérémonie que le président Macron a organisée dans la cour des Invalides en juin 2022, elle m'a regardé incrédule. Son œuvre législative et les plus hautes distinctions que la République lui a décernées lui semblaient suffisantes. « Aider les autres, c'est normal, non ? Pourquoi faudrait-il un hommage pour cela ? »

Tous les présidents de la République l'ont écoutée avec plus ou moins de bienveillance. Elle était fière d'avoir convaincu le président Mitterrand qui, en dépit de sa froideur et après un moment d'hésitation, a compris que son action ne visait pas à susciter un mouvement sécuritaire instrumentalisé politiquement, mais à faire reconnaître aux victimes du terrorisme des droits et à mobiliser la solidarité de la Nation.

Elle avait une affection particulière pour le président Chirac, qui a veillé personnellement à ce que le législateur vote les lois qui ont construit un édifice de protection et de réparation des victimes qui est sans équivalent dans le monde. Et qui fut le seul à commencer la première rencontre en lui demandant : « que faisiez-vous, madame, avant l'attentat ? ».

Elle était reconnaissante au président Hollande, qui lui a demandé de préfigurer le Centre national de ressources et de résilience et qui l'a nommée au Comité économique, social et environnemental pour faire entendre les besoins des victimes de la violence aveugle.

Elle était impressionnée par le président Macron, qui a écouté ses demandes (qui n'étaient jamais pour elle-même), avec une grande bienveillance et une efficacité totale et qui l'a élevée au grade de grande officière de la Légion d'honneur, dans un discours qui l'a immensément touchée.

Rien ne l'arrêtait. Comme l'a dit le président Hollande, qui l'a aussi décorée : « on comprend vite que si on vous met à la porte, vous revenez par la fenêtre, et qu'il vaut mieux vous donner satisfaction tout de suite ».

Paraphrasant une blague d'un goût un peu douteux, mais il faut rire aussi de temps en temps, je lui ai dit un jour : « tu sais, la différence entre un terroriste et toi, c'est qu'avec un terroriste, on peut parfois négocier… ». Elle était choquée, mais elle a ri.

Ses valeurs ont imprégné notre petite famille, son mari Maurice (1945-2012), lui aussi blessé dans l'attentat, mais moins gravement, sur le plan corporel du moins, Déborah, sa fille, Hadrien, son petit-fils, mes enfants Alexandre et Sophie, leur mère, Hélène, et moi. Dans son combat, j'ai vu les piliers de la santé publique en action : la solidarité, le droit, la fraternité, la laïcité, l'équité, la générosité, la mémoire, la science, le service rendu, le dévouement.

Je sais ce qu'elle aurait dit de la guerre entre Israël et les terroristes du Hamas, parce c'est écrit dans son livre : « Le terrorisme est certes une guerre. Mais c'est une forme de guerre très particulière qui exige des réponses intelligentes et réfléchies et n'autorise pas à s'affranchir des règles du droit. »

Nous nous parlions tous les jours. Encore aujourd'hui, il m'arrive de penser « zut ! je n'ai pas appelé Françoise ». La tristesse est là, mais le bonheur aussi, la chance d'avoir eu ce modèle dans ma vie. Comme l'a écrit Victor Hugo, « ceux qui vivent sont ceux qui luttent ».

CHAPITRE 8

Propositions pour sauver la santé publique et la démocratie

L'approche de santé publique est menacée et pourtant, nous l'avons vu, elle s'appuie sur de nombreux outils et connaissances validés. Sans elle, des enfants, des femmes et des hommes vont perdre des chances de vie.

Enrayer cette évolution demande des convictions, des engagements et une réflexion sur l'articulation entre la santé publique et la démocratie.

8.1. Une affaire de convictions

S'engager en santé publique n'est pas une voie naturelle pour un professionnel de santé. C'est un statut qui est peu valorisé et qui souffre d'une image bureaucratique. Promouvoir la santé publique, c'est avant tout affirmer des convictions.

Avocat de la santé publique

Après mon bac, j'ai hésité entre la voie scientifique offerte par les classes préparatoires aux grandes écoles et la voie médicale qu'incarnait un ami de la famille que j'admirais : le docteur Jacques Chaze. Comme je l'ai décrit plus haut, la rencontre avec les professeurs Grémy, **Goldberg** et **Rochon** m'ont permis de concilier ces deux motivations.

La résistance française à l'épidémiologie comme science et à la santé publique comme pratique n'a cessé de m'étonner. Trois expériences personnelles illustrent cela.

La première se situe au **Québec**, dans les années 80, où je faisais ma spécialité médicale en santé publique (inexistante en France à l'époque) et ma maîtrise en épidémiologie (inexistante en France à l'époque). Le doyen de la faculté de médecine de l'Université Laval, le professeur Jean Rochon m'a informé que le directeur général de la santé de France nous rendait visite et qu'il serait bien qu'il voit les étudiants français. J'ai donc rencontré le professeur Jean-Charles Sournia (1917-2000) et lui ai expliqué ma démarche. Il me regarde, sceptique. « C'est étonnant pour un interne des hôpitaux de Paris de venir compléter sa formation au Québec », me dit-il, « et puis, l'épidémiologie, je ne vois pas bien à quoi ça sert ». Je suis jeune, inexpérimenté et impressionné, tout ce que je trouve à lui répondre, c'est : « l'épidémiologie montre que la répartition des maladies n'est pas la même dans le nord et le sud de la France, et que donc, les besoins de santé y sont différents ». « Ça alors, me dit-il, c'est étonnant ».

Je suis rentré du Québec diplômes en poche, pour terminer mon internat. Je suis devenu assistant à l'hôpital Saint-Antoine à Paris où je ne parvenais pas à mener les recherches qui m'intéressaient. Madame **Ruth Ferry** (1938-2024) m'a proposé de rejoindre l'Observatoire régional de la Santé d'Île-de-France (ORS) qu'elle dirigeait pour y créer le programme d'études épidémiologiques. C'est ainsi que j'ai quitté à regret le monde hospitalier. C'est à cette époque que l'épidémie de **sida** se propageait et qu'il fallait absolument en organiser la surveillance. Nous sommes allés voir le professeur Jacques Roux (1923-2005), le directeur général de la santé en fonction. Il nous a expliqué que s'il fallait effectivement construire un système de surveillance, il ne fallait pas employer le terme d'épidémie qui est réservé aux maladies transmises par l'air ou par l'eau. C'était évidemment une conception erronée, mais qu'importe, nous avons reçu le mandat d'organiser la surveillance du sida.

Cela ne se fera pas à l'ORS, car l'autre tutelle, le Conseil régional, s'y est opposé, parce que, politiquement « il n'est pas souhaitable d'afficher que l'on s'occupe des personnes homosexuelles ou toxicomanes ». Quelques années plus tard, le président Michel Giraud (1929-2011) reconnaîtra son erreur et acceptera de financer le Centre régional d'information et de prévention du sida (CRIPS).

Le troisième souvenir déterminant est lié à mon premier contact avec le monde ministériel. Gérard Renon (1940-1994), major de l'École polytechnique et ingénieur des Mines, est nommé en 1988 au poste de secrétaire d'État chargé de la prévention des risques naturels et technologiques, au sein du gouvernement, dont Michel Rocard est le Premier ministre. Il m'a proposé de rejoindre son cabinet, car, « j'ai plus besoin d'une vision populationnelle du risque que de la vision traditionnelle des urgentistes ». Le ministre avait bien compris l'enjeu, mais la première question que l'on m'a posée en réunion de cabinet est : « à quoi sert la santé publique ? S'il n'y en a pas, qu'est-ce qu'on perd ? »

Trois souvenirs, trois obstacles. Ma sœur, **Françoise Rudetzki** (1948-2022), m'a appris que les obstacles servent à s'améliorer.

En 2020, la survenue d'une pandémie due à un nouveau virus a provoqué un traumatisme mondial. Pour protéger la santé, la vie quotidienne, les activités économiques, sociales et culturelles, le fonctionnement des institutions ont été bouleversés, nos libertés fondamentales ont été suspendues. À la télévision, dans les journaux, sur les réseaux sociaux, pendant de longs mois, il n'était question que de santé publique. Mais je voyais bien que cette notion n'était qu'un fourre-tout dont le sens n'était pas toujours compris.

Ce livre est le résultat de ces constats.

Pour défendre la santé publique la faire progresser, il faut sans cesse apprendre et la volonté de transmettre. Il faut aussi aimer le travail en équipe.

S'engager dans la cité

J'avais 15 ans au moment des événements de mai 1968 et les années qui ont suivi furent marquées par des mouvements de revendications sociales qui se heurtaient à un conservatisme prompt à manier la répression. C'est ainsi que j'ai participé à la lutte pour la liberté de l'avortement et de la contraception et collaboré avec des collègues médecins pour promouvoir une médecine sociale à laquelle le Conseil de l'Ordre des Médecins de l'époque était totalement hermétique. Nous avons ouvert à Paris un lieu d'informations et de débats : la boutique de santé. Nous fabriquions un journal : l'Impatient médical. Le coup d'État au Chili en 1973 a suscité chez moi une indignation qui m'a fait rejoindre les comités Chili.

La découverte du champ de la santé publique a été pour moi l'opportunité de concilier mon engagement de médecin et ma volonté d'engagement social. Ma conviction forte dans ce domaine est que si, par nature, la santé publique est impulsée par des institutions, si le droit est structurant des pratiques, au XXIe siècle, il faut enrichir cette conception. Trop longtemps, les institutions qui œuvrent en santé publique ont considéré que leur cible était des populations passives à qui il fallait donner des instructions auxquelles chacun devait se conformer. Cette vision paternaliste de la santé publique était particulièrement forte en France, d'où une approche à dominante juridique, institutionnelle et normative, visant à contraindre plutôt qu'à convaincre, que l'on a encore vu à l'œuvre lors de la gestion de l'épidémie de **covid-19**.

Même si j'ai exercé avec fierté des responsabilités au sein de l'appareil d'État, je ne m'inscris pas dans cette vision. D'une part, parce qu'elle suscite à juste titre une méfiance de la population et des soignants. D'autre part, parce qu'elle est inefficace. Tout au long de ce livre, mon objectif est avant tout de permettre à chacun de se protéger quand la prévention est liée à nos décisions personnelles, mais aussi d'être un citoyen éclairé pour exiger que des politiques efficaces et justes soient mises en œuvre.

8.2. Santé publique et démocratie

Notre pays n'offre pas à sa population une santé aussi bonne que devrait le permettre notre richesse, nos connaissances et nos compétences. Certes, notre situation est enviable quand on se compare à beaucoup d'autres pays. Mais ce n'est pas une raison pour ne pas chercher à s'améliorer.

Tout au long de ce livre, j'ai décrit les obstacles auxquels se heurte la santé publique et les conséquences qui en résultent. Je vais conclure en soulignant que le combat pour la santé et celui pour la démocratie sont liés.

Sans démocratie, la santé est menacée et quand la santé de la population n'est pas correctement protégée, la démocratie est menacée. La santé de la démocratie et celle de la population sont intrinsèquement liées. Que faut-il pour sauver la santé publique ? Quelle est l'articulation souhaitable entre la santé publique et la démocratie ?

Dans les années 2000, la notion de démocratie sanitaire a émergé pour signifier qu'individuellement et collectivement, les citoyens avaient une place centrale dans les décisions relative à la santé, qu'elles soient médicales organisationnelles ou politiques[1]. Les **associations** de lutte contre le **sida** ont joué un rôle pionnier dans ce mouvement. Je m'y suis pleinement reconnu, mais je voudrais ici élargir la perspective. Ce que désigne la démocratie sanitaire est relatif au fonctionnement du système de santé. Mais, en réalité, les liens entre santé publique et démocratie sont à analyser de façon plus globale.

La démocratie est une forme d'organisation politique fondée sur des pouvoirs légitimes et des contre-pouvoirs tout aussi légitimes avec la liberté comme valeur cardinale et l'élection comme mode de désignation majoritaire des représentants du peuple. Ce sont des règles de droit partagées qui cadrent l'action du gouvernement et de tous les acteurs. Mais c'est aussi une culture au niveau local et national : écoute des besoins, respect des opinions ; reconnaissance que les conflits non violents peuvent faire émerger des solutions efficaces et acceptables ; recherche de compromis ; laïcité. Bref, c'est une certaine idée de la vie en société et des conditions de son épanouissement, ce que Montesquieu (1689-1755) appelait une vertu.

Tant que le religieux exerçait une emprise dominante sur la société, aucune démocratie n'était possible. La démocratie est une vieille idée, mais sa réalisation est récente, elle a moins d'une centaine d'années et n'a trouvé sa pleine expression qu'après la Deuxième Guerre mondiale.

La démocratie est le seul régime qui a pour projet de protéger aussi bien les individus que les communautés. En démocratie, les individus ont le droit de choisir pour eux-mêmes. C'est la liberté de conscience et d'opinion. Mais en santé publique, certaines décisions (vaccination obligatoire, confinement, quarantaine) peuvent restreindre ces **libertés** pour protéger la population. Il y a une tension permanente entre la liberté et la sécurité. L'équilibre entre le souhaitable et le faisable demande un débat démocratique. On a vu pendant la crise du **covid-19** que nos libertés fondamentales ont été restreintes. La qualité d'un régime démocratique est de savoir faire marche arrière quand il n'y a plus de bénéfice tangible à prolonger ces restrictions.

En cela, la démocratie est la condition d'une santé publique humaniste qui vise toujours à offrir une santé meilleure aux individus en utilisant l'analyse populationnelle comme outil stratégique et en respectant les libertés individuelles. Certes, la démocratie est loin d'être parfaite. Elle est manipulable par des intérêts puissants, l'égalité formelle qu'elle reconnaît aux citoyens masque en réalité des inégalités tangibles et croissantes, nous l'avons vu. Mais, pour paraphraser Churchill, tous les autres modes d'organisation

---

[1] Saout C. *La démocratie en santé*. Presses de l'EHESP, 2022.

politique sont pires. Certes, la force prise par les droits individuels se fait aux dépens de la solidarité et de la cohésion. Cela ne signifie pas que le stade ultime de la démocratie se réduise à une collection d'individus indépendants. Certains, les ultrariches, n'ont pas besoin de la démocratie pour vivre. Mais une majorité des gens a besoin de soutien social, de solidarité et d'organisation collective. Entre ultralibéralisme et autoritarisme, la société ne peut progresser que dans un équilibre entre ces extrêmes. Il faut se battre pour la démocratie comme il faut se battre pour l'améliorer.

La démocratie offre un cadre de vie sécurisant, permet l'émancipation, élimine l'arbitraire, nous dégage de l'emprise des religions, toutes choses fondamentales qui procurent des bénéfices pour la santé. Quand la démocratie s'affaiblit, la santé est menacée.

Inversement, la santé est une condition de la démocratie, car un peuple en mauvaise santé a d'autres priorités que la justice, l'équité, la solidarité et la liberté.

De façon générale, la santé est meilleure dans les pays démocratiques que dans les régimes autoritaires ou instables Ce n'est ni automatique ni universel. Mais les données montrent que l'espérance de vie est plus élevée dans les démocraties (en moyenne). Le taux de mortalité infantile et celui de plusieurs maladies chroniques et infectieuses sont plus bas dans les régimes démocratiques. Cela n'est pas lié à leur niveau de richesse[1].

D'un autre côté, la démocratie est menacée, elle est sur la défensive. Elle l'est par des puissances autoritaires pour qui le modèle démocratique est un danger. Mais elle l'est aussi de l'intérieur, ce qui est plus préoccupant, par des mouvements politiques extrémistes souvent soutenus par les puissances évoquées ci-dessus. Ces mouvements gagnent du terrain un peu partout en Europe. Ils proposent des solutions simplistes à des problèmes complexes, ce qui les rend séduisants. Les partis politiques démocratiques ne structurent plus la vie dans les quartiers, les syndicats sont faibles sauf dans le secteur public, les associations sont porteuses d'une énergie que nous avons évoquée, mais il y a un affaiblissement de la chose publique qui produit un repli sur soi que les réseaux sociaux comblent peu et mal.

Il est donc essentiel que les pays démocratiques démontrent à leur peuple qu'ils sont mieux à même de leur offrir une bonne qualité de vie et la meilleure santé possible. Pour cela, il faut une santé publique forte et humaniste.

Le nombre de pays qualifiés de démocratiques varie selon les sources. Mais, quelles qu'elles soient, le résultat est inférieur à 100. C'est-à-dire moins de la moitié des pays. Les évolutions récentes montrent non pas un effondrement des démocraties, mais une tendance à leur affaiblissement. En 2023, moins de 8 % de la population mondiale vivait dans une démocratie

---

[1] Bollyky TJ et al. *The relationships between democratic experience, adult health, and cause-specific mortality in 170 countries between 1980 and 2016: an observational analysis*. The Lancet, 2019;393:1628–1640.

pleine. C'est une manière de souligner que la démocratie est fragile et qu'elle doit être protégée.

Les démocraties ont des caractéristiques qui favorisent une meilleure santé, notamment : la séparation des pouvoirs, la liberté d'expression, la liberté de la presse, la responsabilité politique, la participation citoyenne, la liberté d'association, la pression électorale pour une meilleure qualité de vie, l'absence de corruption. L'accès à une **éducation** de qualité est une condition de la santé. Il en est de même pour une **justice** indépendante du pouvoir politique. Le fait que la santé soit un droit constitutionnel est un autre élément important.

Ce n'est pas une loi universelle, il y a des exceptions comme Cuba ou le Vietnam. Les États-Unis sont (encore) en régime globalement démocratique, mais il y a de grandes inégalités sanitaires et l'espérance de vie plus basse que dans d'autres pays riches. La France est un cas particulier. Le pays a une passion pour l'égalité, une valeur inscrite sur le fronton de tous les bâtiments républicains. Comme souvent, nous avons des principes, mais peu d'intérêt pour leur application concrète, nous l'avons vu au sujet de la **précaution**. Ainsi, nous sommes parmi les pays d'Europe les plus inégalitaires en matière de santé. Cette vision égalitariste conduit à proposer des solutions uniformes, sans tenir compte des spécificités des différentes communautés qui forment le pays. Si la santé publique a une vocation universaliste, je ne crois pas qu'elle doive proposer les mêmes solutions à tout le monde. Sur la base de principes et de valeurs universels, elle doit, pour être efficace, tenir compte des besoins particuliers des différents groupes selon leur âge, leur sexe, leur éducation, leur culture, leur région, leurs préférences sexuelles, leur métier, etc. L'**intelligence artificielle** peut nous aider pour cela à certaines conditions.

L'**État** et les organisations exercent des responsabilités premières en santé publique. Mais chacun d'entre nous en a aussi. Il revient à l'État de donner l'impulsion, moins pour imposer, à mon avis, que pour accompagner. Mais rien n'est faisable sans l'adhésion et l'implication active des citoyens, individuellement ou organisés en associations, en partis ou en syndicats. Les tenants d'une politique socialiste insistent sur la primauté des responsabilités collectives. Les tenants d'une politique libérale veulent moins d'État et considèrent que c'est aux individus de prendre leurs responsabilités. Il y a un équilibre à trouver entre ces deux idéologies, non pas pour les réconcilier, j'en suis bien incapable, mais pour s'ancrer dans le réel.

Quand l'État est insuffisamment présent en santé publique, des catastrophes surviennent, la Grande-Bretagne de madame Margaret Thatcher (1925-2013) l'a bien montré avec la crise de la **vache folle**. Il faut aussi comprendre que les responsabilités individuelles s'inscrivent toujours dans un réseau de contraintes qui sont déterminées socialement, culturellement et économiquement.

Inversement, quand l'État est de nature totalitaire, la santé publique devient un instrument d'oppression plutôt que d'émancipation. **Jacques Attali** dans son livre *L'Ordre cannibale* (Grasset, 1996) rappelle que les nazis étaient d'excellents hygiénistes. Les Chinois aussi, même s'ils ont dû renoncer à leur politique « zéro covid » qui était devenue insupportable au quotidien pour la population.

Vue sous un angle populationnel, la santé publique fait face à des défis dont certains sont anciens et d'autres nouveaux, comme les risques systémiques en grande partie d'origine environnementale, le vieillissement et l'épidémie des maladies non transmissibles. Elle n'est pas suffisamment forte pour les relever dans un souci de justice, d'efficacité et d'équité.

La France est une démocratie, imparfaite, mais réelle. C'est un État de droit. Elle offre à sa population une santé enviable, mais nous avons vu qu'il existe d'importantes marges de progrès. Pour les obtenir, il faut renforcer le pilier de la santé publique. La question est : quelle santé publique ? La réponse fondamentale est une santé publique démocratique qui s'appuie sur des valeurs, des modes de gouvernance, des connaissances scientifiques et des moyens. Les actions de santé publique ne peuvent être acceptées que si elles sont légitimes. En régime démocratique, la légitimité procède de l'élection, mais pas que. Ce qui est crucial, c'est la **confiance**. Pour sauver la santé publique, il faut créer les conditions de la confiance.

Quelles valeurs ?

La santé dans sa dimension collective est un constituant du lien social, un marqueur de la solidité et de la solidarité au sein d'une société. La solidarité, l'équité et, on l'a vu, la laïcité sont des valeurs sur lesquelles les politiques et les actions de santé publique devraient être bâties. Pendant longtemps, la santé a été considérée comme une condition du développement des sociétés. Aujourd'hui, c'est l'inverse, l'attente sociale est que c'est le fonctionnement des sociétés qui doit produire de la santé.

L'action de santé publique est là pour protéger des risques dont on ne peut pas se prémunir individuellement. Elle est là pour organiser les soins et promouvoir la santé. Elle n'est pas là pour normaliser la vie sociale. Elle ne consiste pas à interdire ce qui est dangereux. En démocratie, il faut sortir d'une vision normative, ce qui passe par une forme de gouvernance sur laquelle nous allons revenir et que résume l'expression de démocratie sanitaire.

Ce qu'il faut bien voir, c'est que nous avons aujourd'hui de nouveaux outils biologiques, épidémiologiques, algorithmiques et communicationnels qui permettent d'offrir des protections sanitaires spécifiques, moins uniformes et plus ciblées. La santé publique peut offrir une vie de meilleure qualité comme elle peut participer au contrôle social de la population. Elle peut être moralisatrice, policière ou émancipatrice. Ma conviction est que si, en matière de santé, le regard populationnel est indispensable, de même que l'intervention de l'**État**, il ne faut jamais perdre de vue que la finalité de la santé publique concerne les individus. La santé est une qualité individuelle autant qu'un fait social. La santé publique ne peut pas avoir de légitimité sans cela.

Je défends une santé publique humaniste qui propose, plutôt qu'elle impose, qui explique, justifie, plutôt qu'elle ordonne, qui accompagne sans infantiliser, qui concerte avant de décider plutôt que l'inverse, qui implique la population et pas les seuls experts, en un mot qui crée les conditions d'une motivation générale pour préserver sa santé et d'une adhésion aux solutions proposées.

La **confiance** est liée à l'idée que les actions de santé publique sont justes dans tous les sens du terme. C'est-à-dire qu'elles sont motivées par la justice sociale et qu'elles sont justifiées scientifiquement. Quand la confiance n'est pas répandue (et nous avons vu que la France est en mauvaise position sur ce point), alors la porte est grande ouverte au complotisme. Quand les explications officielles ne convainquent pas, il est logique que les gens cherchent des explications alternatives et ils ne sont pas idiots ni naïfs pour autant. Ils ont besoin de se rassurer en pensant par exemple que le **covid-19** a été volontairement créé pour asservir la population ou que les vaccins injectent des puces 5G permettant de contrôler les individus. De tout temps, les **épidémies,** avec les peurs qu'elles créent et les incertitudes inhérentes, ont généré de fausses croyances. Mais d'autres domaines sont concernés, comme les attentats, les élections, les crises financières, le changement climatique. Ceux qui adhèrent à ces idées, en tirent un bénéfice en termes d'égo. Ils croient voir ce qu'on cherche à leur cacher. Rien de tout cela n'est nouveau, mais ce qui l'est, c'est la caisse de résonance des réseaux sociaux qui favorise la **désinformation**. Le complotisme est le reflet d'une démocratie malade.

Pour cette raison, la lutte contre les fake news sanitaires est un enjeu démocratique majeur. Mais c'est difficile, car les convictions s'ancrent dans les structures de personnalité et le contexte politique. Essayer de convaincre individuellement les personnes qu'elles ont tort produit souvent un résultat inverse.

Quelle gouvernance ?

Je ne vais pas m'étendre ici sur le débat entre démocratie représentative et démocratie participative. Il est évident qu'il faut les deux. Même quand l'exécutif dispose d'une majorité confortable au Parlement, il a intérêt à concerter les acteurs avant de voter ou de décider. Les commissions de l'Assemblée nationale, du Sénat et du Comité économique social et environnemental ont intérêt à le faire aussi et d'une façon plus rigoureuse que ce qui se pratique actuellement. Il ne s'agit pas d'obtenir des consensus à tout prix, mais d'avoir un processus loyal de délibération qui soit mené avec méthode (il en existe plusieurs).

Pourquoi est-ce important ? Parce que la **confiance** fait partie avec l'autorité et la légitimité de ce que Pierre Rosanvallon appelle les institutions invisibles[1]. Ces institutions ne répondent pas à des règles formelles, comme le fonctionnement de l'**État**, mais elles structurent l'organisation de la société. La confiance joue un rôle particulier en santé publique. Pour au moins deux raisons. D'une part des **décisions** de santé publique peuvent restreindre les libertés fondamentales. La population ne peut pas accepter cela si elle n'a pas confiance dans les décideurs et leurs buts. D'autre part, nous l'avons vu, beaucoup de décisions de santé publique doivent être prises dans un contexte d'incertitude scientifique. Dans les situations incertaines, il y a toujours plusieurs décisions possibles. Donc, il y a là une source de controverses.

Il ne faut pas masquer les incertitudes ni prendre les gens pour des enfants qu'il ne faut pas inquiéter. Au contraire, il faut les mettre au centre de la « démocratie scientifique ». Ce qui veut dire débattre de ce qui constitue ou non un risque, de ce qui constitue un risque qui en vaut la peine. Il n'y a pas d'autre manière de sortir des affrontements stériles qui constituent une sorte de sport national.

Pour ces raisons, en démocratie, les décisions doivent être transparente, justifiées scientifiquement et débattues publiquement. Une première condition de la confiance est de mettre au cœur de la santé publique non les institutions, mais l'état de santé de la population, sa protection, son amélioration. Ce dont il s'agit, c'est fondamentalement d'offrir un espoir d'avenir. C'est ainsi que les décisions de santé publique doivent être présentées.

Nous l'avons vu, les acteurs de santé publique sont très nombreux. Il est important de les mobiliser de façon cohérente. Il faut le faire à toutes les étapes d'un processus décisionnel, en amont pour construire un consensus d'action et en aval pour être efficace. Trop souvent l'exécutif prend des décisions sans concertation et n'ouvre le dialogue que quand il fait face à des oppositions parfois vives comme on l'a vu avec les Gilets jaunes.

Dans les décisions de santé publique, il y a deux grandes questions qui renvoient au mode de gouvernance. La première est celle de la frontière entre la responsabilité individuelle et l'organisation de l'action collective. La seconde est le niveau de preuve requis pour prendre une décision d'intervention dans la population et déclencher des actions.

Mais précisément, qui peut décider ce qui vaut la peine et ce qu'il vaut mieux éviter ? Il n'y a pas de raison que cette question soit traitée uniquement dans le cadre du triangle habituel producteurs – scientifiques – décideurs publics. La santé publique ne peut pas être seulement gérée « d'en haut », elle doit être coconstruite avec les acteurs concernés. C'est ce que signifie la démocratie sanitaire comme la démocratie sociale.

Quand la population a confiance, qu'elle a le sentiment que les connaissances scientifiques sont correctement mobilisées, que les impacts sont sérieusement surveillés, que les conflits d'intérêts et les rapports de force sont sainement gérés, que l'information est délivrée de façon honnête et

---

[1] Rosanvallon P. *Les institutions invisibles*. Seuil, 2024.

transparente, alors, dans sa grande majorité faite de gens raisonnables, elle comprend que certaines décisions comportent des inconvénients et qu'il faut les assumer. Sinon, l'irrationalité va gagner du terrain. Si la population a confiance dans le fait que sa protection est le souci premier des décideurs, alors elle peut accepter le processus de gestion des risques et sortir d'une exigence de risque nul. Au demeurant, j'ai rarement fait face à une demande de risque nul. Une demande de risque débattu et négocié, oui, mais de risque nul, non. La confiance est une condition de l'acceptation de l'incertitude.

Quand une situation appelle des décisions contraignantes si la population n'a pas confiance, des **crises** vont survenir. Non seulement cela affecte l'efficacité des décisions, mais cela menace la démocratie. Un autre facteur péjoratif est le phénomène que j'appelle la loi alibi. En France, quand on a un problème, le réflexe généralisé est de faire une nouvelle loi ou un règlement. Et bien sûr, ce peut être une bonne solution. En réalité, il y a une fréquente ineffectivité de la loi.

Je précise que nous parlons de l'effectivité des lois, c'est-à-dire de leur mise en œuvre et non de leur efficacité.

La France a une passion pour les principes : « Le pays des droits de l'homme ». La France s'est toujours vue avec une prétention d'universalisme, ce qui n'est pas un défaut, au contraire, mais, quand cela se traduit par des textes ambitieux dont on ne se soucie pas de leur application, cela fait de nous des donneurs de leçons idéalistes. Si cela ne faisait que déclencher une certaine ironie dans les autres pays, moins utopistes, mais plus pragmatiques, ce ne serait pas bien grave. Le problème est qu'en magnifiant les textes sans se soucier de leur applicabilité, on crée une crise démocratique.

Entre 2007 et 2012, il y a eu une cinquantaine de lois promulguées par an. Entre 2012 et 2017, on est plutôt autour de 60. Ensuite, cela diminue, mais il faut tenir compte d'une augmentation des ordonnances, 70 par an au cours du premier mandat de Macron. Plusieurs de ces lois concernent directement la santé publique et nous avons vu qu'elles sont peu appliquées. Nous avons vu aussi que le principe de précaution qui est intégré dans le bloc de constitutionalité est appliqué à géométrie variable. Très rigoureux pour les OGM, interdits. Très laxiste pour le chlordécone aux Antilles et, de façon générale, pour les pesticides. Pourquoi et au nom de quoi en est-il ainsi ? Où sont les argumentaires pour justifier ces écarts ? Il n'y en a pas. Encore une fois, un principe dont les modalités d'application ne sont pas définies ne rè gle rien.

Encore récemment, la loi sur les quotas de soignants à l'hôpital est une autre illustration. Elle repose sur une erreur de diagnostic des difficultés d'accès aux soins de qualité. Elle est inapplicable et ne sera pas appliquée.

La question est pourquoi en est-il ainsi ? Pourquoi mettons-nous tant d'énergie pour fabriquer des principes ou des textes et aussi peu pour les appliquer ? Étant rappelé que c'est l'exécutif qui a la charge d'appliquer les lois, il y a trois cas de figure. La loi est applicable, mais le ministre en charge n'est pas motivé, ce qui est d'autant plus fréquent que c'était un prédécesseur qui en avait pris l'initiative. La loi est applicable, mais les moyens sont insuffisants, notamment les moyens de contrôle. Ou, la loi est inapplicable parce qu'elle est mal conçue. On peut noter que dans ces trois cas, il n'y a pas de sanctions prévues pour non-application, ou alors elles ne sont pas dissuasives.

Au Parlement, la culture est à l'affrontement politique, c'est une tradition française qui ne date pas de la Révolution. On se bat avant tout pour des principes sans regarder leurs conséquences concrètes. Avons-nous les compétences et les moyens de mettre en œuvre concrètement les lois ? Personne ne discute cela.

Le plus souvent, l'application est annoncée dans des décrets si bien qu'en réalité, c'est l'exécutif qui contrôle tout, d'autant que les études d'impact que doivent comporter les projets ou les propositions de loi sont le plus souvent bâclées.

Nous préférons collectivement les échauffements intellectuels aux considérations pragmatiques. Il y a dans tout cela, une part de cynisme, mais il y a aussi des raisons plus structurelles. La durée de vie moyenne d'un ministre est de plus en plus courte. La pression médiatique est de plus en plus forte avec le poids pris par les réseaux numériques. Donc, les ministres mettent leurs moyens là où il y a des impacts visibles à court terme. On arrive ainsi à un paradoxe mortifère. Les problèmes économiques sanitaires et sociaux sont de plus en plus complexes. Pour les résoudre, il faut s'inscrire dans une certaine durée. Or, il y a une frénésie législative qui nous prive de la durée nécessaire pour apporter des solutions efficaces. C'est le règne des effets d'annonce. Demain, on rase gratis. C'est la dictature de l'urgence.

La loi devient un outil de communication dont l'intitulé pèse plus que le contenu, lequel n'est pas sérieusement préparé. Ni la faisabilité, ni l'acceptabilité, ni la compréhensibilité des mesures ne sont évaluées. C'est une mise en scène plus qu'une mise en droit.

Ainsi, tout se passe comme si notre culture nous conduisait à penser qu'il suffit de faire des lois pour régler les problèmes. C'est une pensée magique. Cela marche dans un premier temps. La colère se calme, on passe à autre chose. Maintenant, cela est devenu tellement criant que nous sommes face à un mur de crise démocratique. Rosanvallon parle du déclin de la performance démocratique d'autres d'apocalypse démocratique.

Edgar Morin plaide pour une démocratie vivante. En effet, un rôle important du politique est de donner des outils aux gens, une capacité d'agir vers le mieux. Dès lors que cette promesse n'est pas tenue, dès lors que les gens constatent que les annonces sont vides d'impacts tangibles, dès lors que le citoyen ne comprend plus la règle, cela conduit à un sentiment d'impuissance qui mine la confiance sociale. Le constat est que le politique et la loi qui est son bras le plus fort est coupé des réalités. Quand la loi ne protège plus, la tentation est grande de s'en remettre à un sauveur incarnant un pouvoir fort, de s'isoler dans un individualisme égoïste ou de chercher refuge dans sa communauté identitaire.

Ainsi, la porte est ouverte aux solutions simplistes des populistes ou aux solutions catégorielles des communautaristes. Essayons-les, entend-on. Puisque les forces politiques traditionnelles nous vendent de la magie, donnons une chance aux autres. Ou alors, cela produit des niveaux importants d'abstention aux élections, nombre d'électeurs considérant que tant de promesses non tenues à droite comme à gauche ne justifient pas de choisir des représentants aussi inefficaces les uns que les autres.

Puisque la loi est un outil alibi, pourquoi ne pas s'en passer ? Le néolibéralisme est en train de gagner non seulement sur le plan économique, mais aussi et c'est plus grave sur le plan social, dans la masse du peuple. Stop les lois, faisons des contrats sur une base individuelle.

Cette situation n'est pas sans rappeler l'effondrement de la république de Weimar en Allemagne, dont la Constitution votée à la quasi-unanimité était l'une des plus progressistes d'Europe. Les gouvernements vont être conduits à utiliser de plus en plus souvent des pouvoirs d'exception, un équivalent de notre 49-3, pour finir par perdre toute crédibilité et toute légitimité avec les conséquences que l'on sait dans le contexte de la crise économique des années 30.

Car si la loi perd sa crédibilité comme outil de résolution de problèmes, alors les porteurs de régimes autoritaires ou illibéraux pourront plus facilement convaincre que ce n'est pas une façon efficace d'organiser la vie collective. Quand la loi perd sa crédibilité, quand la notion de vérité s'évapore, que nous reste-t-il comme outils pour vivre ensemble à part les rapports de force ?

La majorité des gens cherchent des solutions concrètes face aux épreuves qu'ils traversent dans leur quartier, leur école, leur travail, bref, leur vie quotidienne et leurs perspectives d'avenir[1]. S'agissant des inégalités, de la santé, des discriminations, des injustices, de la sécurité, la loi a failli. La République ne tient plus ses promesses.

Quand les émotions et les affects deviennent le pilier de l'engagement politique plutôt que la norme et la loi, la démocratie est fragile. Ainsi, les plus pauvres votent à l'extrême droite, parce qu'ils pensent qu'ils seront mieux protégés par ceux qui prétendent incarner l'ordre et réduire les incertitudes et la complexité du monde.

Finalement, la question qui se pose est : quelle organisation est-elle souhaitable pour que la santé publique se renforce ?

On ne peut pas envisager un ministère de la santé omnipotent ayant pouvoir sur tous les aspects de la vie et de la santé. Ce n'est ni réaliste ni souhaitable. Pour autant, il faut bien que la protection de la santé soit organisée de façon systémique et globale.

---

[1] Rosanvallon P. *Les épreuves de la vie*. Seuil, 2021.

Un premier aspect est relatif à la **sécurité sanitaire**. Le risque sanitaire est un impensé des politiques publiques. Les décisions de sécurité sanitaire sont toujours au cœur de tensions entre ce qui est souhaitable, ce qui est faisable sur le plan technique et économique et acceptable sur le plan de l'éthique et des valeurs. Si nous avons des institutions de sécurité sanitaire, nous n'avons pas de véritable politique dans ce domaine. Une telle politique partirait d'une cartographie des risques et fixerait une doctrine, notamment sur le contenu opérationnel à donner au **principe de précaution**. Avant de parler des structures, il faut énoncer les missions. Une politique du risque sanitaire, c'est d'abord une politique moins dictée par les événements et plus orientée par des réflexions stratégiques. C'est pour cela qu'il faut une cartographie des risques, un partage clair des responsabilités, des procédures, des moyens dédiés et des démarches d'évaluation. Le tout étant alimenté par des procédures de retours d'expérience systématiques. L'erreur est compréhensible, mais ne pas en tirer de leçons est inacceptable.

Aucun organigramme n'est parfait. Centrer la réflexion sur ce point est une perte de temps. Ce sont moins les structures qui comptent que les procédures. Face aux **risques** du XXIe siècle, on a besoin d'une structure stratège, qui irrigue les pouvoirs publics et les acteurs économiques, produit des doctrines sur la base d'un débat démocratique impliquant évidemment le Parlement, veille à une répartition claire des responsabilités et qui impulse une logique d'amélioration continue sur la base d'un travail évaluatif et de retours d'expériences. C'est un chef d'orchestre qui tient la partition et s'assure que chaque instrument la joue correctement.

Ainsi, pour les pouvoirs publics, le principal problème réside dans leur capacité à gérer des questions éminemment incertaines, transverses, plurisectorielles et interministérielles. Les responsabilités en matière de risque sanitaire sont tellement fragmentées que la gouvernance des politiques relevant dans ce domaine est un casse-tête qui n'a pas fait encore l'objet d'une véritable réflexion organisationnelle. Corrélativement, l'évaluation des actions, de leurs coûts, de leurs bénéfices et de leurs possibles effets indésirables est embryonnaire. Et la dimension juridico-normative reste prégnante, donnant l'illusion que le seul respect des normes est suffisant pour maîtriser les risques.

On peut envisager plusieurs dispositifs. On pourrait penser à un ministère des risques compte tenu de la dimension éminemment politique de ces questions. Ce serait un ministre délégué auprès du Premier ministre, car il faut une autorité interministérielle. Mais ceci va se heurter à l'hostilité des autres départements ministériels. En réalité, il n'est pas nécessaire de les dépouiller. On peut penser à une structure stratège assez légère, un émetteur de doctrine et un évaluateur qui s'appuie sur les agences, le Conseil d'analyse économique, France Stratégie, les grands organismes de recherche, etc. Un dispositif qui irrigue les pouvoirs publics et les acteurs économiques et sociaux, produit de la cohérence sur la base d'un débat démocratique.

Un second aspect concerne les autres problématiques de santé publique que celle du risque. Sur ce plan, la gouvernance est moins complexe, car le ministère de la Santé est un leader naturel. La question n'est pas celle de la conception des politiques à mettre en œuvre. Avec les instances d'expertise existantes, on a en général des feuilles de route assez claires. C'est leur mise en œuvre qui est déficiente. Cela demande une territorialisation et des moyens sur lesquels je vais revenir.

Quel rôle pour la science ?

Le monde est complexe de même que les déterminants de la santé. Mais cela ne veut pas dire qu'on ne peut pas le comprendre. La démarche scientifique a fait faire des progrès considérables pour améliorer la santé. D'une part, en identifiant les causes et les mécanismes des maladies. D'autre part, en mettant au point des outils thérapeutiques et préventifs.

La santé est une utopie, mais on sait la mesurer. On peut ainsi cartographier les problèmes, les hiérarchiser et en suivre l'évolution. Le travail scientifique demande de la rigueur, de la patience et de la collaboration. Les chercheurs sont régulièrement évalués au travers de leurs publications, par leurs pairs et par des organismes publics. Différents indicateurs montrent que la France est dans les dix premiers pays producteurs de science. Dans le domaine de la santé publique, nous avons des points forts en **épidémiologie**, en **modélisation** et en économie. La grande majorité des travaux portent sur les déterminants des problèmes de santé. Il y a peu de travaux sur l'évaluation de l'efficacité des actions si on met à part le domaine du médicament.

Cela crée des difficultés pour que les décideurs puissent anticiper l'impact de leurs décisions. La culture de l'évaluation est encore faible, de même que celle de l'expérimentation. Il faut scientifiquement investir sur l'amont et l'aval. Qui monterait dans un avion sans savoir s'il y a une piste d'atterrissage ?

Une autre difficulté qui a déjà été évoquée est que le complotisme et son amplification sur les réseaux numériques, met sur le même plan des vérités démontrées, des *fake news* et des rumeurs. Seule une éducation scientifique élaborée peut aider les citoyens à s'y retrouver.

Les scientifiques ont aussi une responsabilité dans les débats publics. Certains sont réticents, car ils estiment que ce n'est pas leur travail. D'autres passent plus de temps sur les plateaux de télévision que dans leur laboratoire. Il y a un équilibre à trouver. C'est particulièrement important pour tout ce qui touche à la santé publique.

Ce n'est pas pour exonérer les scientifiques de leurs responsabilités, mais il faut souligner une question de fond : notre système de **décision** est-il organisé pour intégrer les connaissances issues de la science ? Ce n'est pas le cas. Nous avons vu que les déterminants des décisions de santé publique sont multiples, la science ne peut pas prétendre dicter des choix qui relèvent de priorités et de valeurs, c'est-à-dire de la politique au sens noble du terme. C'est logique et même souhaitable en démocratie. Pour autant, le constat est qu'il y a trop de décisions qui ne sont pas fondées sur des données scientifiques, voire qui leur sont contraires.

Au Royaume-Uni, une association Sense about Science[1] analyse la transparence des arguments scientifiques mobilisés dans les projets de loi. Elle ne juge pas de la qualité des preuves, elle évalue la transparence des données utilisées. Il ne suffit pas de prétendre « la science montre que… », il faut préciser ce qui permet une telle affirmation pour que les citoyens puissent apprécier le sérieux des projets. Il faut d'ailleurs noter que la plupart des ministères ont un conseiller scientifique, pas seulement pour gérer les organismes de recherche reliés au ministère, mais pour apporter une expertise au ministre et à ses conseillers. Il y a là une maturité démocratique, scientifique et politique qui fait défaut chez nous.

Quels moyens ?

Un facteur crucial en santé publique est la capacité d'agir sur le terrain. Prendre des décisions est une chose. En assurer l'effectivité en est une autre. J'ai souligné l'énorme déséquilibre entre les budgets consacrés aux soins et ceux consacrés à la prévention organisée. Mais si on injectait de façon massive des ressources en santé publique, ce serait un gaspillage tant que l'on ne disposera pas d'un nombre suffisant de praticiens de santé publique.

Quand il n'y a pas, ou peu, de professionnels de santé publique de première ligne, ce qui est le cas en France, il y a peu de chances que les **décisions** de santé publique soient pleinement utiles. Nous faisons face à un paradoxe. Dans la Fonction publique d'**État**, il y a peu de professionnels formés en santé publique que ce soit au niveau central, à la **direction générale de la santé**, ou au niveau des Agences régionales de Santé (ARS). C'est vrai aussi dans une moindre mesure dans la Fonction publique territoriale. Mais sur le terrain, nous l'avons vu, il y a beaucoup d'énergie sanitaire dans les associations, les mutuelles et les entreprises.

Comme souvent, on pense que les problèmes d'efficacité sont de nature structurelle et que changer les organigrammes peut les résoudre. Il est facile de critiquer les ARS et nos bureaucrates vont adorer les découper et les recoller. Mais ce qui compte pour l'efficacité organisationnelle, ce sont les missions, les moyens, leur adéquation, l'autonomie qui leur est consentie, les qualités managériales, et les compétences dont elles disposent.

Tout l'enjeu est de créer des synergies et des feuilles de route partagées. Il serait raisonnable que chaque département dispose d'une centaine de praticiens de santé publique. Cela fait environ 10 000 en tout. Il est clairement hors de question de créer de tels postes sur des budgets publics. Mais on peut

[1] senseaboutscience.org

s'y prendre autrement. On peut demander aux écoles de santé publique de construire un référentiel de compétences pour ces praticiens en y associant les acteurs concernés. Cela ne demanderait pas nécessairement un long temps de formation surtout si on mobilise les mécanismes de valorisation des acquis de l'expérience. Les professionnels qui ont validé ces compétences pourraient être labellisés par les ARS avec un engagement de respecter le cahier des charges des programmes de santé. Ce n'est pas utopique, cela existe dans le monde de la santé au travail avec les intervenants en prévention des risques professionnels.

CHAPITRE 9

Conclusion

Alors que nos sociétés surpeuplées et de plus en plus complexes connaissent un grand écart avec d'une part, une mondialisation des échanges et une globalisation culturelle et d'autre part, une forte revendication individualiste – les trois phénomènes étant liés –, je veux croire que la santé publique en tant qu'approche des questions de santé garde son actualité et sa nécessité.

En progrès continu depuis le XIXe siècle, la santé de la population connaît des signaux d'alerte, même dans les pays riches. Le besoin d'une démarche de santé publique est moins reconnu, la science est remise en cause et cela signe fondamentalement un affaiblissement du lien social.

Il serait sage que les responsables publics, les acteurs organisés et l'ensemble des citoyens s'affranchissent d'une vision purement comptable et affirment que les menaces qui pèsent sur eux sont porteuses de lourdes conséquences alors que nous avons tout pour construire un pilier de santé publique efficace aujourd'hui menacée. Un pilier dont la nécessité n'a jamais été aussi grande. Mais pas pour n'importe quelle santé publique. Quelle santé publique faut-il sauver ? Une santé publique produite par une démocratie de la **confiance**, respectueuse des cultures, fondées sur des connaissances scientifiques. Une démocratie qui trouvera dans cette santé publique un de ses meilleurs alliés pour parer aux menaces qui la guette.

La démocratie fait face à de nombreuses menaces : montée des mouvements populistes, autoritaires et nationalistes, effritement des alliances contre les menaces totalitaires, replis identitaires, accroissement des inégalités, menaces écologiques de grande ampleur, désinformation et manipulation via les réseaux sociaux.

Les régimes démocratiques tiennent de moins en moins leurs promesses de protection, de tolérance et de bien-être. La liberté et l'égalité sont des valeurs parfois contradictoires. Ce qui permet de les mettre en synergie, c'est la fraternité et la solidarité. La santé publique humaniste a un sens fondamental : celui d'écouter les besoins de la population, d'y répondre par le meilleur de la science pour aider chacun à surmonter les épreuves de la vie. Il faut pour cela qu'elle s'appuie sur une dynamique sociale renforçant la souveraineté individuelle et collective.

Alors, la santé publique sera sauvée et au service de la liberté, de la solidarité, de la qualité de vie et de la démocratie. Et la démocratie sera renforcée dans sa capacité à protéger la vie, la liberté et les liens sociaux.

La santé de la population et celle de la démocratie sont intrinsèquement liées. Leur avenir est commun.

Remerciements

Ma reconnaissance va à celles et ceux qui ont relu tout ou partie de mon manuscrit :

Lucien Abenhaim, pour quarante ans de collaboration fructueuse et qui peut être considéré comme un coauteur de nombreux chapitres de ce livre.

Alain Bauer, qui m'a encouragé au départ de ce projet.

Sylvain Burgert, des éditions L'Harmattan, pour la mise en forme de l'ouvrage.

Abdu Gnada, des éditions L'Harmattan, pour la qualité et la bienveillance de son accompagnement éditorial.

Marcel Goldberg, pour sa vision d'une épidémiologie sociale.

Patrick Obertelli, qui m'a aidé à donner à ce livre une structure logique et cohérente.

Amélie Petit, des éditions Premier Parallèle, qui n'a pas pu éditer ce livre, mais qui m'a mis sur la piste de centrer le propos sur la démocratie.

Laura Temime, pour la rigueur de ses commentaires.

Sylvie Znaty, pour ses relectures successives et son sens du concret.

Structures éditoriales du groupe L'Harmattan

L'Harmattan Italie
Via degli Artisti, 15
10124 Torino
harmattan.italia@gmail.com

L'Harmattan Hongrie
Kossuth l. u. 14-16.
1053 Budapest
harmattan@harmattan.hu

L'Harmattan Sénégal
10 VDN SICAP AMITIE 3
BP 45034 Dakar-Fann
direction@senharmattan.com

L'Harmattan Cameroun
Tsinga/Derrière polyclinique FECAFOOT
BP 11486 Yaoundé
Jacques.koukam@harmattan.fr

L'Harmattan Burkina Faso
Villa 281, secteur 23 623, rue 14.32
Ouagadougou
zagbie@outlook.fr

L'Harmattan Guinée
Almamya, rue KA 028 OKB Agency
BP 3470 Conakry
harmattanguinee@yahoo.fr

L'Harmattan RDC
185, avenue Nyangwe
Commune de Lingwala – Kinshasa
matangilamusadila@yahoo.fr

L'Harmattan Congo
219, avenue Nelson Mandela
BP 2874 Brazzaville
deunovmikhael@gmail.com

L'Harmattan Mali
Immeuble Mgr Jean Marie Cissé
Aci Hamadallaye
BP 145 Bamako
syllaka@yahoo.fr

L'Harmattan Togo
Djidjole – Maison Amela
face EPP BATOME
02 BP 20680 Lomé
didieramela11@gmail.com

L'Harmattan Côte d'Ivoire
Résidence Karl – Cité des Arts
Abidjan-Cocody
03 BP 1588 Abidjan
harmattan.ivoire@gmail.com

L'Harmattan Bénin
Rue 604, (Immeuble à l'entrée
de la rue UCAO- Cite de Saint-Jean)
Cotonou
stepcorpus@gmail.com

Nos librairies en France

Librairie internationale
16, rue des Écoles
75005 Paris
librairie.internationale@harmattan.fr
01 40 46 79 11
www.librairieharmattan.com

Librairie des savoirs
21, rue des Écoles
75005 Paris
librairie.sh@harmattan.fr
01 46 34 13 71
www.librairieharmattansh.com

www.ingramcontent.com/pod-product-compliance
Lightning Source LLC
LaVergne TN
LVHW011150061026
849535LV00003B/680